Volkstümliche Namen
der Arzneimittel, Drogen
Heilkräuter und Chemikalien

Eine Sammlung der im Volksmund
gebräuchlichen Benennungen und Handelsbezeichnungen

Fünfzehnte
vermehrte und verbesserte Auflage

bearbeitet von

Dr. Johannes Arends
Apotheker

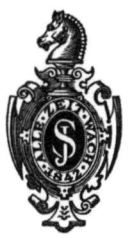

SPRINGER-VERLAG BERLIN HEIDELBERG GMBH
1961

Alle Rechte, insbesondere das der Übersetzung in fremde Sprachen,
vorbehalten
Ohne ausdrückliche Genehmigung des Verlages ist es auch nicht
gestattet, dieses Buch oder Teile daraus auf photomechanischem
Wege (Photokopie, Mikrokopie) zu vervielfältigen
Softcover reprint of the hardcover 15th edition

ISBN 978-3-642-49556-4   ISBN 978-3-642-49847-3 (eBook)
DOI 10.1007/978-3-642-49847-3

Die Wiedergabe von Gebrauchsnamen, Handelsnamen, Warenbezeichnungen usw. in diesem Buche berechtigt auch ohne besondere Kennzeichnung nicht zu der Annahme, daß solche Namen im Sinne der Warenzeichen- und Markenschutz-Gesetzgebung als frei zu betrachten wären und daher von jedermann benutzt werden dürften

Vorwort zur fünfzehnten Auflage

Eine große Anzahl neuer Namen, auch aus der Schweiz und Österreich, wurde aufgenommen; die stets erwünschten Anregungen aus Kollegenkreisen fanden Berücksichtigung. Für einige veraltete lateinische Bezeichnungen fanden die vom DAB 6 (samt 3. Nachtrag) und dem Erg.-B. 6 verwendeten Namen Aufnahme. Einige überflüssige (weil selbstverständliche) Ausdrücke fielen weg. Die in der 14. Auflage begonnene Ausschreibung der lateinischen Wortendungen hat sich bewährt und wurde deshalb beibehalten.

Möge das Buch weiterhin Freude und Nutzen stiften!

Wanne-Eickel, Juli 1961

Dr. Johannes Arends

Vorwort zur vierzehnten Auflage

Die „Volkstümlichen Namen" sind um eine große Anzahl neuer Ausdrücke vermehrt worden. Wo nicht die Droge (Flores, Fructus, Herba, Radix usw.), sondern die Stammpflanze selbst als Erklärung angegeben wurde, handelt es sich um Pflanzen, die nur noch selten in der Volksmedizin Anwendung finden, und deshalb kaum *als Drogen* in den Apotheken und Drogerien vorrätig zu sein pflegen. Die Angabe dieser selteneren Fälle dürfte neben dem Apotheker auch den sprachlich interessierten Botaniker fesseln.
Die Zahl der Volksnamen für *Pilze* wurde weiterhin erhöht. Dabei fand auch die etwaige Giftigkeit einer Art Erwähnung, da der Benutzer dieses Buches wohl mit der Anwendung von Drogen und Chemikalien vertraut sein dürfte, nicht immer aber wird unterscheiden können, ob ein Pilz giftig ist oder nicht.
Soweit es möglich und nützlich erschien, sind obsolete Zubereitungen durch heute noch gebräuchliche ähnlicher Zusammensetzung und Wirkung ersetzt worden. In vielen Fällen aber wurden die alten Namen bewußt beibehalten, teils aus historischem Interesse, teils auch deshalb, weil man sich in „Hagers Handbuch der pharmazeutischen Praxis" und anderen Werken nach wie vor über ihre Herstellung unterrichten kann, und weil unter diesen alten Volksmedizinen sich manches verbirgt, was zu Unrecht vergessen wurde.
Von den jungen Apothekern und allen denen, die keine Gelegenheit hatten, alte Sprachen kennenzulernen, wird es begrüßt werden, daß in dieser neuen Auflage des Buches die lateinischen Wortendungen ausgeschrieben wurden. Aber auch humanistisch Gebildete werden gelegentlich über das Geschlecht eines Drogen- oder Chemikaliennamens im Zweifel sein und sich in solchen Fällen gern aus dem vorliegenden Buch unterrichten.
Herrn Professor Dr. MARZELL sei für manche Richtigstellung botanischer Namen verbindlichst gedankt, ebenso Herrn Apotheker Dr. DOLLFUS, der eine große Anzahl volkstümlicher Ausdrücke aus seiner engeren Heimat zur Verfügung stellte.

Wanne-Eickel, August 1958

Dr. Johannes Arends

Vorwort zur zehnten Auflage

Die vorliegende Sammlung volkstümlicher Arzneimittelnamen ist hervorgegangen aus dem im Jahrbuch des *Pharmazeutischen Kalenders* vom Jahre 1886 enthaltenen Synonymenverzeichnis und dessen späteren durch Dr. E. GEISLER veranlaßten Ergänzungen. Auch eine größere handschriftliche Sammlung von Apotheker SEYBOLD wurde in Benutzung gezogen. Endlich wurde auch die gedruckte Literatur, soweit sie zuverlässig erschien, berücksichtigt.

Die solcherweise auf rund 6000 Namen angewachsene Sammlung wurde dann einer Anzahl namhafter praktischer Apotheker, deren Wohnsitze gleichmäßig über alle deutschen Länder sowie in Luxemburg und der Schweiz verteilt waren, zur Prüfung, Berichtigung und Ergänzung übermittelt. Hierdurch sowie durch weitgehende Benutzung des Synonymenlexikons von G. ARENDS war die Sammlung auf mehr als 13 000 erläuterte Arzneimittelnamen angewachsen. In der im Jahre 1902 erschienenen dritten Auflage hat diese Zahl noch eine weitere Erhöhung erfahren.

Das Material für diese dritte Auflage hatte noch Dr. HOLFERT, welcher die ersten beiden Ausgaben des Buches veranstaltet hat, gesammelt. Nach seinem Tode vollendete der Unterzeichnete das begonnene Werk und gab dann in den Jahren 1905, 1908, 1911, 1914, 1919 und 1921 die vierte, fünfte, sechste, siebente, achte und neunte, wiederum stark vermehrte Auflage der Sammlung heraus.

Um das Buch auch dem Drogen- und Chemikalienhandel dienstbar zu machen, wurde ihm eine große Anzahl volkstümlicher Namen und Handelsbezeichnungen von technischen Drogen und Chemikalien sowie von viel gebrauchten Farben eingefügt. Die nunmehr vorliegende *zehnte Auflage* enthält rund 20 000 einzelne volkstümliche Bezeichnungen.

Jüngere, auf dem Arzneimittel- und Drogenmarkt noch nicht sehr bewanderte Fachgenossen haben in den Fällen, wo für eine Bezeichnung mehrere Drogen hintereinander angegeben sind, nicht selten angenommen, daß jene Hintereinanderstellung der einzelnen Namen eine gewisse Reihenfolge in der Auswahl der in Frage kommenden Drogen usw. bedeuten solle. Das ist ein Irrtum. Es muß vielmehr in allen solchen Fällen

Vorwort zur zehnten Auflage

auf die beabsichtigte Wirkung, die Anwendungsweise (ob innerlich oder äußerlich), auf die Gebräuche der betreffenden Gegend und auf anderes mehr Rücksicht genommen und dadurch die Auswahl der in Frage kommenden volkstümlichen Mittel getroffen werden. Die *richtige Anwendung dieses Buches* bedingt demnach das Vorhandensein einiger Kenntnisse von Land und Leuten, von der Wirkung und Anwendungsweise der darin aufgeführten Arzneimittel, sowie eine gewisse Schulung im Verkehr mit dem Volke. Es empfiehlt sich deshalb, die Anfänger im Berufe dazu anzuhalten, daß sie in zweifelhaften Fällen den Rat der Älteren einholen; nur dann kann das Buch den Nutzen schaffen, der von ihm erwartet wird.

In seiner heutigen Bearbeitung bietet das Buch die volkstümlichen Bezeichnungen für Arzneimittel, Drogen, Chemikalien usw. aus allen Gauen *Deutschlands* sowie aus *Holland, Luxemburg, Österreich,* der *Tschechoslowakei* deutscher Sprache und der *Schweiz*. Möge es weiterhin Jungen und Alten ein zuverlässiger Berater sein.

Im Oktober 1926 **G. Arends**

A

A bis Z Species ad longam vitam
Aacht Sambucus Ebulus
Aak Herba Eupatorii
Aalbeeren Fructus Ribis nigri
Aalbesinge Fructus Ribis nigri, Fructus Myrtilli
Aalessenz Tinctura Aloës
Aalfett Oleum Jecoris
—, festes Adeps suillus
Aalkraut Herba Mari veri, Herba Saturejae
Aalöl Oleum Olivarum album, Oleum Jecoris
Alquappenöl Oleum Jecoris
Aalquappenpflaster Emplastrum Cerussae
Aalraupenfett Oleum Jecoris
Aalraupengrätenpulver Conchae praeparatae
Aalraupenöl Oleum Jecoris
Aalraupenpflaster Emplastrum Cerussae
Aalraupenwasser Aqua Petroselini
Aalraute Herba Rutae
Aalrautenöl Oleum Rutae
Aapenbeeren Fructus Ribis nigri
Aarauer Balsam Balsamum vulnerarium viride
Aarde = Erde
Aardnotenolie Oleum Arachidis
Aardolie Oleum Petrae
Aardwas Paraffinum durum (Ceresinum)

Aastropfen Tinctura Asae foetidae. Gegen Fieber: Tinctura Chinioidini
Abaloniakörner Semen Paeoniae
Abandöl Oleum Chamomillae infusum
Abandsalbe Unguentum flavum
Abbißkraut Herba Succisae
Abbißwurzel Radix Succisae
Abbißwürze Radix Succisae
Abbitt Radix Succisae
A-b-c-Anispulver Pulvis contra Pediculos
A-b-c-Balsam Unguentum Elemi
A-b-c-Kraut Herba Acmellae
A-b-c-Salbe Unguentum Elemi
Abedillendock Spiritus saponato-camphoratus
Abelatsalbe Unguentum flavum
Abelatspiritus Liquor Ammonii caustici
Abele, Abeln Herba Anagallidis
Abelenknospen Gemmae Populi
Abelkensalbe Unguentum Populi
Abelmoschkörner Semen Abelmoschi
Abendblatt Charta amylacea
Abendmaie Colchicum autumnale
Abendsalbe Unguentum flavum

Aberesche Fructus Sorbi
Aberraute Herba Abrotani
Aberwurzel Radix Carlinae
Abführstrauch Cortex oder Fructus Frangulae
Abführbeeren Fructus Rhamni catharticae
Abführlatwerge Electuarium Sennae
Abführmus Electuarium Sennae
Abführöl Oleum Ricini
Abführpillen Pilulae laxantes
—, **schwarze** Pilulae aloëticae ferratae
Abführpulver Pulvis laxans, Pulvis Liquiritiae compositus, Tubera Jalapae pulvis, Pulvis Magnesiae cum Rheo
Abführquetschen Pulpa Tamarindorum
Abführrinde Cortex Frangulae
Abführsaft Sirupus Rhei, Sirupus Sennae cum Manna
Abführsalz Magnesium sulfuricum
Abführtee Cortex Frangulae, Species laxantes, Species Lignorum
Abführtrank Infusum Sennae compositum
Abführtropfen Tinctura Rhei aquosa
Abführwurzel, gelbe Rhizoma Rhei
Abgestorben Tinctura odontalgica
Abgezogenes Wasser Aqua destillata
Abheu Herba Hederae

Abidantia Linimentum saponato-camphoratum
Abit Radix Succisae
Abkraut Herba Eupatoriae, Herba Abrotani
Abkrautwurzel Rhizoma Imperatoriae
Ablissrosi Paeonia officinalis
Abnehmkraut Herba Sideritidis, Herba Galeopsidis, Herba Marrubii, Herba Violae tricoloris, Herba Stachydis
Abnehmtropfen Acidum hydrochloricum dilutum
Aboquint Fructus Colocynthidis
Abrahamsalbe Unguentum exsiccans
Abrahamsbaumsamen Semen Agni casti
Abrandkraut Herba Abrotani
Abraute Herba Abrotani
Abräste Herba Senecionis vulgaris
Abreschen Fructus Sorbi
Abrusbohnen Semen Jequirity
Äbschblüten Flores Acaciae
Äbschbeerensaft Succus Sorborum
Äbschensaft Succus Sorborum
Abschlag Herba Abrotani
Abstrenzewurzel Radix Imperatoriae
Absynthelixir Tinctura Absinthii composita
Abzehrungskräuter Herba Galeopsidis
Abzug, grüner Ceratum viride, Unguentum Populi, Oleum Hyoscyami
Acajusamen Anacardia

Accasiapflaster Emplastrum oxycroceum
Accidentienpflaster Emplastrum oxycroceum
Accistorschreiberpflaster Emplastrum oxycroceum
Accith Acidum citricum
Acebalsam oder **-Salbe** Unguentum Elemi
Achatstein Succinum raspatum
Achelblätter Folia Uvae Ursi
Acheleierwurzel Radix Ononidis
Achelkraut Folia Uvae Ursi
Achelkummup Emplastrum Lithargyri compositum
Acheln Hirudines
Achillenblüten Flores Millefolii
Achillesblüten Flores Millefolii
Achilleskraut Herba Millefolii, Herba Ptarmicae
Achiolt Orleana
Achionpflaster Emplastrum Lithargyri compositum
Achionsalbe Emplastrum Lithargyri compositum
Achiumpflaster Emplastrum Lithargyri
Achlagummi Emplastrum Lithargyri compositum
Achtenstauden Flores Ebuli, Flores Sambuci
Achtenstaudenbeeren Fructus Ebuli, Fructus Sambuci
Achterkorn Secale cornutum
Achterkummup Emplastrum Lithargyri compositum
Achtermikumkum Emplastrum Lithargyri compositum
Achtstein Succinum raspatum

Achtstein schwarzer Succinum nigrum
Achtsteinessenz Tinctura Succini
Achtsteinöl Oleum Succini
Achtsteintropfen Tinctura Succini
Achtungspulver Kalium sulfuricum
Ackelkraut Herba Pulsatillae
Acken Frustus Ebuli
Ackerbohnen Semen Fabae
Ackerbrand Semen Melampyri
Ackercichorie Radix Taraxaci cum Herba
Ackerdokele Papaver Rhoeas
Ackerdoppen Gallae
Ackerfliederbeeren Fructus Ebuli
Ackergauchheil Herba Anagallidis
Ackergras Rhizoma Graminis
Ackergrasblüten Flores Cerastii
Ackergraswurzel Rhizoma Graminis
Ackergünsel Herba Chamaepitidis
Ackerhanfneßle Herba Galeopsidis
Ackerhirse Semen Milii solis
Ackerholderbeeren Fructus Ebuli
Ackerhornkrautblüten Flores Cerastii
Ackerkämmich Herba und Semen Agrostemmae
Ackerkanne Herba Equiseti arvensis
Ackerklapper Herba Rhinanthi
Ackerklee Herba Trifolii arvensis
Ackerkraut Herba Agrimoniae

Ackerkümmel Herba und Semen Agrostemmae
Ackerlattigblätter Folia Farfarae
Ackerlei Herba Aquilegii
Ackerleinkraut Herba Linariae
Ackerma Herba Agrimoniae
Ackermagenwurzel Rhizoma Calami
Ackermann Acorus calamus
Ackermännerkraut Herba Agrimoniae
Ackermannskraut Herba Anchusae
Ackermannssaft Sirupus Rhamni catharticae
Ackermannstropfen Tinctura Calami
Ackermannswurzel Rhizoma Calami, Rhizoma Graminis
—, **rote** Radix Alkannae
Ackermäntele Herba Alchemillae
Ackermelisse Herba Calaminthae
Ackermengenkraut Herba Agrimoniae
Ackermennig Herba Agrimoniae
Ackermieskraut Herba Polygoni avicularis
Ackerminze Herba Agrimoniae
Ackern Glandes Quercus, Gallae
Ackernelken Herba oder Flores Agrostemmae
Ackernept Folia Menthae arvensis
Ackerpferdeschwanz Herba Equiseti arvensis

Ackerpflaumen Fructus Acaciae
Ackerraute Herba Fumariae
Ackerrittersporn Flores Calcatrippae
Ackerrollenblüten Flores Rhoeados
Ackerröschen Herba Adonidis
Ackersalat Herba Lactucae
Ackerschachtelhalm, Ackerschachdla, Ackerschaften Herba Equiseti
Ackerschellenkraut Herba Pulsatillae
Ackerschnallen Flores Rhoeados
Ackerschwertel Rhizoma Iridis
Ackerschwertsiegwurz Bulbus victorialis
Ackersenf Semen Sinapis
Ackersenfkraut Herba Erysimi
Ackersteinklee Herba Meliloti
Ackersteinsamen Semen Milii solis
Ackerveieli, -veyeli, -viönli Herba Violae tricoloris
Ackerveilchen Herba Violae tricoloris
Ackerwau Herba Resedae
Ackerwinde Herba Convolvuli
Ackerwurz, Ackerwurzel Radix Angelicae, Rhizoma Calami, Rhizoma Graminis, Rhizoma Iridis
Ackerzichorie Radix Taraxaci cum Herba
Ackstollenpflaster Emplastrum Lithargyri
Acktenbeeren Fructus Ebuli

Acrobatische Pottasche Kalium dichromicum
Actelnbeeren Fructus Ebuli
Adachbeeren Fructus Ebuli
Adam und Eva Bulbus victorialis longus et rotundus, Tubera Salep
Adamsäpfel Fructus Citri
Addensalbe Unguentum flavum
Adderkraut Aspidium Filix mas
Adebarfett Adeps suillus
Adebarsaft Sirupus Liquiritiae
Adebarstoff Pulvis contra Pediculos
Adelgras Herba Plantaginis
Adeli, Adenkelcher Viola tricolor
Adelmannstropfen Tinctura gingivalis balsamica
Adelöl Oleum Hyoscyami
Adelpflaster Emplastrum sticticum Croll, Emplastrum Lithargyri compositum
Adelsbeeren Fructus Sorbi
Adenbeeren Fructus Ebuli
Adenkelcher Viola tricolor
Adenz Rhizoma Imperatoriae
Adenziamoras Tinctura amara
Aderkraut Herba Plantaginis
Adermennig Herba Agrimoniae
Aderminkraut Herba Agrimoniae
Aderminze Folia Menthae crispae
Adermuffer Spiritus coloniensis
Adernsalbe Unguentum flavum, Unguentum Rosmarini compositum

Aderntee Herba Centaurii
Aderöl Oleum Hyoscyami
Aderpulver Pulvis pro Equis ruber
Adersalbe Linimentum ammoniatum, Oleum Lauri, Unguentum Populi, Oleum Hyoscyami
—, **durchdringende** Unguentum Rosmarini compositum
—, **goldene** Unguentum flavum
—, **weiße** Linimentum ammoniatum
Aderschmiere Linimentum ammoniatum
Adertee Radix Althaeae
Adesalbe Unguentum flavum
Adewurzel Radix Althaeae
Adigsalbe Unguentum leniens, Unguentum flavum
Adipastmoschuspulver Pulvis antispasmodicus, Pulvis temperans ruber
Adischmadigum Pulvis antispasmodicus, Pulvis temperans (ruber)
Adlerbeeren Fructus Sorbi
Adlerblumen Flores Calcatrippae
Adlereier, gestoßene Conchae praeparatae
Adlerholz Lignum Aloës, Lignum Guajaci
Adlermennig Herba Agrimoniae
Adlerpflaster Emplastrum sticticum Croll, Emplastrum Lithargyri compositum
Adlervitriol Ferrum sulfuricum

Admiralitätstropfen Tinctura Valerianae (composita)
Admiraliumtropfen Tinctura Valerianae (composita)
Admiralsalbe Unguentum contra Pediculos
Adomeren Herba Agrimoniae
Adonisblüten Flores Adonidis
Adoniskraut Herba Adonidis
Adoposade, gelbe Mixtura vulneraria acida
—, **weiße** Aqua vulneraria spirituosa
Adoposanzenwasser Aqua vulneraria spirituosa
Adragant Tragacantha
Advokatenpisse Mixtura vulneraria acida
Aegyptisch s. auch Egyptisch
Aelerwurz Radix Helenii
Aenes, Aenis Fructus Anisi
—, **langer** Fructus Anethi
—, **runder** Fructus Pimpinellae
Aenes, Aenis, schwarzer Semen Nigellae
Aenkeli Herba Viola tricoloris, Herba Pinguiculae, Herba Auriculae
Aepfelchrut Flores Chamomillae vulgaris
Aeschöl Oleum Jecoris
Afeeholz Radix Gentianae albus, Radix Dictamni
Affelkraut Herba Chelidonii
Affelkugeln Globuli ad Erysipelas
Affenbeere Fructus Oxycoccos
Affenbohnen Anacardia
Affenhaar Paleae Cibotii
Affenholz Radix Gentianae albae

Affenköpfe Anacardia
Affennüsse Anacardia
Affenöhrli Herba Violae odoratae
Affenrot Tinctura aromatica
Affenweiß Spiritus aethereus
Affodillblüten Flores Narcissi
Affodillmännlein Radix Asphodeli
Affodillwurz Radix Asphodeli
Affolderzwiebeln Bulbus Asphodeli
Affolter Viscum album
Affrusch Herba Abrotani
Aflbladl Folia Farfarae
Aflblätter Herba Rumicis
Aflkraut Herba Chelidonii, Herba Plantaginis
Aftekersalbe Unguentum Veratri album
Afterkorn Secale cornutum
Aftermistel Vicsum album
Aftersalbe Unguentum flavum, Unguentum Linariae, Unguentum Plumbi, Unguentum Populi
Agalei Flores Aquilegiae
Agallochumholz Lignum Aloës, Lignum Guajaci
Agalungen Lignum Aloës, Lignum Guajaci
Aganzwurzel Rhizoma Galangae
Agaphelwurzel Radix Angelicae
Agaralge Agar-Agar
Agarik Agaricus albus
Agartank Agar-Agar
Agathekraut Geranium Robertianum
Agatstein Succinum raspatum
Agello Emplastrum Lithargyri compositum

Agemöntli, Agemündli, Agermonde Herba Agrimoniae
Agenholz Radix Gentianae
Agentowurzel Radix Aristolochiae rotundae
Ager = Acker
Ageratkraut Herba Agerati
Agesteräuge = Hühneraugen
Agesteraugenbalsam Collodium salicylatum
Agiswasser Spiritus theriacalis
Aglarkraut Ononis spinosa
Aglarwurzel Radix Ononidis
Agley Herba Aquilegiae
Agleyblüten Flores Aquilegiae
Agloi Flores Aquilegiae
Agmundblätter Herba Agrimoniae
Agrichenpflaster Emplastrum oxycroceum
Agrimoniasalz Kalium carbonicum depuratum
Agtstein Succinum raspatum
Agtsteinessenz Tinctura Succini
Agtsteinöl Oleum Succini
— **gegen Zahnweh** Kreosotum dilutum
Agtsteinsalbe, harte Ceratum Cetacei flavum, Ceratum Resinae Pini
—, **weiche** Unguentum flavum
Agtsteinsäure Acidum succinicum
Agtsteintropfen Oleum Succini, Tinctura Succini, Tinctura Valerianae aetherea
Agtstifte Kali causticum fusum

Agulkenwurzel Radix Angelicae
Ägyptensalbe Oxymel Aeruginis
Ägidienwurzel Radix Angelicae
Ägypterkraut Herba Meliloti
Ägyptia Oxymel Aeruginis
Ägyptisch. Balsam Oxymel Aeruginis
— **Erde** Bolus rubra
— **Heusamen** Semen Foenugraeci
— **Jakobus** Oxymel Aeruginis
— **Salbe** Oxymel Aeruginis
— **Schafskopf** Oxymel Aeruginis
Ahlbeerblätter Folia Ribis nigri
Ahlbeerkraut Folia Fragariae
Ahlbeeren Fructus Ribis nigri
Ahlfranken Stipites Dulcamarae
Ahlfrankenschalen Pericarpium Aurantii
Ahlhornsbeeren Fructus Sambuci
Ahlkirschrinde Cortex Pruni Padi
Ahlran Aloë
Ahlwe Aloë
Ahnblatt Herba Sedi
Ahornblätter Folia Aceris
Ahornrinde Cortex Aceris
Ahornstabwurzel Tubera Ari
Ahornwurzel Radix Taraxaci
Ahrand, schwarzer Styrax
—, **weißer** Olibanum
Ajaxpolka Tinktura Arnicae diluta 1:10 cum Aqua
Ajaxpolkatropfen Tinctura Valerianae (composita)

Aigelbeeren Fructus Myrtilli
Aisensalbe Emplastrum Lithargyri compositum
Aiterplotzen Folia Farfarae
Ajuin Bulbus Scillae
Akazie, gäli oder gelbe Flores Cytisi Laburni
Akazienblätter Folia Myrtilli
Akaziengummi Gummi arabicum
Akazienöl Oleum viride, Oleum Chamomillae infusum
Akazienpech Gummi arabicum
Akazienrinde (zum Waschen) Cortex Quillayae
Akebosade, braune Mixtura vulneraria acida
—, **weiße** Aqua vulneraria spirituosa
Akeikus Agaricus albus
Akelei Herba Aquilegiae
Akereistein Zincum sulfuricum
Akerkoffie Glandes Quercus tostae
Akers Glandes Quercus
Aklei Herba Aquilegiae
Aklensampulver Semen Nigellae pulvis
Akmellenkraut Herba Acmellae
Akmund Herba Eupatoriae
Akoposalöl Aqua vulneraria spirituosa, Mixtura vulneraria acida
Akranikawurzel Radix Arnicae
Akstein Succinum
Aktelnbeeren Fructus Ebuli
Aktenmus Succus Sambuci
Akzehbalsam Unguentum Elemi

Akzehsalbe UnguentumElemi
Akzidenzienpflaster Emplastrum oxycroceum
Akzistorschreiberpflaster Emplastrum oxycroceum
Alabaderstein Gips
Alabasterpulver Alumen plumosum
Alabipulver Tubera Jalapae pulvis
Alan-Gilan Oleum Ylang-Ylang
Alandbeerblätter Folia Ribis nigri
Alantasterblüten Flores Helenii
Alantblüten Flores Helenii
Alantextrakt Extractum Helenii
Alantrinde Cortex Mezerei
Alantsalbe Unguentum flavum
Alantwurzel Rhizoma Galangae, Radix Helenii
Alappawurzel Tubera Jalapae
Alappen Tubera Jalapae
Alappenharz Resina Jalapae
Alauge Alumen
Alaun, doppelter Alumen natronatum
—, **gebrannter** Alumen ustum
—, **kalzinierter** Alumen ustum
—, **konzentrierter** Aluminium sulfuricum
—, **kubischer** Alumen romanum
—, **löslicher** Aluminium sulfuricum
—, **neapolitanischer** Alumen crudum
—, **römischer** Alumen romanum

Alaunbeize Liquor Aluminii acetici
Alaunerde, essigsaure Liquor Aluminii acetici
Alaungeist Acidum sulfuricum dilutum
Alaunspiritus Acidum sulfuricum dilutum (eigentlich das Produkt der trockenen Destillation von Kalialaun)
Alaunzucker Saccharum aluminatum
Alabam, Albar = Pappel
Albedaksalbe Linimentum saponato-camphoratum
Albeere Ribes nigrum
Alberbaumknospen Gemmae Populi
Alber-(Albern-)knöpfe Gemmae Populi
Alberpotzenpomade Unguentum Populi
Alberschalkpulver Lac Lunae
Albersprossensalbe Unguentum Populi
Albraunöl Oleum Sesami
Album graecum Calcium phosphoricum crudum, Bolus alba, Conchae praeparatae
Alchemillenkraut Herba Alchemillae
Alchymistenkraut Herba Alchemillae
Alchymistisches Salz Acidum boricum
Aldegan oder Aldeyan Orleana
Aldehydgrün Anilinum viride
Alde-Loröl Unguentum flavum cum Oleo Lauri
Aldemint Herba Alchemillae, Herba Agrimoniae
Alegirwurzel Radix Bistortae

Alembrotsalz Hydrargyrum bichloratum ammoniatum
Alempotzensalbe Unguentum Populi
Älerwurzel Radix Helenii
Alet Alumen
Aletwurzel Radix Helenii
Aletwürze Radix Helenii
Alewien Aloë
Alexanderblätter Folia Sennae
Alexanderfußwurzel Radix Pyrethri
Alexanderpetersiliensamen Fructus Phellandrii
Alexanderzalf Unguentum Elemi
Alexiswurzel Radix Gentianae
Alfbladl Folia Farfarae
Alfrank Stipites Dulcamarae
Alfranken Stipites Dulcamarae
Alfrankenblüten Flores Caprifolii
Alfrankenextrakt Extractum Dulcamarae
Alfrankenschalen Pericarpium Aurantii
Alfrankenstengel Stipites Dulcamarae
Algarotpulver Stibium chloratum basicum
Algophon Spiritus Sinapis cum Chloroformio
Algt Lichen islandicus
Alhandal oder Alhandel Colocynthides
Alhannawurzel Radix Alcannae
Alhenna Radix Alcannae
Alhern- oder Alhornbeeren Fructus Sambuci

Alhornbirnkraut Succus Sambuci
Alhornblumen Flores Sambuci
Alhornöl Oleum Papaveris, Oleum Arachidis
Alhornsaft Succus Sambuci
Alibus-Salibus Mixtura vulneraria acida
Alikantische Seife Sapo venetus
Alinseife Sapo venetus
Aliquantum Polytantum Unguentum contra Pediculos
Alizari Radix Rubiae tinctorum
Alizarinsäure Alizarinum
Alkahest Kalium carbonicum
Alkali zum Backen Ammonium carbonicum
—, **ätzendes** Kali causticum
—, **brausendes** Ammonium carbonicum
—, **flüchtiges** Liquor Ammonii caustici
—, **trockenes** Ammonium carbonicum
—, **volatile** Liquor Ammonii caustici, Ammonium carbonicum
Alkanel Ammonium carbonicum
Alkanetwortel Radix Alcannae
Alkengibeeren Fructus Alkekengi
Alkermes Fructus Phytolaccae, Coccionellae
Alkermesbeeren Fructus Phytolaccae
Alkermesblätter Folia Phytolaccae

Alkermeskörner Coccionellae, Fructus Phytolaccae
Alkermessaft Sirupus Coccionellae, Sirupus Althaeae, Sirupus Rhoeados
Alkermessaft zum Färben Solutio Coccionellae, Succus ruber
Alkermeswurzel Radix Alcannae
Allanderwurzel Rhizoma Galangae
Alldurchdringendöl Oleum Petrae, Oleum Hyoscyami
Alleberpulver Rhizoma Veratri pulvis
Allegirwurzel Radix Bistortae
Allegro Unguentum Hydrargyri cinereum venale
Alle-Loröl Unguentum flavum cum Oleo Lauri
Alleluja(-klee) Herba Acetosellae
Allemannshorn Bulbus victorialis
Allerfrauenheil Herba Alchemillae
Allerhandgewürz Fructus Amomi
Allerheiligendreikräuter Species hierae picrae, Species ad longam vitam
Allerheiligenholz Lignum Guajaci
Allerheilblümchentropfen Mixtura oleoso-balsamica
Allerlehr Electuarium Sennae
Allerlei Pulvis Magnesiae cum Rheo, Sirupus Rhei
Allerleiblüten Pulvis fumalis
Allerlei Duft Spiritus coloniensis

Allerleigeblütspulver Pulvis Herbarum
Allerleigewürz Fructus Amomi, Pulvis aromaticus
Allerleilust Electuarium Sennae, Sirupus Rhei, Sirupus Rhoeados, Sirupus simplex, Sirupus Violarum
Allerleilust fürs Vieh Electuarium Theriaca
Allerleilustblumen Flores Rhoeados
Allerleilustwurzel Radix Liquiritiae
Allerleipulver Pulvis pro Equis, Pulvis Magnesiae cum Rheo
Allermännchen Bulbus victorialis
Allermannhatnichts Bulbus victorialis
Allermannsgewürz Fructus Amomi
Allermannsharnisch, langer oder männlicher Bulbus victorialis longus
—, **runder oder weiblicher** Bulbus victorialis rotundus
Allermannspeteröl Oleum Hyperici, Oleum Petrae
Allermeisterpulver Rhizoma Imperatoriae pulvis, Pulvis pro Equis
Allermenschenärgernis Bulbus victorialis longus
Allermenschenmeister Bulbus victorialis longus
Allertstein Zincum sulfuricum
Allerweltsheilkraut Herba Veronicae
Allerweltsheilwurzel Radix Caryophyllatae
Allerweltstee Species pectorales
Alles Aloë
Alles fürs Daumenlutschen Tinctura Aloës
Alles in alles Balsamum Copaivae cum Tinctura Catechu
Allesmartpflaster Emplastrum fuscum
Alleweh Aloë
Allgemeinflußtropfen Tinctura Aloës composita, Tinctura carminativa, Tinctura Succini
Allgemeinheilpflaster Emplastrum adhaesivum, Emplastrum fuscum
Allguskraut Herba Chenopodii
Allheil Achillea millefolium
Allirantenwurzel Radix Alcannae
Allmerpotzensalbe Unguentum Populi
Allmodengewürz Fructus Amomi
Allraunwurzel Radix Mandragorae, Radix Bryoniae, Radix Gentianae, Rhizoma Galangae
Allthee Radix Althaeae
Alluhsalbe Unguentum Zinci
Allwisekatherine Aloë
Almbatzen (Almbotzen) Gemmae Populi
Almbatzensalbe (Almbotzensalbe) Unguentum Populi
Almei Lapis calaminaris, Zincum oxydatum crudum
Almeisalben Unguentum calaminare, Unguentum Zinci
Almenrausch Folia Uvae Ursi

Almenrauschrinde Cortex Frangulae
Almensprossen Gemmae Populi
Almer = Pappel
Almerrinde Cortex Frangulae
Almerssprossensalbe Unguentum Populi
Almey Zincum oxydatum crudum
Almgraupen Lichen islandicus
Almidon Amylum
Almkamille Herba Achilleae moschatae
Almodi Fructus Pimentae
Almpotzensalbe Unguentum Populi
Alo Alumen
Aloë und Benzoë Tinctura Benzoës composita
Aloëbitter Tinctura Aloës composita
Aloëgummi Aloë
Aloëholz Lignum Aloës
Aloëpillen Pilulae aloëticae ferratae
Aloësalbe Unguentum digestivum
Aloësäure Acidum chrysaminicum
Aloëstein Aloë
Alpafranken Stipites Dulcamarae
Alpenaugenwurz Radix Caryophllatae
Alpenbaldrian Radix Valerianae
Alpenbalsam Folia Rhododendri
Alpenbalsamkraut Folia Rhododendri
Alpenbärenwurzel Radix Meü
Alpenerle Folia Betulae

Alpenkiefer Turiones Pini
Alpenknoblauch Bulbus victorialis longus
Alpenkräutertee Herba Galeopsidis, Species pectorales
Alpenlauchwurzel Bulbus victorialis
Alpenmelisse Herba Calaminthae
Alpenmehl Lycopodium
Alpenranken Stipites Dulcamarae
Alpenrauschtee Folia Uvae Ursi
Alpenrose Rhododendron
Alpenrosenschmier, grüne Unguentum Populi
—, **weiße** Unguentum rosatum
Alpenrußsalbe Unguentum Populi
Alpensprossensalbe Unguentum Populi
Alpentee Herba Galeopsidis
Alpenthymian Herba Calaminthae
Alpenveilchenwurzel Tubera Cyclaminis
Alpenwegerich, -wägerich Herba Plantaginis
Alperschollstein Lapis Belemnites
Alpkraut Herba Eupatorii
Alpkrautstengel Stipites Dulcamarae
Alpranken Stipites Dulcamarae
Alprauchkraut Herba Fumariae
Alpraute Herba Abrotani
Alprollenkraut Herba Trollii
Alpschoß Lapis Belemnites

Alraunmännchen Radix Mandragorae
Alraunrübe, falsche Radix Bryoniae, Radix Mandragorae
Alraunwurzel Radix Mandragorae, Radix Bryoniae, Radix Gentianae, Rhizoma Galangae
Alraupenöl Oleum Jecoris
Alrautenöl Oleum Rutae, Oleum Jecoris
Alrone Tubera Ari
Alröschenwurzel Radix Hellebori nigri
Alrune Radix Mandragorae
Alrunke Radix Mandragorae, Radix Bryoniae, Radix Gentianae, Rhizoma Galangae
Alrunkenwurzel Radix Mandragorae (siehe auch Alrunke)
Alsam, Alsani, Alsch, Alsei, Alsen Herba Absinthii
Älsch Herba Absinthii
Alsei Herba Absinthii
Alsem, Alsemknoppen Herba Absinthii
Alst Herba Absinthii
Altamon Stibium sulfuratum nigrum
Alte Eh Unguentum flavum, Radix oder Sirupus Althaeae
Altefrauhaltwort Radix Aristolochiae pulvis
Altekanalwurzel Radix Alcannae
Altekermes Sirupus Coccionellae, Sirupus Rhoeados
Altekolonder Spiritus coloniensis

Altekosaken Mixtura vulneraria acida
Altelorie, feste Unguentum flavum, Oleum Lauri ā ā
—, **flüssig** Oleum viride
Altemoni Stibium sulfuratum nigrum
Altepussade, braune Mixtura vulneraria acida
—, **weiße** Aqua vulneraria spirituosa
Alterschwede Species ad longam vitam (Species hierae picrae) Tinctura Aloës composita
Alter Tee Radix Althaeae
Alterweiberstrauß Herba Hepaticae
Alte Salbe Radix Althaeae
Alteschadensalbe Emplastrum Lithargyri molle, Unguentum Cerussae, Unguentum exsiccans, Unguentum flavum, Unguentum Plumbi
Alteschewell Liquor Natrii hypochlorosi
Alteschmiere Unguentum flavum
Altesweib Herba Ballotae
Alteumprobulgum Unguentum nervinum
Alteundneuemuttertropfen Aqua aromatica rubra, Tinctura carminativa, Tinctura Cinnamomi, Tinctura Rhei aquosa
Altgesichtmitrand Herba Antirrhini
Altee, flüssige Oleum viride
Alter Thee Radix Althaeae
Altheeblätter Folia Althaeae

2*

Altheebutter oder -fett Unguentum flavum
Altheeklappensaft Sirupus Rhoeados
Altheekuchen Pasta gummosa
Altheeloröl, festes Oleum Lauri cum Unguento flavo
—, **flüssiges** Oleum viride
Altheemoos Carrageen
Altheeöl Oleum mixtum
Altheepasta Pasta gummosa
Altheepopuleum Unguentum flavum, Unguentum Populi a͞a
Altheesalbe Unguentum flavum
—, **ungefärbte** Unguentum Rosmarini compositum
Altheewurzel Radix Althaeae
Altheilsalbe Unguentum flavum
Altorselsalbe Oleum Terebinthinae sulfuratum
Alt-Pirmeß Tinctura carminativa
Altschadenpflaster Emplastrum Cerussae, Emplastrum fuscum, Emplastrum Lithargyri molle, Emplastrum Resinae Pini
—, **braunes** Emplastrum fuscum camphoratum
Altschadensalbe Emplastrum Lithargyri molle, Unguentum Cerussae, Unguentum exsiccans, Unguentum flavum, Unguentum Plumbi
Altschadenspiritus Aqua vulneraria spirituosa
—, **schwarzer** Aqua phagedaenica nigra
Altschadenwasser, braunes Mixtura vulneraria acida
Altschadenwasser gelbes Aqua phagedaenica lutea
—, **schwarzes** Aqua phagedaenica nigra
—, **weißes** Aqua Plumbi
Altstein Zincum sulfuricum
Altsünderpflaster Pulvis Equorum
Altweiberpulver Acidum arsenicosum
Altweiberschmekete Herba Origani
Altweiberschmecken Folia Salviae
Altwurzelblüten Flores Helenii
Altwurzel Radix Helenii
Aluin Alumen
Aluminat Aluminium sulfuricum
Alwe Aloë
Alweitee Folia Salviae
Alwendrinischer Petersiliensamen Semen Phellandrii
Alwinekathrine Aloë
Alwisekathrine Aloë
Alzkirschenrinde Cortex Pruni Padi
Amachtsblumen Flores Paeoniae
Amachtsbohnen Semen Paeoniae
Amandelen Amygdalae
Amandelöl Oleum Amygdalarum
Amangenstein Lapis calaminaris
Amaranth Anilin violett
Amarillstein Lapis Smiridis
Amazonenstein Lapis ischiaticus
Ambas Rubus Idaeus

Ambeißenwürze Radix Tormentillae
Amber, flüssiger Ambra liquida
—, gelber Succinum raspatum
—, grauer Ambra grisea
—, weißer Cetaceum
Amber = Himbeere
Ambergänsefuß Herba Chenopodii
Ambergries Ambra
Amberholz Lignum Santali album
Amberkraut Herba Mariveri
Amberwurz Radix Carlinae, Rhizoma Zingiberis
Ambockkraut Herba Mari veri
Ambra, gelbe Succinum raspatum
—, weiße Cetaceum
Ambrafett Ambra grisea
Ambragries Ambra grisea
Ambrosiakraut Herba Chenopodii
Ameisekrüttel Herba Serpylli
Ameiseneieröl Oleum Papaveris
Ameisengeist Spiritus Formicarum
Ameisenkraut Herba Serpylli
Ameisenöl Oleum Amygdalarum, Oleum Lumbricorum, Oleum Lini, Spiritus Formicarum
Ameisenpulver Pulvis contra Insecta, Semen Nigellae pulvis
Ameisensalbe Unguentum contra Pediculos
Ameldonk Amylum Solani
Amelemehl Amylum pulvis
Amelung Amylum pulvis

America Tinctura Arnicae
Amerikan. Balsam Balsamum peruvianum, Oleum Terebinthinae sulfuratum
— Eiermoos Carrageen
— Öl Oleum Ricini
— Pflanzenpapier Emplastrum anglicum
— Salep Amylum Marantae
Amerikan. Verfangpulver Pulvis Liquiritiae compositus
Amiant Alumen plumosum
Amidam Amylum
Amidon Amylum
Amidongummi Dextrin
Amidonzucker Glykose
Amillon Amylum
Ammelmehl Amylum
Ammeltenspiritus Spiritus Formicarum
Ammenpulver Pulvis galactopaeus, Pulvis Magnesiae cum Rheo
Ammeosfrüchte Fructus Ammeos
Ammerad Ammoniacum
Ammerey Fructus Amomi
Ammeyfrüchte Fructus Ammeos
Ammisamen Fructus Ammeos
Ammonia Liquor Ammonii caustici
Ammoniak Liquor Ammonii caustici
— zum Backen Ammonium carbonicum
Ammoniakalaun Alumen ammoniacale
Ammoniakalessig Liquor Ammonii acetici
Ammoniaksalz Ammonium chloratum

Ammoniakborax Ammonium boricum
Ammoniaklakritzen Pastilli Ammonii chlorati
Ammoniaklaugensalz Ammonium carbonicum
Ammoniakliniment Linimentum ammoniatum
Ammoniaksalbe Linimentum ammoniatum
Ammoniaksalpeter Ammonium nitricum
Ammoniaksalz Ammonium carbonicum
Ammoniakseife Linimentum ammoniatum
Ammoniakspiritus Liquor Ammonii caustici spirituosus
Ammoniakvitriol Ammonium sulfuricum
Ammoniakmeersel Linimentum ammoniatum
Ammoniazeep Linimentum ammoniatum
Ammonium, blausaures Ammonium cyanatum
—, **blutsaures** Ammonium rhodanatum
—, **mildes** Ammonium carbonicum
—, **zuckersaures** Ammonium oxalicum
— **zum Backen** Ammonium carbonicum
Ammonsöl Oleum Amygdalarum
Amomen Fructus Amomi
Amonsamen Fructus Amomi
Ampe Rubus Idaeus
Ampfer Herba Rumicis
Ampferklee Herba Acetosellae
Ampferkraut Herba Rumicis
Ampferwurz Radix Lapathi acuti
Amradersalbe Unguentum Hydrargyri cinereum dilutum
Amselbaumrinde Cortex Frangulae
Amselbeeren Fructus Rhamni catharticae
Amselholz Rhamnus Frangula
Amselkirschen Fructus Rhamni catharticae
Amselkirschrinde Cortex Frangulae
Amselkraut Herba Polygalae
Amselspiritus Spiritus Formicarum
Amsterdamsche Pleister Emplastrum adhaesivum nigrum
Amsterdamwurzel Radix Gentianae
Amtmannpaschketropfen Tinctura Chinioïdini
Amtmannsöl Oleum Therebinthinae, Oleum Lini, Spiritus camphoratus $\overline{aa}$
Amulettenpflaster Emplastrum Galbani crocatum
Amyant Alumen plumosum
Anackersaft Tinctura Arnicae
Arnais Fructus Anisi
Anaktonienwasser Aqua vulneraria spirituosa
Ananasöl Amylium butyricum
Ananastinktur Tinctura odontalgica
Anatron Fel Vitri
Anatto Orleana

Anhaltsgeist

Anbertropfen Oleum Juniperi ligni
Anbeth Succinum
Anbißblüten Flores Scabiosae
Anbißwurzel Radix Succisae
Anblickskörner Semen Milii
Anderflacke, Anderflackete Herba Lapathi acuti
Andernwurzel Rhizoma Filicis
Andlauerpulver Pulvis laxans
Andorn, großer Herba Stachydis
—, schwarzer Herba Ballotae
—, stinkender Herba Ballotae
—, weißer Herba Marrubii
Andornwurzel Radix Ononidis
Andromachi Electuarium Theriaca
Anegulkenwurzel Radix Angelicae
Aneis Fructus Anisi
Anejilchen Radix Angelicae
Anemonenkraut, blaues Herba Pulsatillae
Änes Fructus Anisi
Änetsamen Fructus Anethi
Änez Fructus Foeniculi
Angebranntes Mennigpflaster Emplastrum fuscum camphoratum
Angelbeeren Fructus Myrtilli
Angelikawurzel Radix Angelicae
Angelwassalbe Unguentum cereum
Angenis Fructus Anisi
Angerblumen Flores Bellidis, Flores Millefolii
Angerinken Erythraea centaurea
Angerkraut Herba Polygoni
Angerröserl Flores Bellidis
Angesichtskörner Semen Milii
Angewandten Papolium Unguentum Populi
— Plumbicum Unguentum Plumbi
Angilkenwurzel Radix Angelicae
Anginasalbe Unguentum Rosmarini compositum
Angioneurosin Nitroglycerinum
Angölkenwörtel Radix Angelicae
Angrünsalbe Unguentum Populi, Unguentum Rosmarini compositum
Angstaberli, Angstablut Herba Solani
Angstlerkraut Herba Euphrasiae
Anguine Lanolinum
Angulkenwurzel Radix Angelicae
Angurienkörner Semen Citrulli
Angusturienrinde Cortex Angosturae
Anhaltertropfen Tinctura Cinnamomi, Tinctura aromatica acida
Anhaltischpulver Bolus rubra et Lignum Santali rubrum aa
Anhaltsgeist Spiritus Anhaltinus (Pharmacopoea Württembergica 1847), Mixtura oleoso-balsamica, Spiritus coloniensis, Spiritus Angelicae compositus

Anhaltspulver — 18 —

Anhaltspulver, rotes Cortex Cinnamomi pulvis, Pulvis temperans ruber
—, weißes Pulvis temperans
Anhaltstropfen Tinctura aromatica acida, Tinctura Cinnamomi
Anhalts- oder Anhangswasser Aqua Anhaltina, Aqua aromatica, Aqua vulneraria spirituosa, Spiritus theriacalis
Änis Fructus Anisi
Anijs = Anis
Anijspoeder Fructus Anisi pulvis, Pulvis Liquiritiae compositus
Anilblau Indigo
Anilinsalbe Unguentum Paraffini
Animalin Calcium phosphoricum crudum
Animarhei Tinctura Rhei aquosa
Anis Fructus Anisi
—, langer Fructus Foeniculi
—, schwarzer Semen Nigellae
Anisade, Anisate Liquor Ammonii anisatus
Anisammoniak Liquor Ammonii anisatus
Anisbutter Unguentum Rosmarini compositum, Unguentum Anisi (Oleum Anisi 2 Tropfen, Vaselinum album 10 g)
Anisdrop Succus Liquiritiae anisatus, Cachou
Anisfenchel Semen Foeniculi
Anisgeist Liquor Ammonii anisatus, Spiritus Anisi
Anisholzrinde Cortex Evonymi

Aniskerbel Herba Cerefolii
Aniskern Fructus Anisi
Anislaxir Pulvis Jalapae dilutus
Anisliquor Liquor Ammonii anisatus
Anispilz Fungus (Boletus) suaveolens
Anisspiritus Liquor Ammonii anisatus, Spiritus Anisi
Anissaft Sirupus Anisi stellati
Anissalmiak Liquor Ammonii anisatus, Cachou
Anisschwamm Fungus (Boletus) suaveolens
Anistropfen Liquor Ammonii anisatus, Oleum Anisi, Spiritus Anisi
Aniswurzel Radix Consolidae, Rhizoma Veratri, Pulvis contra Pediculos
Aniswurzelpulver Radix Helenii pulvis
Aniswurzelsalbe Unguentum contra Pediculos
Anita Radix Inulae (Helenii)
Anjobenpulver Radix Angelicae pulvis
Ankenballe Herba Calthae palustris
Ankenbälli Herba Trollii Europaei, Herba Cypripedii
Ankenblume Herba Calthae palustris, Herba Taraxaci, Herba Ranunculi acris
Ankenschlüssel Primula officinalis
Ankern Glandulae Quercus, Gallae
Ankerwurzel Rhizoma Pseudacori

Anlaufwurzel Brunstpulver (vgl. Hagers Handbuch)
Annamirl Herba Pulmonariae
Annatto Orleana
Annepotanne Unguentum Hydrargyri cinereum dilutum
Annienholz Lignum Santali
Anodyne Spiritus aethereus
Anotta Orleana
Anotte Orleana
Ansatz, bitterer Species amarae
Anschlika Radix Angelicae
Anschlußpflaster Emplastrum fuscum
Anschlußpulver Pulvis ad Erysipelas
Anschußwasser Aqua vulneraria spirituosa
Anserine Herba Millefolii, Herba Anserinae
Ansprungssalbe Unguentum leniens, Unguentum Zinci, Unguentum Linariae
Antenklee Folia Trifolii fibrini
Antensnepel Arum maculatum
Antewer Rhizoma Veratri, Radix Hellebori albi
Anthosblüten Flores Rosmarini
Anthosöl Oleum Rosmarini
Antichlor Natrium subsulfurosum
Antifebrin Acetanilidum
Antihysterisches Wasser Aqua foetida
Antilopensalbe Unguentum Zinci

Antimodium Stibium sulfuratum nigrum
Antimonasche Stibium oxydatum
Antimonblumen Stibium oxydatum
Antimonbutter Liquor Stibii chlorati
Antimonglas Stibium sulfuratum nigrum
Antimonialpulver Calcium phosphoricum stibiatum, Pulvis antimonialis
Antimonialtropfen Vinum stibiatum
Antimonium Stibium sulfuratum nigrum
Antimonium diaphoreticum Calcium carbonicum
Antimonkalk Stibium oxydatum
Antimonöl Liquor Stibii chlorati
Antimonpulver Stibium sulfuratum nigrum
Antimonweinstein Tartarus stibiatus
Antimonzinnober Hydrargyrum sulfuratum rubrum
Antispasmodische Tropfen Tinctura Valerianae aetherea
Antispasmorius Pulvis antispasmodicus
Antlaßrosen Flores Paeoniae
Anton, schwarzer Herba Ballotae
—, weißer Herba Marrubii
Antonblumen Flores Paeoniae
Antonibalsam Aqua aromatica
—, brauner Tinctura anticholerica

Antoniblüten Flores Jasmini, Flores Paeoniae

Antonienkraut, Antonikraut, Antonskraut Herba Epilobii angustifolii, Herba Prunellae

Antonisalbe Unguentum Veratri album

Antonitee Herba Marrubii

Antoniuskörner Semen Paeoniae

Antoniuspulver Flores Cinae pulvis

Antoniustee Herba Betonicae

Antonskörner SemenPaeoniae

Anwachsbutter Unguentum Linariae, Unguentum potabile rubrum, Unguentum Rosmarini compositum

Anwachskuchen Terra sigillata rubra

Anwachsöl Oleum Hyoscyami, Oleum Juniperi, Oleum Terebinthinae, Oleum Chamomillae infusum, Oleum viride

Anwachspflaster Emplastrum oxycroceum

Anwachspulver Pulvis temperans

Anwachssalbe Unguentum flavum, Unguentum Rosmarini compositum

Anwachstropfen Tinctura carminativa, Tinctura Chinae composita

Anznodron Kalium permanganicum

Appallaris Lapis Calaminaris

Apalloniakörner Semen Paeoniae

Apfelblümle Flores Chamomillae

Apfelblüte, rote Flores Granati

—, weiße Flores Acaciae

Äpfelbutter Unguentum flavum

Äpfelchrut Flores Chamomillae

Apfelessig Acetum cum Spiritu Rubi Idaei 15:1

Apfelkraut Herba Marrubii

Apfelöl Oleum Papaveris, Amylium valerianicum

Äpfelquitten Fructus Cydoniae

Apfelsalbe, rote Unguentum Hydrargyri rubrum

—, gelbe Unguentum flavum

—, weiße Unguentum leniens, Unguentum rosatum, Unguentum Zinci

— mit rotem Zippelmores Unguentum Hydrargyri oxydati rubrum dilutum 1:50

Apfelschalen Cortex Piri mali fructus

Apfelsinenöl Oleum Bergamottae

Apfelsinenpflaster Emplastrum Lithargyri compositum

Apfelsinenpulver Pulvis refrigerans

Apfelsinensaft Sirupus Aurantii Corticis

Apfelsinenschalen Pericarpium Aurantii dulcis

Aphrodisiacum Tinctura Cannabis (homöopathisch)

Apiswurzel gegen Bienen (Läuse) Pulvis contra Pediculos

Apokolik, gelber Emplastrum Lithargyri compositum
—, weißer Emplastrum Lithargyri simplex
Apollonienkörner Semen Paeoniae
Apollonienkraut Herba Aconiti, Herba Hyoscyami
Apollonienwurzel Tubera Aconiti
Apollopulver Tragacantha pulvis
Apollowurzel Radix Paeoniae
Apoplektikus Spiritus aromaticus
Apopuleum Unguentum Populi
Apostelkraut Herba Adianti aurei
Apostelöl Oxymel Aeruginis
Apostelpflaster Ceratum Aeruginis, Emplastrum fuscum camphoratum
Apostelsalbe Unguentum Aeruginis, Unguentum basilicum, Unguentum Populi
Apostemkraut Herba Taraxaci, Herba Scabiosae
Apostemwurzel Radix Taraxaci
Apostole Emplastrum Cerussae, Emplastrum Lithargyri compositum
Apostolenpflaster Emplastrum Cerussae
Apostolk, weißer Emplastrum Lithargyri
Apotheke Spiritus saponatocamphoratus
Apothekenbock Spiritus saponato-camphoratus
Apothekenwurzel Rhizoma Graminis

Apothekergras Rhizoma Graminis
Apothekerrosen Flores Rosae
Apothekersalbe, rote Unguentum Hydrargyri oxydati rubrum dilutum
Apothekerseife Sapo medicatus
Apothekerstod Spiritus saponato-camphoratus
Appelquint Fructus Colocynthidis
Appellone Physalis Alkekengi
Appelstaal Tinctura Ferri pomati
Apperanten (Iltiswitterung) Castoreum
Appetitstropfen Tinctura Chinae composita, Elixir Aurantii compositum
Appich Herba Hederae helicis
Appichsamen Fructus Apii
Aprikosentee Flores Acaciae
Aprilblumen Anemone nemorosa
Aprilglöckchen Flores Convallariae
Aprilwurzel Radix Sarsaparillae
Aquariumrinde Cortex Quillayae
Arabische Borke Cortex Chinae
— Gummi Gummi arabicum
— Rinde Cortex Chinae
— Rüben Radix Bryoniae
— Wasser Aqua aromatica
Arabu-Pillen Pilulae aloëticae ferratae
Aragunische Erde Catechu
Aramwurzel Arum maculatum

Arand, schwarzer Styrax
—, **weißer** Olibanum
Aranserschalen Pericarpium Aurantii
Aranswurzel Tubera Ari
Arapesara Mixtura vulneraria acida
Ararobapulver Chrysarobin
Ararut Amylum Marantae
Ararutapulver Amylum Marantae
Araunbussade Aqua vulneraria spirituosa
Arbeitspulver Pulvis Magnesiae cum Rheo
Arbelkraut Herba Fragariae
Arbennüsse Semen Cembrae
Arbusensamen Semen Cucurbitae
Arcaebalsam Unguentum Elemi
Arcaesalbe Unguentum Elemi
Arcanbalsam Oleum Therebinthinae sulfuratum
Arcanumduplicatum Kalium sulfuricum
Arcetpastillen Trochisci Natrii bicarbonici
Archel Orseille
Archenbeeren Fructus Ebuli
Arche Noah Tubera Aconiti
Archidiakonuspflaster Emplastrum Lithargyri compositum
Archiolt Orleana
Archiotta Orleana
Arerpussarer Aqua vulneraria spirituosa, Mixtura vulneraria acida
Argamundakraut Herba Agrimoniae
Argelblüten Folia Argheli

Argelfrüchte Fructus Angelicae
Argelkleinwurzel Radix Angelicae
Argelpussade (weiße) Aqua vulneraria spirituosa
Argenmöndli Herba Agrimoniae
Arimenblumen Herba Centaurii
Arinkenblumen Herba Centaurii
Arkebusade, braune Mixtura vulneraria acida
—, **weiße** Aqua vulneraria spirituosa
Arkebusadepflaster Emplastrum Lithargyri simplex
Armagnac Cognac
Armdarmjammerpulver Pulvis epilepticus niger
Arme lui's pleister Charta resinosa
Arme Mann's Kruid Herba Gratiolae
Armenici Liquor Ammonii caustici
Armendill Rhizoma Tormentillae
Armenischgummi Ammoniacum
Armenreinholzwurzel Radix Ononidis
Armer Heinrich Herba Chenopodii
Armer Mann Herba Gratiolae
Armholzöl Oleum Juniperi ligni
Armholzwasser Spiritus Angelicae compositus
Armspiritus Tinctura Arnicae diluta

Armsünderbock Emplastrum Lithargyri
Armsünderfett Adeps suillus, Unguentum flavum
Armsünderfleisch Mumia
Armsünderkraut Herba Antirrhini
Armsünderpulver Pulvis contra Pediculos
— **fürs Vieh** Pulvis pro Equis niger
Armsünderschädel Conchae
Armsünderschmalz Adeps suillus, Unguentum flavum
Armsündertropfen Essentia dulcis, Tinctura Chinioidini
Armutsplage Sanguis Hirci pulvis
Arnenwurzel Tubera Ari
Arnikasalbe Unguentum Linariae
Arnikaspiritus Tinctura Arnicae
Arnikatropfen Tinctura Arnicae
—, **weiße** Spiritus Melissae compositus
Arnikawasser Tinctura Arnicae cum aqua 1+9, Aqua Arnicae destillata
Arnis Fructus Anisi vulgaris
Arnotta Orleana
Aromatische Kräuter Species aromaticae
— **Salbe** Unguentum Rosmarini compositum
— **Spiritus** Spiritus odoratus
Aronakraut Herba Ari
Aronenkraut Herba Ari
Aronholzwurzel Radix Aristolochiae
Aronkindle Arum maculatum
Aronstab Tubera Ari

Aronstabwurzel Tubera Ari
Aronwurzel Tubera Ari
Arösselbeeren Fructus Sorbi
Arquebusade Aqua vulneraria spirituosa
Arquebusade, braune Mixtura vulneraria acida
—, **weiße** Aqua vulneraria spirituosa
Arrestatsalbe Unguentum flavum
Arrowroot Amylum Marantae
Arschkritzeln Fructus Cynosbati
Arsenalwurzel Rhizoma Imperatoriae
Arsenik, grauer Arsenicum crudum
—, **künstlicher gelber** Arsenicum trisulfuratum
—, **natürlicher gelber** Auripigmentum, Arsenicum citrinum nativum
Arsenik, schwarzer Arsenicum
—, **weißer** Acidum arsenicosum
Arsenikal Ammonium arsenicicum
Arsenikalblau Cobaltum aluminatum
Arsenikblau Cobaltum aluminatum
Arsenikblüte Acidum arsenicosum
Arsenikgelb Auripigmentum
Arsenikglas Acidum arsenicosum
Arsenikmehl Acidum arsenicosum puvis
Arsenkobalt Cobaltum nativum
Arstgucken Pulsatilla vulgaris

Arteawurzel Radix Althaeae
Artefis Radix Cichorii
Artelkleesamen Flores Hyperici
Artelkleewurzel Radix Angelicae
Arten Herba Marrubii
Artischokensamen Fructus Cardui Mariae
Artischokenwurzel Radix Carlinae
Arunkeli Herba Ranunculi acris
Aruten Herba Abrotani
Arutenkraut Herba Abrotani
Arvennüsse Semen Cembrae
Arzeesalbe Unguentum Elemi
Arzneiwurzel Radix Alkannae, Radix Gentianae
Asafoetidaöl Tinctura Asae foetidae cum Oleo Papaveris 1:30
Asam Asa foetida
Asangöl Tinctura Asae foetidae
Asangwasser Aqua foetida
Asant, stinkender Asa foetida
—, **süßer** Benzoë
—, **wohlriechender** Benzoë
Asanttropfen Tinctura Asae foetidae
Asbest Alumen plumosum
Aschifischfett Oleum Jecoris
Aschblatt Herba Absinthii
Aschblei Graphites
Asche, blaue (Bergbau) Coeruleum montanum
—, **grüne (Berggrün)** Viride montanum
Aschenbeere Fructus Rhamni catharticae
Aschenfett Oleum Jecoris

Äschenfett Adeps suillus, Oleum Jecoris
Aschenkali Kalium carbonicum crudum
Aschenöl Oleum Jecoris
Äschenöl Oleum Jecoris
Aschenrinde Cortex Fraxini
Aschensalz Kalium carbonicum
Aschenweibel Herba Bursae Pastoris
Aschenwurzel Radix Dictamni
Äschenwurzel Radix Dictamni
Ascherwurzel Radix Carlinae, Radix Dictamni
Aschfett Oleum Jecoris
Äschfischöl Oleum Jecoris
Aschiotte Orleana
Aschmannssalbe Unguentum Zinci cum Balsamo peruviano 10:1
Aschnitzkraut Herba Alchemillae
Aschwurzel Radix Dictamni
Aschzinn Bismutum
Aseptin Acidum boricum
Asiatischer Balsam, äußerlicher Balsamum peruvianum
—, **innerlicher** Elixir Proprietatis sine acido
— **Lebensbalsam** Mixtura oleoso-balsamica
— **Tabak** Folia Nicotianae
Asienawurzel Radix Gentianae
Aspalatholz Lignum Aloës
Asperulakraut Herba Asperulae
Asphaltöl Benzinum
Asphodill Bulbus Asphodeli

Asphodillwurzel Bulbus Asphodeli
Aspic Fores Lavandulae
Aspis Argentum nitricum, Alumen plumosum
Aspoltern Herba Resedae
Assach Ammoniacum
Asseln Millepedes
Asslepflaster Unguentum diachylon compositum
Assodil(wurz) Radix Asphodeli
Assolter Viscum album
Astbarschnipp Geranium Robertianum
Asthmakraut Folia Stramonii nitrata
Asthmapapier Charta nitrata
Asthmatropfen Liquor Ammonii anisatus, Spiritus Aetheris nitrosi
Astraksikus Mel boraxatum
Astranzwurzel Rhizoma Imperatoriae
Astrenzwurzel Rhizoma Imperatoriae
Astridiwurzel Rhizoma Imperatoriae
Atch Sambucus Ebulus
Atensiawurzel Rhizoma Imperatoriae
Ateri-Beri Atropa Belladonna
Athemkraut Herba Pulmonariae
Äther, blasenziehender Aether cantharidatus
—, **essigsaurer** Aether aceticus
—, **salpetriger** Spiritus nitricoaethereus
—, **salzsaurer** Spiritus muriaticoaethereus
Äther, vegetabilischer Aether aceticus
Äthernaphtha Aether aceticus
Ätherweingeist Spiritus aethereus
Atipaschmoschuspulver Pulvis antispasmodicus, Pulvis temperans ruber
Atlasbeeren Fructus Sorbi
Atol Aloë
Atrocksaft Sirupus Papaveris
Attichbeeren Fructus Ebuli
Attichbeerensaft Succus Ebuli (Sambuci)
Attichblumen Flores Sambuci
Attichkraut Folia Althaeae
Attichlatwerge Electuarium Theriaca
Attichmus Succus Sambuci
Attichsaft Succus Sambuci
Attichsalze Succus Sambuci
Attichsamen Fructus Foeniculi
Attichsamenöl Oleum Foeniculi
Attichsulz Succus Ebuli, Succus Sambuci
Attichwurzel Radix Carlinae, Radix Ebuli, Radix Taraxaci, Radix Pimpinellae
Attig siehe Attich
Ätzendes Laugensalz Kali oder Natrum causticum
Ätzflüssigkeit Liquor corrosivus
Ätzkali Kali causticum
Ätznatron Natrum causticum
Ätzsalz Kali causticum
Ätzsilber Argentum nitricum fusum
Ätzsoda Natrum causticum

Ätzstein, blauer Cuprum sulfuricum
—, göttlicher Zincum sulfuricum
—, weißer Kali causticum
Ätzwasser Acidum nitricum crudum
Audernwurzel Rhizoma Filicis
Aueröl Oleum Olivarum
Auferhaltungstropfen Tinctura aromatica
Auferstehungstropfen Tinctura aromatica
Auffenblatt Herba Uvulariae
Aufgelöstes Nix Aqua ophthalmica
Aufhaltsschmiere Unguentum Cantharidum
Auflattig Flores Farfarae
Auflattigsaft Sirupus Althaeae
Auflattigsalbe Unguentum flavum
Auflauf Hedera helix
Aufliegssalbe Unguentum Acidi borici
Auflingsalbe Unguentum Acidi borici
Aufmunterungstropfen Tinctura aromatica, Tinctura Valerianae aetherea
Aufzieböl Oleum Chamomillae infusum
Aufziehpulver Pulvis pro Vaccis
Auga = Augen
Augelbeeren Fructus Myrtilli
Augenbalsam, roter Unguentum Hydrargyri rubrum dilutum
Augenbalsam St. Yves Unguentum ophthalmicum compositum
—, weißer Unguentum Zinci

Augenblümchen Flores Bellidis, Herba Anagallidis, Herba Euphrasiae
Augenblüte Herba Anagallidis
Augendienst Herba Euphrasiae
Augendistel Herba Euphrasiae
Augenessenz Tinctura Foeniculi composita
Augengrau Tutia praeparata
Augenkalomel Hydrargyrum chloratum via humida paratum
Augenkirschen Unguentum ophthalmicum
Augenkraft Folia Farfarae
Augenkraut Herba Chelidonii, Herba Euphrasiae
Augenkräuter Species resolventes
Augenkurierstein Zincum sulfuricum
Augenkügelchen Trochisci Santonini, Trochisci laxantes, Pilulae laxantes
Augenlicht, gelbes Unguentum ophthalmicum flavum
—, graues Unguentum ophthalmicum griseum
—, rotes Unguentum Hydrargyri rubrum dilutum
—, weißes Unguentum Zinci
Augenlichtsalbe Unguentum Zinci
Augenlidsalbe Unguentum Zinci, Unguentum ophthalmicum
Augenmehl Zincum oxydatum
Augenmilch Aqua ophthalmica
Augenmilchkraut Herba Taraxaci

Augenmilchwurz Radix Taraxaci
Augennichts Nihilum album (Zincum oxydatum crudum), Unguentum Zinci, Zincum sulfuricum
—, **weißes, zum Auflösen** Zincum sulfuricum
—, **rotes** Unguentum ophthalmicum rubrum
Augennichtspflaster Emplastrum Cerussae
Augennichtssalbe Unguentum Zinci
Augenöl Oleum Jecoris, Oleum Amygdalarum, Paraffinum subliquidum purissimum
Augenpappeln Flores Malvae arboreae
Augenpillen Pilulae laxantes
Augenpröckel Brunella vulgaris
Augensalbe, bamberger Unguentum ophthalmicum St. Yves
—, **Heuschkels** Unguentum Zinci
—, **Hufelands** Unguentum ophthalmicum rubrum
—, **Rosensteins** Unguentum Zinci
—, **rote** Unguentum Hydrargyri rubrum dilutum
—, **St. Yves** Unguentum ophthalmicum compositum
—, **Ungers** Unguentum Hydrargyri rubrum dilutum
—, **weiße** Unguentum Zinci
Augensamen Semen Cydoniae
Augenschuppen Acidum boricum
Augenschwamm Fungus Sambuci
Augenspiritus, himmlischer Tinctura Foeniculi composita
Augenstein, blauer Cuprum aluminatum
—, **runder** Lapides Cancrorum
—, **weißer** Zincum sulfuricum
Augenstern Herba Euphrasiae
Augentabak Pulvis sternutatorius viridis od. albus
Augentee Folia Farfarae (äußerlich), Herba Violae tricoloris, Species Lignorum
Augentropfen Tinctura Foeniculi composita
Augentrost Herba Euphrasiae
Augentrostsalbe Unguentum Zinci
Angentrosttinktur Tinctura Euphrasiae
Augentrostwasser Aqua Tiliae
Augenwasser Aqua Foeniculi
—, **gelbes** Collyrium adstringens luteum
—, **Horstsches** Collyrium adstringens
—, **weißes** Aqua Rosae
—, **zusammenziehendes** Collyrium adstringens luteum
Angenwohl Folia Farfarae
Augenwurzel Radix Taraxaci, Radix Valerianae, Radix Caryophyllatae
—, **große** Radix Levistici
Augenwurzkraut Herba Oreoselini
Augenzier Radix Anchusae

Augenzierwurzel Radix Anchusae
Augenzug Emplastrum Drouoti
Augenzugpflaster Emplastrum Drouoti
Angerinken Herba Centaurii
Augsburger Augenbalsam Unguentum ophthalmicum rubrum
— **Balsam** Mixtura oleosobalsamica, Tinctura Chinae composita
— **Lebensessenz** Tinctura Aloës composita
— **Pillen** Pilulae laxantes
— **Tee** Species pectorales
— **Tropfen** Elixir Proprietatis, Tinctura Aloës composita
Augstablust Herba Euphrasiae
Augstenzieger Herba Euphrasiae
Augurienkörner Semen Cucurbitae
Augustblumen Flores Stoechados
Augustinerpillen Pilulae laxantes
Augustinuskraut Herba Euphrasiae
Auri siehe Aurin
Aurian Herba Centaurii
Auriankraut Herba Centaurii
Aurikeln Flores Primulae
Aurin, roter Herba Centaurii
— **weißer oder wilder** Herba Gratiolae, Radix Angelicae
Aurinkraut Herba Centaurii
Aurinken Herba Centaurii
Aurinwurzel, wilde Rhizoma Gratiolae

Aus der hintersten und vordersten Büchse Oleum Therebinthinae cum Oleo Petrae rubro
Aus der schwarzen Büchse Pulvis pro Equis
Aus 2 Flaschen Oleum Therebinthinae cum Oleo Hyoscyami
Ausgang und Eingang Unguentum Plumbi
Ausländischmoos Lichen islandicus
Ausschlagsalbe graue Unguentum sulfuratum griseum
—, **gelbe** Unguentum sulfuratum
—, **rote** Unguentum Hydrargyri rubrum dilutum
—, **schwarze** Unguentum contra Scabiem, Unguentum Picis
—, **weiße** Unguentum Hydragyri album dilutum
Ausschußpflaster Emplastrum fuscum
Äußerlich Liquor Ammonii caustici
Äußerlichdreikreuz Zincum sulfuricum
Äußerlicher Lebensbalsam Linimentum terebinthinatum
Austerdreck Conchae praeparatae
Austermuschel Conchae praeparatae
Austernpilz Pleurotus ostreatus. Eßbar
Austerschale Conchae praeparatae
Australien Conchae praeparatae

Auszehrungskräuter Herba Galeopsidis
Auszehrungstee Species pectorales
Auszugöl Oleum viride, Oleum Chamomillae infusum, Oleum Hyoscyami
Auszugsalbe Emplastrum oxycroceum
Auszugspiritus Spiritus
Autenrieth-Umschlag Unguentum Plumbi tannici, Unguentum Tartari stibiati
Auundwehpflaster Emplastrum Cantharidum ordinarium
Avanzenpulver Semen Sabadillae pulvis
Avanzenschalen Pericarpium Aurantii
Avenariusschlägel Herba Scabiosae
Averoon Herba Abrotani
Avignonkörner Fructus Rhamni
Avinersalbe Unguentum Rosmarini compositum
Axtrax Liquor Plumbi subacetici
Azijin = Essig
Azurstein Lapis Lazuli

B

Baach = Bach, Wasser
Baachbombel Herba Beccabungae
Baachminz Herba Menthae aquaticae
Baachnägala Herba Pulmonariae
Baachrösla Herba Epilobii, Radix Caryophyllatae
Baai(groene) Oleum Lauri
Babbel Malva silvestris
Babbelcher Veronica Beccabunga
Babbelruesblumen Flores Paeoniae
Babbla, Babbala Malven und Huflattich
Babenkerne Semen Cucurbitae
Babylonsafran Rhizoma Curcumae
Bachblumen Flores Calthae
Bachblumenkraut Herba Beccabungae
Bachbohnenkraut Herba Beccabungae
Bachbumbeli Herba Beccabungae
Bachbunel Veronica Beccabunga
Bachbungen Herba Beccabungae
Bacheisenhut Herba Aconiti
Bachgläsli Folia Trifolii fibrini
Bachholder Flores Sambuci
Bachholderwurz Radix Valerianae
Bachkohl Herba Beccabungae
Bachkraut Herba Pulmonariae
Bachkresse Herba Nasturtii
Bachmannpflaster Emplastrum Drouoti
Bachmünze Folia Menthae piperitae
Bachnelkenwurz Radix Caryophyllatae
Bachonersamen Semen Paeoniae
Bachschaumkraut Herba Scophulariae
Bachtobler Tee Species laxantes

Backäpfel Boletus cervinus
Bäckengras Herba Lycopodii
Backfischbein Ossa Sepiae
Backnatron Natrium bicarbonicum
Backkraut Herba Pulmonariae
Backöl Oleum Citri dilutum, Oleum aromaticum (Gewürzöl)
Backpulver Natrium bicarbonicum cum Tartaro depurato
Backsalz Ammonium carbonicum
Backspäne Lignum Fernambuci
Badasilessig Acetum Sabadillae
Badekraut Herba Majoranae, Herba Origani vulgaris, Herba Serpylli
Badekrautwurzel Radix Levistici
Badekugeln Tartarus ferratus in globulis
Badenesli Flores Primulae
Badenga, Badengala Flores Primulae, Herba Pulmonariae
Badennechtli Flores Primulae
Badennöchli Herba oder Flores Anthyllidis
Badenken Flores Primulae
Badeschwefel Kalium sulfuratum pro balneo
Badestahl Ferrum sulfuricum
Badewurzel Rhizoma Calami, Radix Levistici
Badian Fructus Anisi stellati
Badkraut Herba Origani, Herba Serpylli, Herba Majoranae, Radix Levistici
Badkrautwurzel Rhizoma Calami, Radix Levistici
Bagengala Flores Primulae
Bagenzkraut Herba Ledi palustris
Baggerwurzel Rhizoma Graminis
Bagonerkörner Semen Paeoniae
Bahamaholz Lignum Fernambuci
Bahiapulver Chrysarobinum
Bajonettstangen Rhizoma Calami
Bahnholzblätter Herba Ligustri
Baisselbeeren Fructus Berberidis
Bakatenwurzel Lignum Quassiae
Bakelaar Fructus Lauri
Bakkruid Herba Primulae
Baulastienblüten Flores Granati
Balbreien Valeriana officinalis
Balderjahn Radix Valerianae
Baldgreiskraut Herba Erigerontis, Herba Senecionis
Baldrat Cetaceum
Baldrian Radix Valerianae
—, **virginischer** Radix Serpentariae
Baldrianäther Tinctura Valerianae aetheraea
Baldrianliquor Tinctura Valerianae aetheraea
Baldriantropfen Tinctura Valerianae
—, **ätherische** Tinctura Valerianae aetheraea
Balherundetropfen Elixir Aurantii compositum

Ballablätter Herba Plantaginis
Ballalätsch Herba Plantaginis
Ballenblätter Herba Plantaginis
Ballenfätsch Herba Plantaginis
Ballenkraut Herba Plantaginis
Balleranpulver Cetaceum saccharatum
Ballerosen Flores Paeoniae
Ballhausens Magentropfen Tinctura Aloës composita, Tinctura amara
Ballo Elixir e Succo Liquiritiae
Ballotenkraut Herba Ballotae
Ballotenkraut, sibirisches Herba Ballotae
Ballrat Cetaceum
Balluster Cortex Granati
Balmen Cortex Salicis
Balsam Tinctura Benzoës composita, Flores Lavandulae, Folia Menthae piperitae
Balsam, abgezogener (innerlich) Tinctura Aloës composita
— —, **(äußerlich)** Balsamum peruvianum, Mixtura oleoso-balsamica, Oleum Terebinthinae, Tinctura Benzoës composita, Oleum Ligni Juniperi
— ace Unguentum Elemi
—, **ägyptischer** Balsamum de Mecca, Unguentum Aeruginis
—, **amerikan., mit Silbertropfen** Oleum Terebinthinae sulfuratum, Tinctura Chinioidini

Balsam arcae (arzee) Unguentum Elemi
—, **arkanischer** Unguentum Elemi
—, **asiatischer** Elixir Proprietatis
—, —, **äußerlich** Balsamum peruvianum
— azeh Unguentum Elemi
— **bankafka** Balsamum Copaivae
—, **Batavia** Balsamum Copaivae
—, **brasilianischer** Balsamum Copaivae
—, **Bilfingers** Linimentum saponato-camphoratum
— burr Tinctura Benzoës composita
—, **C** Unguentum Elemi
— cephalicum Mixtura oleoso-balsamica
—, **chemischer** Balsamum Fioraventi
—, **chinesischer** Balsamum Fioraventi
Balsam compavia Balsamum Copaivae
—, **dicker** Oleum Lini sulfuratum, Oleum Terebinthinae sulfuratum
— fifeifa Balsamum Copaivae
—, **Friarischer** Tinctura Benzoës composita
—, **göttlicher** Mixtura oleoso-balsamica, Tinctura Benzoës composita
—, **güldener** Tinctura Pini composita
—, **grüner** Tacamahaca
—, **Gurke** Momordica balsamea

Balsam, Harlemer Oleum Terebinthinae sulfuratum
—, **Hoffmannscher** Mixtura oleoso-balsamica
—, **Jerusalemer** Tinctura Benzoës composita
—, **indischer** Balsamum peruvianum
—, **Inkumsöl** Balsamum peruvianum
—, **italienischer** Balsamum peruvianum
—, **Kampfer** Balsamum Copaivae
—, **karpathischer** Balsamum carpathicum
—, **karthagenischer** Balsamum tolutanum
—, **kleiner** Herba Pulegii
—, **konstantinopolitanischer** Balsamum de Mecca
—, **Lamperts** Tinctura Benzoës composita
—, **litauischer** Oleum Rusci
—, **Lockwitzer** Balsamum Locatelli
— **Material, Matrial** Oleum Terebinthinae
—, **mekkanischer** Balsamum de Mecca
—, **Mercurius** Oleum Terebinthinae
— **mirabile** Oleum Spicae, Oleum Ligni Juniperi
—, **oleoser** Mixtura oleosobalsamica
—, **orientalisch** Balsamum de Mecca
—, **peruvianischer** Balsamum peruvianum
—, **saurer** Mixtura sulfurica acida

Balsam, Schwarzburger Oleum Lini sulfuratum
—, **schwarzer** Balsamum peruvianum, Oleum Terebinthinae sulfuratum
—, **schwedischer** Tinctura Aloës composita
—, **Seehofer** Tinctura Aloës composita
—, **sonsonatischer** Balsamum peruvianum album
—, **syrischer** Balsamum de Mecca
—, **türkischer** Opodeldoc
—, **ungarischer** Aqua aromatica, Terebinthina veneta, Mixtura oleoso-balsamica, Tinctura Aloës composita
—, **venetianischer** Terebinthina laricina
—, **verschossener** Balsamum Nucistae
— **von Gilead** Balsamum de Mecca
— **von Jericho** Balsamum de Mecca
— **von Mecca** Balsamum de Mecca
—, **weißer** Mixtura oleosobalsamica
—, **Wiener** Tinctura Benzoës composita
— **akree** Unguentum Elemi
Balsamäna Herba Balsaminae
Balsamarznei Unguentum Elemi
Balsamarztsalbe Unguentum Elemi
Balsambankafka Balsamum Copaivae
Balsambaum Summitates Thujae

Balsambilfinger Spiritus saponato-camphoratus
Balsamblöader, -Blättla Flores und Herba Tanaceti
Balsamblümli Flores Lavandulae
Balsambukatellersalbe Unguentum contra Pediculos
Balsamburr Tinctura Benzoës composita
Balsamcommendator Tinctura Benzoës composita
Balsamcumpavia Balsamum Copaivae
Balsamfifeifa Balsamum Copaivae
Balsamgarbe Herba Agerati
Balsamicamixtur Mixtura oleoso-balsamica
Balsaminensalbe Unguentum rosatum
Balsaminentee Flores Malvae vulgaris (eigentl. Impatiens Noli tangere)
Balsaminkumsöl Balsamum peruvianum
Balsaminmomordicaöl Oleum Hyperici, Oleum Arachidis
Balsaminmomordicasaft Sirupus Aurantii Florum
Balsaminmomordicatee Folia Malvae
Balsaminsaft Sirupus Aurantii Florum
Balsaminstengel Stipites Dulcamarae
Balsamische Pillen Pilulae polychrestae Becheri
Balsamkommbeimich Balsamum Copaivae
Balsamkraut Folia Menthae crispae, Herba Balsamitae

Balsamkrautöl Oleum Menthae crispae, Oleum Hyoscyami
Balsamkurali Spiritus saponato-camphoratus
Balsamlocatelli Unguentum leniens
Balsammaterial Oleum Terebinthinae
Balsammerkurialöl Tinctura Aloës composita
Balsammerkurius Oleum Terebinthinae
Balsamminze Herba Balsamitae
Balsammirabile Oleum Spicae
Balsammomordicaöl Oleum Hyperici, Oleum Arachidis
Balsamöl Balsamum peruvianum
Balsampappelpomade Unguentum Populi
Balsampavian Balsamum Copaivae
Balsampflaster Emplastrum fuscum, Ceratum Myristicae, Emplastrum aromaticum
Balsamrainfarn Herba Balsamitae
Balsamsaft Sirupus balsamicus (Pharmacopoea Württembergiensis), Sirupus Papaveris
Balsamsalfersch Oleum Lini sulfuratum
Balsamsalbe, braune Unguentum basilicum fuscum
—, **flüssige** Oleum Lini sulfuratum
—, **gelbe** Unguentum basilicum

Balsamsalvolatile Mixtura oleoso-balsamica cum Liquore Ammonii caustici aa
Balsamsilber (-salfer) Oleum Lini sulfuratum, Oleum Terebinthinae sulfuratum
— **mit Anis** Oleum Anisi sulfuratum
Balsamsulfuris Oleum Lini sulfuratum
— **mit Anis** Oleum Anisi sulfuratum
— **mit Sadebaum** Oleum Terebinthinae sulfuratum cum Oleo Philosophorum $\overline{aa}$
Balsamsülver Oleum Terebinthinae sulfuratum.
Balsamsulfuröl Oleum Lini sulfuratum
Balsamtee Radix Valerianae, Folia Menthae crispae
Balsamtropfen Mixtura oleoso-balsamica, Oleum Terebinthinae sulfuratum, Tinctura Aloës composita, Tinctura Benzoës composita
Balsamum aromaticum Mixtura oleoso-balsamica
Balsamum cephalicum Mixtura oleoso-balsamica
Balsamum embryonum Aqua aromatica spirituosa
Balsamwasser Aqua aromatica
Balsamzopfer Oleum Terebinthinae sulfuratum
Balsem = Balsam
Balsemazeh Unguentum Elemi
Balsterjahn Radix Valerianae
Baltaswurzel Radix Valerianae

Balzensalvers Oleum Lini sulfuratum
Bambagelli Flores Chrysanthemi
Bamberger Augensalbe Unguentum ophthalmicum St. Yves
Bambuschwurzel Radix Taraxaci
Bandaseife Oleum Nucistae
Banditenessig Acetum aromaticum
Banditenkraut Herba Cardui benedicti
Banditenwurzelpulver Stibium sulfuratum nigrum
Bändli Cortex Salicis
Bandpflaster zum Heilen Leucoplast, Emplastrum adhaesivum extensum, Emplastrum fuscum
—, **zum Ziehen** Emplastrum Cantharidum perpetuum extensum, Emplastrum Lithargyri compositum extensum
Bandrosen Flores Rosae
Bandweide Cortex Salicis
Bandwischkraut Herba Equiseti
Bandwurmblüte Flores Koso
Bandwurmnüsse Semen Arecae
Bandwurmpulver Kamala, Flores Koso, Semen Arecae pulvis
Bandwurmrinde Cortex Granati
Bandwurmwurzel Rhizoma Filicis, Radix Pannae
Bangele Herba Sphondylii
Bangenkraut Herba Conii, Herba Sphondylii

Bangenkrautsamen Fructus Conii
Banilie Fructus Vanillae
Banknotenöl Oleum Bergamottae
Banschen Succus Liquiritiae
Bapple Malva silvestris
Bar = Bär
Baraber = Rhabarber
Barbara Rhizoma Rhei
Barbaras Kraftwurzel Bulbus victorialis
Barbarasaft Sirupus Rhei
Barbarastauden Folia Uvae Ursi
Barbarawurzel Rhizoma Rhei
Barbelsalbe Unguentum Tartari stibiati
Barchenschmalz Adeps suillus
Bardenwurzel Radix Lapathi
Bärbalsam Balsamum peruvianum
Bäremosesaft Spiritus Formicarum
Bärenbalsam Balsamum peruvianum
Bärenbeerenblätter Folia Uvae Ursi
Bärendill Radix Mëu
Bärendreck Succus Liquiritiae
Bärenfenchel Mëum athamanticum, Radix Mëu, Radix Peucedani
Bärenfett Adeps suillus
Bärenfußwurzel Radix Hellebori viridis
Bärengalle Aloë
Bärenklau Herba Sphondylii, Herba Agrimoniae, Herba Lycopodii
Bärenklauenblätter Folia Uvae Ursi

Bärenklee Herba Meliloti
Bärenkraut Folia Uvae Ursi
Bärenkrautblumen Flores Verbasci
Bärenkümmel Fructus Anethi, auch Mëum athamanticum
Bärenlauch Bulbus Allii ursini
Bärenleber Spongiae tostae
Bärenmoos Herba Adianti aurei
Bärenmundwurzel Radix Pyrethri
Bärenöhrchen Flores Primulae
Bärenöhrli Flores Primulae
Bärenpflaster Emplastrum Cantharidum perpetuum
Bärenpulver Lycopodium
Bärensaft Succus Liquiritiae
Bärensalbe Unguentum flavum
Bärensamen Lycopodium
Bärensanikelblüten Flores Primulae
Bärenstein Succinum raspatum
Bärentalpe Herba Sphondylii
Bärentappe Herba Sphondylii
Bärentappsamen Lycopodium
Bärentatze Succus Liquiritiae, Clavaria Ramaria (botrytis)
Bärentee Folia Uvae Ursi
Bärentraube Folia Uvae Ursi
Bärentraubenblätter Folia Uvae Ursi
Bärenwickel Herba Vincae
Bärenwurzel Radix Carlinae, Radix Mëu, Radix Hellebori viridis, Radix Heraclei
Bärenzahn Herba Taraxaci

Bärenzahnkraut Herba Taraxaci
Bärenzahnwurzel Radix Taraxaci
Bärenzucker Succus Liquiritiae
Bärfett Adeps suillus
Bärfenchel Radix Meü
Bärfink Folia Uvae Ursi
Bärhainige Schweinepulver Calcium phosphoricum crudum
Barilla Natrium carbonicum crudum
Barillen Flores Paeoniae
Barillenöl Oleum Lavendulae
Barillenrosen Flores Paeoniae
Barillenwurzel Radix Paeoniae, Radix Sarsaparillae
Barkel Oleum Petrae
Bärklee Herba Meliloti
Barklers Fructus Lauri pulvis grossus
Barkussalbe Unguentum basilicum flavum
Bärlappkraut, Bärlapschkraut Herba Lycopodii; Folia Uvae Ursi
Bärlappsamen Lycopodium
Bärlauchwurzel Bulbus Allii ursini
Bärmende Herba Absinthii (Bärmende wird in manchen Gegenden auch die Hefe genannt)
Barmelwurzel Radix Valerianae
Bärmutterfett Adeps suillus
Bärmutterkümmel Fructus (Herba) Meü
Bärmutterwurzel Radix Meü, Radix Carlinae, Radix Levistici

Barmwurz Herba Genistae
Barnabaterpflaster Emplastrum Lithargyri compositum
Barngrundsalv Unguentum basilicum
Barras Resina Pini
Barrenstein Succinum raspatum
Barsenitza Unguentum Elemi compositum
Barsfett Oleum Jecoris
Bärsfett Oleum Jecoris
Bartelschmiere Unguentum mixtum, Unguentum Populi
Bartengele Flores Primulae
Barthun Herba Abrotani
Barthunkraut Herba Abrotani
Bartmoos Muscus arboreus
Bartatze Herba Sphondylii
Bartzenkraut Herba Cicutae
Barwara Rhizoma Rhei
Bärwinde Folia Malvae
Barwinkelsimmergrün Herba Vincae
Barwurzel Radix Meü
Bärwurzel Radix Meü, Radix Carlinae
Bärwurzgleiß Radix Meü
Barytgelb Baryum chromicum
Barytweiß Baryum sulfuricum praecipitatum
Barzenkrautsame Fructus Phellandrii
Basalspiritus Aqua vulneraria spirituosa
Baschienen Fructus Myrtilli
Baschierperkraut Folia Fragariae
Bäseligrasblüten Flores Napi

Bäseliraps Flores Napi
Bäsilga Herba Basilici
Basilgramkraut Herba Basilici
Basilienblüten Flores Basilici, Flores Silenae
Basilienkraut Herba Basilici
Basilienquendel Herba Calaminthae
Basilik Herba Basilici
Basilikumblüten Flores Basilici
Basilikumpflaster Ceratum Resinae Pini, Emplastrum stypticum
Basilikumkraut Herba Basilici
Basilikumsalbe, gelbe Unguentum basilicum flavum
—, **schwarze** Unguentum basilicum nigrum
Bäsinge Fructus Myrtilli
Baslik Unguentum basilicum
Basselbeeren Fructus Berberidis, Fructus Sorbi
Basselbuttersalbe Unguentum Rosmarini compositum
Bast = Rinde
Bastardsafran Flores Carthami
Bastelfelberrinde Cortex Salicis
Bastensalbe Unguentum cereum
Bastjes Cortex Frangulae
Bastlertropfen Tinctura anticholerica
Batasilessig Sabadillessig
Batchenblumen Flores Paeoniae
Batekenblumen Flores Primulae
Batenkenblüten Flores Betonicae, Flores Primulae, Flores Paeoniae

Batettenblumen Flores Primulae
Bathengel Flores Primulae, Herba Chamaedryos, Herba Scordii
Bathengelkraut Herba Chamaedryos
Bathengensamen Semen Paeoniae
Bathengenwurzel Radix Paeoniae
Bathenkenblumen Flores Paeniae
Bathgenblumen Flores Paeoniae, Flores Primulae
Bathgenwurzel Radix Paeoniae
Bathumbucketellersalbe Unguentum contra Pediculos
Batonienblüten Flores Betonicae
Bättigras Rhizoma Graminis
Bättliwurz Rhizoma Graminis
Batteralsem Herba Absinthii
Batteriesalz Ammonium chloratum technicum
Batungen Herba Betonicae
Bätzelakraut Herba Bursae Pastoris
Bauchbersterinde Cortex Frangulae
Bauchmiezelkraut Herba Trifolii arvensis
Bauchmiezeltee Herba Trifolii arvensis
Bauchwehkraut Herba Millefolii, Folia Menthae piperitae
Bauchwehstupp für Ferkel Tannalbin oder Tannoform
Bauerficköl Oleum compositum externum

Bauernbeifuß Herba Absinthii
Bauernboretsch Herba Anchusae
Bauernfenchel Peucedanum
Bauernheilkraut Herba Sideritidis
Bauernkraut Herba Anchusae, Herba Ledi palustris
Bauernkrautwurzel Radix Anchusae
Bauernkümmel Semen Nigellae
Bauernlöffelkraut Herba Droserae
Bauernmedizin Herba Absinthii
Bauernrocken Flores Carthami
Bauernrosen Flores Rhoeados
Bauernschinken Herba Bursae Pastoris
Bauernschminke Lithospermum
Bauernsenf Herba Bursae Pastoris
Bauernspindel Flores Carthami
Bauerntabak Folia Nicotianae
Bauernveilchen Flores Cheiri
Bauernwermut Herba Absinthii
Bäukbeeren Fructus Myrtilli
Bäumchenholwurz Radix Aristolochiae cavae
Baumannstropfen Tinctura Chinioidini, Spiritus Angelicae compositus, Tinctura aromatica
Baum des Lebens Summitates Thujae
Baumfarn Rhizoma Polypodii
Baumfarnwurzel Rhizoma Polypodii

Baumflechte Lichen Pulmonariae
Baumharz Ceratum Resinae Pini, Resina Pini
—, **arabisches** Gummi arabicum
Baumholderblumen Flores Sambuci
Bäumlekraut Herba Mercurialis
Baumlilien Flores Caprifolii
Bäumlikraut Herba Anthrisci
Baumlungenkraut Lichen Pulmonariae
Baummalven Flores Malvae arboreae
Baummalvenblüten Flores Malvae arboreae
Baummoos Lichen Pulmonariae
Baumöl Oleum Olivarum commune, Oleum Olivarum album
Baumölsalbe Unguentum basilicum, Unguentum cereum
Baumrinde Cortex Frangulae
Baumrosen Flores Malvae arboreae
Baumwachs Cera arborea, Ceratum Resinae Pini
Baunen, wilde Folia Trifolii fibrini
Baunscheidtöl mit folgenden Vorschriften:
a. Oleum Crotonis, Oleum Olivarum $\overline{aa}$
b. Spiritus Sinapis, Oleum Arachidis $\overline{aa}$ 40,0 Glycerinum 20,0 Oleum Sinapis 1,0
Baurach Kalium nitricum
Bauernrocken Flores Carthami

Bauschrosenblätter Flores Rhoeados
Bayern und Franzosen Herba Pulmonariae
Baynilla Fructus Vanillae
Bayonettstangenwurzel Rhizoma Calami
Baysalz Sal marinum
Bebern Fructus Myrtilli
Beaderling Petersilie
Bebern Fructus Myrtilli
Beccabungablätter Herba Beccabungae
Bechelten, schwarze Fructus Lauri
Becherblume Sanguisorba officinalis
Becherlkraut Herba Hyoscyami
Becherltee Fructus Papaveris
Bechermoos Lichen pyxidatus
Bechet Orleana
Bechnerrinde Cortex Frangulae
Bedeckungspflaster Emplastrum Lithargyri simplex
Bedeckungspflastersalbe Emplastrum Lithargyri simplex, Unguentum diachylon
Bedegar, Bedeguar Fungus Cynosbati
Bedienchen Rhizoma Fridis (totum?)
Bedranwurzel Radix Pyrethri, Radix Valerianae
Bedwas Cera flava, Cera japonica, Ceratum Resinae Pini
Beelzebub Linimentum saponato-camphoratum, Oleum Lini sulfuratum, Pulvis contra Pediculos
Beemser Tropfen Tinctura bezoardica

Beenderaarde Ebur ustum, Conchae
Beenderkool Ebur ustum
Beendermeel Calcium phosphoricum crudum
Beenderolie Oleum animale
Beenöl Oleum Behen, Oleum Ricini
Beeredruifbladen Folia Uvae Ursi
Beerenbalsam Oleum Juniperi empyreumaticum
Beerengrün Succus viridis
Beerenholzrinde Cortex Frangulae
Beerenkraut Herba Agrimoniae
Beerensalbe Unguentum flavum
Beerenstrauch Sambucus nigra
Beerkraut Herba Agrimoniae
Beerlappsamen Lycopodium
Beerlingskraut Herba Cardui benedicti
Beersaat Fructus Foeniculi
Beersaatwurzel Radix Foeniculi
Beerwurzel Radix Meü
Beesinge Fructus Myrtilli
Beetwachs Cera arborea
Beginnenkörner Semen Paeoniae
Begrünsäure Acidum picronitricum
Behenöl Oleum Ricini, Oleum Behen
Behnwell Radix Consolidae
Beibißkraut Herba Artemisiae
Beibißwurzel Radix Artemisiae
Beibs Herba Artimisiae

Beienichrutbluet Flores Ulmariae
Beifuß Herba Artemisiae
—, **bitterer** Herba Absinthii
—, **pontischer** Herba Absinthii pontici
—, **roter** Herba Artemisiae
—, **türkischer** Herba Chenopodii botryos
—, **weißer** Herba Artemisiae
Beifußöl Oleum Hyoscyami
Beifußsaft Oleum Hyoscyami
Beifußsalbe Unguentum Linariae
Beifußtinktur Tinctura Artemisiae
Beifußwurzel Radix Artemisiae
Beilkraut Herba Coronillae
Beinblumen Flores Calthae
Beinbruch Conchae praeparatae, Talcum
Beinbruchpflaster Emplastrum ad Rupturas
Beinbruchwurzel Radix Consolidae
Beinheil Radix Consolidae
Beinholzblätter Herba Ligustri
Beinikraut Herba oder Flores Ulmariae
Beinköllenblumen Flores Verbasci
Beinpflaster Emplastrum Lithargyri compositum
Beinsalbe, englische Unguentum Zinci
—, **rote** Unguentum Hydrargyri oxydati rubri dilutum
—, **weiße** Unguentum exsiccans, Unguentum Zinci
Beinschwarz Ebur ustum
Beinweide Cortex Lonicerae
Beinweidenblätter Herba Ligustri
Beinwell Radix Consolidae, Radix Symphyti
Beinwellwurzel Radix Consolidae, Radix Symphyti
Beinwohl Radix Consolidae
Beinwurz Radix Symphyti
Beinwürze Radix Consolidae
Beinwurzel Radix Consolidae, Radix Symphyti
Beipoß Herba Artemisiae
Beipoßwurzel Radix Artemisiae
Beisam Moschus
Beiselbeeren Fructus Berberidis
Beissete Hausschmiere Unguentum contra Scabiem
Beißwurz Radix Pulsatillae
Beißbeeren Fructus Capsici
Beißwurzkraut Herba Pulsatillae
Beißschoten Fructus Capsici
Beiweich Herba Artemisiae
Beiweichkraut Herba Artemisiae
Beiweichwurzel Radix Artemisiae
Beiwes Herba Artemisiae
Beiwidli Cortex Lonicerae
Beiwürze Radix Consolidae
Beiwurzel Radix Gentianae
Beizekraut Herba Abrotani, Herba oder Rhizoma Imperatoriae
Beizewurz Rhizoma Imperatoriae
Beizmannstropfen Tinctura Chinioidini, Spiritus Angelicae compositus
Bekerzwam Fungus Sambuci

Belinispiritus Spiritus Rosmarini
Bellen Strobuli Lupuli
Bellenknospen GemmaePopuli
Belsamine Herba Balsamitae
Belze Spiritus saponato-camphoratus
Belzwachs Ceratum Resinae Pini
Bemerellenblätter Folia Nicotianae, Radix Symphyti
Benderspflaster Emplastrum fuscum
Benediktendistel Herba Cardui benedicti
Benediktenkörner Semen Paeoniae, Semen Cardui benedicti
Benediktenkraut Herba Cardui benedicti, Geum urbanum
Benediktennägeleinwurz Radix Caryophyllatae
Benediktenöl Oleum viride, Oleum Hyoscyami
Benediktenrinde Cortex Ligni Guajaci
Benediktenrosen Flores Paeoniae
Benediktenrosenwurzel Radix Paeoniae
Benediktenwurzel Radix Caryophyllatae
Benediktfleckblumen Herba Cardui benedicti
Benediktinerkörner Semen Paeoniae, Semen Cardui Mariae
Benediktinerkorallen Semen Paeoniae
Benediktinerpflaster Emplastrum fuscum camphoratum
Benediktuspulver Herba Cardui benedicti pulvis
Benediktwürze Radix Caryophyllatae
Benedixentee Herba Cardui benedicti
Benedixkraut Herba Cardui benedicti
Benedixöl Oleum Ricini
Benedixtropfen Tinctura amara, Tinctura Chinioidini
Benedixwurzel Radix Caryophyllatae
Benganellaschoten Fructus Vanillae
Bengelkraut Herba Mercurialis
Bengelwurzel Radix Mëu
Benilleschoten Fructus Vanillae
Benjoin Benzoë
Beningrosen Flores Paeoniae
Beninienrosen Flores Paeoniae
Bensenöl Oleum Rosmarini
Bensisamen Fructus Petroselini, Semen Hyoscyami
Benzoëblumen Acidum benzoicum sublimatum
Benzoëessig Acetum cosmeticum, Acetum aromaticum
Benzoësalz Acidum benzoicum
Benzon Benzinum Petrolei
Berberbeeren Fructus Berberidis
Berberbeerstrauchrinde Cortex Berberidis Radicis
Berberitzen Fructus Berberidis
Berberitzenrinde Cortex Berberidis

Berberitzensaft Sirupus Berberidis
Berbersche Borke Cortex Chinae
Berbisbeeren Fructus Berberidis
Berbisrinde Cortex Berberidis Radicis
Berebotöl Oleum Bergamottae
Berenburger Kruiden Species amarae
Bergalraun Bulbus victorialis longus
Bergalrunke Bulbus victorialis longus
Bergbalsam Oleum Petrae rubrum
—, **weißer** Oleum Petrae album
Bergbasilie Herba Acinosae
Bergbetonienblüten Flores Arnicae
Bergblau Cuprum carbonicum basicum nativum (Coeruleum montanum)
Bergbuchs Herba Vitis Idaei
Bergbuchsbaum Herba Vitis Idaei
Bergdotterblume Flores Arnicae
Bergdroß Folia Betulae
Bergengeli Flores Primulae
Bergenkraut Herba Verbasci
Bergenkrautblume Flores Verbasci
Bergenzian Radix Gentianae
Bergeppich Herba Oreoselini
Bergeppichkraut Herba Oreoselini
Bergeröl Oleum Jecoris
Bergersalbe Unguentum flavum
Bergfenchel Fructus Seseli

Bergfieberwurzel Radix Gentianae
Bergflachs Alumen plumosum, Herba Lini montani
Bergfleisch Alumen plumosum
Berggamander Herba Chamaedryos
Berggamänderli Herba Chamaedryos
Berggelb Ochrea (Ocker)
Bergglas Fel Vitri
Berggrün Cuprum carbonicum nativum (Viride montanum)
Berggünsel Herba Ajugae
Berghaarstrang Herba Oreoselini
Berghaarstrangkraut Herba Oreoselini
Berghirschwurz Radix Peucedani
Bergholz Alumen plumosum
Berghopfen Herba Marrubii, Herba Origani cretici
Berghopfenöl Oleum Origani cretici
Berghopfenrinde Cortex Mezerëi
Berghoppe Herba Origani cretici
Bergkalaminthe Herba Calaminthae
Bergknabenöl Oleum Bergamottae
Bergkölle Artemisia, Dracunculus
Bergkordienkraut Herba Chamaedryos
Bergkork Alumen plumosum
Bergkümmel Fructus Cumini, Fructus Anethi

Berglaserkraut Herba Laserpitii
Berglasur Coeruleum montanum (Bergblau)
Berglätschen Folia Farfarae
Berglattich Folia Prenanthis
Berglattlech Folia Prenanthis
Berglauch Bulbus victorialis longus
—, **fleckiger** Bulbus victorialis longus
Berglawendel Herba Origani cretici, Herba Serpylli
Bergleder Alumen plumosum
Berglilie Herba Violae calcaratae
Berglodefer Liquor Ferri sesquichlorati
Bergmännchen Herba Pulsatillae
Bergmannstee Species pectorales cum Fructibus
Bergmannstropfen Tinctura aromatica, Tinctura Coralliorum, Tinctura Chinioidini, Essentia dulcis
Bergmehl Infusorienerde
Bergmelisse Herba Calaminthae
Bergmilch Talcum pulvis
Bergminze Folia Menthae crispae, Herba Calaminthae, Herba Thymi
Bergminzenöl Oleum Menthae crispae
Bergnaphtha Oleum Petrae crudum
Bergöl, rotes Oleum Petrae rubrum
—, **weißes** Oleum Petrae album
—, **schwarzes** Oleum animale foetidum, Oleum Rusci, Oleum Terebinthinae sulfuratum
Bergpapier Alumen plumosum
Bergpech Asphaltum
Bergpechöl Oleum Asphalti
Bergpeterle Herba Oreoselini
Bergpetersilie Herba Oreoselini
Bergpfeffer Fructus Mezerëi
Bergpolei Herba Teucrii
Bergrhabarber Radix Rhaponticae
Bergrhapontikawurzel Rhizoma Rhei, Rhizoma Rhaponticae
Bergringelblumen Flores Arnicae
Bergrosen Flores Rhododendri
Bergrösli Flores Rhododendri, Flores Rosae
Bergrot Ferrum oxydatum rubrum (Caput mortuum)
Bergruhrkraut Herba Gnaphalii
Bergrute Herba Thalictri
Bergsalz ist Steinsalz
Bergsanikel, großer Folia Digitalis
—, **kleiner** Herba Gratiolae
Bergscharte Herba Serratulae
Bergschwefel Lycopodium
Bergsellerie Herba Oreoselini
Bergsilie Herba Oreoselini
Bergsinau Herba Alchemillae alpinae
Bergteer Asphaltum, Oleum Petrae nigrum
Bergtropfen Oleum Petrae album
Bergthymian Herba Calaminthae

Bergveyeli Herba Violae calcaratae
Bergviole Herba Violae calcaratae
Bergviönli Herba Violae calcaratae
Bergwegebreit Flores oder Herba Arnicae
Bergwermut Herba Artemisiae, Herba Absinthii pontici
Bergwiesenscharte Herba Serratulae
Bergwindenkraut Herba Soldanellae alpinae
Bergwinkel Herba Vincae
Bergwinkelkraut Herba Vincae
Bergwohlverlei Flores Arnicae
Bergwolle Alumen plumosum, Asbest
Bergwurz Absinthium
Bergwurzel Radix Arnicae, Radix Gentianae, Rhizoma Tormentillae
Bergwurzkraut Herba Absinthii
Bergwurzelzwang Rhizoma Rhei
Bergziger Lac Lunae
Bergzinnober Cinnabaris nativa
Beritzen Folia Uvae Ursi
Berklas Fructus Lauri
Berlinerblausäure Acidum hydrocyanicum
Berliner Lebensessenz Tinctura Aloës composita
Berlinersalz Natrium bicarbonicum
Berlinertee Species laxantes St. Germain

Berlizenpflaster Unguentum Elemi compositum
Bern = Birnen
Bernagie Herba Borraginis
Bernbommistel Viscum album
Bernhardinerdistelkraut Herba Cardui benedicti
Bernhardinerkraut Herba Cardui benedicti
Bernhardinerkugeln Globuli camphorati
Bernhardinersalbe Unguentum sulfuratum compositum
Bernhardskraut Herba Cardui benedicti
Bernittenstein Zincum sulfuricum
Bernitzkenbeeren, rote Fructus Vitis Idaei
Bernitzkekraut Folia Uvae Ursi
Bernkraut Herba Cardui benedicti
Bernsilberöl Oleum Terebinthinae sulfuratum
Bernstein, schwarzer Asphaltum
Bernsteinblumen Acidum succinicum
Bernsteingruß Succinum raspatum
Bernsteinkohle Colophonium Succini
Bernsteinsalbe Unguentum basilicum
—, harte Ceratum Resinae Pini
Bernsteinsalz Acidum succinicum
Bernsteintropfen Liquor Ammonii succinici
Bernsteinwasser Acidum succinicum cum Oleo aethereo mixtum

Bernwurzdistel Herba Cardui benedicti
Beroertewater Aqua aromatica
Bersilicium = Basilicum
Berstelkraut, Berstkraut Herba Conii
Berstelkrautsamen Fructus Conii
Bertholdspflaster Emplastrum fuscum camphoratum
Bertholletsalz Kalium chloricum
Bertram, deutscher Herba Ptarmicae
—, **falscher** Herba Ptarmicae
—, **wohlriechender** Herba Agerati
Bertramblumen Flores Chamomillae romanae, Flores Pyrethri
Bertramessig Acetum Pyrethri
Bertramgarbe Herba Ptarmicae
Bertramkraut, wildes Herba Ptarmicae
Bertramtinktur Tinctura Pyrethri
Bertramwurzel Radix Pyrethri
Berufkraut Herba Sideritidis, Herba Senecionis (auch Erigeron-Arten)
Berufundbeschreikraut Herba Sideritidis
Beruf, Verruf- und Widerruf Herba Sideritidis, Herba Marrubii und Herba Mariveri (gemischt!), Herba Senecionis
Beruhigungspulver Pulvis epilepticus Marchionis, Pulvis Magnesiae cum Rheo, Pulvis temperans

Beruhigungssaft Sirupus Chamomillae, Sirupus Sennae cum Manna, Sirupus Valerianae
Beruhigungstropfen Tinctura Valerianae
Beschatennät Semen Myristicae
Beschreikraut Herba Conyzae, Herba Sideritidis, Herba Veronicae
Besemkraut Herba Artemisiae
Besenginster Herba Spartii, Herba Genistae
Besenginsterblüten Flores Spartii scoparii, Flores Genistae
Besenhaide Herba Ericae, Herba Spartii
Besenkraut Herba Abrotani, Herba Artemisiae, Herba Spartii
Besenkrautblumen Flores Spartii scoparii
Besenöl Tinctura Castorei
Besenwurzel Radix Artemisiae
Besjeszalf Unguentum Zinci
Besinge Fructus Myrtilli
Besmetblome Herba Adoxae moschatae
Besnijdenisolie Oleum Amygdalarum
Besondere Tropfen Tinctura Jodi diluta 1:30
Besseltropfen Tinctura bezoardica
Bessen = Beeren
Bestuscheffs Nerventropfen Tinctura Ferri chlorati aetherea
Betalpen Herba Lycopodii

Betakraut Herba Betonicae
Betanikentee Folia Ribis
Bethanienkörner Semen Paeoniae
Bethanienrosen Flores Paeoniae
Bethengel Herba Chamaedryos
Bethengelkraut Herba Chamaedryos
Betka Speisetäubling: Russula vesca
Betonerde Liquor Aluminii acetici
Betonienblüten Flores Betonicae, Flores Lamii, Flores Primulae
Betonienkerne Semen Paeoniae
Betonienkraut Herba Betonicae
Betonienpflaster Emplastrum Meliloti
Betoniensamen Semen Paeoniae
Betonikablumen Flores Paeoniae
Betonikakraut Herba Betonicae
Betscheletee Flores Sambuci
Bettbrunzerkraut Herba Taraxaci
Bettchlore Terebinthina communis
Bettelläuse, Bettelmannsläuse Fructus Caucalis grandiflorae, Fructus Bardanae, auch die Samen von Orlaya grandiflora und Bidens tripartitus
Bettelsalbe Unguentum contra Pediculos

Bettlerkraut Herba Clematidis, Herba Berberidis
Bettlerkrautblüten Flores Clematidis
Bettlerläusekraut Herba Xanthii
Bettlermantel Herba Alchemillae
Bettlersalbe Unguentum contra Pediculos, Unguentum Rosmarini compositum
Bettlerschmiere Unguentum contra Pediculos
Bettlerseil Herba Convolvuli
Bettpisserkraut Herba Taraxaci
Bettseicherkraut Herba Taraxaci
Bettseicher Herba Taraxaci, Herba Millefolii
Bettscheißerkraut Herba Taraxaci
Bettstroh Herba Galii, Herba Centaurii
Bettstrohunserliebenfrauen Herba Galii, Herba Serpylli
Bettwachs Cera arborea, Cera flava, Ceratum Resinae Pini
Bettzwillingstinktur Tinctura Benzoës
Betwas Cera arborea
Betzenblätter Folia Plantaginis majoris
Beuken = Birken
Beulenbrand Ustilago Maidis
Beulenharz Terebinthina, Resina Pini
Beulzalf Unguentum Lauri
Beuteldieb Herba Bursae Pastoris
Beutelkraut Herba Bursae Pastoris

Bienenharz

Beutelschneiderkraut Herba Bursae Pastoris
Bever Biber
Bevernaardwortel Radix Pimpinellae
Bewekpflaster Ceratum Resinae Pini, Emplastrum saponatum
Beweksalbe Unguentum basilicum nigrum, Unguentum Elemi
Bewellblätter Folia Uvae Ursi
Bewellwurz Radix Consolidae
Bezetten, blaue Bezetta coerulea
—, **rote** Bezetta rubra
Bezoarpulver Pulvis antiepilepticus, Bezoar minerale
Bezoartropfen Tinctura carminativa
Bezoarwurzel Radix Bardanae, Radix Contrajervae
Bezordicpulver Conchae praeparatae
Bhang Herba Cannabis indicae
Bibcheressenz Tinctura Pimpinellae
Biberfett Adeps suillus cum Tinctura Castorei
Bibergalltropfen Tinctura Castorei
Bibergeil Castoreum
Bibergeilfett Adeps suillus cum Tinctura Castorei
Bibergeilöl Tinctura Castorei camphorata
Bibergeist Tinctura Castorei
Biberhödleinkraut Herba Ficariae
Biberhödchen Herba Ficariae
Biberklee Folia Trifolii fibrini, Herba Pirolae

Biberkraut Folia Trifolii fibrini, Herba Centaurii
Bibernalle Radix Pimpinellae
Bibernelkenwurzel Radix Pimpinellae
Bibernelle Radix Pimpinellae
—, **falsche oder italienische** Radix Sanguisorbae
Bibernellessenz Tinctura Pimpinellae
Bibernellwurzel Radix Pimpinellae
Biberöl Oleum Ricini
Bibertropfen Tinctura Castorei
Biberwurzel Radix Aristolochiae cavae
Bibes Herba Artemisiae
Biboth Herba Artemisiae
Bibs Herba Artemisiae
Bibswurzel Radix Artemisiae
Bicarmel Natrium bicarbonicum
Bickbeeren Fructus Myrtilli
Bickelbeeren Fructus Myrtilli
Bickelbeerenblätter Herba Myrtilli
Bickensalbe Unguentum ophthalmicum rubrum
Biebes Herba Artemisiae
Biebeskraut Herba Artemisiae
Biederhall Conchae praeparatae
Biefeskraut Herba Artemisia
Biefoth Herba Artemisiae
Bielefelder Pulver Kalium bromatum pulvis
Bielefeldtropfen Tinctura Chinae composita
Bienblätter Folia Melissae
Bienenhaide Herba Sedi
Bienenharz Benzoë

Bienenhütel Flores Lamii
Bienenklee Flores Trifolii albi
Bienenkraut Herba Melissae, Herba Thymi, Herba Serpylli
Bienenkrautgeist Spiritus Melissae compositus
Bienenkrautsalbe Unguentum contra Pediculos
Bienenkrautsamen Fructus Apii
Bienenpulver Pulvis contra Pediculos
Bienensalbe Unguentum contra Pediculos
Bienensaug Flores Lamii, Folia Melissae
Bienenschmalz Unguentum cereum
Bienenspeck Cera flava, Cetaceum
Bienentaubblüten Flores Lamii
Bienetzaugensalbe Unguentum ophthalmicum compositum
Bienkrettig Folia Melissae
Bierebäumeniwintergrün Herba Pirolae, Viscum album
Bierfink Folia Uvae Ursi, Folia Vincae
Biergist Hefe, Faex medicinalis
Bierhefe, Bierhebe Faex medicinalis
Bierhopfen Strobuli Lupuli
Bierkräuter Radix Helenii, Radix Liquiritiae, Carrageen a̅a̅
Bierkraut Carrageen
Bierlucht Sulfur in Filis (Schwefelfaden)

Biermersch Herba Absinthii
Bierpulver Natrium bicarbonicum
Bierstein Natrium bicarbonicum
Biertram Herba Dracunculi
Biesters Magentropfen Tinctura Chinae composita, Tinctura amara
Biewalcher Herba Bursae Pastoris
Biewelkraut Herba Aristolochiae
Bijonenblume Flores Paeoniae
Biffingerbalsam Linimentum saponato-camphoratum
Biliner Pastillen Pastilli Natrii bicarbonici
Biliner Salz Natrium bicarbonicum
Billeche Betula alba
Billerkraut Herba Melissae
Billgenkraut Herba Hyperici
Billingrinde Cortex Quillayae
Billkörner Semen Hyoscyami
Billsamen Semen Hyoscyami
Bilsenbohnenkraut Folia Hyoscyami
Bilsenkörner Semen Hyoscyami
Bilsenkraut Folia Hyoscyami
—, indianisches, peruvianisches Folia Nicotianae
Bilsenöl Oleum Hyoscyami
Bilsensamen Semen Hyoscyami
Bilsen, tolle Folia Hyoscyami
Bimbambolium Unguentum flavum, Oleum Lauri a̅a̅, Unguentum Populi
Bimbaum Radix Taraxaci cum Herba

Bimbernell Radix Pimpinellae
Biminellwurzel Radix Pimpinellae
Bimpaul Radix Taraxaci cum Herba
Bims Lapis Pumicis
Bimselkraut Folia Hyoscyami
Bimsenöl Oleum Rosmarini
Bimsenstein Lapis Pumicis
Bimsmehl Lapis Pumicis pulvis
Binderwurzel Radix Gentianae
Bingelkraut Herba Mercurialis
Bingelwurzel Radix Pimpinellae
Bingenrosen Flores Paeoniae, Flores Rhoeados
Bingeskörner Semen Paeoniae
Binnenstein Lapis Pumicis
Binse Juncus
Binsenöl, grünes Oleum Hyoscyami
—, weißes Oleum Rosmarini
Binsenpfeffer Cubebae
Binsenpulver Rhizoma Veratri pulvis
Binsensteintropfen Tinctura Castorei
Birasöl Oleum Petrae, Oleum Lumbricorum
Birche = Birke
Birkenbalsam Oleum Rusci, Oleum Therebinthinae sulfuratum
Birkenblüte Viscum album
Birkenholzöl Oleum Rusci
Birkenlaub Folia Betulae
Birkenmischling Viscum album
Birkenöl Oleum Rusci, Oleum Olivarum album

Birkenreizker Lactarius tornimosus
Birkenröhrling Boletus scaber
Birkenrinde Cortex Salicis
Birkensaft Mel depuratum, Sirupus Mannae, Sirupus simplex
Birkentee Rhizoma Tormentillae, Folia Betulae
Birkenteer Oleum Rusci
Birkenwasser Aqua Tiliae
Birkwurzel Rhizoma Tormentillae
Birnbaumeichenkraut Herba Pirolae
Birnbaummistel Viscum album
Birnenöl Amylium aceticum
Birnenrot Succus ruber
Birnkraut Herba Pirolae
Birnquitten Fructus Cydoniae
Birrenäspel Viscum album
Bisam Moschus
Bisamblumen Flores Violae tricoloris
Bisamgänsefuß Herba Chenopodii
Bisamgamander Herba Ivae moschatae
Bisamgarbe Herba Ivae moschatae
Bisamkraut Herba Ivae moschatae
Bisammalvensamen Semen Abelmoschi
Bisamnüsse Semen Myristicae
Bisampappelsamen Semen Abelmoschi
Bisamsalbe Oleum Nucistae
Bisamsamen Semen Abelmoschi
Bisamscharfgarbe Herba Ivae moschatae

Bisamstrauch Semen Abelmoschi
Bisamtinktur oder -tropfen Tinctura Moschi
Bisamwasser Spiritus Lavandulae compositus
Bisamwurzel Radix Sumbuli
Bischoffessenz Tinctura episcopalis
Bischoffextrakt Tinctura episcopalis
Bischoffrosen Flores Rosae
Bischoffrosenblätter Flores Rosae
Bischofftee Species pectorales cum Fructibus
Biselbloama Herba Taraxaci
Bisengwurzel Radix Sumbuli
Bismarckpulver Chininum valerianicum
Bisquit mer Ossa Sepiae
Bissangli Taraxacum officinale
Bissanliwurzel Radix Taraxaci
Biswabrawurz Rhizoma Bistortae
Bißkraut Herba Pulsatillae
Bißwurzkraut Herba Pulsatillae
Bischerlingsamen Fructus Conii
Bitteraal Aloë
Bitteramselkraut Herba Polygalae amarae
Bitteralsem Herba Absinthii, Herba Abrotani
Bitteransatz Species amarae
Bitteräpfel Fructus Colocynthidis
Bitterbast Lignum Quassiae

Bitterbeifuß Herba Absinthii
Bitterblatt Folia Trifolii fibrini
Bitterbohnen Semen Lupini
Bitterdistelkraut Herba Cardui benedicti
Bittererde Magnesia usta
Bitterfieberwurz Radix Gentianae
Bittergallenmagentropfen Tinctura Aloës composita, Tinctura amara, Tinctura carminativa
Bittergaric Agaricus albus
Bitterholz Lignum Quassiae
—, jamaikanisches Lignum Quassiae surinamense
Bitterholzrinde Lignum Quassiae
Bitterklee Folia Trifolii fibrini
Bitterkleesessenz Tinctura amara
Bitterkleesalz zum Einnehmen Magnesium sulfuricum
— zum Fleckentreinigen Kalium bioxalicum — giftig!
Bitterkraut Herba Absinthii, Herba Centaurii, Herba Melissae
—, römisches Herba Absinthii pontici
— zum Ansetzen Species amarae
Bitterkresse Herba Cochleariae
Bitterkressech Herba Cochleariae
Bitterkreuzwurzel Radix Gentianae
Bitterlingkraut Herba Persicariae

Bittermagenpulver Cortex Chinae pulvis
Bittermandelessenz Oleum Amygdalarum amararum aethereum (blausäurefrei!) Benzaldehyd dilutus
Bittermandelöl, künstliches Benzaldehyd (ungiftig!), Nitrobenzolum (giftig!)
Bittermandeltropfen Aqua Amygdalarum amararum diluta
Bitterpulver Species ad longam vitam, Magnesium sulfuricum
Bitterramselkraut Herba Polygalae amarae
Bitterrinde Cortex Chinae
—, mexikanische Cortex Copalchi
Bittersäure Acidum picrinicum
Bittersalz, englisches, Saidschützer, Seidlitzer: Magnesium sulfuricum
Bitterspäne Lignum Quassiae
Bitterstiele Stipites Dulcamarae
Bittersüß Stipites Dulcamarae
Bittersüßstengel Stipites Dulcamarae
Bittertee Species amarae, Herba Absinthii, Radix Gentianae
Bittertropfen Tinctura amara
Bitterweh Species amarae
Bitterweide Cortex Salicis
Bitterweidenrinde Cortex Salicis
Bitterweinstein Magnesium tartaricum
Bitterwurz(el) Radix Gentianae
Bittre Beeren Fructus Rhamni

Bittrer Geist (Kneipp) Tinctura Trifolii fibrini
Biwelkrüt Herba Aristolochiae
Bixbeeren Fructus Myrtilli
Blaar = Blase, blaartrekkend = blasenziehend
Blaaskersen, Blaskruidkersen Fructus Alkekengi
Blachblumen Flores Bellidis
Blackenwurz Radix Lapathi
Blackfischbein Ossa Sepiae
Bläder Folia Farfarae
Bladscha Radix oder Herba Petasitidis
Blafendl Lavandula vera
Blag = blau
Blagen Schwefel Sulfur griseum
Blagen Spiritus Spiritus coeruleus
Blagen Stein Cuprum sulfuricum
Blagge Radix Bardanae
Blähhalspulver Carbo Spongiae, Pulvis strumalis
Blähhalssalbe Unguentum Kalii jodati, Unguentum Populi
Blähhalstropfen Tinctura strumalis, Spiritus strumalis
Blähungspulver Pulvis Liquiritiae compositus, Pulvis Magnesiae cum Rheo
Blähungstropfen Tinctura carminativa, Tinctura Rhei aquosa, Spiritus Menthae piperitae
Blähungstreibendes Wasser Aqua carminativa, Aqua Chamomillae composita, Aqua Menthae crispae

Blaidt Herba oder Flores Arnicae
Blainblumen Flores Bellidis
Blaispulver Lycopodium
Blackbalein Ossa Sepiae
Blanc de balaine Cetaceum
—, **d'Espagne** Bismutum subnitricum
— **minéral** Barium sulfuricum
Blankenheimer Tee Herba Galeopsidis
Blanker Spiritus Spiritus dilutus
Blanke Tropfen Acidum sulfuricum dilutum
Blasenbeeren Fructus Alkekengi, Fructus Rhamni catharticae
Blasengrün Succus viridis
Blasengrünbeeren Fructus Rhamni catharticae
Blasenharz Colophonium
Blasenkirschen Fructus Alkekengi
Blasenkraut Herba Herniariae, Herba Ononidis
Blasenpapier = Pergamentpapier
Blasenpech Resina Pini
Blasenpflaster Emplastrum Cantharidum
Blasenpuppen Fructus Alkekengi
Blasensteinsäure Acidum uricum
Blasentang Fucus vesiculosus
Blasentangasche Carbo Ligni
Blasentee Folia Uvae Ursi, Herba Equiseti, Herba Herniariae
Blasenzug Emplastrum Cantharidum

Blasiuskalk Kalium ferrocyanatum flavum
Blatsche Herba Lapathi acuti
Blätter, orientalische Folia Sennae
Blättererde Kalium aceticum
Blätterflechte Lichen islandicus
Blätteröl Oleum Hyoscyami
Blatterholzrinde Cortex Ligni Guajaci
Blatterkraut Herba Ficariae
Blätterlack Lacca in Tabulis
Blatternholz Lignum Guajaci
Blatternpflaster Emplastrum Tartari stibiati
Blatternsalbe Unguentum Cantharidum, Unguentum Tartari stibiati
Blättertragant Tragacantha
Blätterwurzel Rhizoma Tormentillae
Blatterzeitwurzel Rhizoma Filicis
Blatterzugblüten Flores Clematidis
Blatterzugkraut Herba Clematidis
Blattgold Aurum foliatum
Blattgrün Chlorophyll
Blattlos Herba Herniariae
Blattsilber Argentum foliatum
Blattzinn Stannum foliatum (Stanniol)
Blatzblumen Flores Rhoeados
Blatzblumenblätter Folia Digitalis
Blau Ätzstein Cuprum sulfuricum
— **Berliner** Coeruleum berolinense

Blau Bremer Coeruleum montanum (Bergblau)
— **Doste** Herba Origani
— **Dürrwurz** Herba Erigerontis
— **Dunst** Herba Origani
— **Elster** Herba Aconiti
— **Entwendung** Unguentum Hydrargyri cinereum dilutum
—, **Erlanger** Coeruleum berolinense
— **Galizienstein** Cuprum sulfuricum
— **Geist** Spiritus coeruleus
— **Glöckel** Flores Malvae vulgaris
—, **Hamburger** Coeruleum montanum (Bergblau)
— **Haukstein** Cuprum sulfuricum
— **Himmelstein** Cuprum sulfuricum
—, **Kali** Kalium ferrocyanatum
—, **Kasseler** Coeruleum montanum (Bergblau)
— **Knoblauch** Asa foetida
—, **Leithner** Cobaltum aluminatum
— **Mercurius** Unguentum Hydrargyri cinereum dilutum
—, **Neuwieder** Coeruleum montanum (Bergblau)
— **Nichts** Stibium sulfuratum nigrum
—, **Öskensaft** Sirupus Violarum
—, **Pariser** Coeruleum parisiense
— **Pomade** Unguentum Hydrargyri cinereum dilutum

Blau, preußisches Coeruleum berolinense
— **Salbe** Unguentum Hydrargyri cinereum dilutum
— **Salvolatile** Spiritus coeruleus
— **Stärke** Ultramarin
— **Stein** Cuprum sulfuricum
— **Thénards** Cobaltum aluminatum
— **Tropfen** Tinctura Guajaci composita
— **Turnbulls** Coeruleum berolinense
— **für Töpfer** Cobaltum oxydatum
— **Umwand** Unguentum Hydrargyri cinereum dilutum
— **Vernets** Cuprum sulfuricum
— **Vitriol** Cuprum sulfuricum
—, **Williamsons** Coeruleum berolinense
— **Wolkensalbe** Unguentum Hydrargyri cinereum dilutum
— **Zwirnsamen** Semen Lini
Blauantimon Stibium sulfuratum nigrum
Blaubeeren Fructus Myrtilli
Blaudsche Pillen Pilulae Ferri carbonici
BlaueBesinge Fructus Myrtilli
Blaue Schneider Centaurea cyanus
Bläue, flüssige Solutio Indici spirituosa
Blaugelsterkraut Herba Aconiti
Blaugummibaumblätter Folia Myrtilli

Bläuepulver Ferrum cyanatum, Ultramarin
— **englisches** Coeruleum montanum (Bergblau)
Blauer Fingerhut Folia Myrtilli
Blauer Kuckuck Brunella vulgaris
Blaues Nichts Stibium sulfuratum nigrum
Blauhimmelstern Flores Borraginis
Blauholz Lignum Campechianum
Blauhuder Herba Hederae terrestris
Blaulilienwurz Rhizoma Iridis
Bläuli Flores Gentianae
Blaumalven Folia Malvae
Blaumützen Herba Aconiti
Blaumützchen Flores Cyani
Blauösken Flores Violae tricoloris
Blaupappeln Folia Malvae
Blaupräparierter Dubstein Cuprum aluminatum
Blaupulver Ultramarin
Blausäure (zum Härten oder Löten) Kalium ferrocyanatum flavum
Blausaures Kali Kalium ferrocyanatum flavum
Blauselkenpulver Cortex Chinae pulvis
Blausonnenwirbel Radix Cichorii
Blauspäne Lignum Campechianum
Blauspiritus Spiritus coeruleus
Blaustein Cuprum sulfuricum
Blausteinwasser Liquor stypticus

Blautinktur Solutio Pyoktanini 5%
Blautpflaster Emplastrum oxyroceum
Blauveilchensaft Sirupus Violarum
Blauvölkensaft Sirupus Violarum
Blauwand Unguentum Hydrargyri cinereum dilutum
Blauwasser Aqua coerulea
— **zum Waschen** Solutio Indici diluta
Blauwsteentjes Kupfersulfatstifte
Blauwurzel Radix Pimpinellae
Bledium Stibium sulfuratum nigrum
Bleek = bleich
Bleekersdrank Tinctura anticholerica
Bleekwater Liquor Natrii hypochlorosi
Bleewittplaster Emplastrum Cerussae
Blei, falsches Graphites
Bleiasche Lithargyrum
Bleibalsam Liquor Plumbi subacetici
Bleibepulver Ferrum sulfuricum et Rhizoma Calami, pulvis mixtus
Bleicerat Unguentum Plumbi
Bleichasche, blanke Natrium carbonicum crudum
—, **echte** Kalium carbonicum crudum
Bleichflüssigkeit Liquor Natrii hypochlorosi, Hydrogenium peroxydatum technicum
Bleichkalk Calcaria chlorata

Bleichpulver Calcaria chlorata
—, **englisches, Tennants** Calcaria chlorata
Bleichsalz Calcaria chlorata
Bleichschellack Lacca alba
Bleichsoda Liquor Natrii hypochlorosi
Bleichsuchtpillen Pilulae Blaudii
Bleichsuchtpulver Ferrum oxydatum cum Saccharo
Bleichsuchttropfen Tinctura Ferri pomati
Bleichsuchtwein Vinum ferratum
Bleichwasser Aqua chlorata, Liquor Natrii hypochlorosi, Hydrogenium peroxydatum technicum
Bleierz Plumbago
Bleiessenz Liquor Plumbi subacetici
Bleiessig Liquor Plumbi subacetici
Bleiessigsalbe Unguentum Plumbi
Bleiessigsalz Plumbum aceticum
Bleiextrakt Liquor Plumbi subacetici
—, **Goulardsches** Liquor Plumbi subacetici
Bleigeist Acidum aceticum dilutum
Bleigelb Lithargyrum
Bleiglätte Lithargyrum
Bleiglättenessig, Bleiglättenextrakt Liquor Plumbi subacetici
Bleiglättpflaster Emplastrum Lithargyri
Bleiglättsalbe Unguentum Plumbi

Bleikristalle Plumbum nitricum
Bleiöl Liquor Plumbi subacetici
Bleipflaster Emplastrum Lithargyri simplex
Bleipflastersalbe Unguentum diachylon
Bleirot Minium
Bleisafran Minium
Bleisalbe Unguentum Plumbi
Bleisalz Plumbum aceticum
Bleisiccatif Plumbum oleinicum
Bleispiritus Acidum aceticum dilutum
Bleistein Graphites
Bleiwasser Aqua Plumbi
Bleiweiß Cerussa
—, **gelbes** Lithargyrum
—, **Kremnitzer** Cerussa
—, **schwarzes** Graphites, Plubago
Bleiweißkugeln Globuli camphorati
Bleiweißpflaster Emplastrum Cerussae
Bleiweißsalbe Unguentum Cerussae
Bleiweißwasser Aqua Plumbi
Bleiwurzel Radix Plumbaginis
Bleizucker Plumbum aceticum
Blende Semen Fagopyri
Bleschblomen Flores Calendulae
Bleu du lumiere Anilinum
— **de Lyon** Anilinum
Blie = Blei
Bliemlsöl Oleum Hyperici
Bliewater Aqua Plumbi
Bliewit Cerussa

Blii Herba Anserinae
Blindbaumholz Lignum Aloës
Blindendingspflaster Emplastrum Lithargyri compositum
Blindgeboren Semen Strychni
Blindlingspulver Lac Lunae
Blindschleichenblut Sanguis Hirci
Blinksel Borax
Blitzpulver Lycopodium, Colophonium pulvis
Blockfischbein Ossa Sepiae
Blödwurz Herba Oreoselini
Blödwurzkraut Herba Oreoselini
Bloed = Blut
Blohmen = Blumen
Bloot = Blut
Blotkraut Herba Scrofulariae
Blös Cobaltum
Bloßpflaster Emplastrum Cantharidum
Blot = Blut
Blöth = Blüte
Blotigel Hirudines
Blotschenblume Digitalis purpurea
Blotsuger Hirudines
Bloze Tubera oder Herba Aconiti
Blu = blau
Blubutter Unguentum Hydrargyri cinereum dilutum
Blum Macis
Blümchenwasser Aqua aromatica
Blumeletabak Pulvis sternutatorius viridis
Blumen, ewige Flores Stoechados
Blumenessenz Spiritus coloniensis, Tinctura fumalis

Blumenkopfminze Herba Menthae crispae
Blumenschwefel Sulfur sublimatum
Blumenstaub Lycopodium
Blumentee Species pectorales, Species resolventes, Thea nigra, Flores Malvae
Blümlischnupf Pulvis sternutatorius viridis
Blümlitabak Pulvis sternutatorius viridis
Blunkenpulver Pulvis pro Equis
Bluscht = Blüte
Bluschwater Solutio Acidi borici
Blutauge Comarum palustre
Blutbalsamtropfen Tinctura Ferri acetici aetherea
Blutblumen Flores Arnicae, Flores Carthami, Flores Rhoeados
Blutbrechwurz Rhizoma Tormentillae
Blut Christi Aqua aromatica rubra
Bluteisenstein Lapis Haematitis
Blüten, allerlei Pulvis fumalis
Blütenduft Tinctura fumalis
Blütenstaub Lycopodium, Boletus cervinus pulvis, Pulvis Cantharidum compositus
Blutfieberblumen Herba Centaurii
Blutfixiertropfen Tinctura Ferri pomati
Blutgarbe Herba Polygoni
Blutgras Herba Polygoni
Blutgummi Resina Draconis
Blutharz Resina Draconis

Blutholz Lignum Campechianum, Lignum Santali rubrium
Blutiel Hirudines
Blutisquisantium Flores Chrysanthemi
Blutkohle Carbo animalis
Blutkrampftropfen Tinctura Cinnamomi
Blutkraut Herba Bursae Pastoris, Herba Chelidonii, Herba Salicariae und Polygoni
Blutkrautblüten Flores Ulmariae
Blutkrautwurzel Radix Lapathi, Rhizoma Hydrastis, Rhizoma Sanguinariae, Rhizoma Tormentillae, Radix Inulae
Blutlaugenmoos Lichen Pulmonariae
Blutlaugensalz gelbes Kalium ferrocynatum flavum
—, rotes Kalium ferricyanatum rubrum
Blutlaustinktur Carminum solutum, Tinctura Coccionellae
Blutlungenmoos Lichen Pulmonariae
Blutmohn Flores Rhoeados
Butmoos Paleae Cibotii
Blutpetersilie Herba Conii
Blutpflaster Emplastrum oxycroceum, Emplastrum ad Rupturus
Blutpulver Sanguis Hirci
Blutreinigendes Pulver Tubera Jalapae pulvis
Blutreinigung, rote Tinctura Lignorum

Blutreinigungspillen Pilulae laxantes
Blutreinigungspulver Pulvis Liquiritiae compositus, Pulvis Magnesiae cum Rheo; fürs Vieh: Pulvis Equorum
Blutreinigungssäure Mixtura sulfurica acida
Blutreinigungssaft Sirupus Sarsaparillae, Sirupus Sennae
Blutreinigungssalbe Unguentum Picis liquidae
Blutreinigungsspiritus Spiritus Melissae compositus
Blutreinigungstee Species laxantes
Blutreinigungstropfen Tinctura Aloës composita, Tinctura Lignorum
Blutreinigungswurzel Radix Sarsaparillae
Blutreizker Lactarius deliciosus
Blutrosen Flores Rosae, Flores Rhoeados
Blutsafranpflaster Emplastrum oxycroceum
Blutsalbe Unguentum Santali rubri
Blutsauger Hirudines
Blutschierling Herba Conii
Blutschwamm Fungus Chirurgorum
Blutstahl Lapis Haematitis
Blutstecher Hirudines
Blutstein Lapis Haematitis, Ferrum oxydatum pulvis
Blutstielkraut Herba Galii
Blutstillerin Herba Sanguisorbae

Blutstillungstropfen Liquor Ferri sesquichlorati
Blutstropfen Tinctura Cinnamoni, Tinctura Lignorum
Blutstropfenkraut Herba Anagallidis, Herba Sanguisorbae, Herba Rorellae
Blutströpfle Herba Sanguisorbae
Blutsuger Hirudines
Bluttrieb Flores Arnicae
Bluttropfen Tinctura Cinnamomi
Blutungenmoos Lichen Islandicus
Blutwurzel Radix Tormentillae, Radix Polygonati, Radix Alcannae
—, **kanadische** Rhizoma Sanguinariae canadensis
Blutzuckerler Hirudines
Boarfett Adeps suillus
Bobbel = Pappel
Böbberli Fructus Coriandri
Boberellen Fructus Alkekengi
Bobolium Unguentum Populi
Bock Herba Artemisiae
—, **roter** Herba Artemisiae
Bockelsalbe Unguentum contra Pediculos
Bockenpulver Cortex Chinae pulvis
Bockerellen Fructus Alkekengi
Bockholder Sambucus Ebulus
Bockholz Lignum Guajaci
Bockkraut Herba Pulmonariae
Bockpulver Boletus cervinus pulvis, Pulvis stimulans

Bocksbartblüten Flores Spiraeae
Bocksbartkraut Herba Pulsatillae, Herba Spiraeae
Bocksbartwurzel Radix Senegae
Bocksbeerblätter Folia Ribis nigri
Bocksbeeren Fructus Ribis nigri
Bocksblätter Folia Uvae Ursi
Bocksblumenkraut Herba Matricariae
Bocksblut Sanguis Hirci
—, **flüssiges** Tinctura Catechu
Bocksbohnenblätter Folia Trifolii fibrini
Bocksdorngummi Tragacantha
Bocksdostenkraut Herba Origani cretici
Bockshörnlein Fructus Ceratoniae
Bockshorn Fructus Ceratoniae, Semen Foenugraeci
Bockshornklee Semen Foenugraeci
Bockshornsaft Sirupus Liquiritiae
Bockshornsamen Semen Foenugraeci
Bockskraut Herba Pulmonariae
Bocksmelde Herba Chenopodii
Bockspeterlein Radix Pimpinellae
Bockspetersilie Radix Pimpinellae
Bockstalg Sebum
Bockweizen Semen Fagopyri
Bockwurz Radix Pimpinellae

Bockswurzel, rote Radix Artemisiae, Radix Pimpinellae
—, weiße Radix Artemisiae
Bockwurzelkraut Folia Belladonnae
Bodachöhlräbe Flores Napi
Bodder = Butter
Bodder, rote Unguentum potabile
Bodenasche Kalium carbonicum
Boek = Buche
Boelkenskruid Herba Agrimoniae
Boeren = Bauern
Boerenrhabarber Cortex Frangulae
Boeriöl Oleum Juniperi baccarum
Boertjeszalf Unguentum Lauri
Bogaunerrosen Flores Paeoniae
Bogenbaumblätter Folia Taxi
Bohmwaß Cera arborea
Böhmisches Christwurzkraut Herba Adonidis vernalis
Böhmische Tropfen Mixtura sulfurica acida
Böhnafeieli Flores Cheiranthi
Böhnara Aconitum napellus
Bohnbaum Cytisus laburnum
Bohnechrut = Bonechrut
Bohnekrittel Herba Saturejae
Bohnen, aromatische Fabae Tonco
—, brasilianische Fabae Pichurim
—, indianische Faba St. Ignatii
—, römische Semen Ricini
—, russische Semen Ricini

Bohnenblätter wilde Herba Trifolii
Bohnenkraut Herba Saturejae, Herba Thymi
Bohnenmehl Semen Phaseoli
Bohnenöl Oleum Papaveris
Bohnenpflaster Emplastrum Cantharidum perpetuum
Bohnenwachs Cera arborea
Bohnenwicken Semen Fabae
Bohren = Bären
Bohrenfett Adeps suillus
Boilley-Blau Indigopurpur
Bokerellen Fructus Alkekengi
Bolarerde, rote Bolus rubra
—, weiße Bolus alba
Bolderjahn Radix Valerianae
Boldoablätter Folia Boldo
Bolei, Boley, Boleig Herba Pulegii, Herba Serpylli, Herba Millefolii
Boleikraut Herba Pulegii
Boleiwasser Aqua vulneraria spirituosa
Bolerblumen Herba Serpylli
Bolerde, rote Bolus rubra
—, weiße Bolus alba
Boliusbambolium Unguentum Populi
Boliviapulver Cortex Chinae pulvis
Bollchen = Plätzchen, Bonbons
Bollen Bulbus Cepae (Zwiebeln)
Böllen Bulbus Cepae
Bollendätsch Herba Plantaginis
Bollerjahn Radix Valerianae
Bollkraut Folia Belladonnae
Bollmannspulver, graues Pulvis antiepilepticus niger

Bollwurz Radix Belladonnae
Bollwurzkraut Folia Belladonnae
Bologneserstein Barium sulfuricum nativum
Bolskolchen Bolus rubra
Bolssalbe Unguentum exsiccans
Bolterjan Radix Valerianae
Bolus, orientalischer Bolus rubra
Boltenpflaster Emplastrum Cerussae
Bolzenblumen Flores Verbasci
Bombeiwel Taraxacum officinale
Bombernell Radix Pimpinellae
Bombolium Unguentum Populi
Bompaul Radix Taraxaci cum Herba
Bomtrankli Balsamum tranquillans
Bonamarinde Cortex Quillayae
Bonechrut Aconictum napellus
Bonke, geele Herba Genistae
Bönkehaltwort Radix Aristolochiae
Bonnemerholz Cortex Quillajae
Bonuskonussalbe Unguentum basilicum nigrum
Boonenblad Folia Trifolii fibrini
Boorghäarala Semen Foenugraeci
Boogholder Sambucus Ebulus
Boom = Baum
Boombast Cortex Frangulae
Boomsaft Succus viridis
Boomwit Gossypium

Boonblatt Folia Trifolii fibrini
Boperment Auripigment
Böpperli Fructus Coriandri
Boradi-, Boragikraut Herba Borraginis
Boragblüten Flores Borraginis
Boratsch Herba Borraginis
Borax, ammoniakalischer Ammonium boricum
Borax, gebrannter Borax calcinatus
—, oktaedrischer, venetianischer Borax raffinatus
Boraxblumen Acidum boricum
Boraxbraunstein Manganum boricum
Boraxhonig Mel rosatum boraxatum
Boraxsalz Acidum boricum
Boraxsäure Acidum boricum
Boraxsaft Mel rosatum boraxatum
Boraxweinstein Tartarus boraxatus
Borchardblumen Flores Stoechados
Borech Herba Borraginis
Boretsch Herba Borraginis
Boretschblüten Flores Borraginis
Borgel Herba Borraginis
Borgelblüten Flores Borraginis
Börgerpulver Cortex Cascarillae pulvis
Bork = Rinde
Borkenpulver Cortex Chinae pulvis
—, rasiertes oder siebenundsiebzigerlei Cortex Chinae pulvis

Bormannspflaster Emplastrum oxycroceum, Emplastrum ad Rupturas
Bornkraut Herba Cardui benedicti
Bornkassen Herba Nasturtii
Bornkresse Herba Nasturtii
Bornstein Succinum
Borsdorfer Äpfelpomade, Borsdorfer Salbe Unguentum leniens, Unguentum ophthalmicum, Unguentum rosatum album
Borst = Brust
Borstensalbe Lanolin, Unguentum leniens, Unguentum Plumbi
Borstkruiden Species pectorales
Borstsalv Unguentum Plumbi, Lanolin
Borstsamen Semen Ricini
Bösablätter Folia Betulae
Boschbesen Fructus Myrtilli
Boschtblumen Flores Rhoeados
Bosekraut Herba Pulsatillae
Boseltropfen Liquor Ammonii anisatus
Bösengeistpulver Pulvis Herbarum
Bosheitspulver Pulvis pro Equis
Bossisches Augenpflaster Emplastrum ophthalicum
Bost = Brust
Bostdroppen Liquor Ammonii anisatus, Elixir e Succo Liquiritiae
Bostkoken Succus Liquiritiae in tabulis
Botanybayharz Acaroidum

Botengenkraut Herba Betonicae, Herba Primulae
Botenken Flores Paeoniae
Botenkenblüten Flores Betonicae
Botjeszalf, Botzalf Unguentum Hydrargyri rubrum dilutum
Boter = Butter, Salbe
Botryoskraut Herba Chenopodii
Botschen Folia Stramonii
Bött = Bett
Bouillontropfen Tinctura Chinioidini
Bovest Fungus cervinus
Bowlenkraut Herba Asperulae
Boysalz Sal marinum
Braak = Brech (-Nuß usw.)
Braakpoeder Pulvis aerophorus
Brachdistel Radix Eryngii
Brachdistelkraut Herba Eryngii
Brachkraut Herba Veronicae
Brachkrautwurzel Radix Valerianae
Brägelkraut Herba Senecionis
Bragerblüten Flores Koso
Brahmkraut Herba Genistae
Brakendistelwurzel Radix Eryngii
Brakenkrautblüten Flores Spiraeae
Brambeerblätter Folia Rubi fruticosi
Bramblume Flores Genistae
Bramedorn Herba Rubi fruticosi
Bramelbeeren Fructus Berberidis
Brämeleblätter Folia Farfarae

Brameli Herba Rubi fruticosi
Bramenkraut Herba Genistae
Brämerbeerblätter Folia Rubi fruticosi
Brämerblätter Folia Rubi fruticosi
Braminze, Brauminze Folia Menthae piperitae
Bramskraut Herba Genistae
Brandblätter Folia Farfarae
Brandblumen Flores Genistae
Brandenstein Manganum peroxydatum
Brandheilpulver Pulvis temperans ruber
— **fürs Vieh** Pulvis pro Equis
Brandkorn Secale cornutum
Brandkraut Herba Clematidis
Brandlappe Folia Farfarae
Brandlatschen Folia Farfarae
Brandlattich Folia Farfarae
Brandöl Oleum Lini cum Aqua Calcariae, Oleum phenolatum (carbolisatum), Oleum Philosophorum
Brandpflaster Emplastrum Lithargyri simplex
Brandpulver Pulvis temperans
— **fürs Vieh** Pulvis antiphlogisticus, Pulvis Herbarum, Pulvis Equorum griseum oder rubrum
Brandrosen Flores Malvae arboreae
Brandsalbe Unguentum Liquoris Aluminii acetici, Unguentum Acidi borici, Unguentum Olei Jecoris (Cutilal Stada), Unguentum Plumbi

Brandsalbe, Goulardsche Unguentum Plumbi
Brandschwede, roter Ceratum Cetacei rubrum
Brandwurzel Radix Hellebori nigri
Brasilettholz Lignum Fernambuci
Brasilian. Balsam Balsamum Copaivae
Brasilienholz, gelbes Lignum Fernambuci
—, **rotes** Lignum Fernambuci
—, **schwarzes** Lignum Campechianum
Brasilienrinde Cortex adstringens brasiliensis
Brasiliensalbe Unguentum brasilicum
Brasilischer Pfeffer Piper longum
Brasilpfeffer Fructus Amomi, Piper longum
Bratenfarbe Saccharum tostum (Tinctura Sacchari tosti)
Brauerkraut Herba Ledi
Brauminze Folia Menthae piperitae
Braun. Arkebusade Mixtura vulneraria acida
—, **Breslauer** Cuprum ferrocyanatum
—, **Brustleder** Pasta Liquiritiae
—, **chemisch** Cuprum ferrocynatum
—, **Diadostenöl** Oleum Origani cretici
—, **Dost** Herba Origani
—, **Einreibung** Tinctura Arnicae

Braun. Halstropfen Tinctura Jodi diluta
—, **Hamburger Tropfen** Tinctura coronata
—, **Harz** Colophonium
—, **Hattches** Cuprum ferrocynatum
—, **Hoffmannstropfen** Elixir Aurantii compositum
—, **Jungfernleder** Pasta gummosa
—, **Kanehl** Cortex Cinnamomi
—, **Lungenpfuhl** Sirupus Liquiritiae
—, **Mutterkrampftropfen** Tinctura Valerianae
—, **Mutterpflaster** Emplastrum fuscum
—, **Reglise** Pasta Liquiritiae, Pasta gummosa
—, **Stickschwede** Emplastrum fuscum
—, **Tafelsalbe** Emplastrum fuscum
—, **Zehrtropfen** Tinctura amara
—, **Zug** Emplastrum Lithargyri compositum
Bräun, gelber Semen Milii
Braunbeerblätter Folia Rubi fruticosi
Braunbeerblüten Folia Rubi fruticosi
Braunbeize (für die Färberei) Manganum aceticum
Braunelle Herba Prunellae
Braunellensalz Kalium nitricum tabulatum
Bräunesaft Mel rosatum boraxatum
Bräunetropfen für Schweine Spiritus Acidi salicylici 4%, Tinctura Aloës composita

Braunheil Herba Prunellae
Braunheilig Folia Menthae crispae
Braunheiligenkraut Folia Menthae crispae
Braunheilkraut Herba Prunellae
Bräunheilkraut Herba Ligustri
Braunholz Lignum Fernambuci
Bräunholzblätter Herba Ligustri
Brauniet Manganum peroxydatum nativum
Braunkersch Herba Nasturtii
Braunmägdlein Flores Adonidis
Braunmanderkraut Herba Chamaedryos
Braunmandulinkraut Herba Teucrii
Braunmercurialöl, äußerlich Oleum Terebithinae cum Oleo Lini sulfurato
—, **innerlich** Tinctura Aloës composita
Braunminz Folia Menthae piperitae
Braunochsenpflaster Emplastrum oxycroceum
Braunrei Unguentum Aeruginis
Bräunreinigung Mel rosatum boraxatum, Unguentum Aeruginis
Braunrosen Flores Malvae arboreae
Braunrot Caput mortuum
Braunrotsalbe Unguentum basicilum fuscum
Braunsalbe Unguentum exsiccans

Braunschweiger Salz Natrium sulfuricum
Braunsilgen Herba Basilici
Braunsilgenholz Lignum Campechianum
Braunsilgentropfen Tinctura Chinioidini
Braunsilienkraut Herba Basilici
Braunspahn Lignum Fernambuci
Braunspiritus Mixtura vulneraria acida
Braunstein Manganum peroxydatum
Brauntog Emplastrum Lithargyri compositum
Braunwurz Radix Scrophulariae
Braunwurzkraut Herba Scrophulariae
Brausebeutel Rhizoma Veratri pulvis in sacca
Brausemagnesia Magnesia citrica effervescens
Brausepulver Pulvis aerophorus
—, **abführendes** Pulvis aerophorus laxans
—, **englisches** Pulvis aerophorus dispensatus
—, **für Schweine** Zincum oxydatum
Brausepulversäure Acidum tartaricum
Brayerblüten Flores Koso
Brautimhaar Semen Nigellae
Breadfelder Spiritus Spiritus coloniensis
Brechbirnen Fructus Cynosbati
Brechhaselwurz Rhizoma Asari

Brechhassel Rhizoma Asari
Brechkörner Semen Ricini
Brechnüsse Semen Strychni
Brechpulver Stibium chloratum basicum
Brechrosinen Semen Staphisagriae
Brechsalz Tartarus stibiatus
Brechsamen Semen Strychni
Brechvitriol Zincum sulfuricum
Brechwasser Solutio Tartari stibiati
Brechwegdorn Rhamnus Frangula
Brechwein Vinum stibiatum
Brechweinstein Tartarus stibiatus
Brechwurz Asarum europaeum
Brechwurzel Radix Ipecacuanhae
—, **deutsche** Radix Asari, Rhizoma Hellebori albi
Brehmeblumen Flores Spartii
Brehmkraut Herba Spartii
Brehnepulver für Schweine Cantharides pulvis mixti
Brein Semen Milii solis
Breißelbeerblätter Folia Vitis Idaei
Breitblatt Herba Anchusae
Breitwägeli Herba Plantaginis
Breitwegerich Plantago major
Bremelblumen Flores Genistae
Bremmenöl Oleum animale foetidum
Bremsenöl Oleum animale foetidum
Bremsensamen Semen Cynosbati

Brendelblümlein Flores Gentianae
Brenners Fleckwasser Benzinum
— **Pflaster** Emplastrum fuscum
Brennessel, englische Folia Melissae
Brennesselblumen Flores Lamii
Brennesselsaft Sirupus Althaeae
Brennesselsamen Semen Urticae, Fructus Petroselini
Brennesselspiritus Spiritus Urticae, Spiritus Sinapis
Brennesseltee Herba Urticae
Brennesselwurzel Radix Bardanae, Radix Taraxaci, Radix Carlinae
Brenngeist Spiritus Sinapis
Brennkraut Herba Arnicae
—, **kriechendes** Herba Clematidis
Brennkrautblumen Flores Arnicae, Flores Clematidis, Flores Verbasci
Brennöl Oleum Rapae
Brennsilber Argentum nitricum
Brennstift Argentum nitricum fusum
Brenntwater Aqua Foeniculi
Brennwurzrinde Cortex Mezereï
Brennwurzeltee Flores Clematidis
Breschpulver Pulvis stimulans
Breselkraut Herba Matricariae
Bresilgenholz Lignum Fernambuci

Bresilienspäne, rote Lignum Fernambuci
—, **schwarze** Lignum Campechianum
Breslingkraut Folia Fragariae
Brettener Pflaster Emplastrum fuscum
Brettfeldsches Wasser Spiritus coloniensis
Breudlattich Tussilago Farfara
Breuk = Bruch
Breukkruid Herba Herniariae
Breusch Herba Ericae
Brevierpflaster Ceratum Aeruginis
Briesebohne Fabae Tonco
Brillenkraut Herba Bursae Pastoris
Brimblüte Flores Primulae
Brimkörner Semen Cydoniae
Brimmekraut Herba Genistae
Brimmelblumen Flores Primulae
Brimmelkraut Herba Genistae
Brimmelsamen Semen Genistae
Brinkblumen Flores Bellidis
Brisilhölz Lignum Fernambuci
Brochkraut Herba Droserae
Brockenmoos Lichen islandicus
Brohmenkraut Herba Genistae
Brohmerblätter Herba Rubi fruticosi
Brombeerblätter Herba Rubi fruticosi
Brombeeren Fructus Rubi fruticosi
Brombeerwasser Aqua Rubi fruticosi

Brombeerwurzel Radix Bardanae
Brombesing Rubus fruticosus
Brommedorn Herba Rubi fruticosi
Bromkraut Herba Genistae
Bromlbeeren Fructus Berberidis
Bromsoda Natrium bromatum
Bronna = Brunnen
Brönners Fleckwasser Benzinum
Brönneßle Herba oder Semen Urticae
Bronziersalz, engl. Stibium chloratum
Brosamenpflaster Emplastrum stypticum Hamburgense
Brotkügerl Fructus Coriandri
Brotkümmel Fructus Carvi
Brotpilz Lactarius turpis
Brotsamen Fructus Anisi, Fructus Foeniculi
Brotvater Secale cornutum
Brotwasser Aqua aromatica
Brubeer Herba Rubi fruticosi
Bruchband Emplastrum ad Rupturas
Bruchbandpflaster Emplastrum ad Rupturas, Emplastrum saponatum rubrum
Bruchhopfen Humulus Lupulus
Bruchkraut Herba Agrimoniae, Herba Herniariae, Herba Lycopodii, Herba Saniculae
Bruchöl Oleum Hyoscyami, Oleum Chamomillae infusum
Bruchpflaster Emplastrum ad Rupturas, Emplastrum fuscum camphoratum, Emplastrum saponatum
—, **schwarzes** Emplastrum fuscum camphoratum
Bruchsalbe Unguentum flavum cum Oleo Hyoscyami
Bruchstein Lapis Osteocollae
Bruchsteinwasser Aqua Petroselini
Bruchtee Folliculi Sennae
Bruchweidenrinde Cortex Salicis
Bruchwurzkraut Herba Hyperici
Bruckwurzel Rhizoma Tormentillae
Brudersamen Semen Staphisagriae
Bruetströpfli Flores Anemonis vernae
Brüesch Herba Ericae
Bruhnheilschwede Emplastrum fuscum camphoratum
Bruhnstickschwede Emplastrum fuscum camphoratum
Bruidspoeder Pulvis aerophorus
Bruin = braun
Bruispoeder Pulvis aerophorus
Brumma Taraxacum officinale
Brun = braun
Brundost Herba Origani
Brunellenkoken Kalium nitricum
Brunellenkraut Herba Prunellae
Brunellensalz Kalium nitricum

Brunellenstein Kalium nitricum
Brunetten Flores Adonidis
Brungalltropfen Elixir Aurantii compositum, Elixir e Succo Liquiritiae, Tinctura Aloës composita, Tinctura amara
Brunheilschwede Emplastrum fuscum
Brunheilkraut Herba Prunellae
Bruni Herba Prunellae
Brünierflüssigkeit Liquor Stibii chlorati
Brüningspulver Pulvis pro Pecore
Brunitz Umbra
Brunnenkohl Herba Beccabungae
Brunnenkresse Herba Nasturtii
Brunnleberkraut Herba Marchantiae
Brunochsensaft Emplastrum oxycroseum
Brunrei, Brunreinige Mel rosatum boraxatum, Oxymel Aeruginis
Brunreinigung Unguentum Aeruginis
Brunsilken = Brunsiljen
Brunsiljenkraut Herba Basilici
Brunsiljenpfeffer Fructus Amomi, Fructus Capsici
Brunsiljenpflaster Ceratum Resinae Pini, Emplastrum Picis Hamburgense, Emplastrum fuscum camphoratum
Brunsiljensalbe Unguentum basilicum

Brunspulver Pulvis aerophorus
Brunst Fungus cervinus
Brunstichdumpflaster Ceratum Resinae Pini, Emplastrum fuscum
Brunstkugeln Fungus cervinus
Brunstpulver Cantharides (pulvis mixtus), Fungus cervinus pulvis, Pulvis stimulans
Bruntogpflaster Emplastrum Lithargyri compositum, Emplastrum fuscum
Bruschwurzel Radix Rusci
Bruschdkraut Folia Farfarae
Bruschdwurz Radix Angelicae
Bruskwurzel Radix Rusci
Brustalant Radix Helenii
Brustalantblüten Flores Helenii
Brustbalsam Balsamum peruvianum, Elixir e Succo Liquiritiae
Brustbeeren Fructus Jujubae
Brustbeerensaft Sirupus Rhoeados
Brustchifel Siliqua dulcis
Brustdiakel Emplastrum Lithargyri molle, Emplastrum saponatum
Brustdigestivpulver Pulvis Liquiritiae compositus
Brustelixier Elixir e Succo Liquiritiae
Brusterbeutel Rhizoma Veratri albi pulvis in sacca
Brustkanehl Succus Liquiritiae in baculis
Brustkaramellensaft Sirupus Liquiritiae

Brustkaramellentropfen Elixir e Succo Liquiritiae
Brustkraut Folia Farfarae, Herba Adianti aurei, Herba Agrimoniae, Herba Violae tricoloris
Brustkräuter, Liebersche Herba Galeopsidis
Brustkuchen Succus Liquiritae tabulatus
Brustlakritzen Pastilli Ammonii chlorati
Brustlattich Folia Farfarae
Brustleder, braunes Pasta Liquiritiae
—, **weißes** Pasta gummosa
Brustleichtöl Liquor Ammonii anisatus
Brustlösung Mixtura gummosa
Brustpasta, braune Pasta Liquiritiae
—, **weiße** Pasta gummosa
Brustpflaster Emplastrum Meliloti, Emplastrum saponatum
—, **rotes** Emplastrum saponatum rubrum
Brustpulver: Französisches, grünes, Kurellasches, Opedovskysches, Preußisches, Wedelsches Pulvis Liquiritiae compositus
Brustreinigungstee Species pectorales laxantes
Brustsaft Sirupus Althaeae, Sirupus Liquiritiae
—, **brauner** Sirupus Liquiritiae
Brustsalbe, gelbe Unguentum basilicum
— **weiße** Unguentum Hydrargyri album dilutum

Bruststengel Succus Liquiritiae in baculis
Brusttee Species pectorales
—, **Lieberscher** Herba Galeopsidis
—, **Schusters** Species bechicae
—, **weißer** Species pectorales albae
—, **Wiener** Species pectorales cum Fructibus
Brustteekraut Herba Veronicae
Brusttropfen Aqua Amygdalarum amararum diluta, Liquor Ammonii anisatus
—, **dänische** Elixir e Succo Liquiritiae
Brustwarzenbalsam Balsamum peruvianum dilutum
Brustwarzencerat Ceratum Cetacei album
Brustwarzenliniment Emulsio Balsami peruviani
Brustwarzensalbe Ceratum Cetacei album, Unguentum leniens
Brustwasser Aqua aromatica, Aqua Foeniculi, Elixir e Succo Liquiritiae dilutum 1+9
Brustwurz(el) Radix Angelicae, Radix Liquiritiae, Rhizoma Calami
—, **echte** Radix Angelicae
Brustzeltchen Trochisci pectorales
Brutkraut Herba Fumariae
Bruuch Herba Ericae
Bruuspulver Pulvis aerophorus
Bsäemehl Lycopodium
Buabanägele Herba Pulmonariae

Bubenfist Bovista
Bubenkrautwurzel Radix Lapathi
Bubenrosen Flores Paeoniae
Bubenschellen Orchis Morio
Bübelskraut Herba Aristolochiae
Bübröl Radix Pimpinellae
Buchampfer Herba Acetosellae
Buchbaumblätter Folia Buxi
Buchbindertropfen Tinctura Chinae
Buchbrot Herba Acetosellae
Buchbrotblätter Herba Acetosellae
Bucheckernöl Oleum Papaveris
Büchelmaron Thymus serpyllum
Büchelwurz Radix Angelicae
Buchhalter Archangelica officinalis
Buchenholzöl Kreosotum, Pix liquida
Buchenmoos Lichen Pulmonariae
Buchenschwamm Fungus Chirurgorum
Buchholder Herba Chaerophylli
Buchholderbeeren Fructus Ebuli
Buchklee Herba Acetosellae
Buck Herba Artemisiae
Buckablätter Folia Bucco
Bückbeeren Fructus Myrtilli
Buckelbeeren Fructus Myrtilli
Buckel Herba Artemisiae
Buckelekraut, rotes Herba Artemisiae, Herba Prunellae

Bucken Folia Bucco
Buckenblätter Folia Bucco
Buckkraut Herba Artemisiae
Bücksalz Kalium carbonicum purum
Bucksblut Resina Draconis, Sanguis Hirci
Buckwurzel Radix Artemisiae
Budänen Flores Paeoniae
Budelledok Linimentum saponato-camphoratum
Budertschikraut Folia Vitis Idaei
Budlergreifeln Folia Vitis Idaei
Budschen Herba Artemisiae
Budschenkraut Herba Artemisiae
Buerrosen Flores Malvae arboreae, Flores Paeoniae
Buffbohnen Semen Fabae
Buffbohnenblüten Flores Fabarum
Büffelkopfpflaster Emplastrum oxycroceum, Emplastrum fuscum
Bügelwachs Cera alba, Stearin
Buggakraut Herba Artemisiae
Buggele Herba Prunellae
—, rote Herba Artemisiae
Buikopenend zout Magnesium sulfuricum
Bukublätter Folia Bucco
Buldermann Hedera terrestris
Buldermannkraut Herba Hedera terrestris
Bulläpfel Boletus cervinus
Bullenhafer Fructus Seselos

Bullenkraut Herba Droserae
Bullenkruud, Fungus cervinus
Bullentropfen Spiritus Juniperi
Bullergans Radix Valerianae
Bullerjahn Radix Valerianae
Bullerjahnwurzel Radix Valerianae
Bullharz Resina Pini, Terebinthina veneta
Bullpulver Pulvis stimulans
Bullrichs Salz Natrium bicarbonicum
Bullwurz Atropa belladonna
Bülse Folia Hyoscyami
Bülzenöl Oleum Hyoscyami
Bumbeile Taraxacum officinale
Bumbernell Radix Pimpinellae
Bummeldorn Radix Ononidis
Bundika, rote Radix Rhapontici
Bundrelli Herba Hederae terrestris
Büngeltee Folia Trifolii fibrini
Bungenkraut Herba Beccabungae
Büngertee Folia Trifolii fibrini
Buntblümchen Flores Bellidis
Buntika, rote Radix Rhapontici
Büntzelwurz Radix Pimpinellae
Bünzkraut Stipites Dulcamarae
Burchert Folia Belladonnae
Bureauwasser Liquor Aluminii acetici, Liquor Natrii hypochlorosi
Burensalbe Unguentum Acidi borici

Bureth Herba Borraginis
Buretschkraut Herba Borraginis
Burgundischharz Resina Pini
Burgundischpech Resina Pini
Buris Herba Borraginis
Burkaus Magenpulver Magnesium sulfuricum
Burows Lösung Liquor Aluminii acetici
Burows Tee Herba Cardui benedicti, Herba Centaurii, Lichen islandicus, Stipites Dulcamarae āā
— **Tropfen** Tinctura anticholerica
— **Wasser** Liquor Aluminii acetici
Burrhuswundelixir Tinctura Benzoës composita
Bürrosen Flores Malvae arboreae, Flores Rhoeados
Bürstenblumen Flores Carthami
Bürstenkrautblüten Flores Carthami
Bürtziholz Lignum Juniperi
Burzelkraut Herba Portulaccae
Buschampfer Herba Acetosellae
Buschhopfen Humulus Lupulus
Buschklee Herba Acetosellae
Buschmöhren Herba Chaerophylli
Buschnagerln Flores Tunicae silvestris
Buschquecken Rhizoma Caricis
Buschsauerampfer Herba Acetosellae

Calamintha

Buschwindröschen Herba Anemonidis
Busenklee Folia Trifolii fibrini
Buserkerpflaster Emplastrum oxycroceum
Butänjenblumen Flores Paeoniae
Butennen Flores Paeoniae
Butellentock Linimentum saponato-camphoratum
Butte Oenanthe Phellandrium
Buttekerne Semen Cynosbati
Büttelrosen Flores Rosae
Butter, grüne Unguentum Majoranae, Unguentum nervinum
—, **gelbe** Unguentum flavum
Butter, rote Ceratum Cetacei rubrum, Unguentum potabile rubrum
Butterblätter Folia Farfarae
Butterblumen Flores Calendulae, Flores Farfarae, Potentilla anserina, Taraxacum, Trollius europaeus
Butterblumenkraut oder -wurzel Radix Taraxaci cum Herba, Ranunculus acer
Butterkarnanis Elaeosaccharum Anisi
Butterklee Folia Trifolii fibrini
Butterkraut Herba Ficariae
Butterkrebssalbe, gelbe Unguentum Hydrargyri oxydati flavi 1%
Butterlatten Folia Farfarae
Buttermilchkraut Herba Taraxaci
Butterpilz Boletus luteus

Butterpulver Borax, Natrium bicarbonicum, Tartarus depuratus
Butterrosen Flores Trollii
Buttersalbe Unguentum flavum, Unguentum Rosmarini compòsitum
Butterstiel Herba Galii
Butterstrinzel Herba Calthae
Butterwecken Malva silvestris, Tubera (Fructus) Colchici
Butterwurzel Radix Lapathi
Butthänchen Flores Paeoniae
Butthühnchenblumen Flores Paeoniae
Buttlenrose Flores Rosae
Butzelbeeren Fructus Juniperi
Butzenklette Radix Bardanae
Butzenklettenwurzel Radix Bardanae
Bützenkraut Herba Lappae
Buxbaumblätter Folia Buxi, Folia Uvae Ursi
Buxbaumöl Oleum Cajeputi
Buxbaumwurzel Radix Bardanae
Buxblätter Folia Buxi
Bybs Herba Artimisae

C

(Siehe auch unter K und Z)

Cadmiumgelb Cadmium sulfuricum
Caecilienkraut Herba Hyperici
Caecilienöl Oleum Hyperici
Caerulin Carminum coeruleum
Calamintha Folia Menthae crispae, Herba Dracunculi (Eigentlich Herba Calaminthae)

Calappusöl

Calappusöl Oleum Cocos
Caliaturholz Lignum Santali rubrum
Calicedraharz Gummi Acajou
Calomel Hydrargyrum chloratum
—, **vegetabilischer** Podophyllinum
Calumbawurzel Radix Colombo
Campaschen Fructus Vanillae
Canadaterpentin Balsamum canadense
Candiolschoten Fructus Ceratoniae
Caneel Cortex Cinnamomi
—, **weißer** Cortex Canellae albae
Cantorbalsam Unguentum ophthalmicum rubrum
Capillärkraut Herba Adianti
Capillärsaft Sirupus Adianti, Sirupus Florum Aurantii
Capillärsirup Sirupus amylaceus (Stärkesirup)
Capachläre Herba Adianti
Capreziensaft Sirupus Aurantii Florum
Caputtropfen Oleum Cajeputi dilutum
Carabe Succinum
Caraffelwurz Radix Caryophylli
Caramel Tinctura Sacchari tosti (Zuckerkulör)
Carbenustee Herba Cardui benedicti
Carbid Calciumcarbid
Cardamine Herba Cardaminis
Cardinalkraut, blaues Herba Lobeliae
Cardobenediktenöl Oleum viride

Carfunkelwasser Spiritus Melissae compositus
Carmeisenbeeren Grana Chermes
Carmelien Flores Chamomillae
Carmelinen Flores Chamomillae
Carmeliterwasser Spiritus Melissae compositus
Carminkörner Grana Chermes
Carminlak Lacca florentina
Carobe, Carobben Fructus Ceratoniae
Carony-Rinde Cortex Angosturae
Carottensamen Fructus Dauci
Carpobalsam Balsamum Copaicae
Carswurzel Rhizoma Caricis
Cartham Flores Carthami
Carthamine Flores Cardaminis
Carvensamen Fructus Carvi
Cascararinde Cortex Cascarae Sagradae
Caschu Catechu, Cachou
Caschu-Nüsse Anacardia orientalis
Casper, höche Herba Origani
—, **niedere** Herba Serpylli
Cassienblüten Flores Cassiae
Cassienfistel Cassia fistula
Cassiepfeifen Cassia fistula
Cassienröhren Cassia fistula
Cassonade, weiße Saccharum album
Casteralrinde Cortex Cascarae Sagradae
Casteralwurzel Cortex Cascarillae
Castoröl Oleum Ricini
Catarrhkraut Herba Chenopodii

Catharinenflachs Herba Linariae
Catharinensamen Semen Nigellae
Cayennepfeffer Fructus Capsici (Brit.), Piper Cayennense
C-B zur Witterung Moschus
Cedemonie Cortex Cinnamomi Ceylanici
Cederatöl Oleum Citri
Cederbaumblätter Summitates Sabinae
Cedernbalsam Balsamum carpathicum
Cedernmanna Manna
Cedernterpentin Balsamum carpathicum
Cedernwacholderöl Oleum Cadinum
Cedroöl Oleum Citri
Cedwezrinde Cortex Cinnamomi Ceylanici
Centaurenkraut Herba Centaurii
Centorelle Herba Centaurii
Cerat, gelbes Ceratum Resinae Pini, Unguentum cereum
—, **grünes** Ceratum Aeruginis
Ceratsalbe Unguentum cereum, Unguentum Plumbi
Cermelwurzel Radix Carlinae, Rhizoma Curcumae
Ceruis Cerussa
—, **blaue** Unguentum Hydragyri cinereum dilutum
—, **gelbe** Lycopodium
—, **graue** Zincum oxydatum crudum
—, **weiße** Talcum pulvis
Cervelatspiritus Liquor Ammonii caustici

Ceylonmoos Agar-Agar, Fucus amylaceus
Chäferwurzel Rhizoma Veratri
Chagitee Carrageen
Chaisenträgerpflaster Emplastrum ad Rupturas, Emplastrum oxycroceum
Chakerellenbork Cortex Cascarillae
Chakrill Cortex Cascarillae
Chaldron Flores Convallariae
Chalenderli Herba Teucrii
Chalte Benedikt Herba Cardui benedicti
Chämäch Fructus Carvi
Chambon, weißer Unguentum Hydragyri album
Chambonkraut Herba Basilici, Majoranae et Thymi āā
Chämie Fructus Carvi
Chämifegerli Radix Caryophylli
Chamois Terra de Siena
Champagnerwurzel Rhizoma Veratri
Champignon Psalliota arvensis, campestris, silvatica
Champignonöl Oleum Hyoscyami
Champonwess Unguentum Hydragyri album dilutum
Chapiläre Radix Adianti
Charabellenkraut Herba Anthrisci
Chargetewurzel Radix Levistici
Charlottenblumen Herba Pulsatillae
Charlottenpulver Tubera Jalapae pulvis
Chäsli Malva silvestris
Chatzatöpli Flores Stoechados

Chatzenschwanz Herba Equiseti
Cheinedroppen Tinctura Chinae composita
Chemi Fructus Carvi
Chemischblau Cobaltum aluminatum
—, **Geist** Spiritus coloniensis
—, **gelb** Plumbum oxydatum flavum
—, **Seife** Ammonium carbonicum
Chermeskörner Grana Chermes
Chestene Herba Castaneae vescae
Chettenblume Herba Taraxaci
Chidä Flores Lavandulae
Chilisalpeter Natrium nitricum
Chinaäpfelschale Pericarpium Aurantii
Chinabaumharz Chinioidinum
Chinacomposition Tinctura Chinae composita
Chinadina Chinioidinum
Chinakraut Herba Marrubii
Chinaöl Balsamum peruvianum
Chinapomade Unguentum pomadinum fuscum
Chinarinde Cortex Chinae
Chinasalz Chininum sulfuricum
Chinatropfen Tinctura Chinae composita, Tinctura Chinioidini
—, **schwarze** Tinctura Chinioidini
Chinawurzel Rhizoma Chinae
Chindli Tubera Ari
Chinesischer Kampfer Camphora

Chinesisches Pulver Cortex Chinae pulvis
Chingerte Cortex Frangulae
Chinitimtini Tinctura Chinioidini
Chironie Herba Centaurii
Chironienkraut Herba Centaurii
Chistena Herba Castaneae
Chlapperrose Flores Rhoeados
Chlor-Alum Aluminium chloratum
Chlor, flüssiges Liquor Natrii hypochlorosi
—, **weißes** Calcaria chlorata
Chloräther Spiritus Aetheris chlorati
Chlore Terebinthina laricina
Chlorine, flüssige Aqua chlorata
Chlorinkalk Calcaria chlorata
Chloropyllgrün Chlorophyllum
Chölm Herba Thymi, Herba Origani, Herba Serpylli
Cholerawurzel Radix Angelicae
Chollgert Cortex Frangulae
Chömi, Chömmi Fructus Carvi
Chorzetwurzel Rhizoma Curcumae
Chostez Herba Serpylli
Christwasser Spiritus Cerasorum
Christbaumöl Oleum Ricini
Christblumenwurzel Radix Hellebori
Christdornblätter Folia Ilicis
Christischweiß Herba Sedi
Christhändchen Tubera Salep
Christiankraut Herba Hyperici

Christi Blut Pulvis temperans ruber
Christichrut Herba Galii veri
Christdornkörner Fructus Cardui Mariae
Christignadenkraut Herba Hyperici
Christihausmannspflaster Emplastrum fuscum camphoratum
Christihauspflaster Emplastrum Cerussae
Christiheilundwandeltropfen Tinctura Lignorum
Christikreuzblumen Herba Hyperici
Christikreuzblut Herba Hyperici
Christikreuztee Herba Centaurii
Christikreuztropfen Tinctura antispastica
Christileidentee Herba Polygalae
Christipalmöl Oleum Ricini
Christistrauchwurz Radix Gentianae
Christiwundheilpflaster Emplastrum fuscum camphoratum
Christiwundkraut Herba Hyperici
Christkarde Radix Hellebori nigri
Christkartenwurzel Radix Hellebori nigri
Christkoken Trochisci Liquiritiae
Christöl Oleum animale foetidum
Christoffleöl Oleum Ricini
Christophskraut Herba Actaeae
Christpalmenöl Oleum Ricini
Christpflaster Emplastrum fuscum camphoratum, Emplastrum Lithargyri simplex
Christrose Helleborus niger
Christrosenpflaster Emplastrum fuscum
Christsalbe Emplastrum fuscum camphoratum, Emplastrum Lithargyri simplex, Unguentum rosatum
Christschweißkraut Herba Sedi
Christushändchen Tubera Salep
Christuskreuzdorntee Flores Acaciae
Christuspalmenöl Oleum Ricini
Christuspalmensamen Semen Ricini
Christuspflaster Emplastrum fuscum camphoratum, Emplastrum Lithargyri simplex
Christwundkraut Herba Hyperici
Christwurzel Radix Arnicae, Radix Helenii, Radix Pyrethri, Rhizoma Zedoariae, Rhizoma Veratri
Christwurzkraut Herba Adonidis
Chromgelb Plumbum chromicum
Chromgrün Chromium oxydatum
Chromrot Plumbum chromicum basicum
Chromsalz, gelbes Kalium chromicum

Chromsalz, rotes Kalium dichromicum
Chromzinnober Plumbum chromicum basicum
Chroteblueme Flores Taraxaci
Chrottebeeri Fructus Belladonnae, Rhamnus frangula
Chruchbohna Cortex Fructus Phaseoli
Chüechlikrut Folia Salviae
Chümi, Chümmi Fructus Carvi
Chüttencherme Semen Cydoniae
Cibeben Passulae majores
Cicade Confectio Aurantii
Cichorie, blaue Cichorium intybus
—, gelbe Taraxacum officinale
Cichorienblüte Flores Cichorii, Flores Malvae silvestris
Cichoriensaft Sirupus Rhei
Cichorienwurzel Radix Cichorii, Radix Taraxaci
Cinnabaris Antimonii Stibium sulfuratum aurantiacum
Cinereum Unguentum Hydrargyri cinereum dilutum
Ciriaksalbe Unguentum cereum
Citrachensalbe Unguentum Zinci
Citrachenschmiere Unguentum Zinci
Citrone und Citronell siehe Z
Citrullensamen Semen Citrulli
Clandersamen Fructus Coriandri
Clando Rhizoma Zedoariae
Clorborumpulver Fructus Lauri pulvis

Cobbysaft Electuarium Sennae
Cocculevant Semen Cocculi
Coccusrot Carminum
Cocosöl Oleum Olivarum
Codiumtee Herba Marrubii
Coerulin Carminum coeruleum
Colcothar Ferrum oxydatum rubrum crudum
Coldcream Unguentum leniens
Colliaturholz Lignum Santali rubrum
Colloxylin Collodiumwolle
Colmar Herba Anagallidis
Colmarkraut Herba Anagallidis
Colombawurzel Radix Colombo
Colophonter Colophonium
Columbuswurzel Radix Colombo
Commerzienwurzel Rhizoma Calami
Comfreywurzel Radix Consolidae
Compositieboter Unguentum flavum
Comijn = Kümmel, Fructus Carvi
Concilie Herba Melissae
Confortanstinktur Tinctura aromatica
Conselena Coccionella
Consenztropfen Tinctura amara
Contentblätter Folia Laurocerasi
Conterias Pulvis Herbarum
Convallenwurzel Rhizoma Convallariae
Copalke Cortex Copalchi

Coralle siehe Koralle
Corallin Acidum rosolicum
Corniolen Fructus Corni
Coronyrinde Cortex Angosturae
Coroschönos Herba Equiseti
Cosmoline Unguentum Paraffini
Cosmolinöl Paraffinum subliquidum
Costenzkraut Herba Origani
Costus, arabischer Cortex Costi arabici
—, deutscher Radix Petasitidis
Conettblätter Folia Laurocerasi
Couleur Tinctura Sacchari tosti
Courtpflaster Emplastrum adhaesivum anglicum
Cranium humanum Calcium phosphoricum, Cornu Cervi praeparatum
Crême céleste Unguentum leniens
—, Sultan Unguentum leniens
—, weiße Unguentum lenien
Cremnitzer Weiß Cerussa
Cremortartari Tartarus depuratus
—, flüchtiger Ammonium bitartaricum
Criminalsalbe Unguentum Hydragyri praecipitati album
Crocus Martis Tartarus depuratus
Crocus Martis Antimonii Lapis Haematitis
C-Salbe Unguentum Elemi
Cubeben Fructus Cubebae

Cubebenzucker Confectio Cubebae
Cudbaer Orseille
Cujonenpflaster Emplastrum Lithargyri compositum
Cumin Fructus Cumini
Curry Fructus Capsici
Cyanenkraut Herba Centaurii Cyani
Cylang Cortex Mezereï
Cymbelkraut Herba Cymbalariae
Cyperngras Rhizoma Graminis
Cypernholz Lignum Rhodii
Cypernwurz Rhizoma Cyperi
Cypressenkraut Herba Abrotani, Herba Melissae
Cypressenöl Oleum Cupressae aethereum, Oleum Ricini
Cypressenrinde Cortex Ulmi
Cypressentee Herba Melissae, Herba Abrotani
Cypriansküchel Trochisci Santonini

D
(Siehe auch T)

Däängras Herba Poligoni avicularis
Dabatin Terpentin
Dachkraut Herba Sempervivi
Dachlauch Herba Sempervivi
Dachlonpflaster Emplastrum Lithargyri compositum
Dachöl Oleum Rusci, Oleum animale foetidum
Dachsfett Adeps suillus
Dachsteinöl Oleum Philosophorum
Dachstropfen Tinctura Chinioidini

Dachwurzel Herba Sempervivi
Dackelsalbe Unguentum diachylon, Emplastrum Lithargyri compositum
Dackensalbe Emplastrum Lithargyri compositum, Unguentum Hydrargyri cinereum dilutum
Dackmeldung Opodeldok
Däcklonpflaster Emplastrum Lithargyri compositum
Däg, schwarzer Oleum Rusci, Oleum animale foetidum
Dägenschwarz Pix navalis
Daggert Oleum Rusci
Dagget Oleum Rusci
Dählzäpfli Turiones Pini
Dähngras Herba Polygoni
Dahnnesseltee Flores Lamii, Herba Galeopsidis
Daimanakraut Herba Veronicae
Daiment Herba Menthae crispae
Dalkruid Herba Convallariae majoris
Damarum Dammar
Damarputi Dammar
Damarrinde Cortex Mezereï
Damarwurzen Radix Valerianae
Damenleder, gelbes Pasta Liquiritiae
—, weißes Pasta gummosa
Damenpflaster Emplastrum anglicum
Damenpulver Amylum
Dametillwurzel Rhizoma Tormentillae
Dammarge Radix Valerianae
Dammdistel Radix Eryngii
Dampfgummi Dextrin

Dampföl Acidum hydrochloricum crudum
Dangel Flores Lamii albi
Dänische Tropfen Elixir e Succo Liquiritiae
— **Wundwasser** Mixtura vulneraria acida
Dänkeli Viola tricolor
Dannappelöl Oleum Terebinthinae
Dannblaumen Flores Calendulae
Dannepible Turiones Pini
Danntoppeöl Oleum Terebinthinae
Danziger Magentropfen Tinctura Calami composita, Tinctura amara, Tinctura aromatica
— **Öl** Oleum Terebinthinae
— **Tropfen** Tinctura amara, Tinctura aromatica, Tinctura aromatica acida
Dapperundgeschwind Liquor Ammouii caustici
Darbant, Emplastrum oxycroceum, Emplastrum ad Rupturas, Terebinthina communis
Darells Tropfen Tinctura Rhei vinosa
Darmfraßpulver Lycopodium
Darmgichtkraut Folia Melissae
Darmgichtsaft Sirupus Chamomillae, Sirupus Rhei cum Manna, Sirupus Sennae
Darmgichttropfen Tinctura Rhei aquosa
Darmgichtwasser, äußerlich Aqua aromatica spirituosa
—, innerlich Aqua Petroselini

Darmkrampftropfen Tinctura Rhei vinosa, Tinctura Valerianae
Darmkraut Folia Fragariae
Darmreisaft Sirupus Chamomillae
Darmrinden Conserva Tamarindorum
Darmsaft Sirupus Papaveris
Darmwinde Pulvis Magnesiae cum Rheo
Darmwindpulver Pulvis Magnesiae cum Rheo
Darmwindensaft Sirupus Chamomillae
Datteln, rote Fructus Jujubae
Dattelöl Oleum Sesami
Daudelblumen Flores Lamii albi
Daudelblüten Flores Lamii albi
Dauekraut Herba Galeopsidis
Dauergelb Barium chromicum
Dauewang Herba Marrubii
Daukrüt Herba Anserinae
Däumenkraut Herba Menthae crispae
Daumentee Folia Menthae crispae
Daunkraut Herba Galeopsidis
Daurant = Dorant
Davillatropfen Tinctura anticholerica Bastleri
Dealdensalv Unguentum flavum
Debunivisches Öl Mixtura oleoso-balsamica
Dedetersalbe Unguentum flavum
Deengras Herba Polygoni

Defensivpflaster Emplastrum ad Rupturas, Emplastrum Cerussae, Unguentum terebinthinatum
Degenöl Oleum Philosophorum, Oleum Rusci
Degen, schwarzer Oleum Rusci, Oleum animale foetidum
—, weißer Oleum Terebinthinae
Degenstief, umgewandter Unguentum digestivum
Degenstiefel Unguentum digestivum
Dehnkrautsamen Lycopodium
Deimenthun Herba Menthae crispae
Deimiänche Herba Serpylli
Deklamierpflaster Emplastrum fuscum camphoratum
Deklinationswasser Aqua Sambuci
Delftsche Haolie Oleum Arachidis
Deliquentenäpfel Fructus Colocynthidis
Deliquentenöl Oleum Hyoscyami
Delphinblumen Flores Calcatrippae
Demutkraut Herba Serpylli, Herba Thymi
Dendabloama Flores Rhoeados
Dendelmehl Lycopodium
Denkanmich Herba Violae tricoloris
Denkblümchen Flores Violae tricoloris
Denkblümli Herba oder Flores Violae tricoloris

Denkelcher Flores Violae tricoloris
Denkeli Flores Violae tricoloris
Denkhindenkher Cortex Chinae pulvis
Denkraut Herba Lycopodii
Denmarkwurzel Radix Valerianae
Denne = Tanne
Dennehars Resina Pini
Denngras Herba Polygoni avicularis
Dennhöfers Pulver Pulvis pro Equis
Deopalmsalbe, rote Unguentum Hydrargyri rubrum dilutum
—, **weiße** Unguentum Hydragyri album dilutum
Deputatsalbe, rote oder weiße Unguentum Hydrargyri rubrum dilutum oder album dilutum
Derband Emplastrum ad Rupturas, Emplastrum oxycroceum
Derbedillwurzel Rhizoma Tormentillae
Deridek Electuarium theriacale
Deriskörner Semen Sabadillae
Derlitze Cornus mas
Derpant Emplastrum ad Rupturas, Emplastrum oxycroceum
Derre Latten Folia Farfarae
Desinfektionseisen Ferrum sulfuricum crudum
Desinfektionsessig Acetum pyrolignosum, Acetum aromaticum
Desinfektionskalk Calcaria chlorata, Calcaria phenolata (carbolisata)
Desinfektionspulver Calcaria phenolata (carbolisata)
Desinfektionssäure Phenolum (Acidum carbolicum) crudum
Desinfizierpulver Calcaria phenolata (carbolisata)
Desinfizierpulver Calcaria phenolata (carbolisata)
Desinfizierungseisen Ferrum sulfuricum crudum
Dessenpulver Folia Sennae pulvis
Dessmerkörner Semen Abelmoschi
Destilliertes Wörmköl Oleum Absinthii aethereum
Deufelsbeer Atropa belladonna
Deument Folia Menthae crispae, Herba Tanaceti
Deumentee Folia Menthae crispae
Deutsch. Brechwurz Rhizoma Asari
— **Ingwer** Rhizoma Ari
— **Pfeffer** Fructus Mezereï
— **Rhabarber** Cortex Frangulae, Radix Rhapontici
— **Sarasparille** Rhizoma Caricis
— **Ziest** Herba Stachydis
— **Zitwer** Rhizoma Calami
Dexenbeeren Fructus Juniperi
Dexenholz Lignum Juniperi
Diachalmapflaster, doppeltes Emplastrum Lithargyri compsitum
—, **einfaches** Emplastrum Lithargyri simplex

Diachelgummi Emplastrum Lithargyri compositum
Diachylonpflaster, doppeltes Emplastrum Lithargyri compositum
—, einfaches Emplastrum Lithargyri simplex
Diachylonsalbe Unguentum diachylon
Diacodiumsaft Sirupus Papaveris
Diadostenöl Oleum Origani
Diagget Oleum Rusci
Diagryd Resina Scammonii
Diajalmapflaster Emplastrum Lithargyri compositum
Diakel, brauner oder gelber Emplastrum Lithargyri compositum
—, grüner Unguentum diachylon
Diakel, weicher Emplastrum Lithargyri molle
—, weißer Emplastrum Lithargyri simplex
Diakelgummipflaster Emplastrum Lithargyri compositum
Diakelsalbe Unguentum diachylon
Diakelsimpel Emplastrum Lithargyri
Diakodikussaft Sirupus Papaveris
Diakonuspflaster Emplastrum Lithargyri simplex
—, doppeltes Emplastrum Lithargyri compositum
Diakonussaft Sirupus Papaveris
Diakostenöl Oleum Origani

Dialt, Dialthea Unguentum flavum
Dialsulfpflaster Emplastrum sulfuratum
Diamantkraut Herba Mesembryanthemi
Diantensalbe Unguentum flavum
Dibdam Radix Dictamni
Dichersteinöl Oleum Philosophorum
Dickendam Radix Dictamni albus
Dickendarm Radix Paeoniae
Dickenstief Unguentum digestivum, Unguentum Elemi, Unguentum Terebinthinae compositum
Dickentiefsalbe Unguentum digestivum, Unguentum Elemi
Dickeschwarzsulfurtropfen Oleum Terebinthinae sulfuratum
Dickfußröhrling Boletus pachypus, Giftig
Dickköpfe Capita Papaveris, Flores Chamomillae romanae
Dickkopfskraut Herba Senecionis
Dickunddünn Electuarium Sennae
Dickundtief Unguentum digestivum, Unguentum Elemi, Unguentum Terebinthinae compositum
Dictam, weißer Radix Dictamni
Dictamblätter, kretische Folia Dictamni cretici
Dictamwurzel Radix Dictamni

Dicturöl Oleum compositum
Didiers Senfkörner Semen Sinapis album
Diebsessig Acetum aromaticum, Acetum Sabadillae, Mixtura vulneraria acida
Diebsknobelwurz Radix Polygonati
Dierlingen Fructus Corni
Dierlitzen Fructus Corni
Diesbachblau Coeruleum berolinense
Diestelkraut Herba Cardui benedicti
Dietrichs Balsam Tinctura Guajaci composita
— **Gichttropfen** Tinctura Guajaci
— **Magentropfen** Elixir Aurantii compositum, Tinctura Chinae composita
— **Pflaster** Emplastrum fuscum camphoratum
— **Verdauungstropfen** Elixir Aurantii compositum, Tinctura Chinae composita
Digestivkuchen oder -pastillen Pastilli Natrii bicarbonici
Digestivpulver Natrium bicarbonicum, Pulvis Magnesiae cum Rheo
Digestivsalbe Unguentum digestivum, Unguentum Elemi, Unguentum Terebinthinae compositum
Digestivsalz Natrium bicarbonicum
Dihmichen Herba Thymi
Dill, toller (zum Räuchern) Folia Hyoscyami
—, **wilder** Meum athamanticum
Dillblattwurz Radix Mëu

Dillengeist Spiritus aromaticus
Dillensamen Fructus Anethi
Dillentropfen Oleum Anethi dilutum
Dillöl Oleum Anethi
—, **grünes** Oleum Hyoscyami
Dillpillen Pilulae laxantes
Dillsaat Fructus Anethi
Dillsamen Fructus Anethi
Dillwasser Aqua Anethi, Aqua carminativa
Dillwurzel, wilde Radix Mëu
Dimchen Herba Serpylli
Dimodium Stibium sulfuratum nigrum
Dingelgingelgangeltee Herba Violae tricoloris
Dingschwede Emplastrum Lithargyri, Emplastrum saponatum
Dinkelkornbranntwein Spiritus Frumenti
Dintenbeerblätter Herba Ligustri
Dintenbeeren Fructus Rhamni catharticae
Dintengummi Gummi arabicum
Diokleesalbe Unguentum diachylon
Diptam Radix Dictamni albus
—, **kretischer** Folia Dictamni cretici
—, **weißer** Radix Dictamni
Diptamdosten Folia Dictamni cretici
Dirmenöl Oleum Tamarisci
Distel, englische Radix Carlinae
—, **gelbe** Herba Galeopsidis
—, **gesegnete** Herba Cardui benedicti

Distlikraut Herba Hieracii
Distelkraut Herba Cardui benedicti
—, **gelbes** Herba Galeopsidis
Distelsafran Flores Carthami
Distelsamen Fructus Cardui Mariae
Distle, kruse Herba Cardui benedicti
Dittiwurz Radix Convallariae
Dittiwurzel Rhizoma Podophylli
Dittmayers Hustentropfen Elixir e Succo Liquiritiae cum Aqua Amygdalarum amararum $\overline{aa}$
Ditundat Electuarium theriacale
Ditzeweck Tubera (Fructus) Colchici
Dixtam, gemeiner Radix Dictamni
Dobernigl = Steinpilz
Dochliepflaster Emplastrum saponatum
Dockkraut, Dockenkraut Herba Rumicis, Herba Scabiosae
Dockenkrautwurzel Radix Bardanae
Dodenkopp Caput mortuum
Dohminichtssalbe Unguentum sulfuratum griseum
Doktorblümchen Flores Farfarae
Doktoressig Acetum aromaticum
Doktormartinluthersalbe Unguentum flavum
Dol, dolle = toll (-Kirsche usw.)
Dollbillerkraut Folia Hyoscyami

Dolldill Folia Hyoscyami
Dolldillenöl Oleum Hyoscyami
Dollenkrautwurzel Radix Bardanae
Dollkorn Secale cornutum
Dollkörner Pulvis contra Pediculos
Dollkraut Folia Belladonnae, Folia Stramonii, Herba Conii
Dollmkrautwurz Radix Bardanae
Dollrübe Radix Bryoniae
Dollsamen Semen Hyoscyami
Dolltockenwurz Rhizoma Veratri
Dollwetterpilz (Knollenblätterpilz) Amanita phalloides, Giftig!
Dollwurz Radix Belladonnae
Dominiksalbe Unguentum sulfuratum
Doni (zum Auflegen) Liquor Aluminii acetici
Donisselblüten Flores Lamii albi
Donnerbart Sempervivum tectorum
Donnerbesen Viscum album
Donnerblumen Herba Scabiosae
Donnerbuna Viscum album
Donnerdistel Herba Cardui benedicti
Donnerdistelkraut Herba Eryngii, Herba Cardui benedicti
Donnerfluch Radix Aristolochiae
Donnerkerzen Flores Verbasci

Donnerkraut Herba Acetosellae, Herba Sempervivi tectorum
Donnerkugelblätter Folia Stramonii
Donnerkugelsamen Semen Stramonii
Donnermarkwurzel Radix Valerianae
Donnernägel Flores Tunicae silvaticae
Donnerpilz (Schusterpilz) Boletus luridus. Auch der Satanspilz (Boletus Satanas) und der Wolfsröhrling (Boletus lupinus).
Donnerrebe Herba Hederae
Donnerstein Lapis Belemnites
Donnerwurz Radix Asparagi, Radix Aristolochiae
Door = durch
Doppelblau Anilinum
Doppeldiachelpflaster Emplastrum Lithargyri compositum
Doppeldiakel Emplastrum Lithargyri compositum
Doppeldoberaner Tropfen Tinctura Spilanthis
Doppelgrün Spiritus nervinus viridis, Unguentum Populi, Unguentum nervinum viride
Doppelsalz Kalium sulfuricum, Ferrum sulfuricum ammoniatum
—, **saures** Kalium bisulfuricum
Doppelviolett Anilinum
Doppelte Kamillen Flores Chamomillae romanae
— **Natron** Natrium bicarbonicum

Doppelgliederbalsam Spiritus saponato-camphoratus
Doppelgliederöl Oleum Hyoscyami
Doppelzungenkraut Herba Uvulariae
Dorandell Radix Tormentillae
Dorant Herba Ptarmicae, Herba Marrubii, Herba Linariae
—, **blauer oder großer** Herba Antirrhini
—, **weißer** Herba Marrubii, Herba Ptarmicae
Dorantwurzel Radix Doronici
Döre Herba Hederae
Dorische Salbe Unguentum Zinci
Dorlee Fructus Corni
Dorn, arabischer, jüdischer Radix Carlinae
Dornapfelbätter Folia Stramonii
Dornapfelsamen Semen Stramonii
Dornapfelschwamm Fungus Cynosbati
Dornblume Flores Calendulae
Dornhopfen Flores Humuli Lupuli
Dornklee Ononis spinosa
Dornkopfblätter Folia Stramonii
Dornkopfsamen Semen Stramonii
Dornkraut Herba Galeopsidis
Dornmyrtenwurzel Radix Rusci
Dornröschen Rosa canina

Dornrosen Flores Rosae caninae
Dornrosenschwamm Fungus Cynosbati
Dorns Pulver Pulvis pro Infantibus
Dornschlehblüte Flores Acaciae
Dornwurzel Radix Ononidis
Dorband Emplastrum ad Rupturas, Emplastrum oxycroceum
Dorrübe Rhizoma Cyclaminis
Dorschsaft Mel rosatum boraxatum
Doschentee Herba Origani
Doschte Herba Origani
Dost, großer Herba Origani vulgaris
—, kleiner Herba Serpylli
Doste, blaue Herba Origani
Doste und Dorant Herba Origani et Herba Ptarmicae a͞a
Dosten, candischer Herba Origani cretici
Dostenkraut Herba Origani vulgaris
—, kretisches Herba Origani cretici
Dostenöl Oleum Origani
Dostkraut Herba Origani vulgaris
Dotterblumen Flores Calendulae, Flores Verbasci, Flores Calthae palustris, Taraxacum officinale
Dotterblumenwurzel Radix Taraxaci cum Herba
Dotternesselbluest Flores Lamii albi
Dotteröl Oleum Ovorum, Oleum Amygdalarum, Linimentum Calcariae

Dotterschmalz Unguentum flavum
Dotterweide Cortex Salicis
Dotterwiedenrinde Cortex Salicis
Döüwelshût Digitalis purpurea
Draban Herba Dracunculi
Dracelumsimonspflaster Emplastrum Lithargyri simplex
Drachantkraut Herba Dracunculi, Herba Eupatorii
Drache, weißer Kalium nitricum
Drachenblut Resina Draconis, Bolus rubra
Drachenkraut Herba Eupatorii
Drachenöl Oleum Hyperici
Drachenpulver Pulvis pro Equis ruber
Drachenwurz Radix Artemisiae, Rhizoma Bistortae, Rhizoma Ari
Dragant Tragacantha
Dragantenöl Oleum animale foetidum, Oleum Philosophorum
Dragantensalbe Unguentum flavum
Drägerbsen Fructus Phaseoli
Dragonelikraut Herba Dracunculi
Dragonerblumen Flores Bellidis, Flores Cyani
Dragonerpulver Pulvis contra Pediculos
Dragonkraut Herba Artemisiae, Herba Dracunculi
Dragunbeifuß Herba Dracunculi

Dragnunkraut, weißes Herba Ptarmicae
Dragunwermut Herba Ptarmicae
Drangkraut Herba Sideritidis
Drangwortel Rhizoma Iridis
Dratblumen Flores Calthae
Drauskraut Herba Tanaceti
Drecklilie Bulbus Asphodeli
Drecksetzdich Herba Taraxaci
Dreeblad Folia Trifolii fibrini
Dreefoot Radix Valerianae
Dreiacker Electuarium theriacale
Dreiackersch Pulvis antiepilepticus
Dreiader Herba Plantaginis
Dreiaggis Electuarium theriacale
Dreiat Electuarium theriacale
Dreiblatt Folia Trifolii fibrini
Drejak, englischer Succinum
Drejakel Electuarium theriacale
Dreialtöl Unguentum flavum cum Oleo Lauri
Dreialtschmeer Unguentum flavum
Dreidicke Salbe Unguentum triplex
Dreidisteltee Herba Cardui benedicti
Dreidorn Berberis vulgaris
Dreidornwurzel Radix Berberidis
Dreieinigkeitswurzel Radix Angelicae
Dreierleikinderpulver Pulvis antacidus, Pulvis antiepilepticus, Pulvis pro Infantibus

Dreierlei Salbe Unguentum Terebinthinae, Unguentum viride
Dreierlei Tropfen Tinctura bezoardica composita, Tinctura Chinae composita
Dreifaltigkeit Herba Violae tricoloris
Dreifaltigkeitsblumen Flores Violae tricoloris
Dreifaltigkeitssaft Sirupus Violae
Dreifuß Tanacetum vulgare
Drei Geister Spiritus camphoratus, Spiritus Rosmarini, Spiritus saponatus āā
Dreigrenzenpulver Pulvis pro Vaccis
Dreijak, englischer Succinum
Drei Jakob Emplastrum Lithargyri compositum
Drei-Jakob-Pflaster Emplastrum Lithargyri compositum
Dreikönigsbutter Unguentum basilicum
Dreikönigstee Species laxantes
Dreikreuzertee Species laxantes
Dreimalgrün Unguentum Lauri, Unguentum Populi, Unguentum nervinum viride āā
Dreiochs Electuarium theriacale
Dreiockel Electuarium theriacale
Dreirosenzerat Ceratum fuscum
Dreißigkraut Herba Plantaginis

Dreiviertel Katzenstein Zincum sulfuricum
Dresdener Tee Species laxantes
Dresselkraut Herba Cardui benedicti
Driakel Electuarium theriacale
Driakalgummi Emplastrum Lithargyri compositum
Driakelpflaster Emplastrum Lithargyri compositum
Driakelsimpel Emplastrum Lithargyri simplex
Driantenpflaster Emplastrum Lithargyri simplex
Driantensalbe Unguentum flavum
Driantenwurzel Radix Alkannae
Driantpflaster Emplastrum Plumbi compositum
Driefkrautwurzel Radix Ononidis
Drieslakritz Electuarium Sennae
Drigantensalbe Unguentum flavum
Drijak Electuarium theriacale
Drijfsteen Lapis Pumicis
Driochs Electuarium theriacale
Dripkrautrinde Cortex Mezereï
Drisenet Pulvis aromaticus cum Saccharo
Drischling, Druschling (Feldchampignon) Psalliota campestris
Drivpulver Pulvis pro Equis
Droddelmehl Lycopodium
Drög, drogg = trocken
Drögblatt Ruta graveolens
Drögnicht Nihilum album (Zincum oxydatum crudum)
Drögniß Zincum oxydatum crudum
Drögpulver Tartarus depuratus
Drögsalv Unguentum exsiccans, Pasta Zinci
Droggsalv Pasta Zinci
Droogwater Soda
Droosle Folia Betulae
Droß Succus Liquiritiae
Drosselbeeren Fructus Sorbi
Drosselholz Rhamnus Frangula
Drosselkirschen Fructus Frangulae
Droßwurz Rhizoma Polypodii, Radix Scrophulariae composita
Drottenmehl Lycopodium
Drubensalbe Ceratum Cetacei
Druckbalsam, Druckschmiere Tinctura Benzoës composita oder Tinctura Aloës, Tinctura Benzoës, Tinctura Myrrhae āā
Druckersalz Natrium stannicum
Drucköl Oleum camphoratum, Oleum phenolatum (carbolisatum)
Drudenfuß Herba Lycopodii, Viscum album
Drudenkraut Herba Lycopodii
Drudenmehl Lycopodium
Druide Electuarium theriacale
Druidenfinger Lapis Belemnites

Druidenkraut Herba Verbenae
Druidenmehl Lycopodium
Druidenmistel Viscum album
Druidenstein Lapis Belemnites
Drümmel Semen Lolii temulenti
Drumpelbeeren Fructus Myrtilli
Drusenbranntwein Spiritus dilutus (Kornbranntwein)
Drusenöl Aether oenanthicus
Drusenpulver Pulvis pro Equis griseus
Drusensalbe Unguentum flavum
Drusentill Rhizoma Tormentillae
Drüsenöl Linimentum ammoniato-camphoratum, Oleum Jecoris
Drüsenpflaster Emplastrum Meliloti, Emplastrum saponatum
Drüsenpulver Pulvis pro Equis griseus
Drüsensalbe, gelbe Unguentum flavum
—, **graue** Unguentum Hydrargyri cinereum dilutum
—, **weiße** Unguentum Kalii jodati
Drutenfußmehl Lycopodium
Duahnstesnicht Liquor Ammonii anisatus
Dubelskörner Fructus Cocculi, Fructus Lauri
Dübels = Teufels
Dübels Affbitt oder Nachbitt Radix Succisae, Rhizoma Tormentillae
Dubenköpfli Tubera Salep
Dubenwocken Herba Equiseti
Dubockkraut Herba Equiseti
Dubstein Cuprum aluminatum
Ductan Tutia praeparata
Duckstein Lapis Osteocollae
Dudeln Archangelica officinalis
Duinbezin Fructus Rhamni catharticae
Duicend Tausend
Dukatenröslein Hieracium Pilosella
Dukatensamen Semen Psyllii
Dukatieln Herba Pilosellae
Dulcianstropfen Spiritus Aetheris nitrosi, Tinctura aromatica, Tinctura Coralliorum
Dull Folia Hyoscyami
Dulldäg Hyoscyamus niger
Dulldill Semen oder Folia Hyoscyami
Dulldillenöl Oleum Hyoscyami
Dullkraut Folia Hyoscyami
Dullsalv Electuarium Sennae
Dumengurkenpulver Gutti pulvis (Rhizoma Rhei pulvis)
Dument Herba Menthae crispae, Herba Tanaceti
Dummerjahn Herba Conyzae
Dumme Schlüsseli Flores Primulae
Dummjungenpflaster Emplastrum fuscum, Emplastrum Lithargyri compositum
Dummjurkenpulver Gutti pulvis, Rhizoma Rhei pulvis
Dummkraut Folia Hyoscyami

Dunkelkorn Grana Paradisi
Dunkeltropfen Tinctura Lignorum
Dunnerfurzkraut Herba Ribis grossulariae
Dunst, blauer Herba Origani
—, **grauer** Tutia paeparata
Dunstpulver Pulvis fumalis
Duplikatsalz Kalium sulfuricum
Durant HerbaPtarmicae, Herba Marrubii
Durban Emplastrum oxycroceum
Durchbindöl Oleum Lini
Durchbrech Herba Hyperici
Durchbrechkraut Herba Hyperici
Durchdringend Adersalbe Oleum Lauri, Unguentum Populi, Unguentum Rosmarini compositum
— **Salbe** Unguentum Rosmarini compositum
— **Spiritus** Spiritus camphoratus cum Liquore Ammonii caustici 2:1, Linimentum saponato-camphoratum
Durchdringöl, gelbes Oleum camphoratum
—, **grünes** Oleum Hyoscyami
—, **rotes** Oleum Hyperici
—, **weißes** Linimentum ammoniatum
Durchfliegender Spiritus Liquor Ammonii caustici
Durchgangstropfen Tinctura Rhei vinosa
Durchgedrungen Hoffmanns-Salbe Unguentum contra Scabiem
Durchgedrungen Gliederöl Oleum Hyoscyami, Oleum Hyperici, Oleum Philosophorum
Durchheilöl Oleum viride, Oleum Hyoscyami
Durchkraut Herba Hyperici
Durchliegpflaster Emplastrum Cerussae, Emplastrum saponatum
Durchliegsalbe Unguentum Cerussae, Unguentum Plumbi tannici
Durchschlagöl Oleum Ricini
Durchwachskraut Herba Hyperici
Durchwachsöl, Durchwuchsöl Oleum Hyoscyami, Oleum Hyperici, Oleum Juniperi Ligni, Oleum Spicae, Oleum Terebinthinae
Durchwachssalbe, gelbe Unguentum flavum
—, **grüne** Unguentum Populi
Durchzugpflaster, schwarzes Emplastrum fuscum camphoratum
—, **weißes** Ceratum Cetacei, Emplastrum Lithargyri simplex
Dürenholz Lignum Juniperi
Durkantpflaster Emplastrum oxycroceum
Dürlestrich Sebum ovile
Dürlitzenkirschen Fructus Corni
Dürmensalbe Unguentum Aeruginis
Dürrbandpflaster Emplastrum oxycroceum, Emplastrum ad Rupturas
Dürre Jages Theriaca
— **Sigelate** Terra sigillata

Dürrentillwurzel Rhizoma Tormentilla, Radix Petroselini
Dürri Heiti Fructus Myrtilli
Dürrkorn Secale cornutum
Dürrkraut Herba Herniariae
Dürrwachs Herba Hyperici
Dürrwurz, blaue Herba Erigerontis, Radix Inulae
Dürrwurzelkraut Herba Pulicariae
Dürrwachskraut Herba Hyperici
Düttensaft Sirupus Rhoeados
Duwock Herba Equiseti
Düwekropf Herba Fumariae
Düwelpflaster Emplastrum foetidum
Düwelsabbitt Radix Succisae
Düwelsappel Datura Stramonium
Düwelsbeeren Rhamus frangula
Düwelsblome Flores Arnicae
Düwelsnachbitt Radix Succisae
Duwenkutschen Aconitum napellus
Duzian Tutia praeparata

E

Eau de Carmes Spiritus Melissae compositus
— **de Cologne** Spiritus coloniensis
— **de Javelle** Liquor Natrii hypochlorosi
— **de Labarraque** Liquor Natrii hypochlorosi
— **de Lavande** Spiritus Lavandulae
— **de Luce** Liquor Ammonii succinici

Eau de Trèves Acetum aromaticum
— **peau d'Eldoch** Spiritus saponato—camphoratus
Ebbeerikraut Herba Fragariae
Ebbich Folia Althaeae
Ebenreis Herba Abrotani
Eberdistelwurz Radix Carlinae
Ebereschen Fructus Sorbi
Ebereschenbeeren Fructus Sorbi
Ebereschenblätter Folia Myrtilli
Ebereschenblüten Flores Acaciae
Eberhards Pulver Pulvis Liquiritiae compositus
Eberholzöl Oleum Sassafras
Eberitzen Herba Abrotani
Ebernkraut Herba Fragariae, Herba Epilobii
Eberraute, Eberreis, Eberrite, Eberrute Herba Abrotani
Eberrot Herba Abrotani
Eberrutenkraut Herba Abrotani
Ebersbeeren Fructus Sorbi
Ebersbrot Fructus Ceratoniae
Ebertpflaster Emplastrum fuscum
Eberwurzel Radix Carlinae
Eberzahn Radix Carlinae
Ebheu Hedera helix
Ebreschen Fructus Sorbi
Ebrittenkraut Herba Abrotani
Ebritzenbeeren Fructus Sorbi
Ebsche Fructus Sorbi
Eckeln Semen Quercus
Eckern Semen Quercus

Eckernkaffee Semen Quercus tostum
Eckstein = Bernstein
Ecksteinöl Oleum Succini
Eddernessel Flores Lamii albi, Herba Galeopsidis
Eddersaat Semen Hyoscyami
Edeldistel Herba Cardui benedicti
Edelgamander Herba Chamaedryos
Edelgarbe Herba Millefolii
Edelharzwurzel Radix Helenii
Edelherzpulver, rotes Pulvis epilepticus ruber
—, **schwarzes** Pulvis epilepticus niger
—, **weißes** Pulvis epilepticus Marchionis
Edelherztropfen Tinctura aromatica, Tinctura Coralliorum
Edelherzwurzel Radix Helenii
Edelkamillen Flores Chamomillae romanae
Edelleberkraut Herba Hepaticae
Edelleberwurzel Rhizoma Calami
Edelmaran Herba Majoranae
Edelmeerkraut Herba Absinthii maritimi
Edelmindkraut Folia Menthae piperitae, Herba Virgaureae
Edelminze Folia Menthae piperitae
Edelrainfarn Herba Balsamitae
Edelreizker Lactarius deliciosus
Edelromey Flores Chamomillae romanae

Edelsalbei Folia Salviae
Edelschmiere Unguentum leniens
Edelsteinpulver Pulvis epilepticus Marchionis
Edelwundkraut Herba Virgaureae
Edernessel Flores Lamii albi, Herba Galeopsidis
Editumiditum Resina Anime und Elemi
Eekel Hirudines
Eelst Hirudines
Eenbärenstruk Juniperus communis
Effenbaumrinde Cortex Ulmi
Effernrinde Cortex Ulmi
Egel Hirudines
Egelkraut Herba Droserae
Egelpfennigkraut Herba Nummulariae
Egerer Salz Magnesium sulfuricum
Egerling, Egerting Feldchampignon: Psalliota campestris
Egidienwurzel Radix Angelicae
Eglantierknop Fructus Cynosbati
Egyptenkraut Herba Meliloti
Egyptischer Balsam Unguentum Aeruginis
— **Heusamen** Semen Foenugraeci
— **Jakob, Salbe oder Schafskopf** Unguentum Aeruginis
— **Öl** Oxymel Aeruginis
Ehnbeer = Einbeere
Ehr, schwarze Mumia aegyptica
Ehrenpreis Herba Veronicae

Ehrenpulver Herba Centaurii pulvis
Ehrenrosen Flores Malvae arboreae, Flores Althaeae
Ehrentraut Herba Veronicae
Eibenblätter Folia Taxi
Eibisch Folia Althaeae
Eibischbeerblüten Flores Sambuci
Eibischfleisch Pasta gummosa
Eibischkraut Folia Althaeae
Eibischpapilloten Pasta gummosa
Eibischpasta Pasta gummosa
Eibischsaft Sirupus Althaeae
Eibischsalbe Unguentum flavum
Eibischteigzucker Pasta gummosa
Eibischwurzel Radix Althaeae
Eibschen Fructus Sorbi
Eichäpfel Gallae
Eiche aus Cappadocien Herba Chenopodii
Eiche aus Jerusalem Herba Botryos
Eichelbecher Calyculae Glandium Quercus
Eichelholzsalbe Unguentum Elemi
Eichelkaffee Glandes Quercus tosti
Eichelpflaster Emplastrum Lithargyri
Eichelzucker Quercitum
Eichenblätter Folia Juglandis
Eichenfarnwurzel Rhizoma Polypodii
Eichenflechte Muscus arboreus
Eichenholz, gelbes Cortex Quercus tinctoriae
Eichenkenster Viscum album
Eichenkerne Glandes Quercus
Eichenkinster Viscum album
Eichenlohe Cortex Quercus pulvis grossus
Eichenlunge Lichen Pulmonariae
Eichenlungenmoos Herba Scrophulariae
Eichenmispel Viscum album
Eichenmistel Viscum album
Eichennester Viscum album
Eichenrinde Cortex Quercus
Eichenrindensalbe Unguentum Plumbi tannici
Eichenschwamm Fungus Chirurgorum
Eicherln Glandes Quercus
Eichfarnwurz Rhizoma Polypodii
Eichhännchen = Austernseitling: Pleurotus ostreatus
Eichhase Polyporus ramosissimus
Eichhörnliwurzel Viscum album
Eichpilz Boletus edulis
Eichwaldswurzel Radix Gentianae
Eidernessel Flores Lamii albi, Herba Galeopsidis, Herba Agrimoniae
Eiebaumblätter Folia Taxi
Eienblätter Folia Taxi
Eieräugli Flores Primulae
Eierblume Herba Taraxaci
Eierblumenkraut Herba Taraxaci
Eierbräst Herba Senecionis
Eierbusch Taraxacum officinalis
Eierfarbe Tinctura Croci, Tinctura Curcumae

Eiergelb Crocus pulvis, Rhizoma Curcumae, Orleana
Eierhagel Ononis spinosa
Eierkraut Herba Dracunculi, Herba Taraxaci
Eierkrautwurzel Radix Taraxaci
Eieröl Oleum Ovorum, Oleum Amygdalarum, Linimentum Calcariae
Eierschalen Conchae praeparatae
Eierschalenbeeren Solanum Dulcamara
Eierschalenstengel Stipites Dulcamarae
Eierstockkraut Herba Scabiosae
Eierwasser Aqua Chamomillae
Eierwurzel Rhizoma Curcumae, Rhizoma Zingiberis
Eigelbeeren Fructus Myrtilli
Eikbuschtee Radix Althaeae
Eilegras Herba Polygoni
Einbaumöl Oleum Juniperi Ligni
Einbeeren Fructus Rhamni catharticae, Fructus Juniperi
Einbeerkraut Herba Paridis
Einbeeröl Oleum Juniperi Ligni, Oleum Chamomillae infusum, Oleum Hyoscyami
Einblatt Parnassia palustris
Einblattblüten Flores Hepatitis albae
Eindornwurzel Radix Ononidis
Einedroppen Tinctura Chinae composita
Einfache Salbe Unguentum cereum

Eingangswurzel Radix Gentianae
Eingemachte Jungfernschmiere Unguentum Hydrargyri album dilutum
Eingrün Herba Vincae
Einhackel Radix Carlinae
Einhagelwurz Radix Ononidis
Einhagenwurzen Radix Carlinae
Einholz Lignum Juniperi
Einholzbeeren Fructus Juniperi
Einholzöl Oleum Juniperi Ligni
Einhorn, schwarzes Ebur ustum
—, weißes Conchae praeparatae
Einis Fructus Anisi
Einklappe Lycopodium
Einklappsamen Lycopodium
Einklopfpulver Lycopodium
Einreibung, braune Tinctura Arnicae
Einrichtepflaster Emplastrum ad Rupturas
Einschlag (zum Schwefeln) Sulfur in filis
—, blauer Unguentum Hydrargyri cinereum dilutum
Einschlagkräuter Species aromaticae
Einschlagspan Sulfur in filis
Einschlagtee Species resolventes
Einsiedepapier Pergamentpapier
Einspan Sulfur in filis
Einstreupulver Lycopodium, Pulvis exsiccans, Pulvis inspersorius

Einsuppenkraut Herba Saturejae
Einwand, blau Unguentum Hydrargyri cinereum dilutum
Einwendung, blaue Unguentum Hydrargyri cinereum dilutum
Einzich Radix Gentianae
Eisbärendreck Pasta gummosa
Eisbadkraut Herba Saturejae
Eisblüten Flores Lamii albi
Eisblumen Flores Lamii albi
Eischholzsalbe Unguentum Elemi
Eisels Liniment Linimentum ammoniatum et Tinctura Arnicae āā
Eisenäpfeltinktur Tinctura Ferri pomati
Eisenäther Tinctura Ferri chlorati aetherea
Eisenaloëpillen Pilulae aloëticae ferratae
Eisenbaumblätter Folia Taxi
Eisenbeerblätter Herba Ligustri
Eisenbeize Liquor Ferri acetici crudi
—, salpetersaure Ferrum nitricum oxydatum, Liquor Ferri nitrici
Eisenblumen Ferrum sesquichloratum sublimatum
Eisenblut Herba Hyperici
Eisenbrausepulver Ferrum citricum effervescens
Eisenbrühe Liquor Ferri acetici
Eisendek Herba Verbenae
Eisenfeile Ferrum pulveratum
Eisengras Radix Ononidis

Eisenhartkraut Herba Verbenae
Eisenhärte Kalium ferrocyanatum
Eisenhaltiger Liquor Tinctura Ferri chlorati aetherea
Eisenhammerschlag Ferrum oxydatum fuscum
Eisenhendrik Herba Verbenae
Eisenherz Verbena officinalis
Eisenherzkraut Herba Verbenae
Eisenhut Herba Aconiti
Eisenhutknollen Tubera Aconiti
Eisenhütli Herba oder Tubera Aconiti
Eisenkali, blausaures Kalium ferrocyanatum
Eisenkalk Ferrum oxydatum rubrum crudum
Eisenkraut Herba Verbenae, Herba Alchemillae, Herba Ononidis spinosae
Eisenkrautwasser Aqua Melissae
Eisenkrautwurzel Radix Pyrethri, Rhizoma Caryophyllatae
Eisenkugeln Tartarus ferratus in globulis
Eisenmennige Ferrum oxydatum rubrum crudum
Eisenöl Liquor ferri sesquichlorati, Oleum Olivarum album, Paraffinum subliquidum
Eisenpflaster Emplastrum oxycroceum, Emplastrum fuscum camphoratum, Emplastrum ad Rupturas
Eisenpillen, Blancards Pilulae Ferri jodati

Eisenpillen, Pariser Pilulae Ferri carbonici
—, **schwarze** Pilulae aloëticae ferratae
—, **Valettsche** Pilulae Ferri carbonici
—, **weiße** Pilulae Ferri carbonici saccharati
Eisenrostwasser Liquor Ferri acetici
Eisenrot Ferrum oxydatum
Eisensafran Ferrum oxydatum fuscum
Eisensalbe Unguentum contra Perniones
Eisensalmiak Ammonium chloratum ferratum
Eisensalz Ferrum sulfuricum
Eisenschwarz Graphites, Plumbago
Eisenschwärze Plumbago, Graphites
Eisenschwefel Ferrum sulfuratum
Eisensirup Sirupus Ferri oxydati
Eisensublimat Ferrum sesquichloratum siccum
Eisenton, roter Bolus rubra
Eisentropfen Tinctura Ferri pomati
—, **Klapproths** Tinctura Ferri acetici aethera
—, **saure** Tinctura Ferri acetici aethera
—, **schwarze** Tinctura Ferri pomati
Eisenvitriol Ferrum sulfuricum
Eisenwein Vinum ferratum, Tinctura Ferri aromatica

Eisenweinstein, Eisenweinsteinkugeln Tartarus ferratus in globulis
Eisenzucker Ferrum oxydatum cum Saccharo
Eiserichkraut Herba Hyssopi, Herba Verbenae
Eiserichöl Oleum viride
Eiserpeter Rhizoma Caricis
Eiserpeterwurzel Rhizoma Caricis
Eisessig Acidum aceticum glaciale
Eisewigkraut Herba Verbenae, Herba Hyssopi
Eisfelberrinde Cortex Salicis
Eiskraut Herba Mesembryanthemi
Eiskrautsaft Sirupus Plantaginis
Eiskrautwasser Aqua Petroselini
Eisöl Acidum sulfuricum anglicum (Vorsicht!)
Eisopkraut Herba Hyssopi
Eispillen Pilulae Rhei
Eispomade Unguentum pomadinum album
Eissalbe Linimentum saponato-camphoratum, Unguentum Glycerini, Unguentum Plumbi, Unguentum Paraffini
Eistropfen Aether
Eiterbatzen Fructus Grossulariae
Eiteressig Aether aceticus
Eiterflußpulver Pulvis Liquiritiae compositus
Eiterplotzen Folia Farfarae
Ekenmispel Viscum album
Elainsäure Acidum oleinicum

Elappenpulver Tubera Jalapae pulvis
Elau Terebinthina laricina
Elbdorfer Pulver Pulvis epilepticus ruber
Elbensalbe Unguentum flavum
Elch Herba Absinthii
Eldensalbe Unguentum flavum
Eldenwurzel Radix Helenii
Elderrinde Cortex Alni
Elefantenläuse Anacardia
Elefantenöl Oleum Terebinthinae sulfuratum
Elefantensalbe Oleum Terebinthinae sulfuratum
Elektrisiersalz Hydrargyrum sulfuratum neutrale
Element Linimentum ammoniatum
Elementi Liquor Ammonii caustici
Elementarstein Ferrum sulfuricum nativum
Elementlauer Pulver Cornu Cervi ustum paeparatum, Conchae praeparatae
Elementöl Linimentum ammoniatum
Elementspiritus Liquor Ammonii caustici
Elementsalz Ammonium chloratum technicum
Elemibalsam Unguentum Elemi
Elend, graues Pulvis antiepilepticus Marchionis
Elendhorn Conchae praeparatae
Elendklauen Cornu cervi raspatum

Elendklauen, gebrannte Cornu cervi ustum, Conchae praeparatae
Elendklauensirup Sirupus Althaeae
Elendklauenwurz Radix Consolidae
Elendkörner Semen Paradisi
Elendkraut Herba Chenopodii
Elendmoos Lichen islandicus
Elendpulver Cornu cervi ustum, Conchae praeparatae
Elendsklauensaft Sirupus Althaeae
Elendswurzel Radix Helenii, Radix Peucedani
Nr. Elf Spiritus camphoratus, Oleum Terebinthinae, Liquor Ammonii caustici $\overline{a}\overline{a}$
Elfbortenholz Lignum Juniperi
Elfenbauholz Lignum Juniperi
Elfenbein, gebranntes Ebur ustum
—, weißgebranntes Cornu Cervi ustum, Conchae praeparatae, Calcium phosphoricum crudum
Elfenbeinholz Lignum Quassiae
Elfenbeinpulver Ossa Sepiae pulvis
Elfenbeinschwarz Ebur ustum
Elfenbeinspiritus Liquor Ammonii carbonici pyrooleosum
Elfenblutkraut Herba Hyperici
Elfenbortholz Lignum Juniperi

Elfenhirtenholz Lignum Juniperi
Elflortenholz Lignum Guajaci
Elfrank Stipites Dulcamarae
Elhorn Sambucus nigra
Eliasäpfel Fructus Colocynthidis
Elidenstein Zincum sulfuricum
Elisabethinerkugeln Globuli camphorati
Elisabethkugeln Globuli camphorati, Terra sigillata
Elisabethpulver Pulvis strumalis
Elixir, aromatisches Tinctura aromatica acida
—, **Mynsichts** Tinctura aromatica acida
—, **pecticum** Elixir e Succo Liquiritiae
—, **Rabels** Mixtura sulfurica acida
—, **saures** Mixtura sulfurica acida
—, **schmerzstillendes** Tinctura Opii benzoica
—, **schwedisches** Tinctura Aloës composita
Elixir, Stoughtons Tinctura Aloës composita
—, **Stockdumm** Tinctura Aloës composita
—, **weißes** Aqua Cinnamomi
—, **12 Kreuzer** Tinctura aromatica acida
Elixiertropfen Elixir e Succo Liquiritiae
Ellensankt Lignum Guajaci
Ellentropfen Äther
Ellerbeeren Fructus Aurantii immaturi

Ellerbeerensalbe Unguentum Cantharidum
Ellerinde Cortex Alni
Ellersche Tropfen Liquor Ammonii succinici et Spiritus aethereus $\overline{aa}$
Ellhornbeeren Fructus Sambuci
Ellhornblumen Flores Sambuci
Ellerlinge Pilze, die in der Nähe von Erlen wachsen (Hygrophorus-Arten)
Elmenrinde Cortex Ulmi
Elsabeeren (-bör) Fructus Sorbi
Elsch Herba Absinthii
Elsebaumrinde Cortex Frangulae
Elsen Herba Absinthii
Elsenbeeröl, Elsenburenöl, Elsenbusöl Oleum Rapae, Acetum pyrolignosum crudum
Elsenich Radix Peucedani
Elsenkraut Herba Absinthii
Elsenrinde Cortex Alni, Cortex Pruni Padi
Elsflether Pflaster Cataplasma arteficiale
Elsteraugenbalsam Hühneraugentinktur
Elsterbaumrinde Cortex Alni
Elsterkraut, blaues Herba Aconiti
Elstersalz Sal Carolinum factitium
Elxenrinde Cortex Pruni Padi
Elzkraut Herba Absinthii
Emailliersoda Natrium carbonicum siccatum
Emanuelstee Species laxantes

Embryonbalsam Aqua aromatica spirituosa
Emdsstengel Herba Chaerophylli
Emerillstein Lapis Smiridis
Emmakraut Herba Serpylli
Emsenspiritus Spiritus Formicarum
Enber = Ingwer
Endesundides Radix Gentianae et Dictamni pulvis aa
Endivie, wilde Radix Cichorii
Endivienwurzel Radix Cichorii
Endtners Pflaster Emplastrum fuscum
Eneber Rhizoma Zingiberis
Eneberöl Oleum Juniperi Ligni
Enessamen Fructus Anisi vulgaris
Engelbalsam Linimentum saponato-camphoratum, Tinctura Aloës composita
Engelblumen Flores Stoechados, Flores Gnaphalii, Flores Arnicae
Engeleinliebentee Herba Violae tricoloris
Engelkenwurzel Radix Angelicae, Rhizoma Polypodii
Engelkraut Herba Arnicae
Engelkrauttropfen Tinctura Arnicae
Engelpulver Pulvis fumalis
Engelrauch Olibanum
Engelröschen Flores Calendulae
Engelrot Ferrum oxydatum crudum
Engelsüß Rhizoma Polypodii, Succus Liquiritiae
Engeltrank(blume) Flores Arnicae

Engelwurzel Radix Angelicae
—, süße Rhizoma Polypodii
Engherste Radix Pimpinellae
Englisch Balsam Aqua aromatica, Tinctura Benzoës composita
— **Beinsalbe** Pasta Zinci
— **Brausepulver** Pulvis aërophorus
— **Brennessel** Folia Melissae
— **Distel** Radix Carlinae
— **flüchtiges Salz** Ammonium carbonicum
— **Geist** Aqua vulneraria spirituosa
— **Geniste** Herba Genistae
— **Gewürz** Fructus Amomi
— **Goldpulver** Rhizoma Rhei pulvis
— **Instrumentensalbe** Unguentum Veratri album
— **Krätzsalbe** Unguentum sulfuratum compositum
— **Kreide** Talcum pulvis, Calcium carbonicum praecipitatum
— **Laxiersalz** Magnesium sulfuricum
— **Magentropfen** Tinctura Chinae composita
— **Magnesia** Magnesia usta
— **Melisse** Folia Melissae
— **Moos** Carrageen
— **Potentatensalbe** Unguentum Hydrargyri album dilutum
— **Pulver** Magnesium sulfuricum siccum
— **Rot** Caput mortuum
— **Saft** Electuariam Sennae
— **Salbe** Unguentum leniens, Unguentum sulfuratum compositum

Englisch Salz Ammonium carbonicum, Magnesium sulfuricum
— — **fürs Vieh** Natrium sulfuricum
— **Seife** Sapo venetus
— **Soda** Natrium bicarbonicum
— **Spiritus** Linimentum saponato-camphoratum liquidum
— **Stahltropfen** Tinctura Ferri pomati
— **Tropfen** Liquor Ammonii carbonici pyrooleosi
— **Vitriolelixir** Tinctura aromatica acida
— **Wasser** Spiritus Rosmarini
— **Wunderbalsam** Tinctura Benzoës composita
Engwer Rhizoma Zingiberis
Enis Fructus Anisi, Fructus Foeniculi
Enskuswurzel Radix Iwarancusae
Ensterjahn Radix Gentianae
Entabeerkraut Herba Rubi fruticosi
Entbindungstropfen Tinctura carminativa, Tinctura Cinnamomi
Entenfuß Rhizoma Podophylli
Entenfußwurzel Rhizoma Galangae
Entiom = Enzian
Entsetzenpulver Pulvis contra Insecta
Entwendung, blaue Unguentum Hydrargyri cinereum dilutum

Entwin, weißer Radix Bryoniae, Radix Gentianae albus
Enzewurzel Radix Gentianae
Enzian Radix Gentianae
—**, ostindischer** Herba Chirytae
—**, schwarzer** Radix Gentianae niger
—**, weißer** Conchae praeparatae, Radix Gentianae albus, Radix Bryoniae
Enzoich Radix Gentianae
Epheublätter Herba Hederae helicis, Herba Pirolae
Epheutropfen Aether aceticus
Epileptischpulver Pulvis antiepilepticus
Eppekruid Herba Apii, Herba Petroselini
Eppezaad Fructus Phellandrii
Eppich Radix Levistici, Herba Hederae helicis
Eppichbeeren Fructus Ebuli
Eppichharz Gummiresina Hederae
Eppichsaft Sirupus Althaeae
Eppichsamen Fructus Apii
Eppichwurzel Radix Apii
Epsomsalz Magnesium sulfuricum
Eptenwurzel Radix Apii
Eptesamen Fructus Apii
Er ist der nicht Tubera Salep pulvis
Erbelkraut Folia Fragariae
Erbetpulver Pulvis Magnesiae cum Rheo
Erbishöfle Fructus Berberidis
Erbrigbeeren Fructus Berberidis
Erbsala Fructus Berberidis

Erbselbeeren Fructus Berberidis
Erbselblätter Herba Veronicae
Erbseldornrinde Cortex Berberidis
Erbselensaft Sirupus Berberidis
Erbselewurz Radix Berberidis
Erbseltropfen Oleum Juniperi
Erbselwasser Aqua Tiliae
Erbsensalben Unguentum flavum
Erbshofen Fructus Berberidis
Erbsichdornbeeren Fructus Berberidis
Erdapfel Rhizoma Cyclaminis
Erdbeerblätter Folia Fragariae
Erdbeeröl Oleum Hyperici
Erdbeersalbe, rote Ceratum Cetacei rubrum, Unguentum ophthalmicum rubrum, Unguentum potabile
—, **weiße** Unguentum leniens, Unguentum Plumbi
Erdbeerwurzel Radix Fragariae
Erdbirne Tubera Helianthi (auch Kartoffel)
Erdbrot Bulbus Colchici, Rhizoma Cyclaminis
Erde, animalische Cornu Cervi ustum, Conchae praeparatae
Erde, böhmische Terra viridis germanica
—, **cyprische** Terra viridis veronensis
—, **faule** Alumen plumosum
—, **französische** Terra viridis veronensis
—, **gelbe** Ocker
—, **grüne** Terra viridis veronensis

Erde, japanische Catechu
—, **lemnische** Terra lemnia
—, **maltheser** Bolus alba
—, **Nürnberger** Terra rubra
—, **rote** Lapis ruber fabrilis, Terra rubra
—, **Schmiedeberger** Ferrum oxydatum rubrum
—, **Striegauer** Aluminium
—, **tiroler** Terra viridis germanica
—, **türkische** Bolus alba
—, **veronenser** Terra viridis veronensis
—, **Walkers** Talcum pulvis
—, **weiße** Bolus alba
Erdeicheln Radix Filipendulae
Erdeichenkraut Herba Chamaedryos
Erdenkopf Secale cornutum
Erdepheukraut Herba Hederae Helicis
Erdfarbe, rote Terra rubra, Bolus rubra
Erdfarn Rhizoma Polypodii
Erdfarnwurzel Rhizoma Polypodii
Erdfichtenkraut Herba Chamaepityos
Erdgallenkraut Herba Centaurii, Herba Fumariae, Herba Gratiolae, Herba Anagallidis
Erdgelb Ocker
Erdgestenkraut Herba Ficariae
Erdglas Glacies Mariae
Erdgrün Terra viridis veronensis
Erdharz Succinum
Erdhaselnüsse Rhizoma Cyperi esculenti
Erdhuf Folia Farfarae

Erdkiefernkraut Herba Chamaepityos
Erdkirschen Fructus Alkekengi
Erdknoten Fructus Ajowan
Erdkraut Herba Fumariae
Erdkrokodil Stincus marinus
Erdkronen Folia Farfarae
Erdkronenblätter Folia Farfarae
Erdleberkraut Muscus caninus, Herba Hepaticae
Erdmandeln Rhizoma Cyperi esculenti
Erdminneröl Oleum Petrae
Erdmoos Herba Lycopodii
Erdnabel Tubera Cyclaminis
Erdnuß Boletus cervinus, Lathyrus tuberosus (nicht zu verwechseln mit den ölhaltigen Erdnüssen von Arachis hypogaea!)
Erdnüßchen Rhizoma Cyperi esculenti
Erdöl Oleum Petrae (Petroleum)
—, **schwarzes** Oleum Petrae nigrum
Erdöläther Benzinum Petrolei
Erdpech Asphaltum
Erdpfefferkraut Herba Sedi
Erdpinenkraut Herba Chamaepityos
Erdpuppen Fructus Alkekengi
Erdrauch Herba Fumariae
Erdrauchblätter Herba Fumariae
Erdrauchsaft Sirupus Papaveris
Erdrauchwurz Radix Aristolochiae cavae
Erdrauchzucker Elaeosaccharum Foeniculi
Erdraute Herba Fumariae
Erdrübe Tubera Cyclaminis
Erdscheiben Tubera Cyclaminis
Erdscheibsalbe Unguentum anthelminthicum
Erdschierling Herba Conii
Erdschwefel Lycopodium
Erdwachs Paraffinum durum, Ceresin, Ozokerit
Erdwachsöl Oleum Asphalti
Erdwachsparaffin Paraffinum durum, Ceresin
Erdweihrauchkraut Herba Chamaedryos, Herba Chamaepityos
Erdwurmöl Oleum Juniperi Ligni
Erdwurz Radix Carlinae
Eremitenpflaster Emplastrum fuscum
Erfrischungsessig Acetum aromaticum
Erfrischungspulver Pulvis aërophorus, Pulvis temperans
Erfurter Pflaster Emplastrum fuscum camphoratum
Erhaltungspulver, Oppermanns Acidum boricum
Erhaltungstropfen Spiritus aethereus, Tinctura carminativa
Erheiterungspillen Pilulae laxantes
Erkältungstropfen Spiritus aethereus, Tinctura carminativa
Erlauertropfen Spiritus Melissae compositus
Erlenrinde Cortex Alni
Erlmutwasser Aqua Foeniculi
Erlsbeeren Fructus Berberidis
Ernst, roter Radix Gentianae

Ernstwurzel Radix Gentianae
Eröffnungstee Species laxantes
Erpuis Colophonium
Ersaßundfraßundsahdurchdiebrille Lignum Sassafras et Radix Sarsaparillae āā
Erundsie Bulbus victorialis longus et rotundus
Erweichende Salbe Unguentum diachylon, Unguentum leniens
Erythraea Herba Millefolii
Erzäpfelwurzel Rhizoma Curcumae
Erzbruchpflaster Emplastrum ad Rupturas
Erzengel Flores Lamii
Erzengelwurz Radix Angelicae
Erzengewurz Radix Angelicae
Erzöfle Fructus Berberidis
Erzwurz Radix Angelicae
Eschalk Ammoniacum
Eschenbeersaft Succus Sorborum
Eschenblätter Herba Fraxini, Folia Ribium
Eschenblüten Flores Acaciae
Eschenfett Oleum Jecoris, Adeps suilus
Eschenrinde Cortex Fraxini
Eschensaat Pulvis contra Pediculos
Eschenwurzel Radix Dictamni
Escheröl Oleum Jecoris
Escherwurz Radix Dictamni
Eschöl Acetum pyrolignosum crudum (für die Augen: Oleum Jecoris)
Esdrachant Herba Dracunculi
Estragon Herba Dracunculi

Eselfuß Folia Farfarae
Eselfußblümli Flores Farfarae
Eselhuf Folia Farfarae
Eselklauensaft Sirupus Liquiritiae
Eselohren Tubera Ari
Eselohrwurzel Radix Consolidae
Eselpeterlein Herba Chaerophylli
Eselpfotensaft Sirupus Althaeae
Eselsaronwurzel Rhizoma Ari
Eselsbalsamapfel Fructus Ecballii
Eselschmiere Linimentum ammoniatum
Eselsfußblüten Flores Farfarae
Eselsgurke Fructus Ecballii
Eselshuf Folia Farfarae
Eselskörbel Herba Chaerophyllii
Eselskümmerling Fructus Ecballii
Eselskürbiß Fructus Ecballii
Eselslattich Folia Farfarae
Eselsmilch Euphorbia Esula
Eselsohrwurzel Tubera Ari, Radix Consolidae
Eselspetersilie Herba Chaerophylli
Eselsspiegel Glacies Mariae
Esetenpulver Pulvis contra Insecta
Esfiditi Asa foetida
Esistdernicht Tubera Salep pulvis
Espe Populus tremula
Espenlaub Folia Uvae Ursi
Espenöl Oleum Hyoscyami
Espert Rothäubchen: Boletus rufus

Essence d'Aspic Oleum Spicae
Essence de Mirban Nitrobenzolum
Essentia coronata Tinctura aromatica et Tinctura amara āā
—, **dulcis** Essentia dulcis Hallensis, Spiritus Aetheris nitrosi, Tinctura aromatica
—, **hypercon** Elixir Aurantii compositum
Essenz, Hamburger Elixir Proprietatis
—, **amara** Tinctura amara
—, **marina** Tinctura amara
Essenztinctur Tinctura Aloës composita
Essig Acetum
—, **konzentrierter** Acidum aceticum dilutum
—, **radikaler** Acidum acetum dilutum
—, **romantischer** Acetum aromaticum
—, **Westendorfscher** Acidum aceticum
—, **wohlriechender** Acetum aromaticum
Essigäther Aether aceticus
Essigalaun Aluminium aceticum
Essigbaumbeeren Fructus Sumach
Essigdornrinde Cortex Berberidis radicis
Essigdornbeeren Fructus Berberidis
Essigelendsruppen Aether aceticus
Essiggeist, versüßter Spiritus Aetheris aceticus
Essighonig Oxymel simplex
Essigkerne Semen Coccognidii
Essigkraut Herba Acetosae
Essigmeth Oxymel simplex
Essignaphta Aether aceticus
Essigrosen Flores Rosae
Essigsäure zum Riechen Acidum aceticum aromaticum
Essigsalbe Unguentum Plumbi
Essigsalmiak Ammonium aceticum
Essigsirup Oxymel simplex
Essigstätt Aether aceticus
Essigtautropfen Aether aceticus
Eßnüsse Boletus cervinus
Estelkraut Herba Urticae
Estragon Herba Dracunculi
Eteröl Oleum Amygdalarum
Ets = Ätz- (Flüssigkeit usw.)
Etsvogt Acidum hydrochloricum
Etternessel Herba Galeopsidis, Flores Lamii albi
Etternesselpulver Pulvis Liquiritiae compositus
Eucalyptuskampfer Eucalyptol
Euchlerwasser Aqua Sambuci
Eukermes Fructus Kermes
Eulenfett Adeps suillus
Euterflußpulver Pulvis Liquiritiae compositus
Eutersalbe Unguentum flavum, Unguentum Plumbi
Evastropfen Tinctura Chinioidini, Tinctura Cinnamomi
Evenblätter Folia Taxi
Ewertsblätter Lignum Juniperi
Ewertskräuter Lignum Juniperi
Ewerwortel Radix Carlinae

Ewig. Blumen Flores Stoechados
—, **Lebensöl** Mixtura oleosobalsamica, Tinctura Benzoës composita
— —, **Tee** Radix Althaeae
Ewiggrün Herba Vincae
Ewigkeitspflaster Emplastrum Cantharidum perpetum
Ewigkeitsblumen Flores Stoechados citrinae
Execruciuspflaster Emplatrum oxycroceum venale
Expellerwurzel Rhizoma Galangae
Exsiccantsalbe Unguentum exsiccans, Unguentum Plumbi, Unguentum Zinci
Extractum Saturni Liquor Plumbi subacetici
Extrapiken Species amarae
Extrasaturn Liquor Plumbi subacetici
Extratorni Liquor Plumbi subacetici
Eyngrün Herba Vincae

F

Fabriciustropfen Tinctura anticholerica
Fabrikgummi Gummi arabicum, Dextrinum
Fabriköl Oleum Olivarum commune
Fächerblumen Flores Arnicae
Fachheilkraut Herba Anagallidis
Fackelblumen Flores Verbasci
Fackelkraut Herba Verbasci
Fackerstupp Tannoform od. Tannalbin
Fädelkrautsamen Semen Colchici
Fadenlack Lacca in filis
Fadenstein Alumen plumosum
Fadenwurzel Radix Helenii, Rhizoma Graminis
Fagandawurzel Radix Helenii
Fählbaumrinde Cortex Frangulae
Fahlenföt, Fahlenfüße Folia Farfarae
Fahlenfüße Folia Farfarae
Fahlenpfotsblüten Flores Arnicae
Fahlenpfotsblätter Folia Farfarae
Fahrenöl Oleum Rosmarini
Fahrenwurzel Rhizoma Filicis
Fakpapak Electuarium theriacale
Falbenrinde Cortex Salicis
Falbenrock Herba Equiseti
Fälberrinde Cortex Salicis
Fälberumrinde Cortex Salicis
Falbingerrinde Cortex Frangulae
Faldboll Herba Serpylli
Fallblumen Flores Arnicae, Flores Calendulae, Flores Rhoeados
Fallboll Herba Serpylli
Fallkraut Herba Arnicae
Fallkrautblumen Flores Arnicae
Fallkrautwurz Radix Arnicae
Fallsuchtpulver Pulvis antiepilepticus
Falscher Holler Herba Spiraeae

Falscher Kalmus Rhizoma Pseudacori
Falscher Safran Flores Carthami
Falsch Fütter Asa foetida
Falsch Wohlverleih Herba Conyzae
Faltenflechte Muscus arboreus
Faltrian Radix Valerianae
Faltrianblume Flores Convallariae
Familienpulver Pulvis Liquiritiae compositus
Familiensalbe Unguentum Hydrargyri cinereum dilutum
Familientee Species laxantes
Familientinktur Tinctura Vanillae
Familienwurzel Radix victorialis
Fanchsamen Fructus Foeniculi
Fandeli Flores Lavandulae
Fander Lavandula
Fännezwock Semen Foenugraeci
Färbchrut Herba Genistae
Farbe, blaue (Schneeberger) Cobaltum-Silicium kalinum (Smalte)
Färbebeeren Fructus Rhamni catharticae
Färbeblumen Fores Cartami, Flores Chamomillae romanae
Färbekörner Fructus Rhamni catharticae
Farbenwurzel Radix Rubiae, Rhizoma Filicis
Färbepflaster Emplastrum fuscum

Färberblumen Flores Arnicae, Flores Calendulae, Flores Genistae
Färbercharte Herba Dipsaci
Färbereichenrinde Cortex Quercus tinctoriae
Färbergarbe Herba Anthemidis tinctoriae
Färbergilbe Herba Genistae
Färberginster Herba Genistae
Färbergras Herba Luteolae
Färberhundskamillen Flores Anthemidis tinctoriae
Färberkamillen Flores Anthemidis tinctoriae
Färberkraut Herba Genistae, Herba Hyperici
Färbermoos Lichen Roccellae
Färberpfrieme Herba Genistae
Färberreseda Herba Luteolae
Färberröte Radix Rubiae tinctorum
Färbersafflor Flores Carthami
Färberscharte Herba Genistae
Färberwurzel Radix Rubiae
Färberwaid Herba Isatis
Farbfleckchen Bezetta rubra
Farbginster Herba Genistae tinctoriae
Farbholz Lignum Campechianum
Farbspäne Lignum Campechianum
Farbstein Extractum ligni Campechiani, Extractum ligni Campechiani crudum cum Ferro sulfurico crudo
Faresbeeren Fructus Berberidis
Fargitta Verbascum
Farin Saccharum pulvis

Farinawasser Spiritus coloniensis
Farinzucker Saccharum pulvis
Farnextrakt Extractum Filicis aethereum
Farnflußöl Oleum Terebinthinae sulfuratum
Farnhaare Penghawar Djambi
Farnkraut Herba Capilli Veneris
Farnkrautmännlein Rhizoma Filicis
Farnkrautwolle Penghawar Djambi
Farnkrautwurzel Rhizoma Filicis
Farnöl Extractum Filicis aethercum
Farnwurzel, süße Rhizoma Polypodii
Farnwurzelextract Extractum Filicis aethereum
Farsbeeren Fructus Berberidis
Fasankraut Herba Millefolii
Fasciculus Herba Centaurii in fasciculis
Fasel, Fasiole Phaseolus
Fasel, juckende Dolichos pruriens
Faselwurz Radix Bryoniae
Fasenwurzel Rhizoma Filicis
Faseralaun Alumen plumosum
Faserstein Alumen plumosum
Faserton Alumen plumosum
Fasole Cortex Fructus Phaseoli
Fastenblumen Flores Primulae
Fatintwamms Sirupus simplex

Faulbaumbeeren Fructus Frangulae u. Rhamni catharticae
Faulbaumholzkohle Carbo pulvis
Faulbaumrinde Cortex Frangulae
—, amerikanische Cortex Cascarae sagradae
Faulbeeren Fructus Frangulae u. Rhamni catharticae
Faule Fud Colchicum autumnale
Faule Grete Herba Fumariae, Semen Foenugraeci
Faulerinde Cortex Frangulae
Faule Rübe Radix Bryoniae
Faulfischkraut Herba Chenopodii
Faulkirschen Rhamnus frangula
Faulkirschrinde Cortex Pruni Padi
Faullieschen Herba Anagallidis
Faulrübe Radix Bryoniae
Faulschken Flores Violae tricoloris
Federalaun Alumen plumosum
Federblumen Flores Verbasci
Federfaden Rhizoma Filicis
Federfadenwurzel Rhizoma Filicis
Federharz Resina elastica
Federöl, weiß Linimentum ammoniatum
Federweiß Alumen plumosum, Fel vitri pulvis, Glacies Mariae, Talcum pulvis, Lac Lunae
—, fürs Vieh Fel vitri pulvis

Feedistelsamen Fructus Cardui Mariae
Feenweibelkraut Herba Ballotae
Fegkraut Herba Epuiseti
Fegwurzel Rhizoma Graminis
Fehlbeeren Fructus Rhamni catharticae
Fehnkobe Fructus Foeniculi
Fehnkohl Fructus Foeniculi
Fehnkohlwater Aqua Foeniculi
Feigblatteppich Herba Ficariae
Feigblätter Herba Linariae
Feigbohnen Semen Lupini
Feigelblüten Flores Cheiri
Feigelsaft Sirupus Violarum
Feigeltee Herba Violae tricoloris
Feigen Caricae
Feigenkraut Herba Mesembrianthemi
Feigensaft Sirupus Caricae, Sirupus Liquiritiae
Feigenwurz Rhizoma Iridis
Feigenwurzel Radix Scrophulariae
Feigenzucker Glycose (Saccharum amylaceum)
Feigsbättersalbe Unguentum Plumbi
Feigerl = Veilchen
Feigwarzenkraut Herba Linariae, Herba Potentillae, Herba Scrophulariae
Feigwurz Ranunculus Ficaria
Feigwurzel Rhizoma Tormentillae
Feigwurzkraut Herba Ficariae

Fein Grete, Margarete oder Marie Semen Foenugraeci
— **Schere** Herba Chaerophylli
— **Zimt** Cortex Cinnamomi Ceylanici
Feinsaft Sirupus Adianti, Sirupus Aurantii Florum
Feisterling der weitverbreitete Pilz Sparassis crispa, Krause Glucke
Felbaumknospen Gemmae Populi
Felbbeeren Fructus Rhamni catharticae
Felbenrinde Cortex Salicis
Felberich Lysimachia vulgaris
Felberrinde Cortex Salicis
Feldampfer Herba Rumicis
Feldandorn Herba Sideritidis
Feldbeeren Fructus Rhamni catharticae
Feldbohl Herba Serpylli
Feldbohnen Semen Fabae
Feldbulla Herba Serpylli
Feldcichorie Cichorium Intybus
Feldcypresse Herba Chamaepityos
Felddoste Herba Origani
Felddragun Herba Ptarmicae
Feldenkelein Herba Violae tricoloris
Feldestragon Herba Ptarmicae
Feldgarbe Herba Millefolii
Feldgarbenblüten Flores Millefolii
Feldheimertropfen Tinctura Valerianae
Feldheimerwasser Aqua Valerianae

Feldholder Flores Sambuci
Feldholderbeeren Fructus Ebuli
Feldhopfen Herba Hyperici
Feldjambert Herba Acetosae
Feldkaim Thymus Serpyllum
Feldkamillen Flores Chamomillae
Feldkatzen Flores Stoechados, Flores Trifolii arvensis
Feldkelle Fructus Carvi
Feldkellenkraut Herba Serpylli
Feldkerzen Flores Verbasci
Feldkerzenblumen Flores Verbasci
Feldkerzenkraut Herba Verbasci
Feldkimmel Herba Serpylli
Feldklee Flores Trifolii arvensis
Feldköhm Herba Serpylli
Feldkratzen Flores Carlinae, Flores Stoechados
Feldkraut Herba Fumariae
Feldkresse Flores Cardaminis
Feldkümmel Herba Serpylli
Feldlattich Folia Farfarae
Feldlattich Folia Farfarae
Feldlöwenmaul Linaria vulgaris
Feldmagenblumen Flores Rhoeados
Feldmalvenkraut Folia Malvae
Feldmassero Herba Pulegii, Herba Serpylli
Feldmohn Flores Rhoeados
Feldnelken Flores Tunicae silvestris
Feldpappeln Flores Malvae vulgaris
Feldpappelkraut Folia Malvae

Feldpatersalbe Emplastrum fuscum, Unguentum Majoranae
Feldpol, Feldpole Herba Pulegii, Herba Serpylli
Feldpolei Herba Pulegii, Herba Serpylli
Feldquendel Herba Serpylli
Feldrauch Herba Fumariae
Feldraute Herba Fumariae
Feldrautenkraut Herba Fumariae
Feldreis Herba Taraxaci
Feldreiskraut Herþa Taraxaci
Feldriß Folia Alceae
Feldrittersporn Flores Calcatrippae
Feldrosen Flores Rhoeados
Feldrüsterrinde Cortex Ulmi
Feldsafran Flores Carthami
Feldsalat Valerianella olitoria
Feldspinat Herba Chenopodii
Feldthymian Herba Serpylli
Feldschwefel Lycopodium
Feld- u. Waldhopfen Herba Origani
Feldveilchen Flores Violae tricoloris
Feldwebelrezept Pulvis contra Pediculos, Species amarae
Feldwinde Flores Malvae vulgaris, Herba Convolvuli
Fellhornrinde Cortex Frangulae
Fellstein Talcum pulvis
Felriß Flores Alceae, Flores Taraxaci
Felsbeerblätter Folia Belladonnae
Felsengras Lichen islandicus

Felsenkrautwasser AquaTiliae
Felsenöl Oleum Petrae
Felsenpulver Pulvis pro Equis
Felsensalz Kalium nitricum
Felsenspiritus Oleum Petrae
Felsenwermut Herba Absinthii
Felskraut Herba Galii
Felsenwurzel Radix Petroselini
Feminell Flores Calendulae
Femmel Fructus Cannabis
Fenchel Fructus Foeniculi
—, **chinesischer** Fructus Anisi stellati
—, **kurzer** Fructus Anisi
—, **römischer** Fructus Anisi, Fructus Foeniculi
—, **sibirischer** Fructus Anisi stellati
—, **wilder** Fructus Phellandrii
Fenchelblüte Flores Lavandulae
Fencheldill Fructus Foeniculi
Fenchelessenz Tinctura Foeniculi composita
Fenchelholz Lignum Sassafras
Fenchelspiritus Tinctura Foeniculi composita
Fenchelwurzel Radix Foeniculi
—, **wilde** Radix Mëu
Fenchelsamen Fructus Foeniculi
Fendarli Lavandula spica
Fenichel Fructus Foeniculi
Fennel = Hopfen
Fenisöl Oleum Foeniculi
Fenissamen Fructus Foeniculi
Fenugrek Semen Foenugraeci
Fenugrecksamen Semen Foenugraeci

Fenweibel Herba Ballotae
Fenkel Fructus Foeniculi
Fennbeeren Fructus Oxycoccos
Fennigel Fructus Foeniculi
Fenningelkohl Fructus Foeniculi
Fennkohl Fructus Foeniculi
Ferienkomm Tinctura oder Spiritus Formicarum
Ferkelbrot Tubera Cyclaminis
Ferkelgras Herba Polygoni
Ferkelkraut Herba Costi, Herba Polygoni
Ferkelpulver, steyrisches Tannoform oder Tannalbin
Ferkelwurz Radix Peucedani
Fernambukholz Lignum Fernambuci
Fernambuklack Lacca globulata
Fernebock Lignum Fernambuci
Ferresbeeren Fructus Berberidis
Fetthenne Herba Sedi
Fetthennenöl Oleum Arachidis
Fettkraut Pinguicula vulgaris
Fettlaxier Oleum Ricini
Fettstein Talcum pulvis
Fettundmager Oleum Terebinthinae rectificatum cum Tinctura amara
Feuchtbohnen Semen Lupini
Feuerblumen, Feuerblüten Flores Arnicae, Flores Rhoeados, Flores Verbasci, Flores Malvae arboreae
Feuerholz Lignum Juniperi
Feuerkraut Lichen islandicus, Herba Epilobii
Feuermohn Flores Rhoeados

Feuernelken Herba Centaurii minoris
Feuerpulver Radix Gentianae pulvis
Feuerröschen Flores Adonidis
Feuersalbe, rote Unguentum Hydrargyri rubrum dilutum
—, **weiße** Unguentum Zinci
Feuerschwamm Fungus Chirurgorum
Feuerwurzel Radix Dictamni, Radix Hellebori nigri, Rhizoma Polypodii, Radix Pyrethri
Feuerzinken Corallium rubrum
Feverkraut Folia Trifolii fibrini
Fiakerpulver Pulvis Liquiritiae compositus
Fichtelöl Oleum Philosophorum
Fichtenharz Resina Pini
Fichtenknospen Turiones Pini
Fichtenmai Turiones Pini
Fichtenadelextrakt Extractum Pini silvestris
Fichtennadelöl Oleum Pini silvestris
Fichtenreiser Turiones Pini
Fichtensprossen Turiones Pini
Fichtenteer Pix liquida
Fichtentränen Resina Pini
Fickelbeere Vaccinium Myrtillus
Fickerin Ferrum sulfuratum crudum
Fidumfidumöl Oleum Philosophorum
Fieaber = Fieber

Fieberbaumblätter Folia Eucalypti
Fieberblumen Flores Sambuci, Herba Centaurii
Fieberklee Folia Trifolii fibrini
Fieberkleewurzel Rhizoma Trifolii fibrini
Fieberkraut Herba Centaurii, Herba Matricariae, auch Geum-Arten
Fiebermoos Lichen islandicus
Fieberöl Oleum Jecoris
Fieberpech Chinioidinum
Fieberpulver Chininum sulfuricum, Cortex Chinae pulvis
—, **Jacobis** Calcium phosphoricum stibiatum
Fieberrankenstaub Lycopodium
Fieberraute Herba Matricariae
Fieberrinde Cortex Chinae
—, **falsche oder graue** Cortex Cascarillae
—, **gelbe** Cortex Chinae flavus
—, **rote** Cortex Chinae ruber
Fiebersalz Kalium chloratum
Fieberstellwurz Rhizoma Veratri
Fiebertropfen Tinctura Chinae
Fieberweide Cortex Salicis
Fieberweidenrinde Cortex Salicis
Fieberwurz Radix Gentianae, Radix Aristolochiae, Rhizoma Galangae, Tubera Ari

Fiedelharz Colophonium
Fiedelpech Colophonium
Fief = Fünf
Fieferkrott Herba Dracunculi
Fiefesalbe Unguentum Hydrargyri album dilutum
Fiefingerkraut Herba Potentillae
Fiefmargrethen Semen Foenugraeci
Fiefsteert Herba Fumariae
Fieligfreipulver Rhizoma Filicis pulvis
Fierteifele Candelae fumales
Fiewerklee Folia Trifolii fibrini
Fifaderblätter Herba Plantaginis
Fifeibabalsam Balsamum Copaivae
Figen Fructus Caricae
Figerin Zincum sulfuricum
Figerinöl Acidum sulfuricum
Figonensaft Sirupus coeruleus
Figurenramor Electuarium Sennae
Fikerell Ferrum sulfuricum
Fikerellspiritus Acidum sulfuricum dilutum
Fiktriolölje Acidum sulfuricum
Fildronfaldron Flores Convallaria
Filigräzie Semen Foenugraeci
Filipendelwurz Spiraea Filipendula
Filiten Flores Caryophylli
Filkuhlwasser Aqua Foeniculi
Filonensaft Sirupus Liquiritiae, Sirupus Papaveris, Sirupus Violarum

Filzlappen Folia Digitalis
Filzlaussalbe Unguentum Hydrargyri cinereum dilutum
Fimfsternen Herba Fumariae
Fimmel Fructus Cannabis
Fimmelhanf Fructus Cannabis
Fimstart Herba Fumariae
Fimstern Herba Fumariae
Finanzpulver Conchae praeparatae
Finchams Flüssigkeit Liquor Natrii hypochlorosi
Finchel Fructus Foeniculi
Findeltee Fructus Foeniculi
Finegreifen Semen Foenugraeci
Fine Grete, Margereth, Marie Semen Foenugraci
Fingeltee Fructus Foeniculi
Fingerhut Folia Digitalis
—, blauer Flores Calcatrippae, Folia Myrtilli
Fingerkraut Herba Potentillae, Herba Hederae
Fingerlikraut Herba Potentillae
Fingerpiepen, Fingerpiepjes Folia Digitalis
Fingertang Laminaria digitata
Finkenohr Herba Vincae
Finkensamen Camelina sativa
Finmargretjen Semen Foenugraeci
Finnegretum Semen Foenugraeci
Finnegritt Semen Foenugraeci
Finsterkraut Herba Fumariae
Finstern Ononis spinosa

Finsterstachel Radix Ononidis
Fiölken Flores Violae tricoloris
Firlebock Lignum Fernambuci
Firnispulver Manganum boricum
Firnisstein Succinum raspatum
Firnistrockenpulver Manganum boricum
Firwitzel Ribes rubrum
Fischbein Ossa Sepiae
Fischbeinpulver Ossa Sepiae
Fischblase Colla Piscium
Fischerkiepenkraut Herba Aconiti
Fischhäutel Emplastrum anglicum
Fischkern Pulvis contra Insecta
Fischknochen Ossa Sepiae
Fischköder Zibethum
Fischkörner Fructus Cocculi
Fischkörnerpulver Pulvis contra Pediculos
Fischkraut Herba Gratiolae
Fischkrautwurzel Rhizoma Gratiolae
Fischkümmel Fructus Carvi
Fischleim Ichthyocolla
Fischleimgummi Sarcocolla
Fischmark Ossa Sepiae
Fischmetalleis Glacies Mariae
Fischminztee Herba Menthae crispae, Folia Menthae piperitae
Fischmondsamen Fructus Cocculi
Fischöl Oleum Jecoris
Fischpern Herba Sideritidis
Fischreiherfett Oleum Jecoris

Fischreiheröl Oleum Jecoris
Fischsalbe Herba Salviae
Fischsalz Sal Jecoris
Fischsamen Fructus Cocculi
Fischschiene Ossa Sepiae
Fischschmalz Oleum Jecoris
Fischschuppen Ossa Sepiae
Fischseele Ossa Sepiae
Fischseife Sapo kalinus
Fischtrank Oleum Jecoris
Fischwitterung Zibethum
Fischwurzel Radix Scrophulariae
Fischzähne Semen Papaveris
Fisetholz Lignum flavum
Fisole Fabae albae
Fispelkraut Herba Sideritidis
Fistelkassie Cassia fistula (Mannabrot)
Fistelkraut Herba Pedicularis
Fistelsalbe Unguentum Elemi, Unguentum Mezereï
Fistichen Nuces Pistaciae
Fixbleiche Calcaria chlorata
Fixe Luft Liquor Ammoniii caustici
Fixhurtig Liquor Ammonii caustici
Fixiersalz Natrium thiosulfuricum
Fixstern Stincus marinus
Fixundfertig Tinctura Aloës et Tinctura Arnicae $\overline{aa}$
Fixundgeschwind Liquor Ammonii caustici
Fixweiß Barium sulfuricum
Flachs, wilder Herba Linariae
Flachsbohnen Semen Lupini
Flachsdotter Herba Linariae
Flachsdottersamen Semen Lini
—, **alexandrinischer** Semen Sesami

Flachskraut Herba Linariae
Flachsleinöl Oleum Lini
Flachslinsen Semen Lini
Flachsmehl Semen Lini pulvis
Flachssaat Semen Lini
Flachssalbe Unguentum Linariae
Flachssamen Semen Lini
Flachssamenöl Oleum Lini
Flachsstein Alumen plumosum
Flachwerk, Wiener Electuarium Sennae
Flaergras Rhizoma Graminis
Flammruß Fuligo
Flander = Lavandula vera
Flanellpflaster, gelbes Ceratum Resinae Pini
—, grünes Ceratum Aeruginis
Flas Linum usitatissimum
Flattermohn Flores Rhoeados
Flattersimse Juncus effusus
Flechsenessenz Spiritus saponato-camphoratus
Flechsenöl Oleum Hyoscyami, Linimentum ammoniatum
Flechsensalbe Unguentum flavum, Unguentum Populi, Unguentum nervinum, Linimentum ammoniatum
Flechsenspiritus Spiritus saponato-camphoratus
Flechtenlunge Lichen Pulmonariae
Flechtenlungenkraut Herba Pulmonariae arboreae
Flechtenpulver Pulvis Liquiritiae compositus
Flechtensalbe Unguentum diachylon, Unguentum exsiccans, Unguentum Hydrargyri album dilutum, Unguentum Picis, Unguentum Zinci
Flechtentee Species laxantes
Flechtenwasser Aqua Kummerfeldii
Flechtgras Rhizoma Graminis
Flechtgraswurzel Rhizoma Graminis
Fleckblätter Herba Pulmonariae
Fleckblume Herba Spilanthis
Fleckblumenkraut Herba Spilanthis
Fleckenaron Rhizoma Ari
Fleckenkraut Herba Acetosellae, Herba Pulmonariae, Herba Galegae
Fleckenlungenkraut Herba Pulmonariae
Fleckennaphta Benzinum
Fleckenruttichkraut Herba Persicariae
Fleckensalz Kalium bioxalicum, Acidum tartaricum pulvis
Fleckenschierling Herba Conii
Flecks Tropfen Elixir e Succo Liquiritiae
Fleckwasser Benzinum, Liquor Natrii hypochlorosi
Flederblomen Flores Sambuci
Flederkrühl Succus Sambuci
Flegenkraut Herba Artemisiae

Flegenwurzel Radix Artemisiae
Fleeider Sambucus nigra
Fleierrinde Cortex Quillayae
Fleisch und Blut Herba Pulmonariae
Fleischblüten Flores Cardaminis
Fleischblumen Flores Trifolii albi
Fleischkohle Carbo animalis
Fleischkraut Herba Betonicae, Herba Hederae terrestris
Fleischrosen Flores Rosae
Fleischrosenblätter Flores Rosae
Flende Semen Fagopyri
Fleurwasser Aqua Aurantii Florum
Flidderbeere Fructus Sambuci
Flieder Flores Sambuci
Fliederbeeren Fructus Sambuci
Flieder-Brei, -Kreide, -Mus, -Saft, -Sulz Succus Sambuci
Fliederkernöl Oleum Arachidis
Fliederöl Oleum Arachidis
Fliederschwamm Fungus Sambuci
Fliedertee Flores Sambuci
Fliederwurzel Radix Levistici
Fliegauf Liquor Ammonii caustici
Fliege, spanische Emplastrum Cantharidum extensum
Fliegenbaumrinde Cortex Fraxini, Cortex Ulmi, Lignum Quassiae
Fliegend Element Linimentum ammoniatum
Fliegend Salz Ammonium carbonicum
Fliegenholz Lignum Quassiae
Fliegenholzrinde Lignum Quassiae
Fliegenkobalt Arsenum metallicum
Fliegenkraut Herba Artemisiae, Folia Stramonii
Fliegenleim Viscum aucuparium
Fliegenöl Oleum animale foetidum
Fliegenpfeffer Piper longum, Pulvis contra Insecta
Fliegenpflaster Emplastrum Cantharidum, Emplastrum Drouoti
Fliegenpilz Amanita muscaria. Giftig!
Fliegenpulver Pulvis contra Insecta
Fliegenspäne Lignum Quassiae
Fliegenstein Arsenum metallicum
Fliegentee Lignum Quassiae
Fliegendieluft Liquor Ammonii caustici
Flierbeeren, wilde Fructus Ebuli
Fliere Flores Sambuci
Fließkrautwurzel Radix Althaeae
Flintengeist Liquor Ammonii caustici
Flitschrosen Flores Rhoeados
Flittergold Aurum foliatum
Flittersilber Argentum foliatum

Flockenblumen Flores Cyani, Flores Centauriae
Flockenblüten Flores Violae tricoloris
Flockentee Flores Verbasci
Flockschwarz Fuligo
Flöhalant Herba Conyzae
Flohballa (Riesenbovist) Lycoperdon giganteum
Flöhfett Unguentum contra Pediculos
Flohkraut, Flöhkraut Herba Pulicariae, Herba Conyzae, Herba Ledi, Herba Pulegii, Aspidium filix mas
Flöhpulver Pulvis contra Insecta
Flöhsalbe Unguentum contra Pediculos
Flohsamen Semen Psyllii
Flöhwegerichsamen Semen Psyllii
Flonzsaiberl Ceratum labiale
Flor Bezetta rubra
—, **blauer** Bezetta coerulea
—, **gelber** Flores Carthami
—, **spanischer** Bezetta rubra
Floranzipulver Zincum oxydatum
Florblümli Flores Primulae
Florentinertropfen Tinctura Iridis
Florentinerwurzel Rhizoma Iridis
Florescin Zincum oxydatum
Florin, englischer Lithargyrum
Florsafran Flores Carthami
Florsalbe, rote Unguentum Hydrargyri rubrum dilutum
Florwasser Aqua Aurantii Florum

Florwurzel Rhizoma Iridis
Floßblumen Flores Stoechados
Flötenöl Oleum Sesami, Oleum odoratum
Flötenpulver Pulvis contra Pediculos
Flöthpurjeerpulver Pulvis Jalapae laxans
Flöthschnupftabak Pulvis sternutatorius
Flöthverdentpflaster Ceratum Aeruginis
Flötölje Oleum camphoratum
Flötzenpulver Radix Ratanhiae pulvis
Flüchtig. Element Linimentum ammoniatum
— **Kali** Ammonium carbonicum
— **Kampfersalbe** Linimentum ammoniato-camphoratum
— **Laugensalz** Ammonium carbonicum
— **Liniment** Linimentum ammoniatum
— **Öl** Linimentum ammoniatum
— **Salbe** Linimentum ammoniatum
— **Salmiak** Liquor Ammonii caustici
— **Salz** Ammonium carbonicum
— **Spiritus** Liquor Ammonii caustici
— **Weinsäure** Acidum aceticum dilutum
Flüchtigundgeschwind Liquor Ammonii caustici
Flüggopp Liquor Ammonii caustici

Flugsalz Ammonium carbonicum

Flugsandgraswurzel Rhizoma Caricis

Flugtee Species laxantes Gasteinenses

Flügup Linimentum ammoniatum

Flühblume Flores Primulae

Fluhbuchsblätter Folia Vitis Idaei

Fluid Liquor restitutorius (restituens), Spiritus russicus, Liquor Ammonii caustici

Fluidozon Solutio Kalii permanganici 1%

Fluidum Liquor Ammonii caustici, Tinctura Arnicae, Spiritus camphoratus āā

Fluß (zum Räuchern) Species fumales foetidae, Succinum raspatum

Flußbegehrpulver Pulvis Jalapae laxans

Flußblumen Flores Stoechados

Flußgeist Spiritus saponatocamphoratus, Spiritus russicus, Liquor Ammonii caustici

Flußharz Resina Anime

Flüssig. Moschus Tinctura Moschi

— **Pech** Pix liquida

— **ungarischer Balsam** Aqua aromatica

Flußkampfer Camphora

Flußkatzenschwanz Herba Equiseti

Flußkörner Semen Paeoniae, Succinum raspatum

Flußkraut Herba Polygalae

Flußkrautblumen Flores Althaeae, Flores Malvae arboreae

Flußkrautwurzel Radix Althaeae

Flußmagnetgeist Spiritus Angelicae compositus

Flußöl, gelbes Spiritus saponato-camphoratus

—, **grünes** Oleum Hyoscyami + Oleum Cajeputi 9+1

Flußpech Resina Pini

Flußpechpflaster Emplastrum Picis irritans

Flußperill Pulvis sternutatorius

Flußpflaster Emplastrum Cantharidum perpetuum, Capsicumpflaster

—, **Fleischmanns** Emplastrum oxycroceum

Flußpillen Pilulae laxantes

Flußpulver Glacies Mariae pulvis

—, **zum Einnehmen** Pulvis temperans, Tubera Jalapae pulvis

—, **zum Räuchern** Species fumales

—, **zum Schnupfen** Pulvis sternutatorius

Flußpurgierpulver Pulvis Jalapae laxans

Flußrauch oder **-räucherung** Species fumales, Succinum raspatum

Flußsalbe Unguentum Rosmarini compositum, Unguentum nervinum viride

Flußsäure Acidum hydrofluoricum

Flußschnupftabak Pulvis sternutatorius
Flußspatsäure Acidum hydrofluoricum
Flußspiritus Spiritus Lavandulae compositus, Spiritus saponato-camphoratus, Spiritus russicus
Flußstein Calcium fluoratum
Flußtabak Pulvis sternutatorius
Flußtinktur Tinctura Aloës composita, Tinctura Lignorum, Tinctura carminativa
Flußtropfen = Flußtinktur
Flußundhautpillen Pilulae laxantes
Flußverband Ceratum Aeruginis
Flußverbandpflaster Ceratum Aeruginis
Flußverteilungstropfen = Flußtinktur
Flußwurzel Radix Pyrethri
Flutöl Oleum Rosmarini, Oleum Terebinthinae āā
Födiumsamen Semen Foenugraeci
Födum Semen Foenugraeci
Foelie Macis
Foelieboter Balsamum oder Oleum Myristicae
Fohlenfüße Folia Farfarae
Fohlenpfotsblätter Folia Farfarae
Fohrewurzel Rhizoma Filicis
Foleföt Folia Farfarae
Fölfodblätter Folia Farfarae
Folgmirnach Pulvis contra Pediculos
Folie Stannum foliatum (Stanniol)
Folie Schübel Herba Lycopodii
Folläschübel Herba Lycopodii
Follikeltee Folliculi Sennae
Fontanellerbsen Fructus Aurantii immaturi, Rhizoma Iridis, Semen Ciceris
Fontanellkugeln Rhizoma Iridis in globulis
Fontanellpflaster Ceratum Resinae Pini, Ceratum Aeruginis, Emplastrum ad Fonticulos, Emplastrum Lithargyri simplex
Fontanellsalbe Unguentum basilicum, Unguentum Cantharidum, Unguentum digestivum
Fontanellsalz Kalium causticum
Fontanellstein Argentum nitricum
Fönumgräkum Semen Foenugraeci
Fönumgräkumpflaster Emplastrum Lithargyri compositum, Emplastrum frigidum
Fönumgräkumsamen Semen Foenugraeci
Foosfett Unguentum flavum
Foslungensaft Oxymel simplex, Sirupus Liquiritiae
Foppkastanienrinde Cortex Hippocastani
Forbacher Magenkräuter Species amarae
Forellenpflaster Emplastrum Lithargyri compositum, Emplastrum saponatum
Forlanderli Lavandula spica
Forloop Spiritus dilutus

Forsprang Spiritus Vini gallici cum Sale
Försprung Spiritus dilutus, Spiritus Vini gallici cum Sale
Fortepulver Pulvis Pediculorum
Fosmannslingröl Oleum Ovorum
Foßsalv Unguentum diachylon
Fötgelwurzel Rhizoma Filicis
Fötium Asa foetida, Semen Foenugraeci
Fötusmilch Aqua Rosae benzoata
Fot = Fuß
Fotzenpomade Ceratum Cetacei rubrum
Fotzensaft Mel rosatum boraxatum
Fotzmaul Herba Scabiosae
Foulscher, Lamberter Flores Cheiranthi
Fraisen = (Krämpfe bei Tieren)
Fraisperlen Semen Paeoniae
Framantelkraut Herba Alchemillae
Frambozen = Himbeeren
Frambozenazijn, -stroop Himbeer-Essig, -Sirup
Främte Herba Absinthii
Frangenkraut Helleborus viridis
Frangentropfen Oleum Terebinthinae sulfuratum
Frangenwurzel Radix Pyrethri, Rhizoma Veratri, Radix Hellebori viridis
Frankenpulver Pulvis pro Equis

Frankenwurzel = Frangenwurzel
Frankfurtersalz Natrium bicarbonicum
Frankfurterwurzel Radix Pyrethri
Franzbranntwein Spiritus Vini gallici
Franzenöl Oleum Terebinthinae sulfuratum
Franziskanerin, Franziskerin Candelae fumales
Franziskanerrhabarber Rhizoma Rhei
Franzkraut Herba Agrimoniae
Französisch. Glogauer Unguentum Hydrargyri citrinum
— **Holzöl** Oleum Philosophorum
— **Krätzesalbe** Unguentum Hydrargyri album dilutum
— **Tee** Species laxantes St. Germain
Franzosenharz Resina Guajaci
Franzosenholz Lignum Guajaci
Franzosenkappe Aconitum Napellus
Franzosenkraut Herba Fumariae
Franzosenöl Oleum animale foetidum
Franzosenpulver Pulvis contra Insecta; fürs Vieh innerlich: Pulvis pro Equis
Franzosensalbe Unguentum Hydrargyri cinereum dilutum
Franzosenspäne Lignum Guajaci
Franzosenwurzel Radix Pyrethri

Franzweizen Semen Fagopyri
Franzwurzel Radix Pyrethri, Rhizoma Veratri
Frasentee Herba Euphrasiae
Frattmehl Lycopodium
Fräselmehl Lycopodium
Fräselpulver Pulvis Magnesiae cum Rheo
Fräseltropfen Tinctura Rhei aquosa
Frätpulver Pulvis pro Equis
Fraubartelspulver Radix Valerianae pulvis
Frauakerza Flores Verbasci
Frauenhilf Herba Alchemillae
Frauenbalsamkraut Herba Balsamitae
Frauenbißkraut Herba Alchemillae, Herba Chamaedryos
Frauenblatt Herba Balsamitae
Frauenblume Herba Anagallidis
Frauendistelsamen Semen Cardui Mariae
Frauendosten Herba Origani
Fraueneis Glacies Mariae
Frauenfenchel Fructus Foeniculi
Frauenflachs Herba Linariae
Frauenflachslöbermund Herba Linariae
Frauenglas Glacies Mariae
Frauenhaar Herba Capilli Veneris
Frauenhaarflachsöl Oleum Arachidis
Frauenhaarsaft Sirupus Aurantii Florum
Frauenisch Glacies Mariae (für Tiere), Natrium bicarbonicum (für Menschen)

Frauenkerzen Flores Verbasci
Frauenkraut Folia Melissae, Herba Linariae, Herba Achilleae moschatae
Frauenkrautmus Electuarium Sennae
Frauenkrautöl Oleum Olivarum
Frauenkrautsalbe Unguentum Linariae
Frauenkrieg Radix Ononidis
Frauenkriegwurzel Radix Ononidis
Frauenkunkel Verbascum tapsiforme
Frauenlist Herba Veronicae
Frauenmantelkraut Herba Alchemillae
Frauenmilchkraut Herba Pulmonariae
Frauenminze Herba Balsamitae
Frauennachtmantel Herba Alchemillae
Frauenpilz = Maronenröhrling: Boletus badius
Frauenrainfarn Herba Balsamitae
Frauenraute Herba Achilleae moschatae
Frauenrose Rosa canina
Frauensalbei Herba Balsamitae
Frauensaft Sirupus Aurantii Florum
Frauenschlüssel Flores Primulae
Frauenschlüsselblume Flores Primulae
Frauenschüchelkraut Herba Spartii
Frauenschuh Radix Aristolochiae

Frauenschühli Flores Primulae
Frauenstreitwurzel Radix Ononidis
Frauentränen Tubera Salep
Frauenweiß Glacies Mariae, Talcum venetum
Frauenwermut Herba Absinthii
Frauenzimmertropfen Spiritus strumalis, Tinctura Cinnamomi
Frauenzopf Herba Adianti aurei
Frauenzopfkraut Herba Capilli Veneris
Frauhaltwort Herba Aristolochiae
Fräulein, je ein Bulbus victorialis longus et rotundus
Fräulein- und Herrles-Tee Flores Lamii
Fräulesbloama Flores Rhoeados
Fräulischlößli Flores Primulae
Frauvonwürde Herba Hyperici
Fraxinellwurzel Radix Dictamni
Freisam Herba Violae tricoloris
Freisamblüten, Freisamkraut Flores Violae tricoloris
Freisamrosen Flores Paeoniae
Freisamsaft Sirupus Liquiritiae
Freisamveilchen Flores Violae tricoloris
Freiselmehl Lycopodium
Freisensaft Sirupus Papaveris
Freiswasser Aqua aromatica spirituosa

Fremdenöl Oleum viride, Oleum Hyoscyami
Frengelwurz Radix Hellebori, Rhizoma Veratri
Freschekôl Folia Trifolii fibrini
Freselmehl Lycopodium
Fresem Herba Violae tricoloris
Freßpulver Pulvis pro Equis
Freßwurzel Rhizoma Ari
Fretzpulver Alumen ustum
Fretzsalbe Unguentum acre
Freudig auf und traurig nieder Stincus marinus
Freundschaftspulver Pulvis Liquiritiae compositus
Freveltat Unguentum Hydrargyri rubrum oder album dilutum
Friars Balsam Tinctura Benzoës composita
Fricktau Drosera rotundifolia
Friderizis Tropfen Tinctura odontalgica
Friedloskraut Herba Nummulariae
Friedrichssalz Magnesium sulfuricum, Natrium sulfuricum, Sal Carolinum factitium
Frieselmehl Lycopodium
Frieselpulver Pulvis pro Infantibus
Frieseltropfen Tinctura Chinioidini
Friespulver Lycopodium
Frigidum Emplastrum frigidum
Frigsblättersalbe Unguentum frigidum, Unguentum diachylon

Frisiergummi Gummi arabicum
Fritzensalbe, rote Unguentum Hydrargyri rubrum
Fritziusbalsam Mixtura oleoso-balsamica
Froawurzkraut Herba Balsamitae
Fronleichnam Tinctura Opii crocata
Froschblätter Folia Trifolii fibrini
Froschdistelsamen Semen Cardui Mariae
Fröschelköhl Folia Trifolii fibrini
Fröschelmehl Lycopodium
Froschlacksalbe Unguentum Cerussae
Froschlaichpflaster Emplastrum Cerussae, Emplastrum Hydrargyri, Emplastrum Lithargyri compositum
Froschlaichsalbe Unguentum Cerussae
Froschlaichwasser Aqua Plumbi
Fröschlingspflaster Emplastrum Cerussae
Froschlöffel Alisma Plantago
Froschpeterlein Fructus Phellandrii
Froschpetersilie Fructus Phellandrii
Froschpolei Herba Pulegii
Froschsalbe Unguentum Zinci
Frosemtee Herba Violae tricoloris
Frostknochenöl Spiritus strumalis
Frostöl Mixtura vulneraria acida, Tinctura Benzoës composita, Tinctura Capsici, Tinctura Jodi diluta
Frostpflaster, gelbes Emplastrum Lithargyri molle, Emplastrum oxycroceum
—, rotes Emplastrum saponatum rubrum
Frostsalbe Unguentum Cerussae camphoratum, Unguentum exsiccans, Unguentum Plumbi
Frostwasser Aqua Cinnamomi cum Acido nitrico 15:1, Mixtura vulneraria acida
Frostwurz Rhizoma Ari
Frowebulig Herba Serpylli
Frostwurzel Rhizoma Ari
Fru, Fruen = Frauen
Fru Bartels Pulver Radix Valerianae pulvis
Frucht aus Indien Fructus Amomi
Fruchtbranntwein Spiritus Frumenti
Fruchtzucker Stärkezucker
Fruenholtwort Tubera Aristolochiae rotundae
Fruenmelkkraut Herba Arnicae
Frühblümchen Flores Bellidis
Frühblumen Flores Primulae
Frühgänzene Radix Gentianae
Frühjahrstee = Blutreinigungstee
Frühlingsadonis Herba Adonidis
Frühlingsaugentrost Herba Euphrasiae
Frühlingsteufelsauge Herba Adonidis
Fruschgelekpflaster Emplastrum Cerussae

Fuchsbeeren Baccae Spinae cervinae

Fuchsbeerenkraut Folia Vitis Idaei

Fuchsblumen Flores Stoechados

Fuchsfenchel Fructus Phellandrii

Fuchsin Anilinum rubrum

Fuchsköder Zibethum

Fuchskraut Herba Pulmonariae

Fuchsleber oder -lunge Folia Sennae pulvis, Sanguis Hirci pulvis, Succus Liquiritiae, Extractum Aloës. — Für Hunde: Hepar Antimonii

Fuchslungenkraut Herba Pulmonariae

Fuchslungenöl Oleum Hyperici

Fuchslungensaft Elixir e Succo Liquiritiae, Oxymel simplex. Sirupus Liquiritiae, Sirupus Papaveris

—**, roter** Sirupus Rhoeados

Fuchssalbe Unguentum Plumbi, Unguentum Rosmarini compositum

Fuchsschwanz, blauer Herba Salicariae

Fuchsschwanzwurzel Radix Lapathi acuti

Fuchsschweif Herba Equiseti

Fuchstropfen Tinctura Chinioidini

Fuchswitterung Zibethum arteficiale

Fuchswurz Tubera Aconiti

Fuchswurzkraut Herba Aconiti

Fuchtöl Oleum Chamomillae

Füerblumen Flores Rhoeados

Füerpulver Radix Arnicae pulvis

Füerwörteln Radix Arnicae

Füffingerkraut Herba Pentaphylli, Herba Anserinae

Fühlung Succus Liquiritiae crudus pulvis

Fuhrkraut Herba Nummulariae

Fuhrmannsblumen Flores Stoechados

Fuhrmannsröschen Flores Stoechados

Fuier = Feuer

Fuipepak Electuarium theriacale, Electuarium Sennae

Fulbeeri Rhamnus frangula

Fulboom Cortex Frangulae

Fulholz(rinde), Fûlholt Cortex Frangulae

Fulholzrinde Cortex Frangulae

Fülifüdesamen Semen Colchici

Fülifüß Folia Farfarae

Füllhornblumen Flores Gnaphalii

Füllkraut Folia Farfarae

Fünfaderkraut Folia Malvae, Herba Plantaginis

Fünfblatt Herba Agrimoniae, Herba Pentaphylli

Fünferlei Linimentum saponato-camphoratum, Species amarae

Fünffingerholz Lignum Sassafras

Fünffingerkraut, auch goldenes F Herba Agrimoniae, Herba Anserinae

Fünffingerkrautsalbe Unguentum Linariae
Fünffingerwurzel Rhizoma Tormentillae, Tubera Salep
Fünfmännertee Herba Agrimoniae
Fünfstern Herba Fumariae
Fünfwunderblumen Flores Primulae
Für, Füer = Feuer
Fürblümli Flores Primulae
Füröl, Füeröl Oleum Lini
Fürpulverwurzel Radix Pyrethri
Fürstenpflaster Emplastrum saponatum
Fürstenpulver Hydrargyrum oxydatum rubrum, Pulvis pro Equis ruber
Fürstensalbe Unguentum ophthalmicum compositum
Fürstlingsblüten Flores Millefolii
Fürst von Elz-Pflaster Emplastrum Picis irritans
Furzglocken Flores Malvae arboreae
Fusetholz Lignum flavum
Fuspel Herba Sideritidis
Fuspelkraut Herba Sideritidis
Fußblatt Rhizoma Polypodii
Fußblattwurzel Rhizoma Podophylli
Fußpulver Alumen pulvis, Pulvis salicylicus cum Talco
Fußsalbe Unguentum diachylon
Fußschweißwasser Liquor antihydrorrhoicus
Fußverbandpflaster Ceratum Aeruginis, Emplastrum Cerussae, Emplastrum fuscum camphoratum
Fustikholz Lignum flavum
Futingspulver Rhizoma Iridis pulvis
Fütingspulver Rhizoma Iridis pulvis
Futter, falsches Asa foetida
Futterkalk Calcium phosphoricum crudum
Futterklee Flores Trifolii albi

G

Gaathan Herba Abrotani
Gäbali Herba Lycopodii
Gabegottes Herba Chelidonii
Gabianöl Oleum Petrae nigrum
Gabüse Herba Artemisiae
Gachelkraut Herba Millefolii
Gacht Herba Millefolii
Gaddeliese Folia Taraxaci
Gadelbeeren Fructus Myrtilli
Gadelrosenkraut Herba Pulsatillae
Gädersalbe Unguentum Rosmarini compositum
Gadolinerde Yttrium oxydatum
Gafelblätterspiritus Spiritus Cochleariae
Gaffer Camphora
Gagelkraut Folia Myricae
Gagelstrauch Myrica Gale
Gageneier Flores Lamii albi
Gagolsalbe Unguentum Althaeae laurinum
Gähheil Anagallis arvensis
Gähl = Gelb
Gähl Flores Calendulae
Gähladerjahn Orleana
Gähbutterfarb Orleana

Gählendewas Emplastrum Lithargyri compositum
Gählfarw Rhizoma Curcumae pulvis
Gähgilgen Rhizoma Pseudacori
Gählgölliken Flores Calendulae
Gählgellingtee Flores Calendulae
Gählkinderpulver Pulvis Magnesiae cum Rheo
Gählmaßschwede Ceratum Resinae Pini
Gählrüwsamen Fructus Dauci
Gählsuchtpulver Rhizoma Rhei pulvis
Gählsuchtwörteln Rhizoma Curcumae
Gähltogpflaster Emplastrum Lithargyri compositum
Gähltogschwede Ceratum Resinae Pini
Gähltraktiv Ceratum Resinae Pini
Gählwasschwede Ceratum Resinae Pini
Gählwundsalv Unguentum basilicum
Gaisbart Ulmaria u. Filipendula
Gaisblatt Herba Pirolae, Herba Umbellatae
Gaisenbillele Trochisci Succi Liquiritiae
Gaisfenchel Fructus Phellandrii
Gaisfuß Aegopodium Podagraria, Herba Agrimoniae
Gaisklee Herba Galegae, Herba Cytisi
Gaisleiter Herba Ulmariae
Gaisraute Herba Galegae

Gaisrübe Tubera Cyclaminis
Gaisstrauben Lichen islandicus
Gaiswedel Herba Ulmariae
Gal = Galle
Galais Herba Genistae
Galant, Galantwurzel Radix Helenii, Rhizoma Galangae
Galappa Tubera Jalapae
Galappenwurzel Tubera Jalapae
Galaun = Alumen
Galbangummi Galbanum
Galbansaft Galbanum
Galei Herba Galegae
Galeisenkraut Herba Genistae
Galeopsiskraut Herba Galeopsidis
Galgant Rhizoma Galangae
Galgantwurzel Rhizoma Galangae
Galgenmännchen Radix Mandragorae
Galgennägel Flores Cassiae
Galgentropfen Tinctura Galangae
Galgenwurz Rhizoma Galangae
Gälhagelbeeren Fructus Berberidis
Galhageldornrinde Cortex Berberidis
Galipot Resina Pini
Galitzenstein, blauer Cuprum sulfuricum
—, weißer Zincum sulfuricum
Galitzenwurzel Radix Arnicae
Galläpfel Gallae
Galläpfelsäure Acidum gallicum
Galläpfelsalz Acidum tannicum

Gallbungelwasser Aqua aromatica
Galle Fel Tauri
Gallenröhrling Boletus felleus. Giftig!
Gallenkraut Herba Absinthii, Folia Trifolii fibrini, Herba Gratiolae
Gallenkrautwurzel Rhizoma Gratiolae
Gallenmagentropfen Elixir Aurantii compositum, Tinctura Aloës composita, Tinctura Absinthii, Tinctura amara
Gallen- und Magenpillen, bittere Pilulae laxantes
Gallenpflaster Emplastrum oxycroceum
Gallenpillen Pilulae laxantes
Gallenpulver Tubera Jalapae pulvis
Gallensaft für Erwachsene Tinctura Jalapae
— für Kinder Sirupus Rhamni catharticae
Gallenschleimpillen Pilulae laxantes
Gallenstein Tartarus albus crudus
Gallentropfen Tinctura Aloës composita, Tinctura amara
Gallenwurzel Tubera Jalapae
Gallerjahn Rhizoma Galangae
Gallerjahnwurzel Rhizoma Galangae
Gallerte Gelatina alba oder rubra
Gallhageldornrinde Cortex Berberidis
Galli Natrum causticum crudum
Gallian Rhizoma Galangae

Gallipoliöl Oleum Olivarum viridum
Gallipot Resina Pini
Gallipotöl Oleum Terebinthinae
Gallkraut Folia Trifolii fibrini, Herba Centaurii,
Gallnüsse Gallae
Galloprepulver Tubera Jalapae pulvis
Gallpulver Pulvis laxantes, Tubera Jalapae pulvis
Galltee Herba Absinthii
Galltropfen Tinctura amara
Gallundgliederpulver Magnesia usta, Tubera Jalapae pulvis
Gallundgliedersaft Tinctura Resinae Jalapae diluta, Sirupus Rhamni catharticae
Gallundmagenpulver Pulvis Jalapae compositus
Gallundmagentropfen Elixir Aurantii compositum, Tinctura Aloës composita, Tinctura amara
Gallundschleimpillen Pilulae laxantes
Gallundschleimpulver Magnesia usta, Pulvis Liquiritiae compositus
Gallundschleimsaft Tinctura Jalapae cum Sirupo Rhoeados
Gallus Gallae
Galluschel = Pfifferling: Cantharellus cibarius
Gallusgerbsäure Acidum tannicum
Galluskugeln Gallae
Galmei Lapis Calaminthae praeparatae

Galmei, grauer Tutia
Galmeipflaster Emplastrum fuscum
Galmeisalbe Unguentum exsiccans, Unguentum Zinci
Galmeistein Lapis Calaminaris
Galmeizink Lapis Calaminaris
Galmotte, Gelemotte, Golmotte = Perlpilz: Amanita rubescens
Galnoten Gallae
Galopp Tubera Jalapae pulvis
Galoppheilpflaster Emplastrum Lithargyri compositum
Galoppspiritus Liquor Ammonii caustici
Galoppwurzel Tubera Jalapae
Galpillen Pilulae laxantes
Galster Herba Genistae
Galsterkraut Herba Genistae
Gamander Herba Teucrii, Herba Chamaedryos, Herba Origani
Gamanderlein Herba Hederae
Gamber Camphora, Catechu
Gambir Catechu
Gambogia Gutti
Gamsblümli Flores Arnicae
Gamühn Flores Chamomillae
Gandelbeeren Fructus Myrtilli
Ganfer Camphora
Ganferkraut Herba Abrotani
Gängena Cortex Chinae
Ganja Herba Cannabis indicae
Gansampfer Rhizoma Bistortae
Gänschen = Grünling, Tricholoma equestre
Gänseampferwurzel Rhizoma Bistortae

Gänseblumen Flores Bellidis, Flores Chamomillae, Potentilla anserina
Gänseblumenwurzel Radix Taraxaci
Gänsedistelwurzel Radix Taraxaci
Gänsefingerkraut Herba Anserinae
Gänsefuß Herba Alchemillae, Herba Chenopodii, Herba Anserinae
Gänsegarbe Herba Anserinae
Gänsegift Folia Hyoscyami
Gänsegiseli Flores Bellidis
Gänsegißmeli Flores Bellidis
Gänsegrünkraut Herba Alchemillae, Herba Artemisiae
Gänsekraut Herba Artemisiae, Herba Anserinae, Herba Stellariae
Gänsekrautsaft Sirupus Althaeae
Gänsekresse Herba Bursae Pastoris
Gänsel = Pfifferling, Cantharellus cibarius
Gänselatschentee Folia Malvae
Gänsemalven Herba oder Flores Malvae
Gänsepappel Folia Malvae
Gänsepappelblüten Flores Malvae
Gänsepech Colophonium, Resina Pini
Gänsepfötchen Herba Anserinae
Gänsepulver Semen Foenugraeci pulvis
Gänserich Herba Anserinae, Herba Alchemillae
Gänsewaid Herba Isatis

Gänsewurzel Radix Gentianae
Gänsezungen Herba Millefolii
Gänsezungenblüten Flores Millefolii
Gantöl Oleum Serpylli
Gänzenen Radix Gentianae
Ganzert, weißer Flores Lamii
Garaffelwurzel Radix Caryophyllatae
Gärb Herba Millefolii
Garbe Fructus Carvi
Garbekraut Herba Absinthii, Herba Millefolii, Herba Borraginis
—, **rotes** Herba Centaurii
—, **weißes** Herba Millefolii
Gärbel Herba Millefolii
Garböl Oleum Carvi
Gardebenediktenkrüt Herba Cardui benedicti
Garifelwurzel Rhizoma Caryophyllatae
Garisch, schwarzer Rhizoma Imperatoriae
—, **weißer** Radix Astrantiae majoris
Gärisch Rhizoma Imperatoriae, Radix Astrantiae majoris
Garischkraut Herba Betonicae
Gärisch, weißer Radix Imperatoriae
Garnichts Alumen plumosum, Zincum oxydatum
Garnille Matricaria Chamomilla
Garnwurzel Radix Lapathi, Radix Rumicis
Garoubast, -zalf Cortex bzw. Unguentum Mezereï
Garre Achillea millefolium
Gartee Herba Millefolii

Gartenampfer Herba Acetosae
Gartenbalsam, kleiner Herba Agerati
Gartenbänedig Herba Cardui benedicti
Gartenbürstli Flores Bellidis
Garteneppichsamen Fructus Petroselini
Gartengleisse Aethusa Cynapium
Gartenhaferminz Radix Consolidae
Gartenhaferwurz Radix Consolidae
Gartenhainkraut Herba Abrotani
Gartenhau Artemisia abrotanum
Gartenheide Herba Centaurii
Gartenheil Herba Abrotani
Gartenhühnchen Herba Abrotani
Gartenispen Hyssopus officinalis
Gartenkamillen Flores Chamomillae romanae
Gartenkorallen Fructus Capsici
Gartenkörbel Herba Cerefolii
Gartenkümmel Fructus Foeniculi
Gartenlauch Bulbus Allii
Gartenmajoran Herba Majoranae
Gartenmalven Flores Malvae arboreae
Gartenmelisse Melissa officinalis
Gartenmichel Semen Nigellae
Gartenminze Folia Menthae crispae
Gartennägelein Flores Caryophylli

Gartenpappeln Flores Malvae arboreae
Gartenpoleikraut Herba Pulegii
Gartenquendel Herba Thymi
Gartenraute Herba Rutae
Gartenringeln Flores Calendulae
Gartenrispen Herba Hyssopi
Gartenritterspörli Flores Calcatrippae
Gartenrute Folia Rutae
Gartensalbei Folia Salviae
Gartensaflor Flores Carthami
Gartensafran Flores Carthami
Gartensalat Herba Lactucae
Gartensenf Semen Erucae
Gartensevi Summitates Sabinae
Gartensteinklee Herba Meliloti
Gartenstrinkler Herba Meliloti
Gartenthymian Herba Thymi
Gartenwurzel Herba Abrotani
Garthagel Herba Abrotani
Garthalm Herba Abrotani
Garthan Herba Abrotani
Gartheil Herba Abrotani
Gartringel Flores Calendulae
Garu Cortex Mezereï
Garvekraut Herba Millefolii
Gärwere Rhizoma Veratri
Gasagechnöpf Flores Violae tricoloris
Gäsekill Folia Trifolii fibrini
Gaselwörz Radix Asari
Gasolen Benzinum Petrolei
Gasolin Benzinum Petrolei
Gassensirup Sirupus Althaeae
Gassia Fructus Cassiae fistulae
Gast Herba Genistae
Gasteiner Tee Species laxantes St. Germain

Gaswasser Aqua phenolata (carbolisata)
Gatterkraut Herba Agrimoniae
Gaublumen Flores Rhoeados
Gauchampfer Herba Acetosellae
Gauchblumen Flores Cardaminis, Herba Anagallidis
Gauchbrot Herba Acetosellae, Herba Anagallidis
Gauchheil Herba Anagallidis, Herba Prunellae
Gauchklee Herba Acetosellae
Gaude Radix Rubiae tinctorum
Gaugelpulver Pulvis fumalis
Gaugersbalsam Mixtura oleoso-balsamica
Gäule, halbe Radix Lapathi acuti
Gaultheriaöl, künstl. Methylium salicylicum
Geädersalbe Unguentum Rosmarini compositum
Gebackpulver Lapis calaminaris
Gebärmuttertropfen Tinctura Cinnamomi, Tinctura Opii benzoica
Gebärmutterkümmel Semen Heraclei
Gebärmutterschmalz Adeps suillus
Gebärmutterwurzel Radix Meü, Radix Aristolochiae rotundae, Radix Levistici
Gebenedeite Distel Herba Cardui benedicti
Gebirgstee Herba Marrubii
Geblütpulver, neunundneunziger Pulvis Liquiritiae compositus

Geblütpulver, siebenundneunziger Pulvis Liquiritiae compositus
—, fürs Vieh Pulvis Equorum ruber
Geblütreinigungsgeist Spiritus Mastichis compositus, Spiritus Melissae compositus
Geblütstee Species laxantes
Geblütstropfen Tinctura Pini composita, Tinctura Cinnamomi, Tinctura Ferri pomati
Gebranntes Totenbein Conchae praeparatae
Gebrochene Maas Capita Papaveris matura concisa
Geburtsbalsam Aqua carminativa
Gebüsen Herba Artemisiae
Geckenheil Herba Anagallidis
Geckenkraut Herba Anagallidis
Gedärmfreisaft Sirupus Papaveris
Gedenkemein Herba Violae tricoloris
Geduldstropfen Spiritus Aetheris nitrosi
Geduldwurzel Radix Lapathi
Geele Bonkes Flores Genistae
Geesche Dackensalbe Unguentum Hydrargyri album dilutum
Geeskraut Herba Stellariae
Geest = Geist, Spiritus, Hefe
Geestwortel, heilige Radix Angelicae
Gefah pertja Guttaperja
Gefrörsalbe = Frostsalbe
Gegenfraß Herba Borraginis
Gegenstoß Herba Anchusae
Gegenstraß Herba Borraginis

Gehanswurzel Rhizoma Filicis
Gehirnhautpulver Pulvis Liquiritiae compositus
Gehlgurannspulver Rhizoma Galangae pulvis, Tubera Jalapae pulvis
Gehörntes Elfenbein Lignum Guajaci, Radix Dictamni
Gehöröl Oleum camphoratum cum Oleo Cajeputi
Geh weg und komm wieder Herba Veronicae, Unguentum contra Scabiem
Geierbalsam Unguentum Elemi
Geiferwurz Radix Pyrethri
Geigenharz Colophonium
Geilwurzel Radix Angelicae
Geimer, gelber Rhizoma Curcumae
—, schwarzer Semen Nigellae
—, weißer Rhizoma Zingiberis
Geisbart Flores Ulmariae
Geisbartkraut Herba Spiraeae
Geisbaumrinde Cortex Fraxini
Geisbeerblätter Herba Ligustri
Geisblatt Lonicera, Herba Pirolae
Geisblattblüten Flores Caprifolii, Flores Convallariae
Geisblümchen Flores Bellidis
Geisfenchel Fructus Phellandrii
Geisfußkraut Herba Podagrariae
Geisholzblätter Herba Ligustri
Geisklee, Herba Galegae, auch Cytisus
Geiskraut Herba Spiraeae

Geisleiterli Aspidium filix mas
Geismajoran Herba Serpylli
Geispillen Trochisci Succi Liquiritiae
Geisraute Herba Galegae
Geißengisseli Flores Bellidis
Geißstrauben Lichen islandicus
Geiswedel Herba Spiraeae
Geist, bitterer (Kneipp) Tinctura Trifolii fibrini
—, **chemischer** Spiritus coloniensis
— **der Venus** Acidum aceticum dilutum
—, **Hoffmanns** Spiritus aethereus
—, **Minderers** Liquor Ammonii acetici
—, **Rabels** Mixtura sulfurica acida
—, **Sylvis** Spiritus carminativus
Geistblumen Flores Bellidis
Geisterblumen Flores Genistae
Geisterkraut Herba Genistae
Geistersalz Ammonium carbonicum
Geistersamen Semen Psyllii
Geisterschmiere Liquor Ammonii caustici
Geistertropfen Tinctura Chinioidini
Geistlingstropfen Mixtura pyrotartarica
Geistrauben Radix Angelicae
Geistwurzel Lichen islandicus
Geitenkruid Herba Galegae
Gekocht Laxier Infusum Sennae compositum

Gelb. Apfelsalbe Unguentum flavum
— **Casseler** Plumbum oxychloratum
— **chemisch** Plumbum oxychloratum
— **chinesisch** Terra de Siena
— **Distel** Herba Galeopsidis
— **Durchwachssalbe** Unguentum flavum
— **Eichenholz** Cortex Quercus tinctoriae
— **Gothaer** Plumbum chromicum
— **Grindsalbe** Unguentum sulfuratum compositum
— **Hamburger** Plumbum chromicum
— **Hundepulver** Sulfur sublimatum
— **Ingwer** Rhizoma Curcumae
— **Käslaubkraut** Galium verum
— **Klee** Melilotus officinalis
— **Kölner** Plumbum chromicum
— **Krätzsalbe** Unguentum sulfuratum compositum
— **Leipziger** Plumbum chromicum
— **Ochsenzunge** Radix Lapathi acuti
— **Pariser** Plumbum chromicum
— **Pech** Resina Pini
— **Polei** Lycopodium
— **Pomade** Unguentum flavum
— **Pomade in Tafeln** Ceratum citrinum, Unguentum Hydrargyri citrinum
— **Puder** Lycopodium

Gelb. Sachtwurzel Rhizoma Curcumae
— **Salbe** Unguentum flavum
— **Striegauer** Terra de Siena
— **Tafelbalsam** Unguentum Hydrargyri citrinum
— **Tafelsalbe** Ceratum Resinae Pini
— **Teufelspflaster** Ceratum Resinae Pini
— **Teufelssalbe** Unguentum Hydrargyri citrinum
— **Turners** Plumbum oxychloratum
— **Universalspiritus** Mixtura oleoso-balsamica
— **Unterhaltungssalbe** Unguentum Mezereï
— **Vivat** Unguentum contra Scabiem
— **Wachspflaster** Ceratum Resinae Pini
— **Weiderich** Herba Lysimachiae
— **Wurzelsaft** Succus Dauci inspissatus
— **Zug** Ceratum Resinae Pini, Emplastrum Lythargyri compositum
— **Zwickauer** Plumbum chromicum

Gelbbeeren Fructus Berberidis
Gelberde Ochrea, Ocker
Gelbharz Resina Pini
Gelbholzrinde Cortex Frangulae
Gelbin Barium chromicum
Gelbingwer Rhizoma Curcumae
Gelbkraut Herba Chelidonii
Gelbraute Herba Rutae
Gelbrottee Herba Rutae

Gelbrübensaft Succus Dauci inspissatus
Gelbsuchtpulver Rhizoma Rhei pulvis, Rhizoma Curcumae pulvis
Gelbsuchtsalz Sal Carolinum
Gelbsuchtwurzel Bulbus Asphodeli, Radix Gentianae
Gelbveiglein Cheirantus Cheiri
Gelbwurzel Bulbus Asphodeli, Rhizoma Curcumae
—, **kanadische** Rhizoma Hydrastis
Gelbwurzelkraut Herba Chelidonii
Gelbzug Ceratum Resinae Pini, Emplastrum Lithargyri compositum
Geldbeutel Herba Bursae Pastoris
Geldmännchen Radix Mandragorae
Geldsäcklikraut Herba Bursae Pastoris
Gelenköl Oleum Hyoscyami
—, **weißes**, Linimentum ammoniatum
Gelenksalbe Unguentum Linariae, Unguentum nervinum
Gelenkschmiere Unguentum nervinum, Linimentum ammoniatum
Gelenkspiritus Spiritus russicus, Spiritus saponato-camphoratus
Gelepisblumen Flores Verbasci
Gelhagel, Gelbhagelbeeren Fructus Berberidis
Gelken Flores Calendulae
Geisterblumen Flores Genistae

Gelsterkraut Herba Genistae
—, blaues Herba Aconiti
Geltenblume Flores Cardaminis
Gember = Ingwer
Gemsblumen Flores Arnicae
Gemsenkugeln Bezoar germanicus
Gemsenpillen Bezoar germanicus
Gemsfell Unguentum Hydrargyri citrinum
Gemswurzel Radix Arnicae, Radix Doronici
Genavinawurzel Rhizoma Galangae
Gench Rhizoma Graminis
Gendelbeeren Fructus Myrtilli
Genepi Herba Achilleae moschatae
Geneber = Ingwer
Genees, geneeskrachtig = heilend, heilkräftig
Genesterkraut Herba Genistae
Geneverwurz Radix Pyrethri
Gengber Rhizoma Zingiberis
Gengeltee Herba Violae tricoloris
Gengelwurz Rhizoma Tormentillae
Genippkraut Herba Achilleae moschatae
Genistblumen Flores Spartii
Genistkraut Herba Spartii
Genovevabalsam Unguentum basilicum
Genovevasalbe Unguentum basilicum
Gensblumen Flores Arnicae
Gensel Herba Sedi
Genserblumen Flores Spartii

Genstkraut Herba Spartii
Gentar Succinum raspatum
Gentwurzkraut Herba Abrotani
Genueser Öl Oleum Olivarum
Genzeni Radix Gentianae
Georgenkraut Herba Valerianae
Georginentee Carrageen
Georgstropfen Oleum Terebinthinae sulfuratum
Geraniumöl Oleum Pelargonii odoratum
Gerbel Herba Millefolii
Gerbermyrte Myrica Gale
Gerbern Rhizoma Veratri
Gerbersalbe Unguentum Linariae
Gerbersumach Folia Sumach
Gerberwurzel Cortex Quercus
Gerbstoffsäure Acidum tannicum
Geremarinde Cortex Juremae
Gerischkraut Herba Betonicae
Gerischwurz Rhizoma Imperatoriae
Gerlachspulver Tubera Jalapae pulvis
Germäder Rhizoma Veratri
Germaintee Species laxantes St. Germain
Germaintinktur Infusum Sennae conpositum
Germaniatee Species laxantes St. Germain
Germanstee Species laxantes St. Germain
Germele Rhizoma Veratri
Germelen Radix Hellebori albi
Germerpflaster Emplastrum saponatum rubrum

Germersamen Semen Sabadillae
Germertee Species laxantes St. Germain
Germertropfen Tinctura Veratri
Germerwurz Rhizoma Veratri = Radix Hellebori albi
Germlingspulver Lapis calaminaris
Geröstetmenschenfleisch Mumia
Gerstenessig Acetum Vini
Gerstenextrakt Extractum Malti
Gerstengraupen Hordeum excorticatum
Gerstengrütze Hordeum excorticatum
Gerstenmehl Farina Hordei
Gerstensirup Sirupus Althaeae
Gerstenzucker Saccharum Malti
Gerstewurz u. Gerstwurzel Radix Imperatoriae
Gertel Herba Abrotani
Gertelkraut, Gertwurzkraut Herba Abrotani
Gertelsamen Lycopodium
Gervel Achillea millefolium
Gesangbuchkräuter Species Hierae picrae, Species ad longam vitam
Gesälz Electuarium Sennae
Geschlachter = Steinpilz
Geschmackblätter Folia Salviae
Geschmackblümel Herba Centaurii
Geschmecket Folia Salviae
Geschwefelt Laugensalz Kalium sulfuratum
Geschwindmachfixundfertig Tinctura Arnicae, Liquor Ammonii caustici
Geschwulstglöckel Herba Ononidis
Geschwulstkraut Stipites Dulcamarae
Geschwulstsalbe Unguentum Linariae
Geschwulsttee Stipites Dulcamarae
— **zum Räuchern** Species ad suffiendum
Gesichter Viola tricolor
Gesichtssalbe Unguentum leniens
Gesselblätter Herba Ficariae
Gest Flores Genistae
Gestütspulver Pulvis pro Equis
Gesundheitsbalsam Mixtura oleoso-balsamica, Tinctura Benzoës composita
Gesundheitselixier Tinctura Aloës composita
Gesundheitskaffee Glandes Quercus tostae
Gesundheitskräuter Herba Galeopsidis
Gesundheitsmehl Magnesium carbonicum
Gesundheitspillen Pilulae laxantes
Gesundheitspulver Pulvis Liquiritiae compositus, Natrium bicarbonicum
Gesundheitstee Species laxantes
Gesundheitstropfen Mixtura oleoso-balsamica, Tinctura Benzoës composita

Getötet Quecksilber Unguentum Hydrargyri cinereum
Gewächsalkali Kalium carbonicum
Gewandlausschmiere Unguentum Hydrargyri cinereum dilutum
Gewehröl Paraffinum subliquidum
Geweihtkraut Herba Verbenae
Gewett = Quitte
Gewitterkörner Semen Cydoniae
Gewürz, engl. Fructus Amomi
—, **allerlei** Fructus Amomi
—, **neunerlei** Pulvis aromaticus
Gewürzbalsam Mixtura oleoso-balsamica
Gewürzessig Acetum aromaticum
Gewürzgeist Spiritus Melissae compositus
Gewürzkörner Fructus Amomi
Gewürzkräuter Species aromaticae
Gewürzlatwerge Electuarium aromaticum
Gewürznäglein Flores Caryophylli
Gewürzöl, englisches Oleum Pimenti
Gewürzpfeffer Fructus Amomi
Gewürzpulver Pulvis aromaticus
Gewürzsafran Crocus
Gewürzsamen Fructus Amomi

Gewürztinktur Tinctura aromatica
Gewürztropfen Tinctura aromatica
Geyersalbe Unguentum Zinci et Unguentum Terebinthinae $\overline{aa}$
Gfraispulver Pulvis epilepticus
Gibiniee Herba Euphrasiae
Gibsgabs, Gibsjakob, Gibziak Unguentum Aeruginis, Mel rosatum boraxatum, Oxymel simplex
Gichtbalsam Linimentum saponato-camphoratum
Gichtbeeren Fructus Ribis nigri
Gichtbeinchen Vaccinum Vitis Idaea
Gichtblätter Herba Ranunculi
Gichtblumen Flores Primulae, Flores Paeoniae
Gichtern = Krämpfe
Gichternpulver Elaeosaccharum Anisi cum Magnesio carbonico $\overline{aa}$, Pulvis antacidus, Pulvis Magnesiae cum Rheo
Gichtfluid Spiritus russicus
Gichtflußtropfen Tinctura Pini composita, Tinctura Resinae Guajaci
Gichtgammander Herba Chamaepityos
Gichtholt Cortex Frangulae
Gichtholz Lignum Guajaci
Gichtichrölli Semen Paeoniae
Gichtkörner Semen Cardui Mariae, Semen Paeoniae
Gichtkrallen Semen Paeoniae

Gichtkraut Herba Chenopodii, Herba Geranii, Herba Gratiolae, Herba Bellidis
Gichtöl Oleum Chloroformii, Oleum Philosophorum
Gichtpaterlein Semen Paeoniae
Gichtperlen Semen Paeoniae
Gichtpflaster, Helgoländer Emplastrum fuscum, Emplastrum oxycroceum, Emplastrum antarthriticum Helgolandicum
Gichtpillen Pilulae laxantes
Gichtpilz Fungus Sambuci
Gichträucherpulver Pulvis fumalis
Gichtrosen Flores Paeoniae
Gichtrosenkörner Semen Paeoniae
Gichtrosensaft Sirupus Rhoeados
Gichtrübe Radix Bryoniae
Gichtsaft Sirupus Rhoeados, Sirupus Rhamni cartharticae
Gichtsalbe Unguentum Rosmarini compositum, Unguentum nervinum
Gichtsamen Semen Paeoniae
Gichtsamenkraut Herba Ledi
Gichtspäne Lignum Guajaci raspatum
Gichtspiritus Spiritus saponato-camphoratus, Spiritus Angelicae compositus, Spiritus russicus
Gicht-Stich- und Fahnenöl Oleum Terebinthinae, Oleum Spicae, Oleum Olivarum $\overline{aa}$
Gichttannenkraut Herba Ledi

Gichttee Herba Chenopodii, Species laxantes
Gichttropfen Mixtura oleosobalsamica, Tinctura Guajaci ammoniata, Tinctura Colchici
—, Hoffmanns Elixir Aurantii compositum
Gichtundgrimmsaft Sirupus Papaveris
Gichtundmagentropfen Elixir Aurantii compositum, Tinctura Chinae composita
Gichtwasser Aqua aromatica spirituosa, Spiritus saponato-camphoratus
Gichtwurz, Gichtwurzel Radix Bryoniae
Gickelundgockel Unguentum flavum
Gideonkraut Herba Droserae (Herba Rorellae)
Giebholz Rhamnus Frangula
Gienst Flores Genistae
Gieschklee Herba Eupatoriae
Giftbaumblätter Folia Rhois toxicodendri
Giftblume Colchicum autumnale
Giftblumensamen Semen Colchici
Giftbohnen Semen Jequirity
Giftchriesi Folia Belladonnae
Giftchruet Aconitum napellus
Giftkriesi Folia Belladonnae
Gifteichenblätter Folia Rhois toxicodendri
Giftheil Rhizoma Zedoariae
Giftkorn Secale cornutum
Giftlattich Herba Lactucae virosae

Giftmehl Acidum arsenicosum
Giftmetall Arsenium
Giftpetersilienkraut Herba Conii
Giftpulver Acidum arsenicosum
Giftrebenblätter Folia Rhois toxicodendri
Giftrosen Flores Paeoniae
Giftsalat Herba Lactucae
Giftstroh Lolium temulentum
Giftsumach Folia Rhois toxicodendri
Giftwasser Acidum sulfuricum dilutum
Giftwendel Radix Vincetoxici
Giftwicke Coronilla varia
Giftwürze Radix Angelicae
Giftwurzel Tubera Aconiti, Radix Vincetoxici, Rhizoma Bistortae
Giftwüterich Cicuta virosa
Gigeliwurz Radix Valerianae
Gilbe Herba Genistae tinctoriae
Gilben = Lilien
Gilbholzrinde Cortex Frangulae
Gilbkraut Herba Chelidonii
Gilbwurzel Rhizoma Curcumae
Gildenroman Electuarium theriacale
Giftwurz Radix Althaeae
Gilgen Flores Lilii albi, Flores Calendulae
Gilgenbutterblumen Flores Calendulae
Gilgenöl Oleum Olivarum album
Gilgenwurzel Rhizoma Curcumae
Gilkenblumen Flores Calendulae
Gillblumen Flores Anthemidis
Gillwurzel Radix Hellebori, Rhizoma Veratri
Gillwurzimber Rhizoma Curcumae
Giesepeper Fructus Capsici
Gimlan Herba Thymi
Gimorwurzel Radix Althaeae
Gimpelbeerblätter Herba Ligustri
Gin Spiritus Vini gallici
Ginfer Rhizoma Zingiberis
Ginferwurzel Rhizoma Zingiberis
Ginster Herba Genistae, Viscum album
Ginsterblüten Flores Genistae
Ginsterholz Viscum album
Ginsterwasser Aqua strumalis
Ginstkraut Herba Meliloti, Herba Genistae
Gipsjakob Aqua vulneraria spirituosa, Unguentum Aeruginis
Gipskrautwurzel Radix Saponariae albae
Gipswurzel Radix Saponariae albae
Giraffelwurz Rhizoma Caryophyllatae
Giraumontsamen Semen Cucurbitae
Giroffeln Flores Caryophylli
Gispel Herba Hyssopi
Glaaröl Benzinum
Glander Fructus Coriandri
Glanse Herba Genistae

Glanz oder Glanzkorn Semen Canariense
Glänzerli Herba Anserinae
Glanzgrassamen Semen Canariense
Glanzöl zum Plätten Gemisch aus Tragacantha pulvis 5,0 Talcum pulvis 50,0 Borax pulvis 100,0, Spiritus 200,0 Aqua destillata fervida
Glanzpetersilie Herba Aethusae
Glanzpulver Gummi arabicum, Tragacantha pulvis, Borax pulvis
Glanzruß Fuligo splendens
Glanzseife Paraffinum durum
Glanzwurzel Rhizoma Galangae
Glapp Tubera Jalapae
Glappwurzel Tubera Jalapae
Glarböckleinkraut Herba Violae tricoloris
Glasaschenwurzel Rhizoma Filicis
Glasermagnesia Manganum peroxydatum
Glasertropfen Tinctura Chinioidini
Glasgalle Fel Vitri
Glashenne Fel Vitri
Glasierpulver Talcum pulvis
Glaskalk Fel Vitri
Glaskitt Liquor Natrii silicici
Glaskopf, roter Lapis Haematitis
Glaskraut Herba Parietariae, Herba Equiseti
Glasmacherseife Manganum peroxydatum
Glasöl Acidum sulfuricum crudum

Glaspech Resina Pini, Colophonium
Glaspulver Stibium sulfuratum nigrum
Glassalbe Unguentum cereum
Glassalz, -schaum, -schlacke Fel Vitri
Glasseife Manganum peroxydatum
Glasspath Calcium fluoratum (Flußspath)
Glaswasser Liquor Natrii silicici
Glasweide Folia Ligustri
Glatschen Flores Rhoeados
Glattbruch Herba Herniariae
Glattbruchkraut Herba Herniariae
Glätte Lithargyrum
Glättepflaster Emplastrum Lithargyri
Glättsalbe Unguentum Glycerini
Glattwerk Electuarium Sennae
Glattwürger Electuarium Sennae
Glatzenblumen Flores Rhoeados
Glaubersalz Natrium sulfuricum
Glawittenstein Zincum sulfuricum
—, blauer Cuprum sulfuricum
Gleisse Aethusa Cynapium
Gleißwurz Radix Meü
Glenderpflaster Emplastrum fuscum
Gletschergebüse Herba Artemisiae
Gliedegenge Herba Asperulae

Gliederbalsam Spiritus saponato-camphoratus, Mixtura oleoso-balsamica
Gliederbalsamtropfen Spiritus Angelicae compositus
Gliederessenz Liquor Ammonii acetici, Tinctura antispasmodica
Gliederfett Oleum camphoratum, Oleum Olivarum, Unguentum nervinum
Gliedergeist Spiritus Angelicae compositus, Spiritus Melissae compositus, Spiritus russicus
Gliedergrindsalbe, weiße Unguentum Hydrargyri album dilutum
Gliederkräuter Species aromaticae
Gliederkraut Herba Asperulae
Gliederlenge Herba Scabiosae
Gliederöl Linimentum ammoniatum, Oleum Chamomillae infusum, Oleum Terebinthinae, Oleum Hyoscyami, Oleum viride
Gliederpulver Tubera Jalapae pulvis
Gliederecköl Oleum Hyoscyami
Gliederreißendes Pulver Pulvis Liquiritiae compositus
Gliedersalbe Unguentum nervinum, Unguentum Populi, Unguentum Rosmarini compositum
Gliederspiritus Spiritus saponato-camphoratus, Liquor Ammonii caustici, Spiritus Angelicae compositus, Spiritus russicus, Spiritus coeruleus
Gliedersplitteröl Oleum viride, Oleum Hyoscyami
Gliederstenglich Herba Asperulae
Gliedertropfen Liquor Ammonii acetici, Tinctura antispasmodica
Gliedewel Linimentum ammoniatum
Gliedkraut Herba Sideritidis
Gliedöl Linimentum ammoniatum, Oleum Chamomillae infusum, Oleum Terebinthinae, Oleum Hyoscyami, Oleum viride
Gliedschwammpflaster Ceratum Aeruginis, Charta antirheumatica
Gliedwundkraut Herba Sideritidis
Gliedwurzel Rhizoma Polygonati
Gliedzunge Herba Asperulae
Glijpoeder Talcum pulvis
Glimmergeist Spiritus Formicarum
Glimmerspäne Glacies Mariae
Glimmerspiritus Spiritus Formicarum
Glinserin Glycerinum
Glitschen Flores Rhoeados
Glitscheröl Glycerinum
Glitschpulver Talcum pulvis
Glitzenstein Zincum sulfuricum
—, blauer Cuprum sulfuricum
Glöckelstropfen Tinctura Chinioidini
Glocke, Glockeblum Digitalis purpurea

Glockenblumen Flores Cyani, Flores Aquilegiae
Glockenkling Unguentum contra Pediculos
Glockenöl Oleum Hyperici
Glockenpappeln Flores Malvae arboreae
Glockenpfeffer Fructus Capsici
Glockenrosen Flores Malvae arboreae
Glockenrosenkraut Herba Pulsatillae
Glockenschmalz Ceratum Cetacei rubrum, Oleum Amygdalarum, Unguentum flavum
Glockenschmiere Oleum Sesami
Glockentee Flores Malvae vulgaris
Glockentropfen Tinctura Chinioidini
Glockenwasser Aqua Plumbi
Glockenwurzel Radix Helenii
Glöckelstropfen Tinctura Chinioidini
Glöckleinblüten Flores Campanulae
Glöckleöl Oleum Hyperici
Glockrosen Flores Malvae arboreae
Glogauer, französischer Unguentum Hydrargyri citrinum
Glogga (bloama) Flores Aquilegiae
Glore Terebinthina, Unguentum flavum cum Oleo Lauri
Gloriawasser Aqua Plumbi Goulardi
Glösen Herba Genistae
Glotzerblumen Flores Violae tricoloris
Glucke, krause Sparassis crispa (racemosa)
Glückenwurzel Radix Angelicae
Glücksensamen Semen Cucurbitae
Glückshand Rhizoma Filicis
Glücksmännchen Radix Mandragorae
Glückswurzel Bulbus victoralis longus
Glugge Tubera (Fructus) Colchici
Glühwachs Cera nigra
Glümeke Herba Beccabungae
Glunecke Herba Beccabungae
Glunscher Saccharum Malti
Glure Herba Galeopsidis
Glütenwurzel Radix Angelicae
Glyzerinwaschwasser Glycerinum cum Aqua Rosae $\overline{aa}$
Gnadenkraut Herba Gratiolae
Gnatzsalbe Unguentum contra Scabiem
Gnitzschenstein Zincum sulfuricum
Gnurröl Oleum Hyoscyami 1,0, Oleum Pini 2,0
Goapulver Chrysarobinum
Goastrauben Lichen islandicus
Gochheil Herba Anagallidis, Herba Prunellae
Gockerlestee Flores Rhoeados
Gockelfang, -kerne, -mehl, -pulver Pulvis contra Pediculos, Semen Cocculi
Gode Herba Luteolae
Godensteen Cuprum aluminatum

Gogenum Pulvis contra Pediculos
Göhl-Wundsalbe Unguentum cereum
Goiferwurz Radix Pyrethri
Goijaun Alumen
Göckerleskraut Herba Saturejae
Gold, arabisches Aurum foliatum
Goldadersalbe Unguentum flavum, Unguentum Linariae, Unguentum Hamamelidis
Goldadertee Species laxantes
Goldadertinktur Tinctura Aloës composita
Goldaderwurzel Rhizoma Zedoariae
Goldäpfel Fructus Lycopersici, auch die Zwiebeln von Lilium Martagon
Goldauderkraut Herba Herniariae
Goldaurum Herba Adianti aurei
Goldbalsam Spiritus Lavandulae compositus
Goldblumen Flores Calendulae, Flores Stoechados, Herba Ficariae, Herba Taraxaci
Goldblumenessig Acetum aromaticum
Goldcreme Unguentum leniens
Golden. Adersalbe Unguentum flavum, Unguentum Hamamelidis
— **Widerton** Herba Adianti
— **Wildniskraut** Herba Ivae moschatae
Göldeke Flores Calendulae

Goldengänserich Herba Alchemillae
Goldengünsel Herba Ajugae
Goldenwundkraut Herba Virgaureae
Goldenrautenkraut Herba Virgaureae
Goldereblüten Flores Lilii
Golderlingsschaalen Pericarpium Aurantii
Goldessig Acetum aromaticum
Goldfingerkraut Potentilla aurea
Goldfünffingerkraut Herba Agrimonii
Goldfußwasser Tinctura antihysterica
Goldgelb Arsenium citrinum nativum
Goldgilgen Bulbus Asphodeli
Goldglätte Lithargyrum
Goldglätteessig Liquor Plumbi subacetici
Goldglätteöl Liquor Plumbi subacetici
Goldglättepflaster Emplastrum Lithargyri simplex
Goldglättesalbe Unguentum diachylon
Goldgummibandpflaster Emplastrum Lithargyri compositum
Goldhaar Herba Adianti aurei
Goldhonig Mel depuratum
Goldhühnerdarmkraut Herba Anagallidis
Goldikraut Herba Matricariae
Goldklee Herba Hepaticae
Goldknöpflein Flores Verbasci
Goldkraut Herba Senecionis, Herba Calendulae

Goldkraut, kleines Herba Nummulariae
Goldkrautsaft Sirupus Chamomillae
Goldkrautsalbe Unguentum Linariae
Goldlack Herba Cheiri
Goldleberkraut Herba Hepaticae
Goldleim Borax
Goldlevkojen Flores Cheiri
Goldmelisse Herba Melissae
Goldmilz Herba Chrysosplenii
Goldmyrrhe Myrrha
Goldmyrrhentropfen Tinctura Myrrhae
Goldnesselblüten Flores Lamii
Goldpflaster Emplastrum fuscum
Goldpulver Pulvis epilepticus cum Auro foliato, Pulvis Magnesiae cum Rheo, Rhizoma Rhei pulvis
Goldpurpur, Cassiusscher Aurostannum praecipitatum
Goldraute Herba Virgaureae (Herba Solidaginis)
Goldregen Cytisus laburnum
Goldrinde Cortex Frangulae
Goldröhrling Boletus elegans
Goldrosen Flores Calendulae
Goldrosensalbe Unguentum flavum
Goldrute Herba Vigaureae (Herba Solidaginis)
Goldsaftkraut Herba Chelidonii
Goldsalz Auro-natrium chloratum, Aurum chloratum, Ammonium chloratum ferratum
—, **Figuiers** Auro-natrium chloratum

Goldsalz, Fordos Auro-natrium chloratum thiosulfuricum
—, **Gélés** Auro-natrium thiosulfuricum
Goldsalz, Gozzis Auro-natrium chloratum
Goldschaum Aurum foliatum
Goldscheidewasser Acidum nitricum 1 + Acidum hydrochloricum 3
Goldschlägerhäutchen Emplastrum animale
Goldschwefel Stibium sulfuratum aurantiacum
Goldspießglanzschwefel Stibium sulfuratum aurantiacum
Goldspitzenblüten Flores Verbasci
Goldstengeltee Herba Virgaureae
Goldsternblumenkraut Herba Ficariae, Herba Chelidonii, auch Galega
Goldstockblüten Flores Cheiri
Goldtinktur oder **-Tropfen** Essentia dulcis, Tinctura amara, Tinctura aromatica, Tinctura Coralliorum, Tinctura Ferri chlorati aetherea
— **Lamottes** Tinctura Ferri chlorati aetherea
Goldweidenrinde Cortex Salicis
Goldwiderton Herba Adianti aurei
Goldwurzkraut Herba Chelidonii
Goldwurzel Bulbus Asphodeli, Bulbus victorialis rotundus, Rhizoma Curcumae, Rhizoma Tormentillae,

Goldwurzel

auch die Zwiebeln von Lilium Martagon
—, **kanadische** Rhizoma Hydrastis
Goldwurzelpflaster Emplastrum oxycroceum
— **in Stangen** Emplastrum oxycroceum
Goldwurzelsalbe Unguentum flavum
Goldzwiebel Bulbus Asphodeli
Gölk(wurzel) Radix Angelicae
Gollaun Alumen pulvis
Gollenkraut Herba Millefolii
Gölliken Flores Verbasci
Göllingtee Flores Calendulae
Gom = Gummi
Gomfer Camphora
Gommartharz Gummi kikekunemalo
Gomme d'alsace Dextrinum
Gommeline Dextrinum
Gopperkraut Herba Fumariae
Gor Herba Millefolii
Gordhahn Herba Abrotani
Gorgenwurz Rhizoma Curcumae
Gorgone Rhizoma Curcumae pulvis
Gorgonenwurzel Rhizoma Galangae, Rhizoma Curcumae
Gorieerke Glechoma hederacea
Gorkraut Herba Millefolii
Görlitzer Galoppheilpflaster Emplastrum Lithargyri compositum
Goronitzel Zincum sulfuricum
Görspflaster Emplastrum definitivum rubrum
Gosfett Adeps suillus
Gospflaster Emplastrum saponatum

Götterstein Cuprum aluminatum
Gottesandachtpulver Pulvis pro Equis viridis
Gottesbart Sempervivum tectorum
Gottesgabe Herba Chelidonii
Gottesgerichtsbohnen Fabae Calabar
Gottesgnadenkraut Herba Galeopsidis, Herba Gratiolae, Herba Centaurei
Gottesgnadenpflaster Emplastrum Meliloti
Gotteshand Herba Millefolii, Herba Serpylli
Gotteshandpflaster Emplastrum fuscum
Gottesheil Herba Prunellae
Gotteshilfe Herba Gratiolae, Herba Marrubii
Gotteskundenpflaster Emplastrum Meliloti
Gottesmuttertee Herba Marrubii
Gottheil Herba Abrotani
Göttlich Balsam Mixtura oleoso-balsamica, Tinctura Benzoës composita
— **Pflaster** Emplastrum fuscum camphoratum
— **Stein** Cuprum aluminatum
Gottvergeß, schwarzer Herba Ballotae
—, **weißer** Herba Marrubii
Gottvergessentee Herba Veronicae, Radix Succisae, Herba Marrubii, Folia Trifolii fibrini
Gottvergeßwurzel Radix Succisae
Gottvergißmeinnichtöl Oleum Hyoscyami

Goud = Gold
Goulards Salbe Unguentum Plumbi
— **Wasser** Aqua Plumbi Goulardi
Grabkraut, Grabekraut Herba Absinthii
Grach = grau
Grafenpulver Pulvis Magnesiae cum Rheo
Gräflingsfett Adeps suillus
Gräkumsamen Semen Foenugraeci
Gramen Rhizoma Graminis
Gramille Flores Chamomillae
Gramkraut Herba Lycopodii
Grammü Rhizoma Graminis
Grampelbeere Vaccinum Vitis Idaei
Gramwurz Rhizoma Graminis
Grän Meerrettig
Granadill Semen Tiglii
Granatäpfelleder Cortex Granati
Granatäpfelschalen Cortex Granati
Granatblumen Flores Granati
Granaten Fructus Granati
Granatensaft Sirupus Rhoeados
Granatenzucker Saccharum album
Granatillkörner Grana Tiglii
Granatin Mannitum
Granatrinde Cortex Granati
Granatstein Fel Vitri
Granawettholz Lignum Juniperi
Grandelbeerblätter Folia Vitis Idaeae
Grandenbeerblätter Folia Vitis Idaeae

Gränesalbe Unguentum contra Pediculos
Granetbaumrinde Cortex Granati
Granille Matricaria chamomilla
Granium Herba Geranii
Grankenblätter Herba Vitis Idaeae
Grantenblätter Herba Vitis Idaeae, Folia Uvae Ursi
Gränze Herba Ledi
Granzenblätter Herba Ledi
Graphit Plumbago
Grapp Radix Rubiae tinctorum
Gras, türkisches Rhizoma Graminis
Grasbielkraut Folia Fragariae
Grasblumen Flores Graminis, Flores Tunicae
Graschelkraut Herba Chelidonii
Graseschwappe = Maronenröhrling, Boletus badius
Grasfresser Herba Pedicularis, Semen Melampyri
Grasgilgen Herba Nummulariae
Grasnäglein Flores Tunicae
Grasnelken Herba Oreoselini
Grasöl Oleum viride, Oleum Hyoscyami
Grassamen Semen Foenugraeci
Grasspiritus Spiritus Angelicae compositus, Spiritus Melissae compositus
Grasstaub Lycopodium
Graswasser Aqua destillata
— **für Hunde** Aqua Sambuci cum Tartaro stibiato

Graswurzel Rhizoma Graminis
—, **rote** Rhizoma Caricis
Graswürze Rhizoma Graminis
Grätenstein Cetaceum
Gratzbeerwurzel Radix Ononidis
Grau. Aschmannsalbe Unguentum Zinci cum Balsamo peruviano 10:1
— **Bollmannspulver** Pulvis antiepilepticus niger
— **Butter** Unguentum contra Pediculos
— **Driakel** Electuarium theriacale
— **Dunst** Tutia praeparata
— **Eber** Unguentum sulfuratum compositum
— **Kapuzinersalbe** Unguentum Hydrargyri cinereum
— **Kondukteurpulver** Pulvis pro Equis
— **Krätzsalbe** Unguentum sulfuratum compositum
— **Magnet** Ferrum pulvis
— **Nervensalbe** Unguentum Rosmarini compositum
— **Ohrensalbe** Emplastrum Lithargyri compositum
— **Pflaster** Emplastrum Hydrargyri
— **Pomade** Unguentum Hydrargyri cinereum dilutum
— **Puder** Pulvis contra Pediculos
— **Pulver** Pulvis Jalapae laxans, Pulvis strumalis
— **Roßsalbe** Unguentum sulfuratum compositum
— **Salbe** Unguentum Hydrargyri cinereum dilutum
— **Sand** Pulvis contra Pediculos
— **Schwefel** Sulfur griseum
— **Sudensalbe** Unguentum sulfuratum compositum
— **Thimotheus** Stibium sulfuratum nigrum
— **Titius** Tutia praeparata
— **Vivat** Unguentum Hydrargyri cinereum dilutum
Graubeerblätter Herba Vitis Idaeae
Gräuberichkraut Herba Tanaceti
Graubraunsteinerz Manganum peroxydatum
Graubolsmannspulver Pulvis antiepilepticus niger
Graugalmei Lapis Calaminaris
Grausenblumen Flores Genistae
Grauspießglanz(erz) Stibium sulfuratum nigrum
Grauwasserpulver Pulvis laxans
Grauweide Herba Genistae
Gravenhorstsalz Natrium sulfuricum
Greanderkraut Herba Ballotae
Greibschkraut Herba Equiseti
Greisbart Muscus arboreus
Greiserbeeren Fructus Myrtilli
Greiskraut Herba Senecionis
Gren Radix Armoraciae
Grenader Herba Ballotae
Grenadiertropfen Tinctura Chinae composita, Tinctura Chinioidini
Grenetillsamen Semen Tiglii

Grenetine Gelatina alba
Grenetten Fructus Rhamni catharticae
Grenselkraut Herba Anserinae
Grensing Herba Millefolii, Herba Anserinae
Gretchen im Busch Herba Nigellae
Grete, feine Semen Foenugraeci
Greundreusensalv Unguentum laurinum
Greunkinderpulver Pulvis Liquiritiae compositus
Griakelbeere Fructus Juniperi
Gricium Semen Foenugraeci
Grickensamen Semen Fagopyri
Griech. Heusamen Semen Foenugraeci
— **Leberkraut** Herba Agrimoniae, Herba Hepaticae
— **Nüsse** Amygdalae
— **Pech** Asphaltum, Colophonium
— **Tee** Folia Salviae
Griekensame Semen Foenugraeci
Griemer, gelber Rhizoma Curcumae
Grienöl Oleum viride, Oleum Hyoscyami
Griesasche Kalium carbonicum
Griesatenpulver Pulvis pro Equis
Griesbart Lichen Pulmonariae
Griesche Herba Genistae
Griesgrau Unguentum Tutiae
Griesholz Lignum nephriticum
Grieskraut Herba Anserinae
Griespulver Pulvis carminativus
Griesraute Herba Galegae
Griesstein Lapis ischiaticus
Grieswurzel Radix Pareirae
Griffelbeeren Fructus Myrtilli
Grillenkraut Herba Millefolii
Grimandl Teucrium Chamaedris
Grimmagblumen Flores Rhoeados
Grimmelpulver Pulvis Magnesiae cum Rheo
Grimmertsches Pflaster Emplastrum fuscum
Grimmgritt Semen Foenugraeci pulvis
Grimmöl Oleum Olivarum, Oleum Chamomillae infusum
Grimmpulver Pulvis Magnesiae cum Rheo, Pulvis carminativus
Grimmschenblumen Flores Genistae
Grimmwasser Aqua carminativa
Grimsche Herba Genistae
Grind = Krätze
Grindbaumrinde Cortex Frangulae
Grindelwaldpflaster Emplastrum Matris
Grindelwaldsalbe Unguentum Elemi
Grindheil Herba Veronicae
Grindholz Cortex Frangulae
Grindkraut Herba Fumariae, Herba Scabiosae, Herba Senecionis
Grindmagenblumen Flores Rhoeados

Grindpulver Rhizoma Veratri pulvis
Grindrinde Cortex Frangulae
Grindsalbe Unguentum Zinci, Unguentum Hydrargyri album dilutum, Unguentum contra Scabiem, Unguentum contra Pediculos
Grindwurzel Radix Bardanae, Radix Helenii, Radix Pyrethri, Rhizoma Imperatoriae
Grindwurzkraut Herba Senecionis
Grinitschblumen Flores Genistae
Grinschenblumen Flores Genistae
Grinsing Herba Millefolii
Grippli Folia Vitis Idaeae
Grischelblumen Flores Genistae
Grischeltee Herba Bursae Pastoris
Griseum Herba Fumariae
Groburach Radix Gentianae albae = Laserpitium latifolium, nicht Gentiana!
Groetmoeders Mütz Aconitum Napellus
Grogruersalbe Unguentum Hydrargyri oxydati rubrum
Gröllöl Oleum Chamomillae
Gromenkriet Unguentum sulfuratum
Gronawett Fructus oder Lignum Juniperi
Gronawettlatwerge Succus Juniperi
Grön = grün
Grönflanellenpflaster Ceratum Aeruginis

Grönflötverdentpflaster Ceratum Aeruginis
Grönfontanellenpflaster Ceratum Aeruginis
Grönsalv Unguentum Populi, Unguentum nervinum
Gröscheltee Herba Bursae Pastoris
Großbathengel Herba Primulae, Herba Veronicae
Groß. Andorn Herba Stachydis
— **Dorant** Herba Antyrrhini
— **gelbes Münzkraut** Herba Nummulariae
Heinrich Radix Helenii
— **Kaulpappelblüten** Flores Malvae
Großluzian Herba Arnicae
Großmutters Mütz Aconitum Napellus
Großnelken Antophylli
Großneßle Herba Urticae
Grottenpulver Radix Helenii pulvis
Gruattum Avena excorticata
Grubenflechte Lichen Pulmonariae
Gruchheil Herba Anagallidis
Grülingskraut Herba Genistae
Grün. Abzug Unguentum Populi
—, **amerikanisches** Cinnabaris viridis
— **Apostelöl** Oxymel simplex
— **Balsamtee** Folia Menthae crispae
— **Butter** Unguentum Majoranae, Unguentum nervinum, Unguentum Populi
—, **Casseler** Viride Schweinfurtense (Schweinfurter Grün)

Grün. dreimal Unguentum Populi, Unguentum nervinum
—, **englisches** Schweinfurter Grün
—, **Flanellpflaster** Ceratum Aeruginis
— **Flöthverdentpflaster** Ceratum Aeruginis
— **Flußverbandpflaster** Ceratum Aeruginis
— **Grenadiertropfen** Tinctura Chinioidini
—, **Guignets** Chromum hydroxydatum
—, **Hegewald** Pulvis sternutatorius viridis
—, **kirchberger** Schweinfurter Grün
—, **Leipziger** Schweinfurter Grün
— **Mulljenpflaster** Ceratum viride
— **Muttersalbe** Unguentum nervinum, Unguentum Populi
— **Nervensalbe** Unguentum nervinum
—, **neuwieder** Schweinfurter Grün
— **Öl** Oleum Aeruginis, Oleum Chamomillae, Oleum Hyoscyami, Oleum viride
— **Pappelsalbe** Unguentum Populi
—, **Pariser** Schweinfurter Grün
— **Pflaster** Emplastrum Meliloti
—, **Rinmanns** Cinnabaris viridis
— **Salbe** Unguentum Populi, Unguentum nervinum

Grün, Scheelsches Cuprum arsenicosum
— **Schutzpflaster** Emplastrum Meliloti
Grün, schwedisches Cuprum arsenisocum
—, **Schweinfurter** Cuprum aceticum arsenicosum, Schweinfurter Grün
—, **Schweizer** Schweinfurter Grün
— **Sehnenöl** Oleum Hyoscyami, Oleum viride
— **Seife** Sapo kalinus
— **Senf** Semen Sinapis
— **Siegelwachs** Ceratum Aeruginis
— **Umschlagkräuter** Species emollientes
— **Unterhaltungssalbe** Unguentum Cantharidum
— **Verteilungssalbe** Unguentum flavum cum Oleo Lauri
— **Vitriol** Ferrum sulfuricum
— **Wachs** Ceratum Aeruginis
— **Walnußschalen** Cortex Juglandis Fructus
—, **Weise** Pulvis pro Vaccis
—, **Wiener** Schweinfurter Grün
—, **Würzburger** Schweinfurter Grün
Grünbeeren Fructus Rhamni catharticae
Grünling Tricholoma equestre
Grundbirnen Kartoffeln
Gründelwaldsalbe Unguentum resinosum
Grundheil Herba Hederae, Herba Millefolii, Herba Oreoselini, Herba Veronicae

Grundholz Cortex Frangulae
Grundiersalz Natrium stannicum
Grundpflaster Emplastrum fuscum
Grundrabkraut Herba Hederae terrestris
Grundrebe Herba Hederae terrestris
Grundrebli Herba Hederae terrestris
Grundsalbe, gelbe Unguentum sulfuratum
Grundtee Herba Veronicae; Herba Hederae
Grundwurzel Radix Lapathi
Grüneisen Ferrum citricum ammoniatum viride
Grünerde, böhmische Terra viridis Germanica
—, deutsche Terra viridis Germanica
—, veroneser Terra viridis Veronensis
Grüngeist Spiritus viridis
Grünholz Radix Bardanae
Grünholzkraut Herba Genistae
Grünkörner Fuchsinum
Grünkraut Herba Basilici
Grünkrautwurzel Rhizoma Bistortae
Grünlinblumen Flores Spartii
Grünlingskraut Herba Genistae
Grünnelpulver Pulvis Magnesiae cum Rheo
Grünöl Oleum Chamomillae, Oleum Hyoscyami, Oleum viride
Grünpulver Pulvis Liquiritiae compositus

Grünsaatspiritus Spiritus Vini, Spiritus viridis
Grünschausamen Semen Foenugraeci
Grünsiegelpflaster Ceratum Aeruginis
Grünsingkraut Herba Millefolii
Grünspan Aerugo
Grünspanblumen Cuprum aceticum, auch Flores Spartii
Grünspanessig Acidum aceticum dilutum
Grünspankristall Cuprum aceticum
Grünspanliniment Unguentum Aeruginis
Grünspansalbe Ceratum Aeruginis
Grünspanpflaster Ceratum Aeruginis
Grünspanwasser Liquor Aeruginis
Grünspiritus Spiritus viridis
Grünwollöl Oleum Hyoscyami
Grünwurzkraut Herba Fumariae
Grüsamenttropfen Oleum Menthae crispae
Gruserich Allium Schoenoprasum
Grut Herba Ledi
Grüttblomen Flores Millefolii
Grütz Semen Fagopyri
Grützenkraut Herba Millefolii
Gruwaterpulver Pulvis laxans compositus
Guajakholz Lignum Guajaci
Guaza Herba Cannabis indicae
Gäbelimehl Lycopodium
Guchheil Herba Anagallidis

Gülle Vitriol

Guck dörch den Tun Herba Hederae terrestris
Guckauge Taraxacum officinale
Guckelmehl Pulvis contra Insecta
Guckeslauch Herba Acetosellae
Guckucksbrod Herba Acetosellae
Guckucksklee Herba Acetosellae
Guckuckskraut Herba Acetosellae
Gufenöndli Herba Violae odoratae
Gugatzblümel Orchis Morio
Gugelkopf Flores Calendulae
Gugelmagen = Perlpilz Amanita rubescens
Gugemucke, Gugelmucke = Schafchampignon: Psalliota arvensis
Gugenwurzel Radix Angelicae
Gugerutz Semen Maidis
Guggauche Taraxacum officinale
Guggelblumenkraut Herba Pulsatillae
Gugger Herba Acetosellae
Guggersauer Herba Acetosellae
Guggublüh Orchis Morio
Gugguche Herba Pulsatillae
Gugguros Herba Pulsatillae
Gugommarakraut Herba Borraginis
Gugumerpomade Unguentum flavum
Guhr Lac Lunae (Kieselgur)
Guimauvewurzel Radix Althaeae

Guineakörner Piper africanus (Grana Paradisi)
Guineapfeffer Grana Paradisi
Guckdurchdentun Herba Hederae
Gukulifon Fructus Cocculi
Gulaschwasser Aqua Plumbi Goulardi
Gulden = golden
Güldenbalsam Oleum Terebinthinae sulfuratum, Tinctura Lignorum
Güldengänserich Herba Alchemillae
Guldengünsel Herba Hederae terrestris, Herba Ajugae
Güldenhaarblumen Flores Stoechados
Güldenhaarmoos Herba Adianti
Güldenherzpulver Pulvis antiepilepticus
Guldenklee Herba Meliloti
Güldenklee Herba Meliloti
Guldenleberkraut Herba Hepaticae
Güldenpfennigkraut Herba Nummulariae
Güldenroman Electuarium theriacale
Guldenwederton Herba Adianti
Güldenwiderton Herba Adianti
Guldenwundkraut, Güldenwunderkraut Herba Virgaureae
Guldikraut Herba Matricariae
Guldiwasser Tinctura antihysterica aurea
Gülle Vitriol Ferrum sulfuricum crudum

Gulierwurzel Radix Aristolochiae cavae
Gülli, Gülleli Orchis Morio
Gum Benjamin Benzoë
Gum Benzoin Benzoë
Gumbetöl Balsamum Copaivae
Gummi, arabisches Gummi arabicum
Gummi, armenisches Ammoniacum
Gummigtes Salz Tartarus boraxatus
Gummigut Gutti
Gummijak Lignum Guajaci
Gummilack Lacca in granis
Gummilemium Elemi
Gummipapier Percha lamellata
Gummipasta Pasta gummosa
Gummipflaster Emplastrum Lithargyri compositum
Gummipulver Gummi arabicum pulvis
Gummisalbe Emplastrum Lithargyri compositum
Gummischleim Mucilago Gummi arabici
Gummistärke Gummi arabicum
Gummitragantenpflaster Emplastrum Lithargyri compositum
Gummiwasser Mucilago Gummi arabici cum Natrio carbonico
Gundelblumen Flores Verbasci
Gundelkraut Herba Hederae terrestris, Herba Serpylli
Gundelmannkraut Herba Hederae terrestris

Gundelrebe Herba Hederae terrestris
Gundermann Herba Hederae terrestris
Gundermannsbutter Unguentum Populi
Gundling Herba Serpylli
Gundrebe Herba Hederae terrestris
Gundrum Herba Hederae terrestris
Gungerole Herba Pulsatillae
Guniduni Chinioidinum
Gunjah Herba Cannabis indicae
Gunkelblumen Flores Verbasci
Gunnerle Herba Serpylli
Gunreb Herba Hederae terrestris
Günsel Herba Hederae terrestris
Gunstertee Herba Hederae terrestris
Gunsterwasser Aqua strumalis
Gunterebe Herba Hederae terrestris
Günzelkraut, gelbes Herba Chamaepitidis
Günzkraut Stipites Dulcamarae
Gupankraut Herba Anserinae
Gurgelkali, rotes Kalium permanganicum
—, weißes Kalium chloricum
Gurgelmalven Flores Malvae arboreae
Gurgelsalz Alumen pulvis
Gürgütsch Fructus Sorbi
Gurkemeh Rhizoma Curcumae

Gurkemeis Rhizoma Curcumae
Gurkendillsamen Fructus Anethi
Gurkenkönig Herba Borraginis
Gurkenkraut Herba Borraginis, Herba Anethi, Herba Saturejae
Gurkenmehl Rhizoma Curcumae pulvis
Gurkensalbe Unguentum leniens
Gurkenschalen Cortex Cucumeris
Gurkenwurzel Rhizoma Caricis, Rhizoma Curcumae
Gürmsch Fructus Sorbi
Gürschbaumbeeren Fructus Sorbi
Gurtelkraut Herba Abrotani, Herba Artemisiae
Gürtelkraut Herba Lycopodii
Gürtelmoossamen Lycopodium
Gürteln Herba Abrotani
Gürtelpulver Lycopodium
Gürtlerwasser Acidum sulfuricum dilutum
Güßpflaster Emplastrum saponatum
Güstpflaster Emplastrum defensivum rubrum
Gustrum Folia Ligustri
Guterheinrich Herba Chenopodii
Gutermann Herba Hederae terrestris
Gutheil Herba Prunellae
Gutvergeß Herba Marrubii
Gutwurz Herba Chelidonii
Guzagagel Tubera Salep

Gwandlausschmiere Unguentum Hydrargyri cinereum dilutum
Gweischwurz Radix Ononidis
Gyps, siehe Gips
Gypsjakob Oxymel Aeruginis, Mel boraxatum

H

Haar Linum usitatissimum
Haarbalsam, weißer Unguentum pomadinum album
Haarbeersaft Sirupus Rubi Idaei
Haare, blutstillende Penghawar Djambi
Haareflasch = Steinpilz
Haarfenchel Fructus Foeniculi
Haarfett Unguentum pomadinum
Haarglied Herba Sideritidis
Haarigekornwut Herba Galeopsidis
Haarkrautfarn Herba Capilli Veneris
Haarkugeln Bezoar germanicus
Haarlinsen Semen Lini
Haarmoos Herba Adianti
Haarnesseln Herba Urticae
Haarpuder Amylum
Haarsalz Alumen plumosum
Haarscharkraut Herba Lycopodii
Haarscharmehl Lycopodium
Haarschwarz Solutio Argenti nitrici ammoniata
Haarstark Radix Peucedani
Haarstrang Bulbus victorialis longus, Rhizoma Graminis, Radix Meü, Radix Peucedani, Radix Petroselini

Haarstranze Imperatoria Ostruthium
Haarwuchspomade, grüne Unguentum Populi
Haarwurmsalbe Unguentum exsiccans
Haarwurzeln Semen Cynosbati
Habakuköl Oleum animale foetidum, Oleum Cajeputi, Oleum Cubebarum et Oleum Olivarum album 1:10, Oleum Papaveris, Oleum viride
Habakuksalbe Emplastrum Lithargyri simplex
Habakukstropfen Liquor Ammonii anisatus, Tinctura Asae foetidae
Habenichts Nihilum album (Zincum oxydatum crudum)
Haberblume Pulsatilla vulgaris
Haberkähm, Haberkümmel Fructus Cumini, Fructus Carvi
Haberlattig Folia Farfarae
Habermeisterspiritus Oleum Cumini mixtum
Habernessel Herba Urticae
Haberstaub Pulvis contra Pediculos
Haberstoff Pulvis contra Pediculos
Haberstroh Rhizoma Graminis
Habervorschuß Spiritus Frumenti
Haberwurz Radix Scorzonerae
Haberzähn-(Zinn)kraut Herba Equiseti

Habi Flores Koso
Habichstabich Aqua Foeniculi
Habichtskraut, Hieracium, Herba Pilosellae, Herba Taraxaci
Habichtskrautwasser Solutio Acidi borici
Habritter Fructus Cynosbati
Hachelkrautwurzel Radix Ononidis
Hachelpflaster Emplastrum Lithargyri compositum
Hachelwurz Radix Ononidis
Hachmutter Umbilici marini
Hackamatak Resina Tacamahaca
Hackebussade Aqua vulneraria spirituosa, Mixtura vulneraria acida
Hackelkraut Herba Pulsatillae
Hackeln Radix Ononidis
Hackelnüsse Fructus Avellanae
Häckelsäftchen Mel boraxatum
Hackelspektakel Tacamahaca
Hackenpotia Mixtura vuneraria acida
Hackenscharkraut Herba Chenopodii
Hackestierl Stincus marinus
Hackmatack Tacamahaca
Häcksel Rhizoma Caricis
Hackumhack und Mirummir Tacamahaca et Myrrha $\overline{aa}$
Hackundmack Tacamahaca
Hack- und Ösenpulver Semen Foenugraeci pulvis
Haddigbeeren (Haddick) Fructus Ebuli
Haddigblumen Flores Ebuli
Haderholz Lignum Anacahuit

Hadergiftblumen Flores Calcatrippae
Haderif Herba Hederae terrestris
Hädern Semen Fagopyri
Hädernessel Herba Galeopsidis, Flores Lamii albi
Hädernesselgamander Herba Hederae terrestris
Haderweiß Calcium phosphoricum crudum
Hafel Pasta phosphorata
Hafer, Münchener Pulvis contra Pediculos
—, **Polnischer** Fructus Cumini
—, **spanischer** Pulvis contra Pediculos
—, **ungarischer** Pulvis contra Pediculos
Hafergrütze Fructus Avenae excorticatae
Haferkrautblumen Flores Rhoeados
Haferkümmel Fructus Cumini
Haferlattig Folia Farfarae
Haferlinsenpulver Semen Lini pulvis
Hafermännchen Pulvis contra Pediculos
Haferraute Herba Abrotani
Hafersaat Pulvis contra Pediculos
Hafersamen, polnischer Fructus Cumini
Haferstaub Pulvis contra Pediculos
Haferstoff Pulvis contra Pediculos
Haferstroh Rhizoma Graminis, Herba Avenae
Haferweiß Alumen plumosum
Haferwurzel Radix Scorzonerae

Hagaloia Ononis spinosa
Hagamundiskraut Herba Agrimoniae
Hagbutze Fructus Cynosbati
Hagebutten Fructus Cynosbati
Hagebuttenkerne Semen Cynosbati
Hagebuttenöl Oleum Arachidis
Hagebuttensalbe Unguentum flavum
Hagebuttenschwamm Fungus Cynosbati
Hagebutzen Fructus Cynosbati
Hagedornbeeren Fructus Cynosbati, Fructus Crataegi
Hagedornrosen Flores Rosae caninae
Hageibenblätter Folia Taxi
Hagemanns Saft Elixir e Succo Liquiritiae
Hagemändle Ononis spinosa
Hagemark Fructus Cynosbati
Hagemathentee Herba Hederae terrestris
Hagemöndli Herba Agrimoniae
Häglidorn Rosa canina
Hagrosen Flores Rosae caninae
Hagrübenwurz Radix Bryoniae
Hähdorn Ononis spinosa
Hahnebutten Fructus Cynosbati
Hähnelpulver Pulvis Magnesiae cum Rheo
Hahnenbrot Secale cornutum
Hahnenfuß Herba Ranunculi, auch Batrachium

Hahnenfußöl Tinctura Spilanthis
Hahnenfußwasser Aqua destillata
Hahnenhödchen Fructus Cynosbati
Hahnenkamm Clavaria Ramaria (botrytis)
Hahnenklötzenwurzel Bulbus Colchici
Hahnenkopfkraut Herba Polygalae vulgaris, Herba Verbenae
Hahnenöl Oleum Hyperici, Oleum viride
Hahnensporn Secale cornutum
Hahnentritt Herba Anagallidis
Hahnkraut Herba Cannabis
Hahns Wundbalsam Tinctura Benzoës composita
Haide, weiße Herba Ledi
Haideblüten Herba Ericae cum Floribus, Flores Stoechados, Flores Millefolii
Haideckerwurzel Rhizoma Tormentillae
Haideflachs Herba Linariae
Haideflechte Lichen islandicus
Haidegras Lichen islandicus
Haidekorn Rhizoma Tormentillae
Haidekraut Herba Ericae
Haidemoos Lichen islandicus
Haidentropfen Tinctura bezoardica
Haidenüsse Flores Carthami
Haidepfriem Herba Genistae
Haidequendel Herba Serpylli
Haiderettigkraut Herba Erysimi
Haiderosen Flores Rosae
Haideschmuck Herba Genistae
Haidewurzel Rhizoma Tormentillae
Haidisch Stipites Dulcamarae
Haifischleder Aloë
Hainbutten Fructus Cynosbati
Hainkrautwurzel Radix Ononidis
Hainrosenbeeren Fructus Cynosbati
Hainrosensamen Semen Cynosbati
Hainrosenschwamm Fungus Cynosbati
Hainschwung Herba Virgaureae
Hainwurzel Radix Hellebori nigri
Haipulver Semen Foenugraeci pulvis
Haitpulver Gummi arabicum pulvis
Hakelkraut Herba Pulsatillae
Halbdiandersalbe Emplastrum Cerussae, Emplastrum Lithargyri compositum
Halbegäule Radix Lapathi
Halbmeistereipflaster Emplastrum fuscum camphoratum
Halbpferdwurzel Radix Lapathi
Halbrauten Stipites Dulcamarae
Haldewangersalbe Unguentum Zinci
Hälestock Taraxacum officinalie
Half = halb

Hälfterlig Unguentum contra Pediculos
Halfmahnpflaster Emplastrum Drouoti
Hallalapulver Pulvis Magnesiae cum Rheo
Halleluja Herba Acetosellae
Hallepulver Radix Hellebori viridis
Hallers Sauer Mixtura sulfurica acida
Hallesche Tropfen Mixtura sulfurica acida
Hallisches Waisenhauspflaster Emplastrum fuscum camphoratum
— **Waisenhaustropfen** Mixtura sulfurica acida
— **Lebenspulver** Pulvis epilepticus ruber
Hallunkenwurzel Radix Gentianae
Hälmerchen Flores Chamomillae, Flores Trifolii arvensis
Halmeritee Flores Chamomillae
Hälmrichen Flores Chamomillae
Hälroff Glechoma hederacea
Halsbräunepflaster Emplastrum Tartari stibiati
Halsgeist Spiritus strumalis
Hälsig, Hälslig Unguentum contra Pediculos
Halskraut Herba Prunellae
Halsmalven Flores Malvae arboreae
Halsperlen Semen Paeoniae
Halspulver Carbo Spongiae
Halsrosen Flores Malvae arboreae, Flores Rhoeados

Halssalbe Unguentum Kalii jodati
—, **blaue** Unguentum Hydrargyri cinereum dilutum
—, **flüssige** Opodeldok mit Kalium jodatum
—, **grüne** Unguentum Populi
Halsschmiere Unguentum Kalii jodati, Unguentum Hydrargyri cinereum dilutum
Halstropfen Tinctura Pimpinellae
Haltischpulver Bolus rubra, Lignum Santali rubrum pulvis āā
Halun Alumen
Halunkenwurzel Radix Gentianae
Halys Pulver Pulvis gummosus
Hamburger Essenz Elixir Proprietatis
— — **weiße** Spiritus Aetheris nitrosi
— **Kronenessenz** Tinctura Aloës composita
— **Lebensöl** Mixtura oleosobalsamica
— **Ossenkrüz** Emplastrum oxycroceum
— **Pflaster** Emplastrum fuscum
— **Salbe** Unguentum vulnerarium compositum
— **Stichpflaster** Emplastrum sticticum
— **Stickschwede** Emplastrum sticticum
— **Tee** Species laxantes
— **Tropfen** Tinctura Aloës composita, Tinctura aro-

matica acida, Tinctura coronalis
Hamburger Weiß Cerussa
— **Wunderessenz** Mixtura oleoso-balsamica rubra
Hambutten Fructus Cynosbati
Hämel = Himmel
Hamelkinderpulver Pulvis triplex
Hameln Flores Chamomillae
Hammelsmehl Lycopodium
Hammelschwanz Herba Polygoni Bistortae, Herba Agrimoniae, Herba Verbasci
Hammeltalg Sebum ovile
Hämmerlein Bulbus victorialis longus
Hammermüllers sechserlei Fette Unguentum Populi, Unguentum flavum, Oleum Lauri
Hammerwurz Rhizoma Veratri
Hämmigkraut Herba Hederae terrestris
Hämorrhoidalansatz Species amarae
Hämorrhoidalpillen Pilulae laxantes
Hämorrhoidalpulver Pulvis Liquiritiae compositus
Hämorrhoidalsalbe Unguentum flavum, Unguentum Linariae, Unguentum Hamamelidis
Hämorrhoidaltee Species laxantes
Hämorrhoidaltinktur Tinctura Aloës composita, Tinctura Lignorum

Hämorrhoidenöl Oleum Olivarum, Oleum Sesami
Handblätter Herba Tormentillae
Handblümli Flores Farfarae
Händelkraut Herba Veronicae
Händemehl Farina Amygdalarum
Handermann Herba Hederae
Händlein Tubera Salep
Handsalbe Sebum salicylatum, Unguentum cereum
Händscheli Flores Primulae
Handschuhblumen Flores Primulae
Handschuhblümli Flores Primulae
Handschuherde Talcum pulvis
Handschuhleder Pasta gummosa
Handschuhpulver Talcum pulvis
Handtelen Flores Digitalis
Handtellersalbe Unguentum Hydragyri album
Handwurz Radix Helenii
Handzangenkraut Herba Cynoglossi
Haneklesschen Crataegus oxyacantha
Hanekloaeten, Hanekloten Tubera (Fructus) Colchici
Hänels Kinderpulver Pulvis triplex
Hanf, Hanfhahn, Hanfhenne Fructus Cannabis
—, **wilder** Herba Galeopsidis
Hanfblüten Herba Squammariae
Hanfkraut Herba Cannabis
Hanfnesselkraut Herba Galeopsidis, Herba Eupatorii, Herba Urticae

Hanföl Oleum Cannabis, Oleum Hyoscyami, Oleum Origani
Hanfpappeln Flores Malvae
Hanfsamen, römischer Semen Ricini
Hanfwurzel Radix Apocyni, Herba Malvae
Hängele Flores Primulae
Hänggeli Flores Primulae
Haningwurz Radix Bryoniae
Hanis = Anis
Hanjelikn Radix Angelicae
Hänna = Hühner
Hannatee Herba Marrubii
Hannotterfett Adeps suilus, Oleum Jecoris
Hannoverwurz Rhizoma Veratri
Hanreschenbaumbeeren Fructus Sorbi
Hans(hanns)blumen Flores Arnicae
Hanseatenöl Mixtura vulneraria acida
Hansel am Weg Herba Polygoni
Hansenöl Oleum Hyperici
Hanset Fructus Cannabis
Hans frag nicht danach Unguentum contra Scabiem griseum
Hans geh weg und komm nicht wieder Unguentum contra Scabiem griseum
Hans im Glück Rhizoma Filicis
Hans komm her Unguentum contra Scabiem griseum
Hans lach nicht Unguentum contra Scabiem griseum
Hans nichts nütz Unguentum contra Scabiem griseum
Hans steh wieder auf Liquor Ammonii caustici
Hans tu mir nichts Unguentum contra Scabiem griseum
Hans und Gretel Herba Veronicae, Tubera Salep
Hans was gehts dich an Unguentum contra Scabiem griseum
Hans was willst du Unguentum contra Scabiem griseum
Hans weiß nichts davon Unguentum contra Scabiem griseum
Hantje-Hentje Paeonia officinalis
Hantjeswurzel Radix Ononidis
Haothiekel Radix Ononidis
Haorthieken Radix Ononidis
Haputzen Fructus Cynosbati
Harburger Lebenöl Mixtura oleosa-balsamica
Hardrinde Cortex Salicis
Harfkraut Herba Cannabis sativae
Harfsamen Fructus Cannabis
Häringsöl Oleum Jecoris
Haripassari Mixtura vulneraria acida, Aqua vulneraria spirituosa
Harlekin Tubera Salep
Harlekinsblumen Aquilegia vulgaris
Harlemer Balsam Oleum Terebinthinae sulfuratum
Harlemer Öl Oleum Terebinthinae sulfuratum
Harlins Semen Lini
Härmelchen Flores Chamomillae

Harmeln Flores Chamomillae
Harmonie Liquor Ammonii caustici
Harmonium Liquor Ammonii caustici
Harnblätter Folia Uvae Ursi
Harnblumen Flores Stoechados
Harnischpulver Radix Gentianae pulvis
Harnkorn Herba Herniariae, Folia Uvae Ursi, Herba Acmellae, Herba Linariae, Herba Lycopodii, Herba Pirolae, Chimaphila umbellata
Harnkraut Herba Lycopodii
Harnkrautblumen Flores Linariae
Harnkrautwurzel Rhizoma Caricis, Radix Ononidis
Harnwind Herba Herniariae
Harnwurzel Radix Ononidis
Harnzucker Glycose (Saccharum amylaceum)
Harrach Herba Scrophulariae
Harrack Liquor stypticus
Hars = Harz
Harschar Lycopodium
Harstrangwurzel Radix Ononidis
Hartband Emplastrum ad Rupturas, Emplastrum oxycroceum
Hartborstensalbe Unguentum leniens
Harte Agtsteinsalbe Ceratum Resinae Pini
— **Palmsalbe** Emplastrum Lithargyri
Härtekali Kalium ferrocyanatum

Hartelheuwurz Radix Ononidis
Hartenau Herba Hyperici
Härtepulver Kalium ferrocyanatum
Härtestein Kalium ferrocyanatum
Harthagelkraut Herba Abrotani
Hartheide Herba Ledi
Harthenkraut Herba Hyperici
Harthau Radix Ononidis
Harthechel Herba Hyperici
Hartheu Herba Hyperici
Hartheuwurzel Radix Ononidis
Hartkopf Herba Chaerophylli
Hartnau Herba Hyperici
Hartnessel Herba Urticae
Hartpech Pix navalis
Hartpflaster Emplastrum oxycroceum, Emplastrum piceum, Emplastrum ad Rupturas
Hartriegel Cornus sanguinea
Hartriegelblumen Flores Arnicae
Hartrinde Cortex Salicis
Hartringel Folia Ligustri
Hartsalbe Emplastrum oxycroceum
Hartseckelte Ononis spinosa
Hartspankraut Herba Chenopodii, Herba Cardiacae
Hartspanöl Oleum Hyoscyami, Oleum Rapae
Hartspansalbe Unguentum Populi, Unguentum Rosmarini compositum
Hartspantropfen Tinctura antispastica, Tinctura aromatica

Hartsteinöl Oleum Succini
Harz, Burgundisches Resina Pini
—, **gelb od. gemeines** Resina Pini
—, **verborgenes** Resina Pini
—, **weißes** Resina Pini
Harzadeltropfen Tinctura Valerianae
Harzgeist Pinoleinum
Harzgespann Herba Ballotae, Herba Cardiacae
Harzhorn Liquor Ammonii caustici
Harzkörner Olibanum
Harzöl Oleum Terebinthinae
Harzpflaster Ceratum Resinae Pini
Harzpresten Herba Senecionis
Harzsalbe Cera arborea, Unguentum basilicum
Harzvesicator Emplastrum Cantharidum perpetuum
Harz von Chinbaum Chinioidinum
Hasababbla Flores Malvae silvestris
Haschisch Herba Cannabis indicae
Hasegerf Herba Millefolii
Hasekell Folia Trifolii fibrini
Haselbeeren Fructus Myrtilli
Häselbeeren Fructus Myrtilli
Häselbeier Fructus Myrtilli
Haselkraut Asarum europaeum
Haselmünnich Herba Hepaticae, Herba Asari
Haselmusch Rhizoma Asari
Haselnußblätter Herba Rubi fructicosi
Haselnußöl Oleum Amygdalarum
Haselpulver Rhizoma Asari pulvis
Haselvoaltcher Herba Hepaticae
Haselwurz Rhizoma Asari, Rhizoma Caricis
—, **runde** Tubera Cyclaminis
Haselwürze Rhizoma Asari
Hasenampfer Herba Acetosellae
Hasenauge Rhizoma Caryophyllatae
Hasenblüten Flores Genistae
Hasenbohnen Boletus cervinus
Hasenbramblumen Flores Genistae
Hasenfett Adeps (Leporis), Unguentum basilicum, Unguentum flavum
Hasenfurz Boletus cervinus
Hasenfuß Herba Trifolii arvensis
Hasenfußwurzel Radix Pyrethri
Hasengalle Fel Tauri
Hasengarbe Herba Millefolii
Hasengeilblumen Flores Genistae
Hasenhaide Herba Genistae
Hasenhaideblumen Flores Spartii
Hasenklee Herba Acetosellae Herba Anthyllidis, Herba Trifolii arvensis
Hasenkleebohnen Semen Lupini
Hasenkohl Herba Acetosellae
Hasenkraut Herba Hyperici
Hasenohr, Hasenohren Sagittaria, Herba Succisae, Herba Hyperici, Herba Scabiosae, Herba Bupleuri, Folia Melissae

Hasenöhrl Flores Gnaphalii, Herba Scabiosae, Rhizoma Asari

Hasenohrwurzel Rhizoma Asari, Tubera Cyclaminis

Hasenpappeln Flores Malvae vulgaris

Hasenpappelwurz Rhizoma Asari, Radix Helenii

Hasenpfötchen Flores Gnaphalii, Flores Stoechados, Flores Trifolii arvensis

Hasenpopo Lichen Pulmonariae, Lichen islandicus

Hasensalat Herba Acetosellae

Hasensprung Boletus cervinus, Conchae praeparatae, Lycopodium

Hasenstrauch Herba Genistae

Hasentatzen Folia Farfarae

Hasilbeer Fructus Myrtilli

Haslinger Rhizoma Asari

Haslingerwurzel Rhizoma Asari

Haspelwurzel Bulbus Scillae

Haßbeerensalbe Unguentum Rosmarini compositum

Hasselfett Oleum Jecoris

Hasthäckel Ononis spinosa

Hatschapetschen Fructus Cynosbati

Hattelhirse Semen Milii

Hattichbeeren Fructus Ebuli

Häuberln Oblaten

Hauchkraut Herba Uvulariae

Haudermann Herba Hederae terrestris

Haufkraut Herba Cannabis sativae

Haugenblumen Flores Chamomillae

Hauhechel Radix Ononidis

Haukstein, blauer Cuprum aluminatum, Cuprum sulfuricum

—, weißer Zincum sulfuricum

Haumilbchenwurz Radix Bistortae

Häupbeeri Fructus Myrtilli

Haupotensaat Semen Cynosbati

Hauptessenz Tinctura aromatica

Hauptkopf Radix Eryngii

Hauptkräuter Species aromaticae

Hauptlatwerge Electuarium Sennae

Häuptlisalat Herba Lactucae

Hauptmagengliederbalsam Mixtura oleoso-balsamica

Hauptpflaster Emplastrum opiatum

Hauptpillen Pilulae laxantes

Hautpulver Pulvis sternutatorius

Hauptspiritus Spiritus Vini gallici cum Sale

Hauptstärke Pulvis sternutatorius

Hauptundflußpulver Pulvis aromaticus

Hauptundflußschnupfpulver Pulvis sternutatorius

Hauptundmagenbalsam Mixtura oleoso-balsamica

Hauptundschlagwasser Aqua aromatica, Aqua Melissae, Spiritus coloniensis

Hauptwasser Aqua aromatica Liquor Ammonii caustici, Spiritus odoratus, Spiritus saponatus, Spiritus Vini gallici

Hauptwurzelsalbe Unguentum contra Scabiem
Hausblatt Herba Sedi, Herba Anserinae
Hausenblase Colla Piscium
Hausertee Species laxantes
Häusertee Species laxantes
Hausfarbe Terra rubra
Hauskörz Flores Verbasci
Hauslaubkraut Herba Sedi
Hauslaubsaft Sirupus Althaeae
Hauslauch Herba Sedi, Sempervivum tectorum
Hauslauchsaft Sirupus Althaeae
Hausmannswurzel Radix Carlinae
Hausmarkwurzel Radix Mëu
Hausminze Folia Menthae piperitae
Hausöl Oleum Rapae
Hauspflaster Emplastrum fuscum camphoratum
Hauspillen Pilulae laxantes
Hausrot Terra rubra, Bolus rubra
Haussaft Sirupus Rhamni catharticae
Hausseife Sapo domesticus
Haustee Species nutrientes, Folia Fragariae
Hauswirbel Flores Calendulae
Hauswundertee Herba Violae tricoloris
Hauswurz Herba Sempervivi
Hauswurzel Radix Carlinae, Radix Helenii, Rhizoma Asari
Hauswurzelöl Oleum Arachidis
—, rotes Oleum Hyperici
Hauswurzelsaft Mel rosatum, Sirupus Althaeae

Häutlisalat Herba Lactucae
Hautpflaster Emplastrum anglicum
Hautsalbe Unguentum leniens
Hautschmiere Vaselinum flavum
Havannahonig Mel americanum
Havermonie Herba Agrimoniae
Haversleeblomen Flores Acaciae
Hawersamen Semen Avenae
Hawerstoff Pulvis contra Pediculos
Hawodeln Fructus Cynosbati
Heberte Vaccinium myrtillus
Hebräische Salbe Unguentum diachylon
Hebrasalbe Unguentum diachylon
Hebsaft Mel boraxatum
Hechele Radix Ononidis
Hebscheben Fructus Cynosbati
Hechelkrautwurzel Radix Ononidis
Hechelwurz, Hechle Radix Ononidis
Hechtfett Oleum Jecoris
Hechtpflaster Emplastrum adhaesivum
Hechtgalle Talcum
Hechtgebick Conchae praeparatae
Hechtkiemen Conchae praeparatae
Hechtkümmel Pulvis Liquiritiae compositus
Hechtsalbe Unguentum cereum

Hechtsteinpulver Ossa Sepiae pulvis
Hechtzahn Conchae praeparatae, Ossa Sepiae pulvis
Heckdornblüten Flores Acaciae
Heckelkrautwurz Radix Ononidis
Heckenhopfen Humulus Lupulus
Heckenkirsche Lonicera
Heckenkleber Herba Galii
Heckenknötrich Herba Polygoni
Heckenpüppchen Arum maculatum
Heckenrosensamen Semen Cynosbati
Heckenrübe Radix Bryoniae
Heckenundsecken Bulbus victorialis longus et rotundus
Heckenüsop Herba Gratiolae
Heckenwinde Folia Orthosyphonis
Heckholz Folia Ligustri
Heckmännchen Radix Mandragorae
Heckpflaster Emplastrum adhaesivum
Heckrebenwurzel Radix Sarsaparillae
Heddernessel Flores Lamii albi, Herba Galeopsidis, Radix Ononidis
Hedeckerpulver Rhizoma Tormentillae pulvis
Hederich Herba Hederae
Hederichsaft Sirupus Althaeae
Hederweiß Calcium phosphoricum crudum
Hedwigpapillanensaft Sirupus Aurantii Florum

Heemskensprit Spiritus Formicarum
Heemst = Althaea
Heemstzalf Unguentum flavum
Heerezeicheli Flores Primulae
Heermännle Flores Chamomillae
Heeundhee Radix Gentianae et Radix Angelicae āā
Heeundsee Bulbus victorialis longus et rotundus
Hefenbrantwein Kornbranntwein
Heft Emplastrum adhaesivum
Heftkraut Herba Alchemillae, Herba Millefolii
Heftpapier Emplastrum anglicum
Heftpflaster, Edinburger Emplastrum adhaesivum edinburgense
—, **vegetabilisches** Emplastrum animale
Hegemark Fructus Cynosbati
Heidberi Fructus Myrtilli
Heide, weiße Herba Ledi palustris
Heidebienenkraut Herba Ledi palustris
Heideckerwurzel Rhizoma Tormentillae
Heideflachs Herba Linariae
Heideflechte Lichen islandicus
Heidegras Lichen islandicus
Heidekraut Herba Ericae
Heidekäs = Bovist
Heidekorn Buchweizen
Heidelbeerblätter Folia Myrtilli

Heidelbeeren Fructus Myrtilli
Heidelbeersaft Sirupus Myrtilli, Sirupus Mororum
Heidelbeerwurzel Radix Consolidae
Heidelblumen Flores Stoechados
Heideln Herba Euphrasiae
Heidemannsches Pulver Pulvis Equorum
Heidemoos Lichen islandicus
Heidenblumen Flores Carthusianorum
Heideflachs Herba Linariae
Heidennüsse Semen Pichurim
Heidefriemblumen Flores Spartii
Heidepreste Herba Senecionis
Heiderling = Feldchampignon: Psalliota campestris
Heideschmuck Herba Genistae
Heid-im-Grunde-Tee Rhizoma Tormentillae
Heidnischwundbalsam Balsamum peruvianum
Heidnischwundkraut Herba Chenopodii, Herba Virgaureae
Heikenundseiken Bulbus victorialis longus et rotundus
Heilallerschäden oder Heilallerwelt Herba Agrimoniae, Herba Oreoselini, Herba Saniculae, Herba Veronicae, Rhizoma Caryophyllatae
Heillandbeeren Fructus Ebuli
Heilandsschühle Orchis Morio
Heil aus dem Grund Herba Abrotani, Herba Oreoselini, Rhizoma Tormentillae

Heilbalsam Balsamum peruvianum, Tinctura Benzoës composita
Heilblätter Flores Farfarae
Heilblumen Flores Stoechados
Heildistel Herba Cardui benedicti
Heildolde Herba Saniculae
Heilende Medizin Tinctura Aloës composita
Heilerde Bolus alba
Heilessig Mixtura vulneraria acida
Heilgift Rhizoma Zedoariae
Heilgrundsalbe Unguentum oxygenatum
Heiliggeistwurzel Radix Angelicae
Heilig-Rübe Radix Bryoniae
Heiligzeitwurzel Radix Angelicae
Heiligenharz Resina Guajaci
Heiligenhauptwasser Aqua vulneraria spirituosa
Heiligenholz Lignum Guajaci
Heiligenpflaster Emplastrum fuscum
Heiligenstein Cuprum aluminatum
Heiligentee Lignum Guajaci
Heiligenwasser Spiritus coloniensis, Aqua vulneraria spirituosa
Heiligenwurzel Radix Angelicae, Rhizoma Polypodii
Heilige Zeitwurzel Radix Angelicae
Heiligheu Viscum album
Heiligholz Lignum Guajaci
Heiligkraut Folia Althaeae, Herba Verbenae
Heiligöl Oleum Ricini

Heiligwundkraut Herba Nicotianae
Heilkräftige Medizin Tinctura Aloës composita
Heilkraut Herba Sphondylii, Herba Saniculae
Heiloder Flores Sambuci
Heilöl Balsamum peruvianum, Oleum phenolatum (carbolisatum), Oleum Hyoscyami
Heilpech Resina Pini burgundica
Heilpflaster Ceratum Resinae Pini, Emplastrum Cerussae, Emplastrum Lithargyri
Heilpflaster, schwarzes Emplastrum fuscum camphoratum
Heilpulver Pulvis Liquiritiae compositus
— **fürs Vieh** Pulvis pro Equis
Heilrauf Herba Hederae terrestris
Heilsalbe Unguentum Acidi borici, Unguentum cereum, Unguentum Plumbi
—, **schwarze** Unguentum basilicum fuscum
Heilstein Cuprum aluminatum
Heiltropfen Tinctura Chinioidinii
Heilumdiewelt Herba Oreoselini, Herba Veronicae
Heilundflußpflaster Emplastrum fuscum
Heilundwundbalsam Balsamum peruvianum, Tinctura Benzoës composita
Heilundzugpflaster Emplastrum Lithargyri compositum, Emplastrum fuscum camphoratum
Heilundzugsalbe Unguentum basilicum
Heilwasser Acidum boricum solutum 3%, Aqua vulneraria, Mixtura vuleraria acida
—, **weißes** Aqua vulneraria spirituosa
Heilwundkraut Herba Virgaureae
Heilwurz Radix Althaeae, Radix Consolidae, Rhizoma Tormentillae
Heilwurzblumen Flores Althaeae, Flores Arnicae
Heimbutten Fructus Cynosbati
Heimelekraut Herba Chenopodii Boni Henrici
Heims Spiritus Mixtura oleoso-balsamica et Linimentum saponato-camphoratum $\overline{aa}$
Heinerli Herba Chenopodii Boni Henrici
Heinisch Folia Althaeae
Heinrich, armer Herba Chenopodii boni Henrici
Heinrich, großer Radix Helenii
—, **guter roter oder stolzer** Herba Chenopodii boni Henrici
Heinischer Tee Folia Menthae piperitae et Folia Trifolii $\overline{aa}$
Heinwurz Radix Hellebori
Heinzelmännchen Radix Mandragorae
Heinzerln Fructus Cynosbati
Heiratswurzel Tubera Salep

Heiserkeitspillen Pastilli Ammonii chlorati
Heiserkeitstropfen Tinctura Pimpinellae
Heiteni Fructus Myrtilli
Heiternesseln Herba Urticae, Herba Galeopsidis, Flores Lamii
Heiti Fructus Myrtilli
Heitmannsches Pulver Pulvis Equorum
Heiundsei Bulbus victorialis longus et rotundus
Heizelpulver Pulvis pro Porcis
Heizwurzel Rhizoma Tormentillae
Hekenundseken Bulbus victorialis
Helderblumen Flores Sambuci
Heldingpflaster Emplastrum saponatum rubrum
Helenenblüten Flores Helenii
Helenenkrautwurzel Radix Helenii
Helenenwurzel Radix Helenii
Helfenbein, gebranntes Ebur ustum
Helfkraut Herba Alchemillae Herba Marrubii
Helgoländer Pflaster Charta resinosa, Emplastrum fuscum
Helleborsalbe Unguentum contra Scabiem griseum
Helmbusch Radix Aristolochiae
Helmchen Flores Chamomillae
Helmerchen Flores Chamomillae, Flores Trifolii arvensis
Helmerchenöl Oleum Chamomillae infusum
Helmgiftkraut Herba Aconiti
Helmknabenkraut Orchis militaris
Helmkraut Herba Scrophulariae, Herba Scutellariae, Herba Urticae
Helmrigen Flores Chamomillae
Helmwurzel Radix Aristolochiae
Help ze weg Unguentum contra Pediculos
Helsche steen Argentum nitricum fusum
Helxine Parietaria
Hemad, Heman Rhizoma Veratri
Hemdenknöpfe Flores Tanaceti, Rotulae Succi Liquiritiae
Hemel = Himmel
Hemelsleutel Herba oder Flores Primulae
Hemelsteen Argentum nitricum
Hemigwurzel Radix Althaeae
Hemisch Folia Althaeae
Hemmerwurz Rhizoma Veratri
Hemsken = Ameisen
Hemstwurzel Radix Althaeae
Henest Folia Althaeae
Heng Mel crudum
Hengelsalbe Emplastrum Lithargyri compositum
Henig Mel crudum
Henipsamen Fructus Cannabis
Henkbeer = Himbeere
Hennaverecker Colchicum autumnale

Hennagift Colchicum autumnale
Henne, fette Herba Sedi
Hennedarm Herba Anagallidis
Henne, Hennegift Colchicum autumnale
Hennengalle Radix Peucedani
Hennenpfeffer Fructus Capsici
Hennenwurzel Radix Aristolochiae cavae
Hennep = Hanf
Hennigkraut Folia Althaeae, Herba Cannabis sativae
Hennigwurzel Radix Althaeae
Hennipenstroop Sirupus communis
Hepperstaul Folia Trifolii fibrini
Herbenzian Herba Antirrhini
Herbishöfle Fructus Berberidis
Herbstblumensamen Semen Colchici
Herbstliliensamen Semen Colchici
Herbstlorchel Helvella crispa
Herbstrosen Flores Malvae arboreae
Herbsttrompete Craterellus cornucopiodes
Herbstzahnsalbe Unguentum Plumbi
Herbstzeitlosensamen Semen Colchici
— **wurzel** Tubera Colchici
Herdeckern Rhizoma Tormentillae
Herderstasch Herba Bursae Pastoris
Herdmandle Tubera Helianthi
Herdrauch Herba Fumariae
Heringsöl Oleum Jecoris
Herkules Semen Cucurbitae
Herkuleswurzel Rhizoma Nymphaeae
Herlitzen Fructus Corni
Hermännle Flores Chamomillae vulgaris
Hermannstein Lapis calaminaris
Hermannstee Species laxantes
Hermchen, Hermeisen, Hermeln, Hermichen, Hermligen, Hermüntzel, Hermunel Flores Chamomillae vulgaris (Hermchen werden in manchen Gegenden auch die Wiesel genannt.)
Hermel Flores Chamomillae
Hermeisel Flores Chamomillae
Hermannl Flores Chamomilla
Hermoes Herba Equiseti arvensis
Hernschen Fructus Corni maris
Herrenblümli Flores Convallariae
Herrenkraut Herba Basilici
Herrenkümmel Fructus Ajowan
Herrenleder Pasta gummosa
Herrenlöffelkraut Herba Droserae
Herrenpilz Boletus edulis
Herrensalbe Unguentum leniens
Herrenschlüßli Flores Primulae
Herrenschüeli Orchis Morio
Herrenzeicheli Flores Primulae

Herrgottbart Herba Polygalae, Herba Spiraeae
Herrgottsblatt Herba Chelidonii
Herrgottsblümli Flores Violae tricoloris
Herrgottsblut Hypericum perfoliatum
Herrgottholz Lignum Guajaci
Herrgottkraut Herba Abrotani
Herrgottmantel Herba Alchemillae
Herrgottschäjelchen Orchis Morio
Herrgottstroh Herba Galii veri
Herrgottsüppli Herba Acetosellae
Herrjemerschnee Carrageen
Herrnlöffelkraut Herba Droserae
Hertkruiden Herba Urticae
Herts = Hirsch
Hertsspons Fungus cervinus
Herum Mel rosatum boraxatum
Herzadeltropfen Tinctura Valerianae
Herzbetonien Herba Betonicae
Herzblatt Parnassia palustris
Herzbleichkraut Herba Pulegii
Herzblümchen Flores Parnassiae palustris
Herzblüten Flores Millefolii
Herzbrandkraut Herba Agrimoniae
Herzbrenn Unguentum flavum
Herzelkraut Herba Bursae Pastoris

Herzenbleiche Herba Pulegii
Herzenfreude Herba Asperulae
Herzengleich Herba Pulegii
Herzensfreude vgl. **Herzfreude**
Herzfreude Herba Asperulae, Herba Borraginis, Herba Hepaticae
Herzgespann Herba Leonuri Cardiacae, Herba Ballotae, Herba Cynoglossi
Herzgespann Herba Ballotae, Herba Cynoglossi
Herzgespannsalbe, grüne Unguentum nervinum
—, **rote** Unguentum rubrum, Unguentum potabile
Herzgespanntropfen Tinctura aromatica
Herzgespannwasser Aqua aromatica
Herzgesperr Unguentum nervinum
Herzgleich Herba Pulegii
Herzgras Herba Cerastii
Herzhasenpulver Sanguis Hirci pulvis
Herzkarfunkelwasser Spiritus Melissae compositus
Herzklee Herba Acetosellae, Herba Meliloti
Herzkohl Herba Acetosellae
Herzkrampftropfen Tinctura Valerianae aetherea
Herzkraut Herba Bursae Pastoris, Herba Hepaticae, Folia Melissae
Herzlämmleintropfen Oleum Terebinthinae sulfuratum
Herzleberkraut Herba Hepaticae
Herzleuchte Flores Malvae arboreae

Herzminze Herba Pulegii
Herzog-Christoph-Pflaster Emplastrum consolidans, Emplastrum Picis extensum
Herzog-Friedrichs-Pflaster Emplastrum saponatum
Herzogs Augensalbe Unguentum ophtalmicum compositum
Herzogsalbe, weiße Unguentum Zinci
Herzogs-Ulrichs-Pflaster Emplastrum saponatum
Herzpestilenzwurz Rhizoma Filicis
Herzpolei Herba Pulegii
Herzpulver für Kinder Pulvis Magnesiae cum Rheo
—, **goldenes** Pulvis epilepticus Marchionis
—, **graues** Pulvis bezoardicus
—, **grünes** Pulvis Liquiritiae compositus
— **mit Flunkern** Pulvis epilepticus niger cum Auro foliato
—, **weißes** Pulvis epilepticus Marchionis
—, **rotes** Pulvis temperans ruber
Herzspannöl Oleum Chamomillae infusum, Oleum Hyoscyami
Herzspannsalbe Unguentum nervinum
Herzspannspiritus Spiritus Angelicae compositus, Mixtura oleoso-balsamica
Herzspanntee Spezies pro Infantibus cum Fructibus Anisi
Herzspanntropfen Tinctura antispastica, Tinctura aromatica
Herzspannwasser Aqua aromatica, Spiritus Angelicae compositus
Herzsperrsalbe Unguentum nervinum
Herzstärke Rotulae Menthae piperitae, Confectio Zingiberis
Herzstärkung Aqua carminativa regia
Herzstärkungstropfen Tinctura aromatica
Herztee Herba Bursae Pastoris
Herztinktur Essentia dulcis, Tinctura Lignorum
Herztropfen od. **Herz- und Lobtinktur** Tinctura aromatica, Tinctura Cinnamomi, Tinctura carminativa, Tinctura Lignorum
Herztrost Folia Melissae
Herzundgeblütstropfen Essentia dulcis
Herzundhautpulver Pulvis cephalicus
Herzwurzel Stipites Dulcamarae, Radix Meü
Hesterichs Pulver Pulvis Liquiritiae compositus
Hetschebe Fructus Cynosbati
Hetschepetsch Fructus Cynosbati
Hetscherkorn Semen Cynosbati
Heu, griechisches Trigonella Foenum graecum
—, **heiliges** Viscum album
Heubeeren Fructus Myrtilli

Heublumen Herba Meliloti, Herba Serpylli, Species aromaticae
—, **Kneipps** Flores Graminis
Heudieb Herba Plantaginis
Heudorn Radix Ononidis
Heufoten Fructus Cynosbati
Heuhechel, Heuchehle Radix Ononidis
Heuheckenblätter Folia Farfarae
Heul = Mohn (Papaver Rhoeas)
Heundse Bulbus victorialis longus et rotundus
Heupulver Semen Foenugraeci pulvis
Heusamen Semen Graminis, Semen Psyllii
—, **Griechischer** Semen Foenugraeci
Heuschkels Augensalbe Unguentum Zinci
Heuschlafen Herba Pulsatillae
Heustengelkraut Herba Chaerophylli
Heustichaugenwasser Solutio Acidi borici 3 %
Heuzberger Puppen Species amarae
Hexenanis Semen Nigellae
Hexenbaum Cortex Pruni Padi
Hexenbesen Viscum album
Hexendornbeeren Fructus Rhamni catharticae
Hexenkörner Semen Paeoniae
Hexenkraut Herba Lycopodii, Herba Hyperici, Radix Valerianae
Hexenmehl Lycopodium

Hexenmehlkraut Herba Lycopodii
Hexennest Viscum album
Hexenpulver Pulvis pro Equis
Hexenrauch Olibanum, Asa foetida, Semen Nigellae $\overline{aa}$
Hexenrauchwurzel Radix Valerianae
Hexenröhrling, schuppenstichiger Boletus erythropus (miniatoporus)
Hexenspiritus Spiritus saponato-camphoratus
Hexenspitzet Boletus cervinus
Hexenstaub Lycopodium
Hexenstein Argentum nitricum
Hexenwiderruf Herba Adianti
Hexenwurzel Rhizoma Filicis
Heyderich, weißer Acidum arsenicosum
Hjarners Lebenselixier Tinctura Aloës composita
Hibisch Folia Althaeae
Hibstenwurzel Radix Althaeae
Hickerpicker Species hierae picrae, Species ad longam vitam
Hickundhack Tacamahaca
Hienundmien Chinioidinum
Hiften Fructus Cynosbati
Hiftenkerne, Hiftensamen Semen Cynosbati
Hildebrands Pflaster Unguentum basilicum
Hilfkraut Folia Althaeae
Hilfwurzel Radix Althaeae
Hillig = heilig
Hilse Folia Ilicis
Himbeersalbe Ceratum Cetacei rubrum

Himlysche Salbe Unguentum ophthalmicum compositum
Himmelbeeren Fructus Rubi Idaei
Himmelblauer Spiritus Spiritus coeruleus
Himmelblumen Flores Verbasci
Himmelblümli Herba Centaurii
Himmelblüten Flores Acaciae
Himmelbrand Flores Acaciae, Flores Verbasci, Folia Vitis Idaei
Himmelbrandöl Oleum flavum
Himmelbrandsalbe Unguentum flavum
Himmelbrandtee Folia Farfarae, Flores Verbasci
Himmelbrot Manna
Himmeldill Radix Peucedani
Himmelfahrt Flores Stoechados, Herba Polygalae
Himmelgalle Radix Peucedani
Himmelkehr Herba Artemisiae
Himmelkerze Flores Verbasci
Himmelkraut Verbascum
Himmelmehlkraut Herba Ficariae
Himmelsalbe, rote Unguentum ophthalmicum rubrum
Himmelsblümchen Herba Centaurii
Himmelsbrand Flores Verbasci
Himmelskerze Flores Verbasci
Himmelsschlüssel Flores Primulae

Himmelschmetten Unguentum leniens
Himmelschwert Rhizoma Iridis
Himmelskrautblumen Flores Verbasci
Himmelssegentropfen Tinctura Rhei vinosa
Himmelstein, blauer Cuprum aluminatum
—, weißer Zincum sulfuricum
Himmelstau Herba Droserae
Himmelstohr Herba Artemisiae
Himmeltraut Flores Verbasci
Himmelwurz Radix Hellebori nigri
Himmlisch Dreiacker Electuarium theriacale
Himschklee Herba Eupatorii
Hindbeersaft Sirupus Rubi Idaei
Hindeg Radix Cichorii
Hindelbeerikraut Folia Rubi Idaei
Hindischkrautstengel Stipites Dulcamarae
Hindläuftenkraut Herba Cichorii
Hindlaufwurzel Radix Cichorii
Hinfen Fructus Cynosbati
Hinfenkörner Semen Cynosbati
Hingischgummi Asa foetida
Hinkbeersaft Sirupus Rubi Idaei
Hinschkrautholz Stipites Dulcamarae
Hinschpulver Brunstpulver für Tiere, Pulvis pro Vaccis
Hinschstengel Stipites Dulcamarae

Hintelensaft Sirupus Rubi Idaei
Hinterhopfen Herba Hyssopi
Hinti Fructus Rubi Idaei
Hintlauf gegen Asthma Liquor Ammonii anisatus
Hinundher Tinctura Lignorum
Hinundhertropfen Chinioidinum, Rhizoma Zingiberis
Hinzentee Herba Millefolii
Hippekras Species aromaticae
Hirdenettel Herba Urticae
Hippenbrem Herba Genistae
Hippstein Argentum nitricum
Hirnkraut Herba Basilici, Herba Euphrasiae
Hirnpulver Pulvis sternutatorius
Hirnschalblumen Flores Rhoeados
Hirnschnalz Flores Rhoeados
Hirrernetteltee Herba Urticae
Hirsch, wilder Spiraea Ulmaria
Hirschaugensalbe Unguentum Hydrargyri rubrum, Unguentum Zinci
Hirschaugenwurzel Radix Gentianae
Hirschbeeren Fructus Rhamni
Hirschbrunst Boletus cervinus (Fungus cervinus)
Hirschdornbeeren Fructus Rhamni
Hirschdost Herba Eupatorii
Hirschenzäh Colla Piscium
Hirschfarnwurzel Rhizoma Polypodii
Hirschfett Sebum ovile
Hirschfußtee Folia Trifolii fibrini
Hirschgänsel Herba Eupatorii
Hirschgeil Liquor Ammonii carbonici pyrooleosi
Hirschgeiltropfen Tinctura Castorei
Hirschgeist Liquor Ammonii carbonici pyrooleosi
Hirschgespann Herba Anserinae
Hirschgrallen Boletus cervinus
Hirschgretten Boletus cervinus
Hirschgünzelkraut Herba Eupatorii
Hirschheilwurzel Radix Gentianae nigrae
Hirschholderblüten Flores Sambuci
Hirschhorn, geraspelt Cornu Cervi raspatum
—, **präpariertes** Cornu Cervi praeparatum
—, **rotes** Caput mortuum
—, **schwarzgebrannt** Ebur ustum
—, **weißgebrannt** Conchae praeparatae
Hirschhornflechte Lichen islandicus
Hirschhorngeist zum Einreiben Liquor Ammonii caustici
— **zum Einnehmen** Liquor Ammonii carbonici pyrooleosi
—, **bernsteinhaltiger** Liquor Ammonii succinici
Hirschhornknochenspiritus Liquor Ammonii caustici
Hirschhornöl Oleum animale foetidum
Hirschhornpulver, schwarzes Ebur ustum

Hirschhornsalz Ammonium carbonicum

—, flüssiges Liquor Ammonii carbonici pyrooleosi

Hirschhornspäne Cornu Cervi raspatum

Hirschhornspiritus Liquor Ammonii carbonici pyrooleosi

— mit Agsteinöl Liquor Ammonii succini

— mit Anisöl Liquor Ammonii anisatus

Hirschhorntropfen Liquor Ammonii carbonici pyrooleosi

Hirschinselt Sebum ovile

Hirschklee Herba Eupatorii, Herba Hepaticae

Hirschkörner Boletus cervinus

Hirschkohl Lichen oder Herba Pulmonariae

Hirschkrallen Fungus cervinus

Hirschkrautholz Stipites Dulcamarae

Hirschkrautstengel Stipites Dulcamarae

Hirschkugeln Boletus cervinus

Hirschlaugenspiritus Liquor Ammonii caustici spirituosus

Hirschleber Sanguis Hirci pulvis

Hirschluffen Boletus cervinus

Hirschlunge Lichen Pulmonariae

Hirschlungenmoos Herba Pulmonariae arboreae

Hirschmangold Herba Pulmonariae

Hirschmorellen Radix Gentianae nigrae

Hirschmundkraut Herba Eupatorii

Hirschongel Sebum ovile

Hirschpeterlein Radix Gentianae nigrae

Hirschpetersilie Herba Oreoselini

Hirschpilz Boletus cervinus

Hirschschwanzbeeren Fructus Ebuli

Hirschsprung Boletus cervinus

Hirschstengel Stipites Dulcamarae

Hirschtalg Sebum ovile

Hirschtinktur Liquor Ammonii pyrooleosi

Hirschtrüffel Fungus cervinus

Hirschunschlitt Sebum ovile

Hirschweichsel Physalis Alkekengi

Hirschweichselblätter Folia Belladonnae

Hirschwundkraut Herba Eupatorii

Hirschwurzel Radix Gentianae, Radix Helenii, Radix Peucedani, Rhizoma Polypodii

Hirschwurzelvogelnest Radix Oreoselini

Hirschzähne Colla Piscium

Hirschzehen Boletus cervinus

Hirschzehenwurzel Rhizoma Filicis

Hirschzunge Herba Scolopendrii

Hirsedornbeeren Fructus Rhamni

Hirsensaat Semen Cynosbati

Hirsepilz = Sandpilz, Boletus variegatus
Hirtensäckelkraut Herba Bursae Pastoris
Hirtentäschel Herba Bursae Pastoris
Hirtzwurzel Radix Dictamni
Hirzenzunge Herba Scolopendrii
Hirzholder Flores Sambuci
Hirzklee Melilotus officinalis
Hitschelblüten Flores Sambuci
Hitschelsaft Succus Sambuci inspissatus
Hitz = Hitze
Hitzengeist fürs Vieh Acidum sulfuricum dilutum
Hitzpulver Pulvis Magnesiae cum Rheo, Pulvis temperans
Hoaflotscher Folia Farfarae
Hoarber Fructus Myrtilli
Hoarsamen Semen Lini
Hocheschenrinde Cortex Fraxini
Hochkrautsamen Fructus Anethi
Hochleuchten Flores Malvae arboreae
Hochmutblumen Flores Caryophylli
Hochstein, blauer Cuprum sulfuricum ammoniatum, Cuprum sulfuricum
—, **weißer** Zincum sulfuricum
Hochwürdenpflaster Emplastrum Cantharidum perpetuum
Hochwurz Radix Gentianae
Hodensalbe Unguentum Jodi
Hodenwurz Tubera Salep

Hoeckertang Fucus vesiculosus
Hoest = Husten
Hofbläder, Hofblätter Folia Farfarae
Hofelnblätter Folia Farfarae
Hoffahrtpulver Pulvis pro Equis
Hoffmanns Geist Spiritus aethereus
— —, **gelber** Mixtura oleoso-balsamica
— **Gichttropfen, braune** Elixir Aurantii compositum
— —, **gelbe** Mixtura oleoso-balsamica
— **Lebensbalsam** Mixtura oleoso-balsamica
— **Liquor** Spiritus aethereus
— **Magentropfen** Elixir Aurantii compositum
— **Tropfen, braune** Tinctura Valerianae aetherea
— —, **eisenhaltige** Tinctura Ferri chlorati aetherea
— —, **schwarze** Elixir Aurantii compositum
— —, **weiße** Spiritus aethereus
— **Zahntropfen** Tinctura Guajaci e Resina cum Oleo Menthae piperitae
— **Zweipfennigtropfen** Tinctura Chinioidini
Hofkeblad Folia Farfarae
Hoflatt Folia Farfarae
Hoflattken Folia Farfarae
Hoflattkensaft Sirupus Althaeae
Hoflodenpulver Folia Farfarae pulvis
Hoflörrich Tussilago Farfara

Hofpastorensamen Fructus Dauci
Hofrautenblätter Herba Rutae
Hofrauterkraut Herba Abrotani
Höftwater Aqua aromatica spirituosa
Högen Fructus Cynosbati
Hoher Kaspar Origanum vulgare
Hohlbeerensaft Sirupus Rubi Idaei
Hohldürekraut Herba Galeopsidis
Hohlfußröhrling Boletus cavipes
Hohlheide Herba Genistae tinctoriae
Hohlwurzel Radix Aristolochiae
Hohlzahnkraut Herba Galeopsidis
Hohlzahnpulver Rhizoma Iridis pulvis
Hohlzahnwurzel Radix Taraxaci
Hohnäppelchen Ononis spinosa
Hoidklover Flores Trifolii albi
Hoikenblatt Tussilago Farfara
Hoil = Heil
Hoilablätter Folia Farfarae
Holangenwurzel Rhizoma Galangae
Holbeeressig Acetum Rubi Idaei
Holderbeeren Fructus Sambuci
Holderblüte Flores Sambuci
Holderknopf Flores Sambuci
Holdermark Lignum Juniperi
Holdermüsel Succus Sambuci
Holdersalbe Balsamum Arnicae
Holderschwämmle Fungus Sambuci
Holdersulz Succus Sambuci
Holderstaudenblüten Flores Sambuci
Holländ. Kräutertee Radix Althaeae, Radix Liquiritiae, Rhizoma Graminis, Stipites Dulcamarae, Lignum Quassiae $\overline{aa}$
— **Pflaster** Emplastrum fuscum
— **Säure** Mixtura sulfurica acida
— **Tropfen** Oleum Terebinthinae sulfuratum
Höllenkraut Folia Belladonnae
Höllenrock Flores Carthami
Höllenstein Argentum nitricum (cum Kalio nitrico)
Holler = Holunder
Hollerblüte Flores Sambuci
Hollerholz Lignum Juniperi
Hollerlatwerge, -mandl, -pflaster oder Sulz Succus Sambuci
Hollerntee Flores Sambuci
Hollerschwamm Fungus Sambuci
Höllischwasser Spiritus coloniensis
Holunderblätter Folia Malvae
Holunderblumen Flores Sambuci
Holunderblumenöl Oleum Arachidis
Holunderessig Acetum aromaticum
Holunderkernöl Oleum Arachidis

Holunderlatwerge Succus Sambuci
Holundermus Succus Sambuci
Holunderöl Oleum Hyoscyami
Holunderpflaster Emplastrum fuscum, Emplastrum Lithargyri simplex, Succus Sambuci
Holundersalbe Succus Sambuci
Holunderschwamm Fungus Sambuci
Holunderwurzel Radix Ebuli
Holst Folia Ilicis
Holsteiner Panacee Kalium sulfuricum
Holtmannspulver Pulvis fumalis foetidus
Holtschoe Aconitum napellus
Holtwort Tubera Corydalis
Holwortel Rhizoma Imperatoriae
Holz aller Heiligen Lignum Guajaci
— unseres Herrn Lignum Rhodium
Holzalkohol Alcohol methylicus
Holzäpfel Fructus Mali immaturi
Holz, heiliges Lignum Guajaci
—, indianisches Lignum Guajaci
Holzasche = Holzaschensalz
Holzaschensalz Kalium carbonicum
Holzblumen Herba Hepaticae
Holzblumenkraut, blaues Herba Hepaticae
Holzbrusttee Radix Liquiritiae, Radix Althaeae āā

Holzessenz Tinctura Lignorum
Holzessenz zu Spülungen Acetum pyrolignosum
Holzgeist Alcohol methylicus
—, saurer Acetum pyrolignosum
Holzkalk Calcium aceticum crudum
Holzkassie Cortex Cassiae Ligni
Holzklee Herba Acetosellae
Holzkohlensäure (= Holzkohlenteer) Pix liquida
Holzmangold Herba Pirolae
Holzmännchenrinde Cortex Mezereï
Holzöl Balsamum Gurjunae
—, französisch Oleum Philosophorum
Holzrinde, faule Cortex Frangulae
Holzsäure Acetum pyrolignosum crudum
Holzschuhwurzel Radix Cypripedili
Holztee Radix Sarsaparillae, Species Lignorum
Holzteer Pix liquida
Holztinktur Tinctura Lignorum, Tinctura Pini composita
Holztisane Species Lignorum
Holztrank Species Lignorum
Holztropfen Tinctura Lignorum
Holzwurzel Rhizoma Veratri
Holzzahn Herba Galeopsidis
Holzzahnblüten, gelbe Flores Lamii lutei
Holzzimt Cortex Cassiae Ligni
Holzzwangkraut Herba Sedi

Hombergsches Salz Acidum boricum
Homerianatee Herba Polygoni avicularis
Hond = Hund
Hondebeishout Stipites Dulcamarae
Hondenklamei Zincum sulfuricum
Hondjeshout Cortex Frangulae
Hondsdraf Herba Hederae terrestris
Hondskool Herba Mercurialis
Hondshoda Tubera Colchici
Hondslällera Semen Colchici
Hondszunga Herba Taraxaci, Herba Cynoglossi
Honefsamen Fructus Cannabis
Honig, weißer Mel album
Honigbalsam Unguentum Elemi
Honigblatt Folia Melissae
Honigblum, Honigblümel Flores Stoechados, Melissa officinalis
Honigblumenwasser Aqua Melissae
Honigessig Oxymel simplex
Honigklee Herba Meliloti
Honigpflaster Ceratum Resinae Pini, Emplastrum Meliloti, Emplastrum Lithargyri compositum
Honigsalbe Unguentum cereum
Honigsugel Flores Lamii albi
Honigsüß Rhizoma Graminis
Honigtau Manna, Herba Droserae
Honigtee Flores Tiliae
Honingklaver Flores Meliloti

Honnisügele Flores Lamii alb
Hontabeier Fructus Rubi Idaei
Höntlibeier Fructus Rubi Idaei
Hooft = Haupt
Hooftpijn = Kopfschmerz
Hoofkebladen Folia Farfarae
Hop = Hopfen
Hopbellen Strobuli Lupuli
Hopfen Strobuli Lupuli
—, **kretischer** Herba Origani cretici
—, **spanischer** Herba Origani cretici
Hopfenblüte Flores Lupuli
Hopfengeist Spiritus
Hopfenmehl Glandulae Lupuli
Hopfenöl, kretisches, spanisches Oleum Origani cretici
Hopfenstaub Glandulae Lupuli
Hopfenwurzel Radix Taraxaci
Hopfenzapfen Strobuli Lupuli
Hoppelgeist Spiritus aromaticus
Höppesli Emplastrum fuscum
Hoppentalerpflaster Flores Bellidis
Hörfrö Semen Lini
Hörlitzen Fructus Corni
Hörnisschen Fructus Corni
Hornkleesamen Semen Foenugraeci
Hornkraut Herba Ononidis
Hornkümmel Flores Calcatrippae
Hornrosen Flores Rosae
Hornsalbe Unguentum flavum, Unguentum Plumbi

Hornsamen Semen Foenugraeci, Semen Lini
Hornspäne Cornu Cervi raspatum
Hornstrauch Cornus mas
Horntee Carrageen
Hostisches Augenwasser Aqua ophtalmica flava
Horstringewurzel Rhizoma Imperatoriae
Hortensienblau Coeruleum berolinense
Hosabrutlan (**Hasenbrötchen**) Malva silvestris
Hosarius Spiritus Formicarum
Hoseklammer = Ameisen
Hosenbuntesamen Semen Colchici
Hosendall Radix Asparagi
Hosenknöpfle Trochisci Succi Liquiritiae
Hosenscheißer Herba Taraxaci, Herba Pulmonariae
Hospitalpflaster Emplastrum fuscum
Hötschapötsch Fructus Cynosbati
Hottentottenpflaster Ceratum Aeruginis
Hout = Holz
Houtazijn Acetum pyrolignosum
Houtjeshout Cortex Frangulae
Houtzeep Cortex Quillayae
Huder Herba Hederae terrestris
Huderk Glechoma hederacea
Huderich Herba Hederae terrestris
Huetblacka Flores Petasitidis
Huetrosen Flores Rhoeados

Hufbalsam Tinctura Aloës
Hufblätter Folia Farfarae
Hufblätschen, Hufblotschen Folia Farfarae
Hufblüten Flores Farfarae
Hufdorn Ononis spinosa
Hufelands Augenbalsam Unguentum Hydrargyri oxydati rubrum dilutum, Unguentum ophthalmicum compositum
— **Augensalbe** Unguentum ophthalmicum compositum
— **Balsam** Balsamum peruvianum
— **Brustpulver** Pulvis Liquiritiae compositus
— **Kinderpulver** Pulvis Magnesiae cum Rheo
— **Schnupfpulver** Pulvis sternutatorius viridis
— **Tropfen** Elixir e Succo Liquiritiae
Hufele, Huffelen Folia Farfarae
Huffeln Folia Farfarae
Hüffeltekern Semen Cynosbati
Hüffkesblad Folia Farfarae
Hüfften Fructus Cynosbati
Hufkitt Ammoniacum, Guttapercha a̅a̅
Hüflatti Folia Farfarae
Huflattichblätter Folia Farfarae
Huflattichpastillen Trochisci pectorales
Huflattichpflaster Emplastrum Meliloti
Huflattichsalbe Unguentum flavum, Unguentum viride
Huflattichsaft Sirupus Althaeae
Huflor Oleum Lauri

Hufloröl Oleum Lauri
Hufnägelsalbe Ceratum Aeruginis
Hufsalbe Unguentum acre, Unguentum flavum, Vaselinum flavum
Hufspan Cornu Cervi raspatum
Hüften Fructus Cynosbati
Hüftenkerne, Hüftensamen Semen Cynosbati
Hufüele Semen Cynosbati
Hügels Augensalbe Unguentum ophtalmicum compositum
Huhackeln Radix Ononidis
Huheckele Radix Ononidis
Huhefe Semen Cynosbati
Huhicke Semen Cynosbati
Huhldorn Ononis spinosa
Hühnerauge Herba Plantaginis
Hühneraugenpflaster Ceratum Aeruginis, Emplastrum ad Clavos pedum, Salizylseifenguttaplast Ⓡ
Hühneraugenrinde Cortex Frangulae
Hühnerblind Flores Primulae
Hühnerbolle (-Polei) Herba Serpylli
Hühnerdarm Herba Anagallidis, Herba Serpylli
Hühnerdarmöl Oleum Chamomillae infusum, Oleum Hyoscyami
Hühnerdarmsaft Sirupus Chamomillae, Sirupus Papaveris
Hühnerfett Unguentum Cetacei
Hühnergift Folia Hyoscyami
Hühnerklee Herba Serpylli

Hühnerkohl, —köhl Herba Serpylli
Hühnerkraut Herba Anagallidis, Herba Serpylli
Hühnerkropfpepsin Ingluvinum
Hühnerkull Herba Serpylli
Hühnermagen Pepsinum
Hühnermajel Pepsinum
Hühnernelken Flores Calendulae, Herba Centaurii
Hühnernessel Flores Lamii albi
Hühnerpoley Herba Pulegii, Herba Serpylli
Hühnerquäle Herba Stellariae
Hühnerquänel Herba Serpylli
Hühnerquendel, Hühnerquent Herba Serpylli
Hühnerraute Herba Veronicae
Hühnerserb Herba Polygoni
Hühnertod Folia Hyoscyami
Hühnertritt Herba Anagallidis
Hühnerwurz Rhizoma Tormentillae, Rhizoma Veratri
Hühnerwurzel Rhizoma Veratri
Huis = Haus
Hulla Flores Sambuci
Hülscheholz Folia Ilicis
Hulsdorntee Folia Ilicis
Hülsebusch Folia Ilicis
Hülsedorn Folia Ilicis
Hülskrapp, Hülsekraut Folia Ilicis
Hülst Folia Ilicis
Hummablume Taraxacum officinale, Flores Lamii albi
Hummelhonig Mel depuratum
— für die Augen Oleum Olivarum album

Hummelöl Oleum Origani cretici
Hundauge Herba Plantaginis
Hundaugensamen Semen Psyllii
Hundbaumrinde Cortex Frangulae
Hundbeeren Fructus Rhamni catharticae
Hundblumen Flores Farfarae, Taraxacum officinales
Hundblumenhonig Mellago Taraxaci
Hundblumenkraut Flores Chamomillae romanae, Radix Taracaxi cum Herba
Hunddornbeeren Fructus Rhamni catharticae
Hundebaumholz Rhamnus cathartica
Hundebeeren Rhamnus frangula
Hundeblume Taraxacum officinale, Anthemis cotula, Aethusa cynapium
Hundeblumenwurzel Radix Taraxaci
Hundefett Axungia (Adeps) Canis
Hundeflachs Herba Linariae
Hundemyrte Herba Serpylli
Hundertjähriger Mauertee Herba Oreoselini
Hundertkopf Radix Eryngii
Hundertkräutertee Species Hispanicae
Hundfett Axungia (Adeps) Canis
Hundgesicht Semen Psyllii
Hundgras Rhizoma Graminis
Hundgraswurzel Rhizoma Graminis
Hundkohl Radix Apocyni

Hundkot, weißer Graecum album
Hundkragen Herba Hederae terrestris
Hundkraut Herba Mercurialis, Folia Hyoscyami
Hundkürbis Radix Bryoniae
Hundlattich Herba Taraxaci
Hundläufe Herba Hederae terrestris, Pasta gummosa, Radix Cichorii
Hundmethode Electuarium theriacale
Hundnase Herba Linariae
Hundnelke Radix Saponariae
Hundnessel Flores Lamii
Hundpulver Pulvis pro Equis
—, gelbes Sulfur sublimatum
Hundquecken Rhizoma Graminis
Hundrebe Herba Hederae terrestris
Hundrippe Herba Plantaginis
Hundrosen Flores Rosae caninae
Hundrübe Radix Carlinae
Hundrücken Rhizoma Graminis
Hundsäckel Tubera Colchici
Hundsbaum Rhamnus Frangula
Hundsbeeren Fructus Rhamni catharticae
Hundsblume Radix Taraxaci cum Herba
Hundsdille Aethusa Cynapium
Hundseckel Fructus Colchici
Hundseppich Aethusa Cynapium
Hundsgrindenöl Oleum animale foetidum dilutum
Hundshode Fructus Colchici

Hundsille Herba Matricariae
Hundskerbel Anthriscus vulgaris
Hundskirschen Rhamnus frangula
Hundskohl Herba Mercurialis
Hundskragen Herba Hederae terrestris
Hundskraut Herba Mercurialis, Folis Hyoscyami
Hundskürbis Radix Bryoniae
Hundslattich Herba Taraxaci
Hundslungensaft Sirupus Rhoeados
Hundsmelde Herba Chenopodii
Hundspeterlig Herba Conii
Hundspetersilie Herba Conii, auch Aethusa cynapium
Hundsporn Radix Carlinae
Hundsrosen Flores Rosae
Hundsrückenwurzel Rhizoma Graminis
Hundstod Radix oder Flores Arnicae
Hundsträubel Tubera Salep
Hundveilchen Herba Violae tricoloris
Hundweizen Rhizoma Graminis
Hundwürger Radix Vincetoxici
Hundzahn Herba Taraxaci, Rhizoma Graminis
Hundzorn Semen Milii
Hundzungenwurzel Radix Cynoglossi
Hunf = Honig
Hungerampfer Herba Acetosae
Hungerblumen Flores Chrysanthemi
Hungerblümlikraut Herba Euphrasiae
Hungerbrot Secale cornutum
Hungerkorn Secale cornutum
Hungerkraut Herba Violae tricoloris, Herba Trifolii arvensis
Hungertee Herba Bursae Pastoris, Herba Violae tricoloris
Hungerwurzel Radix Lapathi
Hungklee Herba Meliloti
Hunk Mel crudum
Hunnenschritt Radix Gentianae
Hüntscheholz Stipites Dulcamarae
Hupfe Strobuli Lupuli
Hüppelblume Taraxacum officinale
Huppedelduk Spiritus saponato-camphoratus
Hüppeblume Taraxacum officinale
Hüpperstaul Folia Trifolii fibrini
Hupui Flores Sambuci
Hupuidemaid Flores Sambuci
Hurberitzenwurzel Radix Bardanae
Hure, nackte Radix oder Semen Colchici
Hurenpomade Unguentum Hydrargyri cinereum dilutum
Hurenschnallen Flores Rhoeados
Hurre Herba Hederae terrestris
Hurschur Lycopodium
Hurtigundgeschwind Linimentum ammoniatum, Liquor Ammonii caustici,

Tinctura Guajaci ammoniata
Husarenpulver Pulvis contra Pediculos
Husarensalbe Unguentum Hydrargyri cinereum dilutum
Husarenspiritus Spiritus resolvens
Husarenwasser Aqua muscarum
Hüsblos Colla Piscium
Huschsalbe Unguentum cereum
Husko, pulverisiert Succus Liquiritiae pulvis
Huslottblatt Folia Farfarae
Hustenblätter Folia Farfarae
Hustenelixir Elixir e Succo Liquiritiae
Hustenhilfwurzel Rhizoma Graminis
Hustenkraut Folia Farfarae
Hustenkuchen Succus Liquiritiae crudus
Hustenleder Pasta gummosa
Hustenpaste Pasta gummosa
Hustenplätzchen Trochisci pectorales
Hustenpulver Pulvis Liquiritiae compositus
Hustensaft, brauner Sirupus Liquiritiae
—, gelber, weißer Sirupus Althaeae
Hustentee Species pectorales
—, Lieberscher Herba Galeopsidis
Hustentropfen, schwarze Elixir e Succo Liquiritiae
—, weiße Liquor Ammonii anisatus
Hustenwurzel Radix Althaeae

Huswürze Herba Sedi, Herba Sempervivi tectorum
Hutblagge Radix Bardanae
Hutmacherblüten Flores Farfarae
Hutpflaster Emplastrum anglicum
Hutschenreutersalbe Unguentum viride
Hütschblüten Flores Sambuci
Hütschelblumen Flores Sambuci
Hütschelsaft Succus Sambuci
Hüttenkatze Acidum arsenicosum
Hüttenmehl Acidum arsenicosum
Hüttennichts Nihilum album
Hüttenrauch Arsenicum album
Hüttenrauch, schwarzer Tutia
Huwaldspflaster Emplastrum Lithargyri compositum
Huwaldstropfen Tinctura Valerianae aetherea cum Tinctura Chinioidini 1+9
Huxenkruxenpflaster Emplastrum oxycroceum
Hyacinthensalbe Unguentum Kalii jodati
Hydrich, weißer Acidum arsenicosum
Hykriberi Species Hierae picrae
Hypericumöl Oleum Hyperici
Hypoakanna Radix Ipecacuanhae
Hypocistensaft Succus Sorborum
Hyssop Herba Hyssopi

I und J

Jaagt den diuvel Herba Hyperici
Jachandelbeeren Fructus Juniperi
Jachandelholz Lignum Juniperi
Jachandelöl Oleum Juniperi ligni
Jachandelsaft Succus Juniperi
Jachandelwasser Aqua Juniperi
Jachaneltagsbeeren Fructus Juniperi
Jachelbeeren Fructus Juniperi
Jachelpflaster Emplastrum Lithargyri simplex
Jachelspitzen Turiones Juniperi (Pini)
Jachimsalbe Emplastrum Lithargyri compositum
Jachtolie Oleum Hyoscyami
Jackengeist Liquor Ammonii caustici
Jäddefleesch nennt man in der Kölner Gegend alle Pilze
Jafnamoos Agar-Agar
Jagdendüwel Pulvis pro Equis
Jagdspiritus Spiritus saponato-camphoratus
Jägeles Pflaster Emplastrum Lithargyri compositum
Jagemichel Herba Hyperici
Jägergeist Linimentum septemplex
Jägerkraut Herba Ficariae, Herba Lycopodii
Jägeröl Oleum Hyoscyami, Oleum viride
Jägerpulver Pulvis Liquiritiae compositus
Jägersches Pflaster Emplastrum Cantharidum perpetuum
Jageteufel Unguentum rubrum
Jageteufelkraut Herba Hyperici
Jahnspflaster Emplastrum Lithargyri compositum
Jakob Oxymel Aeruginis
Jacobisalbe Unguentum potabile
Jakobsbalsam Balsamum peruvianum
Jakobsbeeren Fructus Myrtilli
Jakobskraut, Jakobskreuzkraut Herba Senecionis
Jakobsöl Oleum Hyperici rubrum
Jakobspflaster Ceratum Aeruginis
Jakobstropfen Tinctura odontalgica
Jakuslapuk Folia Uvae Ursi
Jakuspapuk Folia Uvae Ursi
Jalapenharz Resina Jalapae
Jalapenöl Oleum Ricini
Jalapenrinde Tubera Jalapae
Jamaikaholz Lignum Guajaci
Jamaikapfeffer Fructus Amomi
Jambuskraut Species Jambusae
Jamestee Herba Ledi
Jammerblumen Flores Rhoeados
Jammerpulver Pulvis epilepticus, Tubera Jalapae pulvis
Jandelbeeren Fructus Juniperi
Jandelsaft Succus Juniperi inspissatus

Janelausenöl Oleum Hyperici
Janichensalbe Unguentum Cantharidum
Janinischpflaster Emplastrum Cantharidum perpetuum
Jankerkraut Lamium album
Jannsbärsalbe Ceratum Cetacei rubrum, Sirupus Ribium
Jänsewurz Radix Gentianae
Jänzekraut Herba Centaurii
Jänzenen Radix Gentianae
Jänzenwurz Radix Gentianae
Janzerwurz Radix Gentianae
Japanholz Lignum Fernambuci
Japanische Erde Catechu
Jase Herba Millefolii
Jasmin, wilder Gelsemium sempervirens
Jassiensalbe Unguentum contra Scabiem
Jäuse Herba Centaurii
Javellewasser Liquor Natrii hypochlorosi
Javelle-Lauge Liquor Natrii hypochlorosi
Javellscher Kalk Calcium hypochlorosum (Calcaria chlorata)
Iba Folia Taxi
Ibarach Herba Chaerophylli
Iben = Eiben
Ibenblätter Folia Taxi
Iberi Herba Sphondylii
Iberich Herba Sphondylii
Ibisch Radix Althaeae
Ibischpappel Folia Althaeae
Ibisjacob Oxymel Aeruginis, Mel boraxatum
Ibschä, Ibsche, Ibschge Radix Althaeae, Herba Hyssopi, Radix Ononidis

Ibschentrideli Cornu Cervi raspatum
Ibschtenwurz Radix Althaeae
Ibsentee Folia oder Radix Althaeae
Ibstewurzel Radix Ononidis, Radix Althaeae
Ichfragnichtdanach Unguentum contra Scabiem
Ichmachmirnichtsdraus Unguentum contra Scabiem
Idee Radix Althaeae
Idiation Tinctura odontalgica
Jebgab Oxymel Aeruginis
Jeckwitzsaft Sirupus Sennae cum Manna
Jees-Christkoken Trochisci Liquiritiae
Jehovablümli Flores Saxifragae
Jehovatropfen Tinctura Rhei aquosa
Jehrbalsamtropfen Balsamum peruvianum
Jelängerjefreundlicher Radix Saponariae albae
Jelängerjelieber Herba Teucrii, Herba Violae tricoloris, Stipites Dulcamarae
Jenaer Balsam Tinctura Aloës composita
— **Tropfen** Tinctura Aloës composita
Jenes Fructus Anisi
Jenever Juniperus communis
Jeneverkruid Herba Eupatoriae
Jenzenwurzel Radix Gentianae
Jeparaltee Radix Sarsaparillae
Jerichobalsam, weißer Balsamum de Mecca

Jerichorosen Herba Caprifolii
Jerichorot Acidum rosolicum
Jernitzelixier Tinctura Aloës composita
Jerschmoos Carrageen
Jerusalemer Balsam Oleum Myristicae, Tinctura Benzoës composita, Mixtura oleoso-balsamica
— **Spiritus** Spiritus Angelicae compos'tus
— **Tropfen** Elixir e Succo Liquiritiae
Jeschwitzer Brustsaft Sirupus Sennae cum Manna
Jesuim Radix Gentianae
Jesuitenkräuter Species amarae
Jesuiterbalsam Balsamum Copaivae
Jesuiterpulver Cortex Chinae pulvis, Pulvis contra Pediculos
Jesuiterspecies Species amarae
Jesuitertee Herba Chenopodii ambrosioidis
Jesuitertropfen Balsamum Copaivae
Jesusblümchen Herba oder Flores Violae tricoloris
Jesuschristkoken Trochisci Bechici nigri
Jesuschristussalbe Emplastrum fuscum
Jesuschristwurz Radix Lapathi
Jesusknäblein Herba Violae tricoloris
Jesuslein Herba Violae tricoloris
Jesusli Viola tricolor
Jesuswurzel Rhizoma Tormentillae

Jesuwunderkraut Herba Hyperici
Jesuwundertee Herba Matricariae
Jeupjesbombast Cortex Frangulae
Jewerwurzel Radix Carlinae
Ifblätter Folia Taxi
Igelfett Adeps suillus
Igelkrautwurzel Rhizoma Caryophyllatae
Igelskolben Datura Stramonium
Ignatiusbohnen Fabae St. Ignatii
Igrüli Herba Vincae
Ihlgras Herba Polygoni
Ihrenpreis Herba Veronicae
Jibejakob Mel rosatum boraxatum
Jichtkorreis Semen Paeoniae
Jichtkrut Herba Ranunculi
Jichtrübe Radix Bryoniae
Jichtwörteln Radix Bryoniae
Jilke Radix Angelicae
Jip-Faß Mel rosatum boraxatum
Iips-Jakob Unguentum Aeruginis
Iismoos Lichen islandicus
Ikunddu Chinioidinum
Ilen Hirudines
Ilenblätter Herba Ranunculi
Ilexblätter Folia Ilicis
Ilgen Flores Lilii
Ilgenöl Oleum Olivarum album
Ilie Flores Lilii
Ilkenpulver Radix Helenii pulvis
Iillen = Lilien
Illesant Fructus Anethi
Illige Flores Lilii

Ilmenrinde Cortex Ulmi
Ilop Herba Hederae helicis
Ilsem Herba Absinthii
Imben = Bienen
Imbenschmalz Ceratum Terebinthinae
Imber, Imberklauen, Imberzehen Rhizoma Zingiberis
Imblikraut Herba Ulmariae
Immechrut Folia Melissae
Immelkraut, Immelekrut Herba Serpylli
Immenblatt Folia Melissae
Immenkraut Herba Thymi, Herba Serpylli, Lamium album
Immer Rhizoma Zingiberis
Immergrün Herba Pirolae, Herba Vincae, Viscum album
Immergrünöl Oleum Gaultheriae, Oleum Hyoscyami
Immerschön Flores Stoechados
Immerwährender Blasenzug Emplastrum Cantharidum perpetuum
— **Pflaster** Emplastrum Cantharidum perpetuum
Immortellen Flores Stoechados
Impbeeri Fructus Rubi Idaei
Impere Fructus Rubi Idaei
Imperöl Oleum Hyperici
Indenbeere Fructus Rubi Idaei
Indian. Augenbalsam Mixtura oleoso-balsamica
— **Balsam, weißer** Oleum Olivarum album
— **Bolesein** Radix Helenii
— **Farnkraut** Herba Acmellac

— **Holz** Lignum Guajaci, Lignum Santali
— **Lungenpulver** Pulvis Liquiritiae compositus
— **Nüsse** Fructus Cocculi
— **Schakalpulver** Cortex Chinae pulvis
— **Schmalz** Cetaceum
Indianerwurzel Radix Gentianae
Indig Indigo
Indigkraut Herba Isatis
Indisch. Balsam Balsamum peruvianum
— **Pfeffer** Fructus Capsici
— **Pflanzenpapier** Charta vegetabilis Indica (Emplastrum anglicum)
— **Spikanard** Radix Nardi
— **Tabak** Herba Lobeliae
— **Wurzel** Radix Gentianae
Infusorienerde Kieselgur
Ingber siehe auch Ingwer
Ingberimber Rhizoma Zingiberis
Ingbluem Flores Calendulae
Ingelblumen Flores Calendulae
Ingwer, Ingwerklauen, Ingwerzehen Rhizoma Zingiberis
—, **deutscher** Rhizoma Calami, Tubera Ari
—, **gelber** Rhizoma Curcumae
Inkumsöl Balsamum peruvianum
Innocenzkraut Herba Polygoni
Innstaub Lycopodium
Inschottsalbe Unguentum Althaeae
Inseckundpoltee Herba Pulegii et Herba Hyssopi aa

Insektenpulver Flores Pyrethri pulvis
Insektensalbe Unguentum contra Pediculos
—, **braune** Emplastrum fuscum
Insektentinktur Tinctura Pyrethri
Inselt Sebum
Instaub Lycopodium, Talcum
Instrianswurzel Radix Gentianae
Intendanturtropfen Tinctura Chinioidinii
Invalidenpflaster Emplastrum ad Rupturas
Inventurtropfen Tinctura Chinioidini
Inwand Unguentum contra Pediculos
—, **blauer** Unguentum Hydrargyri cinereum dilutum
Inzian Radix Gentianae
—, **weißer** Conchae praeparatae
Joachimspflaster Emplastrum Lithargyri compositum
Joachimssalbe Unguentum diachylon
Jochenbeersaft Succus Sambuci
Jochheil Herba Anagallidis
Jochumpflaster Emplastrum Lithargyri compositum
Jockeltee Flores Malvae arboreae
Jockeysalbe Unguentum contra Pediculos
Jöcksalv Unguentum contra Scabiem
Jod, flüssiges Tinctura Jodi dilutum
Joden = Juden

Jodenkers Fructus Alkekengi
Jodgrün Anilinum viride
Jodina Tinctura strumalis, Tinctura Jodi diluta
Jodsalbe Unguentum Kalii jodati
Jodsalz (i. Bayern) Jodiertes Tafelsalz
Jodsirup Sirupus Ferri jodati
Jodspiritus Tinctura strumalis
Johandeln Fructus Juniperi
Johandelsaft Succus Juniperi inspissatus
Johannesgürtel Herba Artemisiae
Johnneshand Tubera Salep
Johanneswörtel Aspidium filix mas
Johannstrubelsaft Sirupus Ribium
Johannisbeerblätter Folia Ribis nigri
Johannisbeeröl Oleum Hyperici
Johannisbeerspiritus Spiritus Serpylii
Johannisbeerwurzel Rhizoma Filicis
Johannisblumen Flores Arnicae, Flores Hyperici, Flores Primulae
Johannisblumenöl Oleum Hyperici
Johannisblumenspiritus Tinctura Arnicae
Johannisblut Herba Hyperici
Johannisbockshorn Fructus Ceratoniae
Johannisbrot Fructus Ceratoniae
Johannisgeist Spiritus Juniperi

Johannisgürtel Herba Artemisiae
Johannishand Rhizoma Filicis, Tubera Salep
Johannishaupt Tubera Ari
Johannishäupteln Bulbus victorialis rotundus
Johannisherzbluttropfen Mixtura oleoso-balsamica
Johannisholz Lignum Juniperi
Johanniskerzen Flores Verbasci
Johanniskraut Herba Hyperici, Flores Chamomillae, Flores Arnicae, Aspidium filix mas
Johanniskrautblumen Flores Arnicae
Johanniskrauttinktur Tinctura Arnicae
Johannismuttertropfen Tinctura Valerianae aetherea
Johannisöl Oleum Hyperici
Johannisöl, äußerlich Oleum Petrae rubrum
Johannisöl, schwarzes Oleum Philosophorum
Johannisohr Fungus Sambuci
Johannispappeln Herba Malvae
Johannispatscheln Rhizoma Filicis
Johannispestilenzwurz Rhizoma Filicis
Johannissaft Sirupus Ribium, Sirupus Papaveris, Sirupus Rhoeados, Succus Juniperi
Johannisschafe Fructus Ceratoniae
Johannisschoten Fructus Ceratoniae
Johannisträubchen Ribes rubrum
Johanniswedel Herba Spiraeae
Johanniswedelblüten Flores Spiraeae
Johanniswörtel Aspidium Filix mas
Johanniswürz Radix Convallariae
Johanniswurzel Rhizoma Filicis
Johannweißnichtsdavon Unguentum contra Pediculos
Joirke Glechoma hederacea
Jonaslöl Oleum Jecoris
Joranditten Herba Absinthii
Jordansches Pflaster Emplastrum fuscum camphoratum
Josefle Herba Saturejae
Josefsalbe Unguentum ophthalmicum compositum
Josefskraut Herba Hyssopi
Josephlakraut Herba Saturejae
Josephli Herba Hyssopi
Joujou Pasta Liquiritiae rubra
Jowisblumen Flores Aquilegiae
Iperrinde Cortex Ulmi
Iporto Tinctura odontalgica
Ipper Rhizoma Zingiberis
Irenzenwurzel Radix Gentianae
Irisblüte Crocus
Irischwurzel Carrageen
Iritzenwurzel Rhizoma Iridis
Irländisch Moos Carrageen
Irrbeerblätter Flores Belladonnae

Isaakpulver Rhizoma Veratri pulvis
Isbäredreck Pasta gummosa
Isehüt Flores Aconiti
Isehütli Herba Verbenae
Isekraut Herba Verbenae
Isere Lichen islandicus
Iserkraut Herba Verbenae
Isipo Herba Hyssopi
Isländisch Moos Lichen islandicus
— **Perlmoos** Carrageen
Ismos Lichen islandicus
Isop, Ispen Herba Hyssopi
Ispenholzrinde Cortex Ulmi
Israel Herba Hyssopi
Isrilli Herba Vincae
Issbeerblätter Flores Belladonnae
Italienisch. Pillen Pilulae aloëticae ferratae
— **Rinde** Cortex Chinae
— **Tee** Species laxantes
Itjemöhsmeer Oleum compositum nigrum
Itsch Herba Absinthii
Jubandsalbe Unguentum Hydrargyri cinereum dilutum
Juchhanelbeeren Fructus Juniperi
Juchhei Herba Anagallidis
Juchtenöl Oleum Rusci
Juckbohne Dolichos pruriens
Juckpulver Alumen plumosum, Pili Stizolobii (Dolichos pruriens)
Jucksalbe Unguentum contra Scabiem
Judasboitl Digitalis purpurea
Judaskirschen Fructus Alkekengi
Judaskuß Fructus Alkekengi
Judasohren Fungus Sambuci
Judassinohr Fungus Sambuci
Judegesecht Viola tricolor
Judenäpfel Fructus Citri
Judenbrot Manna
Judendeckel Fructus Alkekengi
Judendorn Stipites Dulcamarae
Judendornbeeren Fructus Jujubae
Judengesicht Viola tricolor
Judengummi Asphaltum
Judenharz Asphaltum
Judenholz Lignum Guajaci
Judenhütchen Fructus Alkekengi
Judenkerschen, Judenkirsche Fructus Alkekengi (auch Atropa Belladonna und Cornus mas)
Judenkraut Herba Millefolii
Judenleim Asphaltum
Judenmutter Herba Serpylli
Judenmyrte Herba Serpylli
Judenohren Fungus Sambuci
Judenpech Asphaltum
Judenpech, weißes Alumen plumosum
Judenpfeffer Fructus Amomi
Judenpulver Pulvis contra Pediculos, Nihilum album (Zincum oxydatum crudum)
Judenrute Herba Genistae
Judensalbe Unguentum Hydrargyri cinereum
Judenschwamm Fungus Sambuci
Judenseife Unguentum Hydrargyri cinereum
Judenstoff Pulvis contra Pediculos

Judenweihrauch Styrax calaminaris
Judenwurzel Radix Vincetoxici
Judenzucker Succus Liquiritiae
Judeschmer Unguentum diachylon
Juffern Flores Rhoeados
Jujube Pasta Liquiritiae rubra
Jujuben Fructus Jujubae
Julawasser Aqua Plumbi Goulardi
Julichrut Herba Ulmariae
Julikraut Spiraea ulmaria
Jülkkraut Herba Chelidonii
Junctum Unguentum contra Scabiem
Jungeblume Herba Taraxaci
Jungfer, nackte Colchicum autumnale
Jungfer, verfluchte Cichorium Intybus
Jungfergehweg Unguentum contra Scabiem, Unguentum sulfuratum compositum
Jungfernblüten Herba Rorellae (= Herba Droserae)
Jungfernblume Flores Stoechados
Jungfernblut Resina Draconis
Jungfernbrauen Herba Millefolii
Jungfernbutter Unguentum ophthalmicum rubrum
Jungferneis Glacies Mariae
Jungfernfett Unguentum Hydrargyri citrinum
Jungfernglas Glacies Mariae
Jungferngras Herba Herniariae
Jungferngrün Herba Vincae
Jungfernhaar Herba Adianti aurei
Jungfernharz Benzoë, Resina Pini alba
Jungfernhonig Mel album
Jungfernkraut Herba Adianti aurei, Herba Artemisiae, Herba Hederae terrestris, Herba Millefolii, Herba Hyperici
Jungfernleder, braunes Pasta Liquiritiae
—, weißes Pasta gummosa
Jungfernmehl Magnesium carbonicum
Jungfernmilch Aqua Rosae cum Tinctura Benzoës 10:1
Jungfernmoos Herba Adianti
Jungfernöl Oleum Olivarum album
Jungfernpulver Pulvis menstrualis
Jungfernsalbe Unguentum leniens
Jungfernschmätzel Trochisci Santonini
Jungfernschmiere, eingemachte Unguentum Hydrargyri album dilutum
Jungfernschön Flores Convallariae
Jungfernschwarm Cera alba
Jungfernschwefel Sulfur sublimatum
Jungfernteint Aqua Rosae cum Tinctura Benzoës 10:1
Jungferntritt Herba Polygoni
Jungferntrost Herba Herniariae
Jungfernwachs Cera alba
Jungfernwasser Aqua Rosae cum Tinctura Benzoës 10:1

Jungfernweck Radix Peucedani
Jungfernweiß Alumen plumosum, Cerussa
Jungfernzucht Herba Serpylli
Jungferschweigstill Unguentum contra Scabiem
Jungfertumirnichts Unguentum contra Scabiem
Jungfrau, nackte Flores Convallariae, Tubera Colchici
Jungfrauwurzelkraut Herba Tanaceti
Jungharz Resina Pini
Jünglingsblumen Flores Stoechados
Juniduni Chinioidinum
Junipulver Pulvis pro Equis
Junkerkraut Herba Origani cretici
Junkertropfen Tinctura Guajaci
Junotränen Herba Verbenae
Jupiterbart Sempervivum tectorum
Jupiterblumen Flores Calcatrippae
Jupitersalz Stannum chloratum
Jürgenkrautwurzel Radix Valerianae
Jürgenmölleröl Spiritus camphoratus, Oleum Terebinthinae, Oleum Lini āā
Justizhütchen Trochisci Santonini
Juwelierrot Ferrum oxydatum rubrum
Ivakraut Herba Ivae moschatae
Ivenblatt Folia Melissae
Ivierke Herba Hederae terrestris
Ivoor, gebrand Ebur ustum
Iwisch Radix Althaeae
Ixaxum Oxymel Aeruginis
Ixjakob Unguentum aegyptiacum
Ixnixsaturniustropfen Liquor Plumbi subacetici

K
(siehe auch unter C)
Kaatje wat be je dik Herba Cardui benedicti
Kabeljauöl Oleum Jecoris, Oleum Philosophorum
Kabetbeeren Fructus Juniperi
Kabischrundblacke Folia Rumicis
Kachelblumen Flores Millefolii
Kachelkraut Herba Taraxaci
Kachinkawurzel Radix Caïncae, Rhizoma Chinae
Kackemoos Carrageen
Kactuskörner Coccionella
Kaktusspinititus Herba Cardui benedicti
Kaddigbeeren Fructus Juniperi
Kaddigholz Lignum Juniperi
Kaddigmus Succus Juniperi inspissatus
Kademum Fructus Cardamomi
Kadeöl Oleum Juniperi empyreumaticum
Kaeter Blass Cataplasma
Käferfüllwasser Aqua Cerefolii
Käferpflaster Emplastrum Cantharidum
Käfersalbe Unguentum Cantharidum acre

Käferspiritus Spiritus Formicarum
Kaffegeist Spiritus camphoratus
Kaffepulver Pulvis Jalapae laxans
Kaffer Camphora
Kageröl Oleum viride, Oleum Chamomillae infusum
Kagitee Carrageen
Kahlequinten Fructus Colocynthidis
Kahlholz Folia Ligustri
Kahlkraut Lathraea squammaria
Kähmund Boletus cervinus
Kahnel Cortex Cinnamomi
Kaibln Tubera (Fructus) Colchici
Kailkenblumen Flores Sambuci
Kailkenmus Succus Sambuci inspissatus
Kainritz Herba Galii
Kaiseraugenlicht Zincum sulfuricum, Nihilum album, Unguentum Zinci
Kaiseraugenlichtpulver Pulvis sternutatorius albus, Nihilum album
Kaiseraugenlichtsalbe Unguentum ophthalmicum, Unguentum Zinci
Kaiserbutter Unguentum flavum
Kaiserkarolushauptwasser od. **Kaiserkarlquinthöhftwater** Aqua aromatica spirituosa, Aqua vulneraria spirituosa, Liquor Ammonii caustici, Spiritus Lavandulae, Spiritus Melissae compositus, Spiritus coloniensis

Kaisergelb Plumbum chromicum
Kaisergrün Schweinfurter Grün
Kaiserkerzen Flores Verbasci
Kaiserliche Ruhr- und Magentropfen Tinctura amara
Kaiseröl gegen Läuse Petroleum
Kaiserpflaster Emplastrum sticticum
Kaiserpillen Pilulae laxantes
Kaiserpulver Pulvis aromaticus, Pulvis fumalis
Kaiserrauch Pulvis fumalis
Kaiserrosenblätter Flores Rosae
Kaisersalat Herba Dracunculi
Kaisersalbe Unguentum basilicum, Unguentum ophthalmicum rubrum
Kaiserspiritus Spiritus resolvens
Kaisertee Thea Chinensis, Herba Agrimoniae
Kaisertropfen Tinctura Aloës composita, Tinctura Chinioidini
Kaiserwasser Aqua coloniensis
Kaiserwurz Rhizoma Imperatoriae
Kaitschken Sambucus nigra
Kaju Anacardia
Kakaobutter Oleum Cacao
Kakao = Cacao
Kakerlaken Blatta orientalis
Käketöl Oleum Rapae
Käkinaspähn Cortex Chinae concisus
Kaktuskörner Coccionellae
Kaktusspinititus Herba Cardui benedicti
Kalulifon Fructus Cocculi

Kalambak Lignum Aloës
Kalamijn, Kalamijnsteen Lapis calaminaris
Kalamintkraut Herba Calaminthae
Kalanner Fructus Coriandri
Kalapusbutter Oleum Cocos
Kalapusöl Oleum Cajeputi
Kälberhälsig Unguentum Hydrargyri cinereum dilutum
Kälberkern Herba Chaerophylli
Kälberkraut Herba Cerefolii
Kälberkropf Herba Chaerophylli
Kälbernase Herba Antirrhini
Kälberpeterlein Herba Conii
Kälberscherenkraut Herba Chaerophylli
Kälberschiß Crocus
Kälberschissen Tubera oder Semen Colchici
Kalbledersalz Sal Carolinum factitium
Kalblorbeersalbe Unguentum Lauri
Kalbsalbe Unguentum Lauri (20% Oleum Lauri expressum mit Unguentum molle. — Erwärmen!)
Kalbsauge Flores Bellidis
Kalbsfuß Rhizoma Ari
Kalbskümmel Herba Saturejae
Kalbsmaul Herba Antirrhini
Kalbsnase Herba Antirrhini
Kalbssalbe Unguentum Populi, Unguentum Lauri
Kalbstupp Tannoform oder Tannalbin
Kalbswurz Rhizoma Ari
Kalenderkraut Herba Teucrii

Kalenderpflaster Emplastrum fuscum
Kalendertropfen Tinctura Pini composita
Kalenderwurzel Rhizoma Galangae
Kaleschen- (Kaleschen-) blume Aconitum Napellus
Kalfonig Colophonium
Kalfun Colophonium
Kali, gemeines Kalium carbonicum crudum
—, **kaustisches** Kali causticum
—, **kleesaures (saures)** Kalium bioxalicum
— **zum Beizen** Kalium dichromicum
— **zum Gurgeln** Kalium chloricum
— **zum Härten** Kalium ferrocyanatum flavum
Kali-Alaun Alumen
Kaliaturholz Lignum Santali rubrum
Kalikblumen Flores Millefolii
Kaliöl Liquor Kalii carbonici
Kalipastillen Trochisci Kalii chlorici
Kaliseife Sapo viridis, Sapo kalinus
Kalissehout Radix Liquiritiae
Kalittenstein Zincum sulfuricum
Kalitzenbeize Cuprum sulfuricum crudum
Kaliwasserglas Liquor Kalii silicici
Kalk, bologneser Creta alba
—, **essigsaurer** Calcium aceticum
—, **gebrannter** Calcaria usta

Kalk, holzessigsaurer Calcium aceticum crudum
—, **holzsaurer** Calcium aceticum crudum
—, **Wiener** Calcium carbonicum nativum (gepulverte Kreide)
Kalkanth, grüner Ferrum sulfuricum
—, **weißer** Zincum sulfuricum
Kalkblau Coeruleum montanum (Bergblau)
Kalksalz Calcium chloratum
Kalkschwefelleber Calcium sulfuratum
Kallabeerensalbe Unguentum potabile
Kalm Fructus Carvi
Kalmede Rhizoma Calami
Kalms Rhizoma Calami
Kalmus Rhizoma Calami
Kalmus, falscher Rhizoma Pseudacori
—, **überzogener** Confectio Calami
Kalmusessenz Tinctura Calami
Kalmusgerten Rhizoma Caricis
Kalmuspeter Rhizoma Caricis
Kalmuspoden Rhizoma Caricis
Kalmusstein Lapis calaminaris praeparatus
Kalmuszucker Confectio Calami
Kalomel Hydrargyrum chloratum
Kalomelsalbe Unguentum Zinci
Kalteplas Species ad Cataplasma

Kaltequinte Fructus Colocynthidis
Kaltfeuer Acidum nitricum
Kalumback Lignum Aloës
Kalwe Aloë et Rhizoma Calami a͞a
Käm Fructus Carvi
Kamander Herba Scordii, Herba Veronicae
Kamanitöl Oleum Hyoscyami
Kamarittersalbe Unguentum flavum
Kambogium Gutti
Kämel Fructus Carvi
Kameldreck Asa foetida
Kamelhaare Penghawar Djambi
Kamelheustroh Herba Foeniculi
Kamelen Flores Chamomillae
Kamelspehn Pulvis contra Pediculos
Kamelstein Lapis calaminaris
Kamelsteinsalbe Unguentum calaminare
Kamelgen Flores Chamomillae
Kamelheumannsort Herba Schoenanthi
Kämen Fructus Carvi
Kamillen Flores Chamomillae
—, **große** Flores Chamomillae romanae
—, **wälsche** Flores Chamomillae romanae
Kamillenöl Oleum Chamomillae infusum
Kamillensaft Sirupus Chamomillae
Kamillentropfen Tinctura Chamomillae

Kaminfegerli Rhizoma Caricis
Kaminruß Fuligo
Kamisolöl Oleum carbolisatum (phenolatum)
Kammerblumen Flores Chamomillae
Kammfett Oleum Pedum Tauri
—, **festes** Adeps suillus
Kämmich = Kümmel
Kammkraut Potentilla anserina
Kämolje Oleum Carvi
Kampamla Flores Campanulae
Kampaschen Fructus Vanillae
Kampfer, flüssiger Oleum camphoratum
Kämpfer Camphora
Kämpferaugensalbe Unguentum ophthalmicum compositum
Kampferbalsam Linimentum saponato-camphoratum
Kampfergeist Spiritus camphoratus
—, **gelber** Spiritus camphoratus crocatus
Kampferkraut Herba Abrotani, Herba Absinthii
Kampferkugeln Globuli ad Erysipelas
Kampferliniment Linimentum ammoniato-camphoratum
Kampferöl Oleum camphoratum
Kampferpflaster Emplastrum fuscum camphoratum, Emplastrum saponato-camphoratum
Kampfersalbe, flüchtige Linimentum ammoniato-camphoratum

Kampferseife Opodeldoc
Kampferseifenspiritus Spiritus saponato-camphoratus
Kampferstein Camphora in cubulis
Kampfertropfen Spiritus camphoratus, Tinctura anticholerica, Tinctura camphorata
Kampferwein Vinum camphoratum
Kampferwurzel Rhizoma Asari, Rhizoma Galangae
Kamprinde Cortex Salicis
Kamynian Benzöe
Kanadatee Folia Gaultheriae
Kanarienbutter Unguentum flavum
Kanariengras Phalaris canariensis
Kanarienholz Lignum Juniperi, Lignum Santali album
Kanarienpflaster Emplastrum saponatum
Kanariensamen Semen canariense
Kanarientropfen Tinctura Cinnamomi
Kanarienzucker Saccharum album pulvis
Kandelkraut Herba Serpylli
Kandelwisch Herba Equiseti
Kandelzucker Saccharum cristallisatum
Kandiol Fructus Ceratoniae
Kandisblüten Flores Acaciae
Kandiszucker Saccharum cristallisatum
Kanehl Cortex Cinnamomi
—, **weißer** Cortex Canellae albae
Kanehlblüte Flores Cassiae

Kanehlsteinpulver Lapis calaminaris pulvis
Kaninchenpflaster Emplastrum Cantharidum
Kaninchenwurz Rhizoma Calami
Kanisselstein Zincum sulfuricum
Kanisterpflaster Emplastrum oxycroceum
Kanitzkenstein Zincum sulfuricum
Kankerbladen Flores Rhoeados
Kankerbloemen Herba Taraxaci
Kannenblumen Flores Nymphaeae
Kannenkraut Herba Equiseti
Kannenplumben Rhizoma Nymphaeae
Kannin Acidum tannicum
Kant Cachou
Kanschu Cachou
Kantelbaum Folia Taxi
Kantenkraut Herba Equiseti
Kantorbalsam Unguentum ophthalmicum rubrum
Kantorlak Oleum Santali
Kanzleipulver Pulvis Liquiritiae compositus
Kapahu Balsamum Copaivae
Kapanüle Flores Campanulae
Kapaunenfett Adeps suillus
Kapern, deutsche Flores Calthae
Kaperöl Oleum viride, Oleum Papaveris
Kapillärkraut Herba Adianti
Kapillärsaft Sirupus Aurantii Florum
Kapillärsirup Sirupus amylaceus (Stärkesirup)
Kapiribalsam Balsamum Copaivae
Kaplaneitee Herba Marrubii
Kaplansirup Sirupus Aurantii Florum
Kapodickentee Herba Cardui benedicti
Kappedutzöl Oleum Cajeputi
Kappelblumen Flores Calcatrippae
Kappenpfeffer Fructus Capsici
Kappelkrautblüten Flores Calcatrippae
Kappernickwurzel Radix Meü
Kappernickel Radix Meü
Kapretiensaft Sirupus Aurantii Florum
Kapselöl Oleum Hyoscyami
Kapuziner Boletus scaber
Kapuzinerbalsam Tinctura Benzoës composita
Kapuzinerkappe Aconitum Napellus
Kapuzinerkresse Herba Nasturtii
Kapuzinerpillen Pilulae laxantes
Kapuzinersalbe Unguentum Hydrargyri cinereum dilutum
—, **graue** Unguentum Hydrargyri cinereum dilutum
Kapuzinersalbe, rote Unguentum Hydrargyri rubrum
—, **weiße** Unguentum Hydrargyri album dilutum
Kapuzinersamen Pulvis contra Pediculos
Kapuzinerstaub Pulvis contra Pediculos
Kapuzinerstein Cuprum aluminatum

Kapuzinertee Species laxantes Schramm
Kapuzinertropfen Tinctura Benzoës composita
Karabe Succinum raspatum
Karaffelkraut Rhizoma Caryophyllatae
Karaktuspulver Pulvis pro Equis ruber
Karaschenmoos Carrageen
Karbe Carum Carvi
Karbei Fructus Carvi
Karbelblüten Flores Millefolii
Karbendel Herba Serpylli
Karbendikt Herba Cardui benedicti
Karbo, Karbei Kümmel
Karbolstupp Roher Karbolkalk
Karbonat Ammonium carbonicum
Karbunkel = Karfunkel
Kardamömeln Fructus Cardamomi
Kardemum Fructus Cardamomi
Kardendistel Herba Dipsaci
Kardiktenkraut Herba Cardui benedicti
Kardinalskraut Herba Lobeliae
Kardiviol Flores Napi
Kardobenediktenkraut Herba Cardui benedicti
Kardobenediktensalz Kalium carbonicum, Oleum viride
Kardobenediktenwasser Aqua Sambuci
Kardobenedictenwurzel Radix Cardui benedicti
Karebenedikt Herba Cardui benedicti

Karfunkelwasser Spiritus Melissae compositus
Karfreitagsblume Daphne Mezerëum
Karkenslätel Flores Primulae
Karlkönigstropfen Mixtura oleoso-balsamica
Karsbader Salz Sal Carolinum factitium
— **Tropfen** Tinctura Rhei vinosa, Tinctura Chinae composita $\overline{aa}$
Karlsdistel Herba Cardui benedicti, Radix Carlinae
Karlskirchenharz Olibanum
Karlswurzel Rhizoma Caricis
Karswurzel Radix Carlinae
Karmandl Herba Teucrii Chamaedris
Karmediktus Herba Cardui benedicti
Karmelitergeist Spiritus Melissae compositus
Karmeliterpflaster Emplastrum fuscum
Karmeliterstein Zincum sulfuricum
Karmelitertropfen Spiritus Melissae compositus
Karmeliterwasser Spiritus Melissae compositus dilutus
Karmes, Karmeswurtel Rhizoma Calami
Karmile Flores Chamomillae
Karmillen Flores Chamomillae
Karminativtropfen Tinctura carminativa
Karminbeeren Grana Kermes
Karmoisinbeeren Grana Kermes
Karmsen Rhizoma Calami

Karnickelpflaster Emplastrum Cantharidum perpetuum
Karniffel Coccionella
Karniffelwurzel Radix Caryophyllatae
Karnille Flores Chamomillae
Karnissel, weißer Zincum sulfuricum
Karobbe Fructus Ceratoniae
Karolihauptwasser Aqua aromatica, Spiritus coloniensis
Karolinentalertee Species pectorales cum Fructibus
Karolinenwurzel Radix Carlinae
Karonktuspulver Pulvis pro Equis
Karonyrinde Cortex Angosturae
Karottensamen Fructus Dauci
Karpfenstein Cornu Cervi ustum, Lapis Pumicis pulvis
Karponett Herba Cardui benedicti
Karremanswurzel Rhizoma Calami
Karrnsalbe, Karrensalbe Unguentum Paraffini
Karstensaft Sirupus Cerasorum
Kartenplas Cataplasma arteficiale, Species ad Cataplasma
Karthamine Flores Carthami
Karthäuserkraut Herba Chenopodii ambrosioidis
Karthäuserpulver Pulvis contra Pediculos, Stibium sulfuratum rubrum
Karthäusertee Herba Chenopodii ambrosioidis

Karthein Herba Abrotani
Kartoffelzucker Glycose
Karuben Fructus Ceratoniae
Karvey Fructus Carvi
Karweblumen Flores Millefolii
Karwei, Karweil Fructus Carvi
Karwendel Herba Serpylli
Kasbette Fructus Ribis
Kaschekant Cachou
Käseblümchen Flores Bellidis
Käsekraut, -malven, -pappel Folia Malvae vulgaris
Kaselskrutblumen Flores Malvae vulgaris
Käsemalven Flores Malvae silvestris, Folia Malvae
Käsenäpfchen Flores oder Folia Malvae silvestris
Käsepappeln Flores oder Folia Malvae silvestris
Käsetropfen Liquor seriparus
Kaskerill Cortex Cascarillae
Käskraut Folia Malvae vulgaris
Käslab Herba Galii
Käseleibblestee Folia Malvae vulgaris
Käslein Folia Malvae vulgaris
Käslerkraut Folia Malvae vulgaris
Käsletee Flores Malvae vulgaris
Käslikraut Folia Malvae vulgaris
Kaßbeeren: Stipites Cerasorum
Kaßbeerensaft Sirupus Cerasorum
Kassekraut Herba Nasturtii
Kassenfissel Fructus Cassiae fistulae

Kassia Fructus Cassiae fistulae
Kassienfistel Cassia fistula
Kassienholz Cortex Cinnamomi Cassiae
Kassienpfeifen Fructus Cassiae fistulae
Kassienrinde Cortex Cinnamomi Cassiae
Kassienröhren Cassia fistula
Kassientee Folia Maté
Kastanienblüten, rote Flores Rhoeados
—, **weiße** Flores Acaciae
Kastanienblütenspiritus Spiritus Vini gallici
Kastanienblütenwasser Tinctura Arnicae diluta
Kastanienmehl Dextrinum
Kastanienöl Oleum Sesami
Kastanienrinde Cortex Hippocastani
Kastaniensaft Sirupus Castaneae
Kastanienschale Cortex Hippocastani
Kastanienspiritus Spiritus Rosmarini, Spiritus Melissae compositus
Kastanientee Folia Castaneae vescae, Folia Juglandis
Kästbeerensaft Sirupus Castaneae
Kasteiertee Herba Galeopsidis
Kästenbaumblätter Folia Castaneae vescae
Kastenbeere Vaccinium vitis Idaea
Kästene Folia Castaneae vescae
Kästensaft Sirupus Castaneae
Kasteralwurzel Cortex Cascarillae

Kastoröl Oleum Ricini
Käsundbrot Herba Acetosellae
Katagamba Catechu
Kataplas Cataplasma arteficiale
Katarrhkraut Herba Chenopodii ambrosioidis
Katarrhpasta -Pasta Liquiritiae
Katarrhpillen Pilulae Chinidini
Katarrhsalbe Unguentum leniens
Katechunüsse Semen Arecae
Katelbeeren Fructus Ebuli
Katerbirdixi Herba Cardui benedicti
Katerplas Cataplasma arteficiale, Species ad Cataplasma
Kathanenöl Oleum Absinthii infusum
Katharinenblumen Flores Linariae
Katharinenflachs Herba Linariae
Katharinenkraut Herba Geranii
Katharinenöl, gelbes Oleum Olivarum, Oleum Ricini, Oleum Petrae album
—, **rotes** Oleum Hyperici, Oleum Petrae italicum
—, **schwarzes** Oleum Philosophorum
—, **weißes** Oleum Petrae album
Katharinensalbe Unguentum flavum
Katharinensamen Semen Nigellae

Katharinenwurzel Radix Arnicae
Kathomenöl Oleum Absinthii coctum
Kathreinöl Oleum Petrae rubrum
Katrenchen Herba Violae tricoloris
Katschermehl Species ad Cataplasma
Katschumspflaster Emplastrum Cantharidum perpetuum
Kattemum Fructus Cardamomi
Katten = Katzen
Katte Plantago major
Kattenbeeren Fructus Ebuli
Kattenblätter Herba Plantaginis
Kattendoornkruid Herba Ononidis
Kattenkaas, Kattenkiezen Folia Malvae
Kattenkäse Malva silvestris
Kattenklar Gummi Cerasorum
Kattenkrallen Malva silvestris
Kattenkrautwurzel Radix Valerianae, Radix Ononidis
Kattenmehl Lycopodium
Katten-Rabattenöl Oleum camphoratum cum Oleo Terebinthinae
Kattensteert, -swans Herba Equiseti, Herba Verbasci
Kattenworz Cychorium Intybus
Kattikbeeren Fructus Juniperi
Kätzchentee Flores Stoechados, Herba Trifolii arvensis

Katzegeil Radix Valerianae
Kätzelkraut Herba Trifolii arvensis
Katzenäuglein Herba Veronicae
Katzenaugenharz Dammar, (Resina Dammar)
Katzenbaldrian Radix Valerianae
Katzenbalsamkraut Herba Nepetae
Katzenbeere Rubus Idaeus
Katzenblume Anemone nemorosa
Katzenblümlein Bellis perennis
Katzenblut Herba Verbenae
Katzenbuckel Radix Valerianae
Katzendälpli Flores Gnaphalii
Katzendreck Herba Mariveri
Katzeneier = Eierbovist Bovista nigrescens
Katzenfett Adeps benzoatus, Adeps suillus
Katzenfittig Folia Millefolii
Katzenfraß Lignum Sassafras
Katzenfuß Herba Anagallidis
Katzengamander Herba Mariveri
Katzengesicht Herba Galeopsidis
Katzenglas Glacies Mariae
Katzenhahn Herba Equiseti
Katzenkäse Flores Malvae vulgaris
Katzenkerbel Herba Fumariae
Katzenklaue Herba Fumariae
Katzenklee Herba Trifolii arvensis
Katzenkraut Herba Mari veri, Herba Euphrasiae, Herba

Millefolii, Folia Menthae piperitae
Katzenkrautwurzel Radix Valerianae, Radix Ononidis
Katzenleiterlein Herba Lycopodii
Katzenliebe Herba Mari veri
Katzenmagenblumen Flores Rhoeados
Katzenminze Folia Menthae crispae, Herba Hederae terrestris
Katzennessel Folia Nepetae
Katzenpeterlein Herba Conii
Katzenpetersilie Herba Conii
Katzenpfötchen Flores Gnaphalii
Katzenrocken Equisetum arvense
Katzenschuh Catechu
Katzenschwanz Herba Millefolii, Herba Equiseti
Katzensilber Glacies Mariae
Katzenspeer Radix Ononidis
Katzensteert Herba Equiseti
Katzenstein Lapis Smiridis, Lapis belemnites
Katzensterz Herba Nepetae
Katzenstiel Herba Equiseti
Katzentäpple Flores Gnaphalii, Flores Stoechados
Katzentee Folia Malvae, Flores Stoechados
Katzenteriakwurzel Radix Valerianae
Katzentraubenkraut Herba Sedi
Katzenträublein Herba Sedi
Katzenwaddel Herba Equiseti
Katzenwargelwurzel Radix Valerianae
Katzenwedel Herba Equiseti, Herba Betonicae

Katzenwerdel Herba Betonicae
Katzenwille Cortex Cascarillae
Katzenwurz(el) Radix Valerianae
Katzenzahl Herba Equiseti
Katzenzahn Herba Galeopsidis
Kaukengähl Crocus, Rhizoma Curcumae
Kaulbarschleim Calcium phosphoricum
Kaulbarstein Calcium phosphoricum
Kaumeles Rhizoma Calami
Kaurosen Flores Paeoniae
Kautschuk Resina elastica
Kautschukpapier Percha lamellata (Guttaperchapapier)
Kavekraut Herba Millefolii
Keanla, Keanle Herba Serpylli
Kees = Käse
Keejesbladen Folia Malvae silvestris
Keeskes Folia Malvae silvestris
Kagelsalbe Unguentum flavum
Kehlholz Folia Ligustri
Kehlkraut Herba Uvulariae
Kehlpulver Pulvis pro Equis
Kehlsuchtpulver Pulvis pro Equis
Kehnkinpulver Cortex Chinae pulvis
Kehrdichannichts Unguentum contra Scabiem
Kehrdichnichtdran Unguentum sulfuratum
Keichen Flores Sambuci

Keilchenmus Succus Sambuci
Keiledschen = Kuhpilz, Boletus bovinus
Keileke Sambucus nigra
Keilhacke Flores Primulae
Keilholzpflaster Ceratum Aeruginis
Keilkenblumen Flores Sambuci
Keimblumen Flores Stoechados
Keinakspann Pulvis contra Pediculos
Keingesicht Zincum oxydatum
Keisecke, Keiseken Flores Sambuci
Keitschken Flores Sambuci
Kela Herba Serpylli
Kelke, Kelkenblumen Flores Sambuci
Kelkenbusch Sambucus nigra
Kelkenkraut Herba Millefolii
Kellerasseln Millepedes
Kellerbeeren Semen Coccognidii
Kellerhalsbeeren Fructus Mezereï
Kellerhalskimer Fructus Mezereï
Kellerhalsrinde Cortex Mezereï
Kellerhalssamen Semen Coccognidii
Kellerkrautrinde Cortex Mezereï
Kellermannsaft Sirupus Rhei
Kellermanns Tropfen Spiritus saponatus, Tinctura carminativa
Kellersalz Kalium nitricum
Kellerwürmeröl Oleum Amygdalarum

Kelmenpotzensalbe Unguentum Populi
Kelterle Colchicum autumnale
Keminjan Benzoë
Kemmi, Kemmich Fructus Carvi
Kemp = Hanf
Kempzaad Fructus Cannabis
Kendle Radix Mandragorae
Kenla Herba Serpylli
Kennedypflaster Ceratum Aeruginis
Kenster Viscum album
Kentenkörner Semen Cydoniae
Kenter Succinum raspatum
Kenzerwurzel Rhizoma Filicis pulvis
Kepen Fructus Cynosbati
Keppernickel Radix Meü
Kerbelkraut Herba Cerefolii, Herba Millefolii
Kerguswurzel Radix Taraxaci
Kermelwurz Radix Carlinae
Kermes, alte Sirupus Rhoeados
—, mineralischer Stibium sulfuratum rubrum
Kermesbeeren Fructus Phytolaccae
Kermeskörner Grana Chermes, Fructus Phytolaccae
Kermeskraut Herba Phytolaccae
Kerngeiert Folia Ligustri
Kernel Semen Anacardii
Kerngerte Folia Ligustri
Kernlestee Semen Cynosbati
Kerntee Semen Cynosbati
Kernwurzel Radix Taraxaci
Kerpen Flores Millefolii
Kersche Herba Nasturii

Kersen Flores Primulae
Kerve, Kerwe Fructus Carvi
Kerzenblumen Flores Verbasci
Kerzenkraut Folia Verbasci
Kerzenöl Oleum Arachidis
Kerzensalbe Unguentum flavum
Keskenblumen Flores Sambuci
Kesselasche Kalium carbonicum
Kesselbeeren Fructus Oxycocci
Kesselblumen Herba Anagallidis
Kesselflicker Herba Bursae Pastoris
Kesselkraut Folia Malvae
Kesskrokt Folia Malvae
Kestenenblätter Folia Castaneae vescae
Kestensaft Sirupus Castaneae
Kestezablätter Flores Castaneae vescae
Kettenblumenkraut Herba Taraxaci
Kettenkraut Herba Taraxaci
Kettenputzwasser Acidum nitricum dilutum, Acidum sulfuricum dilutum
Ketzlein Herba Trifolii arvensis
Keuchhustensaft Sirupus Thymi compositus
Keulenwurzel Rhizoma Nymphaeae
Keuschbaumsamen Semen Agnicasti
Keuchrosen Flores Paeoniae
Khannasblume Flores Arnicae
Kichelblumen Flores Rhoeados

Kickdorntun Herba Hederae terrestris
Kid Folia Rosmarini
Kiebitzfett Herba Pinguiculae
Kienfaren Tanacetum vulgare
Kiebitzpulver Tartarus depuratus
Kiebitzsalbe Unguentum Plumbi
Kieferknospen Turiones Pini
Kieferlatschenöl Oleum Pini pumilionis
Kiefernadeläther Aether Pini silvestris
Kiefernadelöl Oleum Pini silvestris
Kiefernpilz Boletus badius (Speisepilz)
Kiefernsalbe Unguentum basilicum
Kiefersprossen Turiones Pini
Kiem Fructus Carvi
Kiemi Fructus Carvi
Kienla, Kienle Herba Serpylli
Kienöl Oleum Pini, Oleum Terebinthinae crudum
Kienporst Herba Ledi
Kienrost Herba Ledi
Kienruß Fuligo
Kiesekenblumen Flores Sambuci
Kiesel, aufgelöster Liquor Natrii silici
Kieselgur Terra silicea
Kieselmehl Terra silicea
Kieselöl Liquor Natrii silicici
Kieselwasser Liquor Natrii silicici
Kietschelklee Herba Trifolii arvensis
Kietschbaumblüten Flores Acaciae

Kietschkepflaumenblüten Flores Acaciae
Kifel Fructus Ceratoniae (Siliqua dulcis)
Kik Glechoma hederacea
Kikkertjezalf, Kijkvorschenzalf Emplastrum Hydrargyri
Kilchenschoppen Herba Hyssopi
Kile Herba Aconiti
Kiltblumensamen Semen Colchici
Kimferchl = schöner Röhrling Boletus elegans
Kimm Fructus Carvi
Kindbettertee Species gynaecologicae
Kindbettlatwerge Electuarium Sennae
Kindbettöl Oleum Ricini
Kindbettsalbe Unguentum nervinum
Kindbett-Tee Folia Althaeae, Species pectorales cum Fructibus, Species laxantes
Kindelbeeren Fructus Juniperi
Kindelkraut Herba Abrotani, Herba Serpylli
Kindelbeersaft Sirupus Rubi Idaei
Kinderbalsam Balsamum Nucistae, Mixtura oleoso-balsamica, Spiritus Melissae compositus
Kinderbettsalbe Unguentum Rosmarini compositum
Kinderbett-Tee Folia Althaeae, Species laxantes
Kinderfenchel Fructus Foeniculi

Kinderjesupulver Pulvis Magnesiae cum Rheo, Pulvis pro Equis
Kinderkaffee Semen Quercus tostum
Kinderkorallen Semen Paeoniae
Kindermehl Lycopodium
Kindermeth Sirupus Sennae cum Manna
Kindermoderdath Sirupus Papaveris
Kindermord Summitates Sabinae
Kindermundwasser Aqua Foeniculi
Kinderpuder, dreierlei Mischung aus Bolus rubra 100, Magnesium sulfuricum 100, Tartarus depuratus 50
Kinderpulver, Hoffmanns Pulvis Magnesiae cum Rheo
—, **Ribkes** Pulvis Magnesiae cum Rheo
—, **Tepohl** Folia Sennae pulvis, Kalium tartaricum a͞a 10,0 Magnesium carbonicum 40,0
Kinderrhabarber Tinctura Rhei aquosa
Kinderruhe Sirupus Papaveris
Kindersaft Sirupus Rhei et Sennae
Kindersamen Semen Paeoniae
Kinderseife Sapo venetus
Kindersekt Sirupus Aurantii, Vinum Xerense a͞a
Kinderspitzeltee Species pro Infantibus
Kindersterben Summitates Sabinae
Kinderstupp Lycopodium

Kindertee, dreierlei Cornu Cervi raspatum, Fructus Foeniculi, Cortex Cinnamomi 10:1:1
Kindertropfen Tinctura Chamomillae, Tinctura Rhei aquosa
Kinderwasser Aqua aromatica
Kinderwehblumen Flores Paeoniae
Kinderwindpulver Pulvis Magnesiae cum Rheo
Kinderwundbalsam Linimentum Calcariae, Unguentum Aluminii acetici
Kinderwurzel Rhizoma Iridis
Kinderzucker Saccharum Lactis
Kindesmord Summitates Sabinae
Kindlbeersaft Sirupus Rubi Idaei
Kindliwehblumen Flores Paeoniae
Kindskerzen Flores Verbasci
Kindskerzensalbe Unguentum flavum
Kingle Herba Serpylli
Kinkelbeeren Fructus Ebuli, Fructus Juniperi
Kinnela Herba Serpylli
Kinster Viscum album
Kinzelwurz Radix Bardanae
Kjöngs Pflaster Emplastrum fuscum
Kippekörner Pulvis contra Insecta
Kippenpulver Magnesium carbonicum
Kippenschmiere Magnesium carbonicum
Kirbel Herba Chaerophylli

Kircheneisbeth Herba Hyssopi
Kirchenharz Olibanum
Kirchenmoos Herba Lycopodii
Kirchenöl Oleum Hyperici
Kirchenraub Zincum oxydatum
Kirchenrauch Olibanum
Kirchenschlüsselblumen Flores Primulae
Kirchenspross Hyssopus officinalis
Kirschambalsam Balsamum Copaivae
Kirschblüten Flores Acaciae
Kirschgeist Spiritus Cerasorum, Spiritus Melissae
Kirschlaub Folia Betulae
Kirschlorbeertropfen Aqua Laurocerasi
Kirschlorbeerwasser zum Backen Aqua Amygdalarum amarum diluta 1 + 19
Kirschrinde, wilde Cortex Frangulae
Kirschstiele Stipites Cerasorum
Kirschstielwasser Aqua Amygdalarum amararum diluta
Kirschtropfen Aqua Amygdalarum amararum diluta
Kissekenblumen Flores Sambuci
Kissekenkernöl Oleum Papaveris
Kitschelklee Herba Trifolii arvensis
Kitschkepflaumenblüten Flores Acaciae
Kittekerne Semen Cydoniae
Kittelhans Cetaceum
Kittelkraut Herba Absinthii

Kittelsche Tropfen Tinctura Cascarillae
Kitten Fructus Cydoniae
Kittenkäs Folia Malvae
Kittkörner Semen Cydoniae
Klar uit den hemel Oleum Lauri
Klaasduitenzalf Unguentum Zinci
Klabauter Secale cornutum
Kläberewurzel Radix Bardanae
Kladenpulver Pulvis aromaticus
Klaffen Herba Galeopsidis
Klafter Herba Bursae Pastoris, Herba Galeopsidis
Klafterscheitholz Unguentum nervinum viride
Klafterspaltholz Unguentum nervinum
Klaftertee Herba Bursae Pastoris
Klammergeist Spiritus Formicarum
Klammersamen Fructus Coriandri
Klander, Klanner Fructus Coriandri
Klap Secale cornutum
Klappblätter Folia Trifolii fibrini
Klappe, Klappen Folia Trifolii fibrini
Klapperkraut Herba Bursae Pastoris
Klapperlestee Fructus Papaveris
Klappernuß Kokosnuß
Klapperrolle Oleum Cocos
Klapperrose Flores Rhoeados
Klappers Flores Rhoeados

Klapperschlangenkraut Herba Virgaurei
Klapperschlangenwurzel Radix Senegae
Klapperschwamm Polyporus frondosus
Klappertee Fructus Papaveris
Klappertinktur Tinctura Rhei aquosa
Klapprosen Flores Rhoeados
Klapprosensaft Sirupus Rhoeados
Klapproths Eisentinktur Tinctura Ferri aceti
Klaprause Folia Digitalis
Kläre Ichthyocolla, Natrium bicarbonicum
Klärenmoos Carrageen
Klarkalk Calcaria chlorata
Klärpulver Conchae praeparatae
Klärwasser Acidum sulfuricum dilutum
Klaterich Semen Psyllii
Klatschblâer Digitalis purpurea
Klatschmohn Flores Rhoeados
Klatschrosen Flores Rhoeados
Klatschrosensaft Sirupus Rhoeados
Klatschsalbe Unguentum cereum
Klatte = Klette
Klattendistelwurzel Radix Bardanae
Klauenfett Oleum Pedum Tauri
Klauensalbe Oleum Pedum Tauri
Klauspulver (für Schweine) Stibium sulfuratum nigrum

Kleberkraut Herba Galii
Kleberwurz Radix Bardanae
Klebi Flores Primulae
Klebkraut Herba Galii
Klebläusensalbe Unguentum contra Pediculos
Klebpflaster Emplastrum aedhaesivum
Klebtaffet Emplastrum adhaesivum
Klebwachs Ceratum Resinae Pini
Klebwurz Radix Rubiae
Kledern Radix Bardanae
Klederwurzel Radix Bardanae
Klee, gelber Flores Lathyris pratensis
Kleeblumen Flores Trifolii albi, Flores Meliloti
Kleebuschblätter Herba Aquifolii
Kleekraus Herba Trifolii
Kleemaus Folia Farfarae
Kleesäure Acidum oxalicum (gegen Rostflecken: Kalium bioxalicum)
Kleesalz Kalium bioxalicum
Kleesalzkraut Herba Acetosellae
Kleesamen Semen Foenugraeci
Kleesebusch Folia Ilicis
Kleeseide Herba Cuscutae
Kleetee Herba Trifolii arvensis
Klfeeli Herba Rhinanthi
Klei Bolus alba
Kleidertropfen Spiritus Bretfeldi
Kleie Furfur Tritici
Kleinblumen Flores Cyani
Kleiner Koschtets Herba Serpylli

Kleines Dreiblatt Herba Acetosellae
— **Sinngrün** Herba Vincae
Kleingerseckpulver Rhizoma Veratri pulvis
Kleinknospez Herba Serpylli
Kleinwegrich Herba Plantaginis
Klemannsblätter Folia Farfarae
Klemei, witte Zincum sulfuricum
Klemmergeist Spiritus Formicarum
Klempnergeist Ammonium chloratum sublimatum
Klempnersalz Ammonium chloratum sublimatum
Klenner Fructus Coriandri
Klepp Herba Bursae Pastoris
Klepperbeins Pflaster Emplastrum stomachale
Klepperlestee Fructus Papaveris
Klepschwurzel Rhizoma Polypodii
Kleschenstauden Datura Stramonium
Klettendistelwurz Radix Bardanae
Klettenkraut Herba Eupatoriae, Herba Bardanae, Herba Galii
Klettenöl Oleum crinale
Klettensamen Semen Bardanae
Klettenwurzel Radix Bardanae
Klettenwurzelöl Oleum crinale
Klettenwurzelspiritus Spiritus Serpylli
Klewerblumen Flores Trifolii albi

Klewerklissen = Kletten
Klewerweiß Flores Trifolii albi
Kliberewurzel Radix Bardanae
Kliebenöl Oleum crinale
Kliebenwurzel Radix Bardanae
Klieberwurz Radix Bardanae
Kliemwurzel Radix Bardanae
Klierenwurz Radix Bardanae
Klierkruid Herba Scrophulariae
Klimop Herba Hederae terrestris
Klingelsalz Ammonium chloratum technicum
Klinker Herba Ranunculi
Klinkersäckel s. Klämmersäckel
Klippenmoos Carrageen
Klis Succus Liquiritiae
Kliswortel, Klitwortel Radix Bardanae
Klisenwurzel Radix Bardanae
Klistenwurzel Radix Bardanae
Klitsch Succus Liquiritiae
Klitschen Flores Rhoeados
Klitschpulver Talcum
Klitzenstein Zincum sulfuricum
—, **blauer** Cuprum sulfuricum
Klockenblume Pulsatilla vulgaris
Klockenkling Unguentum contra Pediculos
Klökelchen Unguentum Hydrargyri cinereum dilutum
Klokkebeien Fructus Myrtilli
Klokkenolie Oleum Amygdalarum
Klopfpulver Lycopodium

Klör Tinctura Sacchari tosti
Klori Terebinthina communis
Klosteressenz Tinctura amara
Klosterpflaster Emplastrum fuscum
Klosterpillen Pilulae laxantes
Klosterysop Herba Hyssopi
Klöterich Semen Psyllii
Klöthen Radix Bardanae
Kluentenweeren Cloroformium
Klupersbeeren Fructus Juniperi
Klüppelholz Oleum Lauri, Unguentum flavum, Unguentum Populi a͞a
Kluster Viscum album
Klüster Viscum album
Knabenblumenkraut Herba Taraxaci
Knabenkraut Herba Scabiosae
Knabenkrautwurzel Tubera Salep
Knabensäure Acidum oxalicum
Knackbeerlaub Folia Fragariae
Knackrinde Cortex Salicis
Knackweidenrinde Cortex Salicis
Knack Cortex Salicis
Knallbeerkraut Folia Belladonnae
Knallsalz Kalium chloricum
Knaphorst Herba Scabiosae
Knauel Herba Polygoni
Kneienrinde Cortex Salicis
Knerpzalf Unguentum laurinum
Knickenbeeren Fructus Juniperi
Knickholzöl Oleum Juniperi Ligni

Knieholzöl Oleum Pini Pumilionis
Knielbeeren Fructus Juniperi
Kniepsche Augensalbe Unguentum ophthalmicum rubrum
Knieschwammpflaster Emplastrum Meliloti
Knijwortel Radix Althaeae
Knirkbeeren Fructus Juniperi
Knistebeeren Fructus Juniperi
Knister Viscum album
Knisterholz Viscum album
Knitschelbeerrinde Cortex Frangulae
Knitschelbeeren Fructus Frangulae
Knobel Bulbus Allii
Knoblauch Bulbus Allii
—, **blauer** Asa foetida
—, **schwarzer** Rhizoma Imperatoriae
— **und Dill** Radix Gentianae pulvis
Knoblauchhederichkraut Herba Alliariae
Knoblauchgamander Herba Scordii
Knoblauchkraut Herba Alliariae
Knoblauchöl Spiritus Sinapis, Tinctura Asae foetidae
Knoblauchpilz Marasmius scorodonius
Knoblauchsaft Sirupus Allii
Knoblauchsalz Natrium sulfuricum siccatum
Knoblauchstroh Stipites Dulcamarae
Knoblauchtropfen Tinctura Asae foetidae
Knoblech Bulbus Allii

Knochenasche Calcium phosphoricum crudum
—, **schwarze** Ebur ustum
Knochenerde Conchae praeparatae
Knochenfett Oleum Pedum Tauri, Oleum Olivarum album, Paraffinum sub liquidum
Knochengeist Liquor Ammonii carbonici pyrooleosi
Knochenkalk Calcium phosphoricum crudum
Knochenkohle Ebur ustum
Knochenmehl, graues Cornu Cervi praeparatum, Calcium phosphoricum crudum
—, **schwarzes** Ebur ustum
—, **weißes** Calcium phosphoricum
Knochenöl Oleum Olivarum album, Oleum Pedum Tauri, Paraffinum sub liquidum
—, **gelbes** Oleum Olivarum viride
Knochenpflaster Emplastrum oxycroceum
Knochenpulver Calcium phosphoricum crudum
Knochensäure Acidum phosphoricum
Knochensalz Ammonium carbonicum pyrooleosum
Knochenschwarz Ebur ustum
Knochenspiritus Spiritus Angelicae compositus, Spiritus Formicarum
Knochenstein Lapis Osteocollae
Knoeven Knoblauch
Knokkelolie Oleum Hyoscyami

Knollenblätterpilz, grüner Amanita phalloides. Giftig!
Knollenblätterpilz, gelber Amanita mappe. Giftig!
—, weißer (Frühjahrs-) Amanita verna. Giftig!
Knollenblumen Flores Trifolii
Knoopgras Herba Polygoni avicularis
Knoopvanalsen Herba Absinthii
Knöpfchenkraut Herba Herniariae
Knopfgras Carrageen
Knopfkraut Herba Scabiosae
Knopflack Lacca in massis (Schellack)
Knöpfligras Rhizoma Graminis
Knöpflikraut Herba Senecionis
Knopfmoos Carrageen
Knopfrose Flores Paeoniae
Knorpel Oleum Papaveris
Knorpelkraut Herba Sedi acris
Knorpelkraut Herba Sedi acris
Knorpelöl Oleum Olivarum viride
Knorpelpflaster Emplastrum oxycroceum
Knorpelsalbe Unguentum Populi, Unguentum Rosmarini compositum
Knorpeltang Carrageen
Knorpelundstorpel Oleum Olivarum viride
Knorpelzerteilpflaster Emplastrum Meliloti
Knörre Herba Lychnidis inflatae
Knörrkrautblüten Flores Sambuci

Knorzelkraut, scharfes Herba Sedi
Knospenöl Oleum Lauri
Knospensalbe Unguentum Linariae, Unguentum Populi
Knotengras Herba Polygoni, Rhizoma Graminis
Knotenkraut Herba Botryos, Herba Chenopodii
Knotenwegerich Herba Polygoni
Knötrich Herba Polygoni avicularis
—, russischer Herba Polygoni avicularis
Knusperkraut Herba Stachydis
Koane Rhizoma Zedoariae
Kobalt Arsenium nativum
Kobaltblau Cobaltum aluminatum (Kobaltultramarin)
Kobbisaft Electuarium Sennae
Koberweinsches Pulver Pulvis pro Infantibus
Kobitsch Pili Stizolobii
Kobus Succus Liquiritiae
Kobalt, gelb Kalium cobaltonitrosum
Kobaltgrün Cinnabaris viridis
Kobaltsalz Cobaltum nitricum
Kobaltultramarin Cobaltum aluminatum
Kobaltzinnober Cinnabaris viridis
Kochelkörner Fructus Cocculi
Kochlerskraut Herba Lycopodii, Herba Hyperici
Kochlöffelkraut Herba Bursae Pastoris, Herba Cochleariae
Kochmännchen = Pfifferling oder Pfefferling Cantharellus cibarius

Kochnatron Natrium bicarbonicum
Kochsoda Natrium bicarbonicum
Kockelefant Fructus Cocculi
Kockelskörner Fructus Cocculi, Pulvis contra Pediculos
— **fürs Vieh** Radix Hellebori nigri pulvis
Köckels Pflaster Emplastrum fuscum
Koegras Herba Fumariae
Koettiertjes Rhizoma Calami, Fructus Cardamomi
Kognaköl Aether oenanthicus
Kohbeen Fructus Cubebae pulvis
Köhl = Kohl
Kohlblumen Flores Calendulae
Köhleinskraut Herba Pimpinellae
Kohleisenpulver Ferrum carbonicum saccharatum
Kohlenöl Oleum Lithantracis, Acetum pyrolignosum crudum
Kohlensäurepulver Pulvis aërophorus
Kohlensaures Pulver Natrium bicarbonicum
Kohlenschwammpulver Spongiae tostae
Kohlenstaub (Kneipp) Carbo pulvis
Kohlenstoff, flüssiger Carboneum sulfuratum
Köhlerkraut Herba Lycopodii, Herba Veronicae, Herba Hyperici
Kohlewatblüten Flores Napi
Kohlgrün Unguentum leniens

Kohlkraut Folia Uvae Ursi
Kohlöl Oleum Anethi compositum
Kohlrabensalbe Unguentum viride
Kohlrebenblüten Flores Napi
Kohlrosen Flores Malvae arboreae, Flores Rhoeados
Kohlsaft, weißer Sirupus Aurantii Florum
Köhlsalv Unguentum Plumbi
Kohlsamenöl Oleum Rapae
Kohlwasser Acetum pyrolignosum crudum
Köhlwater Aqua Plumbi
Köhm Fructus Carvi
Köhmkrüder Species amarae
Köhn Herba Serpylli
Köhnleiswurzel Radix Pimpinellae
Kojanner Fructus Coriandri
Koilkemus Succus Juniperi inspissatus, Succus Sambuci inspissatus
Koilkenblumen Flores Sambuci
Kokelskörner Fructus Cocculi
Kokeschblommen Flores Rhoeados
Kokliko Flores Rhoeados
Koklüsch Oleum Papaveris
Kolben Capita Papaveris
Kolbenhülsen Capita Papaveris
Kolbenmoos Herba Lycopodii
Kolbensirup Sirupus Papaveris
Kölbleinskraut Herba Pimpinellae
Kölbleinswurzel Radix Pimpinellae
Kolblumen Flores Calendulae

Koliköl Oleum Carvi dilutum Oleum Valerianae, Oleum viride
Koliktee Folia Menthae piperitae
Koliktropfen Tinctura carminativa, Tinctura antispastica, Tinctura Cinnamomi
Kolketropfen Tinctura carminativa
Kolkothar Caput mortuum
Kölle Herba Saturejae
Kollebluem Flores Rhoeados
Kollenbachs Blutreinigung Tubera Jalapae pulvis et Kalium sulfuricum $\overline{aa}$
Kollerbusch Viscum album
Kollerdistel Radix Eryngii
Köllergeist Spiritus coloniensis
Kollmannskraut Herba Anagallidis
Kollmannstropfen Tinctura carminativa
Kollmandeltee Herba Teucrii
Kölm, gemeiner Herba Thymi
—, **wilder** Herba Thymi
Kolmas, Kolmus Rhizoma Calami
Kölnischwasser Spiritus coloniensis
Kolofon Colophonium
Koloquinthen Fructus Colocynthidis
Kolrosen Flores Paeoniae
Kolzakohlblüten Flores Napi
Köm, Kömen Fructus Carvi
Komindenwurzel Rhizoma Calami
Kominsamen Fructus Cumini
Komitrapetersalbe Emplastrum Lithargyri compositum

Komkomerpitten Semen Cucumeris
Kommandeurbalsam Tinctura Benzoës composita, Linimentum ammoniatum
Kommandeursalbe Unguentum basilicum, Unguentum Paraffini
Kommbeimich Balsamum Copaivae
Kommen Fructus Carvi
Kommendatorbalsam Tinctura Benzoës composita
Kommendenttropfen Tinctura Benzoës composita
Kommherauf Emplastrum Lithargyri compositum
Kommhurtig Gutti, Tubera Jalapae
Kommwiederpulver Pulvis pro Equis
Kommwiedertee Herba Veronicae
Kommodegewürz Fructus Amomi
Komödiantenpflaster Emplastrum Lithargyri compositum
Konducteurpulver, graues Pulvis pro Equis
Konfectionspulver Pulvis Magnesiae cum Rheo
Königin der Wiese Flores Ulmariae
Königinholz Lignum Campechianum
Königinkraut Folia Nicotianae
Königinnenwasser Acidum hydrochloricum 3 + Acidum nitricum 1
Königliches Windwasser Aqua aromatica rubra

Königsblau Cobaltum silicicum kalinum (Smalte)
Königsblumen Flores Paeoniae, Flores Verbasci
Königsbrusttropfen Elixir e Succo Liquiritiae
Königseersalbe Emplastrum fuscum camphoratum
Königsfarnkraut Herba Lunae (Osmunda regalis)
Königsfliegenpilz Amanita umbria. Giftig!
Königsgelb Arsenicum citrinum nativum
Königskerzen Flores Verbasci
Königskerzenbutter Unguentum flavum
Königskerzenöl Oleum Chamomille infusum, Oleum Sesami, Oleum Arachidis, Oleum Papaveris
Königskerzensaft Sirupus Althaeae
Königskerzensalbe Unguentum flavum
Königskerzenwurzel Radix Angelicae
Königskorn Fructus Phellandrii
Königskraut Herba Agrimoniae, Herba Basilici
Königskümmel Fructus Ajowan
Königslaufwasser Aqua vuneraria spirituosa
Königsnelken Antophylli
Königspflaster Ceratum Resinae Pini
Königspillen Pilulae laxantes
Königsräucherpulver Pulvis fumalis
Königsrauch Pulvis fumalis
Königsriedertee Stipites Dulcamarae
Königsrosen Flores Paeoniae
Königsrinde Cortex Chinae regiae
Königsrückels Pulvis fumalis
Königssalbe Unguentum basilicum flavum
—, **braune oder schwarze** Unguentum basilicum fuscum
—, **harte** Unguentum Hydrargyri citrinum
Königssalbei Folia Salviae
Königszepter Bulbus Asphodeli
Königstee Species laxantes St. Germain
Königstropfen Elixir e Succo Liquiritiae, Tinctura regia
Königswasser Aqua regia (Acidum hydrochloricum 3 + Acidum nitricum 1)
Königsweiß Bismutum subnitricum
Königswurzel Radix Pyrethri, Radix Imperatoriae
Konijuenblad Herba Plantaginis
Konjater Fructus Coriandri
Konkl Colchicum autumnale
Konkordienpflaster Emplastrum consolidans
Konradbalsam Balsam Locatelli, Spiritus Lavendulae compositus
Konradmehl Zincum sulfuricum pulvis
Konradsalbe Unguentum calaminare
Konradskraut Herba Hyperici
Konradspillen Pilulae laxantes

Konradspulver Pulvis pro Equis
Konsenztropfen Tinctura amara, Tinctura Castorei
Konservensalz Kalium nitricum
Konsorten, gepulvert Resina Draconis (Bolus rubra) pulvis
Konsumentensalbe Unguentum consumens
Kontentmehl Pulvis Cacao compositus
Konventionspulver Pulvis pro Equis
Konzentrierter Alaun Aluminium sulfuricum
Kooken = Kuchen
Kool = Kohle
Koornheul, Koornros Flores Rhoeados
Koortsbast Cortex Chinae
Koortsbitter Tinctura Aloës composita
Koortsboombladen Folia Eucalypti
Koortskruiden Species amarae, Folia Trifolii fibrini
Koortspillen Pilulae Chinini sulfurici
Koortspoeder Chininum sulfuricum
Kopahubalsam Balsamum Copaivae
Kopalpillen Capsulae Balsami Copaivae
Kopekenpulver Cubebae pulvis
Köpernickel Radix Meü
Koperrot Zincum sulfuricum (fur die Augen)
Kopersamen Fructus Anethi

Koperwasser Aqua Anethi, Aqua carminativa, Zincum sulfuricum solutum $0,25^0/_0$ (für die Augen)
Köpfeltee Herba Prunellae
Kopfessig Acetum Sabadillae
Kopfflußpflaster Emplastrum Cantharidum perpetuum
Kopfklee Flores Trifolii albi
Kopfkubeben Fructus Cubebae
Kopflaxier Infusum Sennae compositum
Köpflisalat Flores Lactucae
Kopfobenkopfunten Herba Gratiolae
Kopfpeinsaft Electuarium Sennae
Kopfpi!len Pilulae laxantes
Kopfsaft Electuarium Sennae
Kopfsalbe Unguentum Hydrargyri cinereum dilutum
Kopfspiritus Spiritus saponatus kalinus, Spiritus Vini gallici
— **zum Riechen** Liquor Ammonii caustici
Kopftüchelstupp Tragacantha pulvis
Kopfwasser Spiritus aromaticus
Kopfwehblümli Herba Geranii
Kopfwehessig Acetum aromaticum
Kopfwehnägala Herba Pulmonariae
Kopfwehpulver Phenyldimethylpyrazolon cum Coffeino citrico
Kopisaft und -mus Electuarium Sennae
Koppenschmalz Adeps suillus

Kopper = Kupfer
Kopperoh, witt Zincum sulfuricum
Kopperwater Acidum sulfuricum dilutum, Cuprum sulfuricum, Ferrum sulfuricum crudum
Kopperwitt Zincum sulfuricum
Koppöl Oleum Olivarum
Koppisaft Electuarium Sennae
Kopraöl Oleum Cocos
Korabsalbe Unguentum contra Pediculos
Korallen, schwarze Semen Paeoniae
Korallenbalsam Tinctura Benzoës composita
Korallenblümchen Herba Anagallidis
Korallenessenztropfen Tinctura Succini
Korallenflechte Lichen islandicus, Carrageen
Korallenöl Oleum Hyperici
Korallenpulver, rotes Pulvis antiepilepticus ruber
—, **weißes** Conchae praeparatae
Korallensaft Sirupus Coccionellae, Sirupus Rubi fruticosi
Korallensamen Semen Paeoniae
Korallentee Carrageen
Korallentinktur Tinctura aromatica, Tinctura Lignorum
Korallentropfen Tinctura aromatica, Tinctura Lignorum
Korallenwurz Radix Asparagi, Rhizoma Polypodii
Korallisches Pulver Pulvis Liquiritiae compositus

Korantiwurzel Radix Tormentillae
Korastanienblütenspiritus Spiritus Vini gallici
Körbchenwurzel Radix Bardanae
Korbe Fructus Carvi
Korbelkraut Herba Cerefolii
Körbelkraut Herba Cerefolii, Herba Oreoselini, Herba Millefolii
Körbelsalbe Unguentum Majoranae, Unguentum laurinum
Korbender Herba Cardui benedicti
Körblikraut Herba Cerefolii
Kordabenedikt Herba Cardui benedicti
Körfgeswurzel Radix Bryoniae
Koriander Fructus Coriandri
—, **schwarzer** Semen Nigellae
Korinthen Passulae minores
Korinthensaft Sirupus Mannae, Sirupus Liquiritiae
Korkrüster Cortex Ulmi
Körlkraut Radix Taraxaci cum Herba
Korn, türkisches Zea Mays
Kornbenedikte Herba Cardui benedicti
Kornblumen Flores Cyani, Flores Rhoeados
Kornblumensaft Sirupus Rhoeados
Kornblumenwasser Aqua Rosae
Kornbranntwein Spiritus Frumenti
Körnchentee Semen Cynosbati

Korneb Fructus Ceratoniae
Kornelius-Haupttropfen oder
— **Wasser** Aqua Rosae boraxata
Kornelkirschen Fructus Corni, Fructus Jujubae
Kornelle Flores Chamomillae romanae
Kornelrinde Cortex Corni
Körnerlack Lacca in granis
Körnertee Semen Cynosbati
Kornessenz Tinctura anticholerica
Kornflockenblumen Flores Cyani
Korngift Herba Lithospermi
Kornheide Herba Ericae
Kornhelcheskörner Fructus Cocculi
Kornkampfertropfen Tinctura anticholerica
Körnlestee Semen Cynosbati
Kornlichtnägeli Herba Githaginis
Kornluege Herba Galeopsidis
Kornminze Herba Calaminthae
Kornmohn Flores Rhoeados
Kornmutter Secale cornutum
Kornnägeli Herba Githaginis, Flores Cyani
Kornnelken Flores Cyani
Kornrade Herba Githaginis
Kornröschen Herba Githaginis
Kornsalbe Unguentum Populi
Korntropfen Tinctura anticholerica
Kornvater Secale cornutum
Kornwinde Flores Convolvuli, Flores Malvae vulgaris
Kornwut Herba Galeopsidis

Kornzapfen Secale cornutum
Korpendik Herba Cardui benedicti
Körpergeist, Körperöl Opodeldoc
Korrigeen Carrageen
Korsika-Moos Helminthochorton
Körtbeendickt Herba Cardui benedicti
Kosakenpulver Pulvis contra Insecta
Koschenilge Coccionella
Koschmes Herba Serpylli
Kosin Koussinum
Kosmoline Vaselinum flavum
Kossinenkraut Folia Ilicis
Kostenbalsam Herba Agerati
Kostenzkraut Herba Origani, Herba Serpylli
Kostez, Koschtez (kleiner) Herba Serpylli
Kostfinell Coccionella
Kostusrinde Cortex Canellae albae
Kostwurzel Radix Costae
Kotewurz Radix Consolidae
Kowandenöl Oleum Amygdalarum
Kraampillen Pilulae laxantes
Kraamvrouwenolie Oleum Ricini
Krabele die Wänd' hinauf Liquor Ammonii caustici
Krabellen Herba Chaerophylli
Krabethbeeren Fructus Juniperi
Krachenauge = Hühnerauge
Krackbeeren Fructus Myrtilli
Kraftblumen Flores Primulae
—, **Neumanns** Flores Verbasci

Kraftkräuter Species aromaticae
Kraftkraut Herba Tanaceti
Kraftküchele Rotulae Menthae piperitae
Kraftmehl Amylum Marantae
Kraftrosen Flores Arnicae
Kraftspiritus Spiritus saponato-camphoratus
Krafttropfen Spiritus aethereus
Kraftwurz(el) Radix Arnicae, Radix Carlinae, Radix Ginseng, Radix Taraxaci
Kraftzetterln Cachou
Kraftzuckerle Rotulae Menthae piperitae
Krähenauge = Hühnerauge
Krähenaugen Semen Strychni
Krähenbeeren Fructus Oxycocci
Krähendorn Ononis spinosa
Kräheneier Semen Strychni
Krähenfuß Herba Lycopodii
Krähenkrallen Secale cornutum
Krähenpulver Pulvis contra Pediculos
Krähensaat Kreosotum
Krähenwurzel Radix Pyrethri
Krähgeist Spiritus Sinapis
Krähn Radix Armoraciae (Rettig)
Krahnhaxen Herba Lycopodii
Krahstupp Lycopodium
Kraidemus Succus Sambuci
Kraigensluder Viscum album
Kraihenkrallen Secale cornutum
Krallengras Rhizoma Graminis
Krallenkraut Malva silvestris
Krallenmehl Conchae praeparatae, Lycopodium
Krallenpulver Lycopodium
Kramberbeeren Fructus Juniperi
Krambit Juniperus communis
Krambohl Aqua phenolata (carbolisata)
Kramelbeeren Fructus Juniperi
Krämerkümmel Fructus Carvi, Fructus Cumini
Krämerlaus Fructus Cumini
Krämernelken Flores Caryophylli
Kramernageln Flores Caryophylli
Kramkümmel Fructus Carvi, Fructus Cumini
Krammetsbeeren Fructus Juniperi
Kramofbeeren Fructus Juniperi
Krampdestomak Pulvis Magnesiae cum Rheo
Kramperltee Lichen islandicus, Herba Cardui benedicti
Krampfadersalbe Unguentum Hamamelidis
Krampfadertropfen Tinctura aromatica acida
Krampfapfel Fructus Colocynthidis
Krampfblumen Flores Ulmariae
Krampfchrut Herba Lycopodii
Krampfessenz Tinctura apoplectica rubra, Tinctura Valerianae, Tinctura Valerianae aetherea
Krampfkolketropfen Tinctura carminativa

Krampfkörner Fructus Cubebae
Krampfkraut Herba Ulmariae, Herba Anserinae
Krampfkücheln Rotulae Menthae piperitae
Krampfliniment Linimentum antispasticum
Krampfmalzentropfen Tinctura apoplectica rubra, Tinctura Valerianae aetherea
Krampföl Oleum camphoratum
Krampfperlen Semen Paeoniae
Krampfpflaster Emplastrum antispasmodicum
Krampfpillen Pilulae laxantes
Krampfpulver Pulvis epilepticus Marchionis, Pulvis Magnesiae cum Rheo, Pulvis temperans
Krampfsaft Sirupus Valerianae
Krampfsalbe Unguentum flavum, Unguentum nervinum, Unguentum Rosmarini compositum
Krampfsalz Kalium bromatum
Krampfspiritus Spiritus Melissae compositus, Spiritus Sinapis
Krampftee Radix Valerianae, Species aromaticae, Species nervinae
Krampftropfen, aromatische Spiritus Melissae compositus
—, **braune** Tinctura Valerianae

Krampftropfen, gelbe Tinctura Valerianae aetherea
—, **rote** Tinctura apoplectica rubra, Tinctura Valerianae, Tinctura Valerianae aetherea
—, **schwarze** Tinctura Valerianae ammoniata
—, **weiße** Aqua Valerianae, Spiritus aethereus
Krampfwurzel Radix Valerianae
Kranaugen Fructus Myrtilli
Kranawettholz, Kranawit Lignum Juniperi
Kranbeeren Fructus Vitis Idaei
Kraneicheltee Viscum album
Kranewettsalbe Unguentum Juniperi
Kranewittsalbe, -latwerge od. **-sülzen** Succus Juniperi inspissatus
Kranewittbeeren Fructus Juniperi
Kranewittöl Oleum Juniperi Ligni
Kranewittsalze Succus Juniperi
Kranewittsülzen Succus Juniperi
Kranewittwasser Aqua Juniperi
Kranholz Lignum Juniperi
Kranichbeeren Fructus Oxycocci
Kranikel Herba Saniculae
Kränkessig Acetum aromaticum
Kranötbeeren Fructus Juniperi
Kransbeeren Fructus Vitis Idaei

Kransje Flores Bellidis
Krantwettbeere Fructus Juniperi
Kranwide Juniperus communis
Kranwurz Radix Pyrethri
Kranzblumen Flores Arnicae, Herba Polygalae
Kränzel Herba Millefolii, Herba Serpylli
Kranzelkraut Herba Serpylli
Krapfenbörnli Fructus Coriandri
Krapfenkörner Fructus Coriandri
Krapp Radix Rubiae tinctorum
Krapprot Alizarinum
Krappwurzel Radix Rubiae tinctorum
Krätzbalsam Balsamum peruvianum
Krätzbeeren Fructus Rhamni
Krutzbeeren Fructus Rubi fruticosi
Kratzbeerlaub Herba Rubi fruticosi
Kratzbeersaft Sirupus Rubi fruticosi, Sirupus Mororum
Kratzbeerwurzel Radix Bardanae
Kratzbohne Fructus Stizolobii
Kratzelbeeren Fructus Rubi fruticosi
Kratzengen Herba Centaurii
Krätzeblumen Herba Taraxaci
Krätzheilkraut Herba Fumariae
Kratzkraut Datura Stramonium
Krätzkraut Herba Fumariae, Herba Chelidonii
Krätzrinde Cortex Frangulae
Krätzsalbe Unguentum contra Scabiem
—, **englische** Unguentum Hellebori compositum, Unguentum sulfuratum compositum
—, **französische** Unguentum Hydrargyri album dilutum
—, **gelbe** Unguentum Hydrargyri citrinum, Unguentum sulfuratum compositum
Krätzsalbe, graue Unguentum Hellebori compositum
—, **rote** Unguentum Hydrargyri rubrum dilutum
—, **weiße** Unguentum Hydrargyri album dilutum
Krätzseife Sapo kalinus
Krätztafeln Unguentum Hydrargyri citrinum
Krätztee Species amarae, Species laxantes
Krätzwasser Aqua phagedaenica, Solutio Zinci sulfurici
Krätzwurzel Radix Hellebori, Rhizoma Veratri
Krausbalsamblätter Folia Menthae crispae
Krausbeerblätter Herba Vitis Idaei
Krausdistel Radix Eryngii
Krausebutter Unguentum flavum
Krause Glucke Sparassis crispa (racemosa)
Kräuselmoos Carrageen
Krauseminzbalsam Balsamum Nucistae

Krauseminzbranntwein Spiritus Menthae crispae
Krauseminze Folia Menthae crispae
Krauseminzöl, grünes Oleum viride cum Oleo Menthae crispae
Krauseblumen Flores Spartii
Kräuselbeeren Fructus Sambuci
Krausertang Carrageen
Krausekraut Herba Verbenae
Krausepappel Folia Malvae
Krausewurzel Radix Eryngii
Kraut der alten Könige Flores Nicotianae
Kräutchen durch den Zaun Herba Hederae terrestris
Kräutelsamen Fructus Petroselini
Kräuter Species amarae
—, **aromatische** Species aromaticae
—, **erweichende** Species emollientes
— **fürs Fleisch** Herba Basilici, Majoranae, Thymi āā
—, **Liebers** Herba Galeopsidis
— **zum Gurgeln** Species ad Gargarisma
Kräuterbalsam Aqua aromatica, Mixtura oleosobalsamica
Kräuteressig Acetum aromaticum
Kräutergeist Spiritus Melissae compositus
Kräutermagentee Herba Centaurii, Absinthii, Cardui benedicti āā
Kräutermehl Species ad Cataplasma
Kräuteröl Oleum Hyoscyami, Oleum viride
Kräuterpflaster Emplastrum Melilotii
Kräuterpillen Pilulae laxantes
Kräuterpulver für Menschen Pulvis Liquiritiae compositus
— **fürs Vieh** Pulvis Herbarum
Kräutersaft, Steirischer Sirupus Liquiritiae, Sirupus Rhoeados
Kräutersalbe Unguentum nervinum, Unguentum Populi, Unguentum Rosmarini compositum
Kräuterschnupftabak Pulvis sternutatorius viridis
Kräuterspiritus Spiritus Angelicae compositus
Kräutertabak Pulvis sternutatorius viridis
Kräutertee Herba Galeopsidis
Kräutertropfen Tinctura aromatica acida
Kräuterumschlag Species aromaticae
Kräuterwurzel Radix Petroselini
Kräuterzucker Pasta Liquiritiae
Kräuterholder Sambucus Ebulus
Krauwiolbeeren Fructus Juniperi
Kräwet Lapides Cancrorum
Kräwsteen Lapides Cancrorum
Krebellenkraut Herba Chaerophylli

Kreblikraut Herba Chaerophylli
Krebsaugen Lapides Cancrorum
Krebsaugenpulver Conchae praeparatae
Krebsblut Unguentum potabile rubrum
Krebsblutwurzel Radix Alcannae
Krebsbutter Unguentum Hydrargyri rubrum dilutum, Unguentum ophthalmicum rubrum, Unguentum potabile rubrum
Krebsdistel Onopordon Acanthium
Krebselkraut Herba Millefolii
Krebskrautwurz Radix Cichorii
Krebssalbe Unguentum ophthalmicum compositum, Unguentum potabile rubrum
Krebssteine Lapides Cancrorum
Krebswurz Rhizoma Bistortae, Rhizoma Curcumae longae, Radix Imperatoriae
Krebswurzelpulver Conchae praeparatae
Kreditpflaster Emplastrum oxycroceum
Krefelder Pillen Pilulae Blaudii
Krehmestaub Lycopodium
Kreichdornbeere Fructus Rhamni
Kreide, grüne Viride montanum (Berggrün)
—, rote Lapis ruber fabrilis

Kreide, spanische Talcum
Kreidenelken Flores Caryophylli
Kreidepflaster Emplastrum Cerussae
Kreienkorn Secale cornutum
Kreienroggen Secale cornutum
Kreienspier Secale cornutum
Kreindorn Ononis spinosa
Kreiselmoos Carrageen
Kreisendes Wundkraut Herba Nummulariae
Kremcölest Unguentum leniens
Kremortartari Tartarus depuratus
Krempelkraut Herba Geranii
Kremperkräuter Species amarae
Kremperöl Oleum Rosmarini compositum
Kremser Tubera Allii (Knoblauch)
Kremserweiß Cerussa
Kren Radix Armoraciae (Meerrettig)
Krengeist Spiritus Sinapis
Krenpflaster Charta sinapisata
Krenschmiere Senfölvaseline 1%
Krensingtee Herba Millefolii
Krentropfen Spiritus Sinapis
Krenze Herba Ledi
Kreppul Spiritus aethereus
Kresse, indische Herba Nasturtii
—, weiße Herba Nasturtii
Kressech Herba Cochleariae
Kressechsaft Spiritus Cochleariae

Kressenkraut Herba Nasturtii
Kressenöl Oleum Ricini, Unguentum Populi, Oleum Sinapis dilutum
Kressensaft Spiritus Cochleariae
Kreterdost Herba Origani cretici
Kreupelgras Herba Polygoni avicularis
Kreuzanis Fructus Rhamni catharticae
Kreuzband Emplastrum ad Rupturas
Kreuzbaumöl Oleum Ricini
Kreuzbeeren Fructus Rhamni catharticae
Kreuzbeerlatwerge Succus Rhamni catharticae
Kreuzbeerrinde Cortex Frangulae
Kreuzbeersaft Sirupus Rhamni catharticae
Kreuzbitterkraut Herba Polygalae
Kreuzblumen Herba Polygalae
Kreuzblumenwurzel Radix Aristolochiae
Kreuzburger Salz Magnesium sulfuricum
Kreuzdistel Herba Galeopsidis, Herba Cardui benedicti
Kreuzdornbeeren Fructus Rhamni
Kreuzdornrinde Cortex Frangulae
Kreuzdornsaft Sirupus Rhamni catharticae
Kreuzdornspiritus Spiritus Angelicae compositus
Kreuzdorntee Herba Hederae
Kreuzdornwurzel Radix Ononidis
Kreuzenzian Radix Gentianae
Kreuzerpillen Pilulae laxantes
Kreuzgift Zincum sulfuricum
Kreuzholz Herba Cardui benedicti, Viscum album
—, **heiliges** Lignum Guajaci
Kreuzkörner Semen Nigellae
Kreuzkraut Herba Polygalae, Herba Senecionis
Kreuzkrautöl Oleum Hyperici
Kreuzkümmel Semen Nigellae
Kreuzminze Folia Menthae crispae
Kreuzöl Oleum Petrae rubrum
Kreuzpflaster Emplastrum oxycroceum, Emplastrum Capsici extensum
Kreuzpillen Pilulae laxantes
Kreuzraute Herba Rutae
Kreuzrinde Cortex Frangulae
Kreuzsalbei Folia Salviae
Kreuztee Cortex Frangulae
—, **spanischer** Herba Galeopsidis, Species pectorales
Kreuztropfen Tinctura amara et Tinctura Valerianae aetherea āā
Kreuzwurz Herba Polygalae, Radix Gentianae, Radix Ononidis, Rhizoma Graminis
Kreuzzugpflaster Emplastrum oxycroceum
Kribbelkrabbel Boletus cervinus

Kridemehl Creta laevigata
Kriebelkorn Secale cornutum
Kriechenbaumblüte Flores Acaciae
Kriechwiezen Rhizoma Graminis
Kriegshabererbalsam Tinctura Aloës composita
Kriegskraut Herba Conycae
Krieken over zee Fructus Alkekengi
Kriespelkraut Herba Bursae Pastoris
Kriminalsalbe Unguentum Hydrargyri oxydati rubrum
Krimmsalbe Unguentum contra Scabiem
—, graue Unguentum sulfuratum compositum
—, weiße Unguentum Hydragyri album dilutum
Krimpöl Oleum Olivarum viride, Oleum Chamomillae infusum
Kripfblumen Flores Carthami
Krispelkraut Herba Bursae Pastoris
Krissie Succus Liquiritiae
Kristallpillen Pilulae Ferri carbonici Argento obductae
Kristallwasser Liquor Ammonii caustici
Kritschelwasser Aqua destillata
Kritzelbeersaft Sirupus Rhamni catharticae
Kritzensaft Succus Liquiritiae
Kroatisches Pflaster Emplastrum Drouoti
Krodelkraut Herba Serpylli
Krohsaugen Semen Nigellae

Krokodillensaat Pulvis contra Pediculos
Krokodilltropfen Tinctura Chinioidini
Krommerbeer Fructus Juniperi
Kronabet Juniperus communis
Kronawettbeeren Fructus Juniperi
Kronawött Juniperus communis
Kronawettsulz Succus Juniperi inspissatus
Kronelkraut Herba Serpylli
Kronenaugen Semen Strychni
Kronengeist Tinctura Aloës composita
Kronengelb Plumbum chromicum
Kronenkümmel Fructus Cumini
Kronenöl Oleum Juniperi Ligni
Kronenpech Resina Pini
Kronenpflaster Ceratum Resinae Pini
Kronensalbe Unguentum flavum
Kronensäure (zum Ätzen der Hufe) Acidum nitricum
Kronenessenz Elixir Proprietatis, Tinctura aromatica, Tinctura Benzoës composita
Kronewittbeeren Fructus Juniperi
Kronlkraut Herba Serpylli
Kronprinzpflaster Emplastrum Lithargyri compositum
Kronsbeeren Fructus Vitis Idaei

Krontropfen Elixir Proprietatis, Tinctura aromatica, Tinctura Benzoës composita
Krönungstropfen Mixtura oleoso-balsamica
Kronwicke Coronilla varia
Kroon van Indie Unguentum terebinthinatum
Kroopflaster Emplastrum oxycroceum
Krop van aals Herba Absinthii
Kropfgeist Spiritus Kalii jodati
Kropfkohle Carbo Spongiae
Kropfpulver Carbo Spongiae, Pulvis strumalis
— **fürs Vieh** Pulvis pro Equis
Kropfsalbe Unguentum Kalii jodati
Kropfschwamm Spongiae
Kropfschwamm, gebrannt Spongiae tostae, Pulvis strumalis
Kropfschwammkohle Carbo Spongiae
Kropfspiritus Mixtura oleoso-balsamica, Spiritus saponatus jodatus
Kropfstein Lapis Spongiae
Kropftropfen Tinctura strumalis, Tinctura Valerianae aetherea
Kropfwasser Spiritus saponatus jodatus
Kropfwurzel Rhizoma Polypodii
Kröscheltee Herba Bursae Pastoris
Kroslesaft Sirupus Ribium

Krotenbeeren Fructus Frangulae
Krotenbeerrinde Cortex Frangulae
Krotenblumenkraut Herba Taraxaci
Krotenbösche Folia Taraxaci
Krötenflachs Herba Linariae
Krötengras Herba Herniariae
Krötenkraut Herba Senecionis
Krötenlöffeltee Herba Taraxaci
Krötenmelde Folia Stramonii
Krötenöl Linimentum ammoniato-camphoratum
Krötenpeterlein Aethusa Cynapium
Krötenpulver Sanguis Hirci
Krötenschwamm = Pantherpilz Amanita pantherina
Krötenwurzel Radix Taraxaci
Krottenflachs Herba Linariae
Krottenkraut Herba Chenopodii
Krottenstengel Radix Lapathi
Krowittbeeren Fructus Juniperi
Krügeröl Oleum Terebinthinae, Oleum Lini, Spiritus camphoratus āā.
Krugbohnen Fructus Phaseoli
Kruinoot Semen Myristicae
Kruisbloem, Kruiskruid Herba Polygalae amarae
Krullfarnkraut Herba Adianti, Herba Capilli Veneris
Krullpuppenspönpflaster Emplastrum sticticum, Empla-

strum Hamburgense, Emplastrum ad Rupturas
Krullsuckschwede Emplastrum sticticum Hamburgense
Kruluppenpflaster Emplastrum ad Rupturas
Krumingsöl Oleum nervinum
Krummholz Juniperus communis
Krummholzbalsam Balsamum hungaricum
Krummholzöl Oleum Pumilionis, Oleum Juniperi
Krummholztropfen Oleum Pumilionis
Krumnigsöl Oleum nervinum
Krumputzöl Oleum Juniperi Ligni, Oleum Pini Pumilionis
Krumputzwurzel Rhizoma Imperatoriae
Kruppardentum Herba Hederae
Kruppbohnen Fructus Phaseoli
Krüppelholzöl Oleum Pumilionis
Krusefi Folia Salviae
Kruselbeeren Fructus Ribis
Kruseminte Folia Menthae crispae
Kruse Sophie Folia Salviae
Kruskrokt Herba Anethi
Krusochsenpflaster, gelbes Emplastrum oxycrceum
—, **rotes** Emplastrum ad Rupturas
—, **schwarzes** Emplastrum fuscum
Krüwtsteene Lapides Cancrorum

Kruzifixsalbe Unguentum nervinum
Kruzipflaster Emplastrum oxycroceum
Kruziusöl Oleum Ricini
Kruziuspflaster Emplastrum oxycroceum
Krüzwort Senecio vulgaris
Krystallpillen Pilulae Ferri carbonici Argento obductae
Krystallsalz Sal Gemmae
Kubebenpfeffer Fructus Cubebae
Kübelharz Resina Pini
Kubischer Salpeter Natrium nitricum
Kubitzpulver Rhizoma Veratri pulvis
Kuchelkörner Fructus Cocculi
Küchelkörner Fructus Cocculi
Küchelstein Cuprum aluminatum
Kücheltrieb Ammonium carbonicum
Kuchengähl Crocus
Küchenblumenkraut Herba Pulsatillae
Küchenpolei Herba Serpylli
Kuchenpulver Tartarus depuratus cum Natrio bicarbonico 3:1
Küchensalz Natrium chloratum
Küchenschelle Herba Pulsatillae
Kuchipulver Caryophylli, Pimentum āā oder Pimentpulver
Kuchleskraut Herba Borraginis

Kückelskörn Fructus Cocculi
Kuckelum Fructus Cocculi
Kuckerl Flores Bellidis
Kuckuck Flores Aquilegiae, Flores Lamii
Kuckucksblumen Flores Malvae vulgaris, Herba Pulsatillae, Radix Taraxaci cum Herba
Kuckucksbrot Herba Acetosellae
Kuckucksklee Herba Acetosellae
Kuckuckskörner Fructus Cocculi
Kuckuckskraut Herba Acetosellae, Herba Marrubii
Kuckucksmehl Pulvis contra Pediculos
Kuckucksöl Oleum Hyperici
Kuckuckpulver Pulvis contra Pediculos
Kuckuckssaat Fructus Cocculi
Kuckuckssalbe Unguentum contra Pediculos
Kuckuckswurzel Tubera Salep
Kudelkraut Herba Cerefolii, Herba Serpylli
Kugelbohne Phaseolus vulgaris
Kugelkumspulver Pulvis contra Pediculos
Kugellack Lacca in Globulis
Kuhbeeren Fructus Vitis Idaei
Kuhblumen Flores Farfarae, Radix Taraxaci cum Herba
Kuhbohnen Semen Foenugraeci
Kuhbrunst Boletus cervinus

Kuhdill Flores Chamomillae caninae (von Matricaria inodora)
Kuhdiste Pulvis pro Vaccis
Kuhditzen Tubera (Fructus) Colchici
Kuhdreck Placenta Lini tota, Species emollientes
Kuhduten Tubera (Fructus) Colchici
Kuheuter Tubera (Fructus) Colchici
Kuhkorntklee Semen Foenugraeci
Kühhornsamen Semen Foenugraeci
Kuhkrätze Pili Stizolobii
Kuhkraut Herba Mercurialis
Kuhlattich Herba Taraxaci
Kuhlemuh Tubera (Fructus) Colchici
Kühlhornsamen Semen Foenugraeci
Kuhlizsch Succus Liquiritiae
—, **äußerlich** Linimentum terebinthinatum
Kuhloch Pulvis Cantharidum mixtus
Kühlpulver Pulvis aerophorus, Pulvis temperans
— **fürs Vieh** Pulvis pro Vaccis
Kühlsalbe Unguentum Plumbi
Kühlstein Cuprum aluminatum
Kuhlust Pulvis Cantharidum dilutum (Brunstpulver)
Kühlwasser Aqua Plumbi
Kuhmach Fructus Carvi
Kuhmaul Gomphidius glutinosus
Kühmelle Flores Chamomillae et romanae

Kühmöl Oleum Carvi
Kuhmuß Herba Equiseti arvensis
Kühneckenkraut Herba Saturejae
Kühnlein Herba Serpylli
Kühnrost Herba Ledi
Kühnscher Spiritus Spiritus coloniensis
Kühnschotten Herba Spartii
Kuhpilz Boletus bovinus
Kuhpulver Pulvis pro Vaccis
Kuhsamen Semen Feonugraeci
Kuhscheiße Radix Ononidis, Herba Urticae
Kuhschisser Taraxacum officinale
Kuhschwamm Lactarius piperatus
Kuhschwanz Radix Lapathi
Kuhschwappe Paxillus involutus. Eßbar
Kuhtecken Fructus Myrtilli
Kuhweizen Semen Melampyri
Kühwurz Radix Peucedani, Rhizoma Ari
Kuhwürze Pulvis pro Vaccis
Kuhzungenwurzel Radix Lapathi acuti
Kujonenpflaster Emplastrum Lithargyri
Kukelskörner Fructus Cocculi, Pulvis contra Pediculos
Kükenkümmel, -kömel Herba Serpylli
Kulaschwasser Aqua Plumbi Goulardi
Kulizsch Succus Liquiritiae
— **zum äußerlich. Gebrauch** Linimentum terebinthinatum
Kulkraut Herba Serpylli

Kulör Tinctura Sacchari tosti
Kumach Fructus Carvi
Kumin Fructus Cumini
Kümm Fructus Carvi
Kümmel Fructus Carvi
—, **ägyptischer** Fructus Cumini
—, **griechischer** Semen Foeniculi
—, **italienischer** Fructus Cumini
—, **langer** Fructus Cumini
—, **polnischer** Fructus Cumini
—, **römischer** Fructus Cumini
—, **schwarzer** Semen Nigellae
—, **spanischer** Fructus Cumini
—, **süßer** Fructus Anisi
—, **türkischer** Fructus Cumini
—, **venetischer** Semen Nigellae
—, **weißer** Fructus Cumini
—, **welscher** Fructus Cumini
—, **wilder** Semen Nigellae
Kumelle Herba Prunellae
— **zum Baden** Herba Serpylli
Kümmelöl, altluterisches Oleum Carvi
Kümmelpflaster Emplastrum fuscum camphoratum
Kümmi Fructus Carvi
Kümmich Fructus Carvi
Kummerblumen Flores Chamomillae, Flores Chrysanthemi
Kummerlingskrautsamen Fructus Anethi
Kummezurrotwurst Fructus Cumini
Kummhurtig Tubera Jalapae
Kummkumm Gutti

Kumpaviabalsam Balsamum Copaivae
Kumtemholz Viscum album
Kumuk Fructus Cubebae
Kundelkraut Herba Serpylli
Künekenkraut Herba Saturejae
Kunele (Kunnerle) Herba Thymi, Herba Majoranae
Kuniduni Chinioidinum
Kunigkraut Herba Eupatoriae
Kunigundenkraut Herba Veronicae, Herba Eupatorii
Kunkelblumen Flores Verbasci
Kunkelsamen Semen Colchici
Künlein Herba Serpylli
Kunnela Herba Serpylli
Künschottenblumen Flores Genistae
Künst Viscum album
Kunstenholz Viscum album
Künstschisamen Semen Colchici
Kunzenpflaster Emplastrum fuscum camphoratum
Kupfer, zugeritetes, Unguentum Hydrargyri album dilutum, Unguentum Zinci
Kupferalaun Cuprum aluminatum
Kupferasche Cuprum oxydatum
Kupferaugenrauch Zincum sulfuricum
Kupferaugenstein, weißer Zincum sulfuricum
Kupferblau Coeruleum montanum, (Bergblau)
Kupferblumen Aerugo cristallisata
Kupfererde, grüne Viride montanum, (Berggrün)

Kupferesch Cuprum oxydatum
Kupfergeist Acidum aceticum dilutum
Kupfergrün Viride montanum, (Berggrün)
— **für Schuhmacher** Ferrum sulfuricum crudum
Kupferhammerschlag Cuprum oxydatum
Kupferkristalle Cuprum sulfuricum
Kupferlasur Coeruleum montanum (Bergblau)
Kupferliquor Liquor antiasthmaticus Koechlin (Ph. Württ.)
Kupferrauch Zincum sulfuricum
Kupferrost Ferrum sulfuricum crudum
Kupferrot Ferrum sulfuricum crudum
Kupfersalmiak Cuprum sulfuricum ammoniatum
Kupfersalz Cuprum sulfuricum
Kupferspiritus Acidum aceticum
Kupfervitriol Cuprum sulfuricum
Kupferwasser, blaues Cuprum sulfuricum
—, **flüssiges** Acidum sulfuricum dilutum
—, **grünes** Ferrum sulfuricum crudum
—, **weißes** Zincum sulfuricum
Kupferweiß Zincum sulfuricum
Kupiper Fructus Cubebae
Kurassaoschalen Pericarpium Aurantii

Kürbiskernöl Oleum Arachidis
Kurbschöl Oleum Arachidis
Kurbschsamen Semen Cucurbitae
Kurellas Brustpulver Pulvis Liquiritiae compositus
Kurierstein Zincum sulfuricum
Kurkumee Rhizoma Curcumae
Kurländisch Wasser Aqua Plumbi
Kurwell Herba Polygoni
Kurwenddich Herba Cardui benedicti
Kurzer Fenchel Fructus Anisi
Kurzes Benediktenkraut Herba Cardui benedicti
Kurzundlang Bulbus victorialis longus et rotundus
Kuschel Pinus silvestris
Kusenpaintropfen Tinctura odontalgica
Kuskellentropfen Tinctura odontalgica
Kusso Flores Koso
Kutenfett Adeps suillus
Kutenöl Oleum Olivarum
Kutsch Catechu
Kutschenblume Aconitum Napellus
Kuttelfischbein Ossa Sepiae
Küttelkraut Herba Abrotani
Kuttenenbirnen Fructus Cydoniae
Küttenkörner Semen Cydoniae
Kuttelkraut Herba Majoranae, Herba Thymi
Kutzennellen Coccionellae
Kwalsterhout Stipites Dulcamarae

Kweepitten, Kweezaad, Kweikeene Semen Cydoniae
Kweltmaie Colchicum autumnale
Kwiek Hydrargyrum
Kyry Pyry Radix Gentianae et Rhizoma Galangae $\overline{aa}$

L

Laarzenpoeder Talcum pulvis
Labarraques Flüssigkeit Liquor Natrii hypochlorosi
Labaschen Folia Farfarae
Labassen Folia Farfarae
Labdanum Laudanum (= Opium)
Labkraut Herba Galii
Labsal Tubera Salep
Labstock, Labstöckel Radix Levistici
Lachenknoblauch Herba Scordii
Lachenknoblauchessenz Tinctura amara
Lachinsknopfloch Herba Scordii, Herba Serpylli
Lack, blauer Lacca musica
—, **gelber** Flores Cheiri
—, **Pariser** Lacca florentina
—, **Venetian** Lacca florentina
—, **Wiener** Lacca florentina
Lackblüte Flores Aurantii
Lackmoos Lacca musica
Lacksamensaft Mel
Lackviolen Flores Cheiri
Lackwehr Electuarium Sennae
Laddecken Folia Farfarae
Ladderblatter Folia Farfarae
Ladstock Levisticum officinale
Lafander Lavandula spica

Laffekteursaft Sirupus Sarsaparillae compositus
Laffengel, Laffennel Lavendel
Lägerkraut Herba Senecionis
Lais Acorus calamus
Lakritzenholz Radix Liquiritiae
Lakritzensaft Succus Liquiritiae
Lakritzenstein Zincum sulfuricum
Latke Folia Farfarae
Lamapulver Amylum Marantae
Lamdorn Radix Ononidis
Lämmerchenpfeffer Piper longum
Lämmerklee Flores Trifolii albi, Herba Trifolii arvensis
Lämmerkraut Herba Boni Henrici
Lämmeröl Oleum Terebinthinae sulfuratum
Lämmerschwanz Herba Eupatorii
Lämmertropfen Oleum Terebinthinae sulfuricum
Lammkraut Herba Linariae
Lamottes Gold oder Nerventropfen Tinctura Ferri chlorati aetherea
Lampensäure Acidum aceticum crudum
Lampenwasser Acidum aceticum crudum
Lampenschwarz Fuligo
Lampertsche Tropfen Tinctura Aloës composita, Tinctura Benzoës composita
Landdreck Rhizoma Graminis
Landdreckwurzel Rhizoma Graminis

Landeflagge Herba Rumicis
Landwirtspflaster Emplastrum fuscum
Lang. Allermannsharnisch Bulbus victorialis longus
— **Anis** Fructus Foeniculi
— **Pfeffer** Piper longum
— **Sigmarswurzel** Bulbus victorialis longus
— **Wiesenbibernelle** Radix Sanguisorbae
Langdistelkraut Herba Eryngii
Langekrokt Herba Pulmonariae
Langfingerpulver Pulvis pro Equis
Langhirnen Semen Staphisagriae
Langhohlwurzel Radix Aristolochiae vulgaris
Langhornsamen Semen Staphisagriae
Lang-Lebens-Elixier Tinctura Aloës composita
Lang-Lebens-Tee Species ad longam vitam
Lankssalbe Unguentum Hydrargyri rubrum dilutum
Lapatekrokt Herba Bursae Pastoris
Läpelkes Herba Bursae Pastoris
Lapis Argentum nitricum fusum
Lappenflanell Kalium nitricum (für Sauen)
Lappenpulver Tubera Jalapae pulvis
Lärchenbalsambaum Terebinthina veneta
Lärchenharz Resina Pini

Lärchenpech Terebinthina veneta
Lärchenschwamm Fungus Laricis
Lärchenschwanz Herba Eupatorii
Laserkraut Herba Laserpitii
Laserwurzel Radix Gentianae
Laß sein Unguentum contra Pediculos
Lastpech Pix liquida
Lasurblau Coeruleum montanum (Bergblau), Ultramarin
Laterne, Laternenblume Herba Taraxaci
Latinawurzel Radix Lapathi
Latke Folia Farfarae
Latschenöl Oleum Pini pumilionis
Latschenkiefernöl Oleum Pini pumilionis
Latschsalbe Unguentum Rosmarini compositum
Latten Folia Farfarae
Lattenpulver Tubera Jalapae pulvis
Latterblätter Folia Farfarae
Lattig, giftiger Herba Lactucae virosae
Lattigblätter Folia Farfarae
Lattigblüten Flores Farfarae
Lattigsamen Semen Lactucae
Latwerge Electuarium Sennae
Lawes Electuarium Sennae
Laubacher Tropfen Spiritus Melissae compositus
Lauberessig Acetum aromaticum
Laubersalz Natrium sulfuricum
Laubritschen Herba Aconiti
Laubstecken Levisticum officinale
Laubtinktur, grüne Tinctura Trifolii fibrini
Lauch Bulbus Allii
Lauerchen, Laurich = Frühjahrslorchel: Helvella esculenta; nach Abbrühen eßbar
Lauers Pflaster Emplastrum fuscum camphoratum
Laufbohne Phaseolus vulgaris
Laufer = Hopfen
Laufmannspiritus Spiritus Formicarum
Laufquecken Rhizoma Graminis
Lauge, Javellesche Liquor Natrii hypochlorosi
—, **Labarraquesche** Liquor Natrii hypochlorosi
Laugenkraut Herba oder Flores Arnicae
Laufdistelkraut Herba Eryngii
Laugenblumen Flores Chamomillae, Flores Stoechados
Laugenessenz Liquor Natrii caustici
Laugenkrautblumen Flores Arnicae, Flores Chamomillae
Laugensalz, ätzendes Kali causticum
—, **flüchtiges** Ammonium carbonicum
—, **geschwefeltes** Kalium sulfuratum
—, **vegetabilisches** Kalium carbonicum
Laugenstein Natrium carbonicum, Natrum causticum

Lauks Salbe Unguentum Hydrargyri citrinum
Laurentinusspiritus Spiritus coeruleus
Laurenzschalbenwurz Radix Vincetoxici
Laurier = Lorbeer
Laurin, roter Herba Centaurii
Laurinkraut Herba Centaurii
Laurinusschmiere Oleum Lauri
Laurisches Pflaster Emplastrum fuscum camphoratum
Lauriussalbe Oleum Laurii
Lausbaumrinde Cortex Frangulae
Lausblumen, Läuseblumen Flores Colchici
Lauskraut siehe Läusekraut
Läusebaumrinde Cortex Frangulae, Flores Taraxaci
Läuseessig Acetum Sabadillae
Läusekörner Fructus Cocculi
—, **gestoßene** Pulvis contra Pediculos
Läusekraut Herba Ledi, Herba Pedicularis, Herba Lycopodii, Colchicum autumnale
Läusekrautrinde Cortex Mezereï
Läusekrautsamen Semen Sabadillae
Läusemörder Semen Sabadillae
Läuseöl Oleum Anisi
Läusepfeffer Semen Staphisagriae
Läusepulver Flores Pyrethri pulvis, Pulvis contra Pediculos

Läusesalbe Unguentum Hydrargyri cinereum dilutum
Läusesamen Fructus Cocculi, Semen Sabadillae, Semen Staphisagriae
—, **gestoßener** Pulvis contra Pediculos
Läusewasser Aqua foetida
Läusewurzel Rhizoma Veratri
Laus im Korn Secale cornutum
Lauskörner Fructus Cocculi, Semen Staphisagriae, Semen Sabadillae
Lauskraut Veratrum album
Lausöl Oleum Anisi
Lauswurz Rhizoma Veratri
Lawarch Electuarium Sennae
Lawendel Flores Lavandulae
Läwendel Salvia officinalis
Lawendelbalsam Mixtura oleoso-balsamica
Lawendeltropfen Spiritus Lavandulae
Laxeerbast, Laxeerhout Cortex Frangulae
Laxieräpfel Fructus Colocynthidis
Laxierbeeren Fructus Rhamni catharticae
Laxierblätter Folia Sennae
Laxierdreierlei Folia Sennae pulvis, Manna, Natriumsulfuricum āā
Laxierfett Oleum Ricini
Laxierholz Cortex Frangulae
Laxierkassie Fructus Cassiae fistulae
Laxierkraut Herba Gratiolae
Laxiermus Electuarium Sennae
Laxieröl Oleum Ricini
Laxierpillen Pilulae laxantes

Laxierpulver Pulvis Liquiritiae compositus
Laxiersaft Sirupus Rhei
Laxiersalz Magnesium sulfuricum
Laxierschwamm Fungus Laricis
Laxiertee Species laxantes
Laxiertrank Infusum Sennae compositum
Laxiertropfen Tinctura Rhei aquosa
Laxierwasser Infusum Sennae compositum
Laxierwurzel Tubera Jalapae
Laxmeier Electuarium Sennae
Lazarustropfen Tinctura Chinae composita, Tinctura Chinioidini
Lebendige Blüten Flores Lavandulae
Lebendstock Radix Levistici
Lebensbalsam Mixtura oleoso-balsamica, Tinctura Aloës composita
—, **äußerlicher** Sapo terebinthinatus
—, **Hoffmanns** Mixtura oleoso-balsamica
—, **Ralands** Oleum Terebinthinae sulfuratum
—, **weißer** Oleum Terebinthinae
—, **Werners** Tinctura Aloës composita
Lebensbaum Herba Thujae
Lebenselixier Tinctura Aloës composita
—, **äußerliches** Tinctura Benzoës composita
—, **Hjarners** Tinctura Aloës composita

Lebenselixir, schwedisch Tinctura Aloës composita
Lebensessenz Tinctura Aloës composita
—, **äußerliche** Tinctura Benzoës composita
—, **Augsburger** TincturaAloës composita
—, **Kiesowsche** TincturaAloës composita
—, **schwedische** Tinctura Aloës composita
—, **weiße** Spiritus Melissae compositus cum Oleo Anisi
Lebensgeblütstropfen Tinctura Lignorum
Lebensgeist Spiritus aethereus
Lebensgeisteröl Mixtura oleoso-balsamica
Lebensholz Lignum Guajaci
Lebenskraut Herba Thujae
Lebensöl Mixtura oleoso-balsamica
—, **ewiges** Mixtura oleoso-balsamica
—, **Universal** Mixtura oleoso-balsamica rubra
—, **weißes Glycerinum**, Spiritus Melissae compositus
Lebenspillen Pilulae laxantes
Lebenspulver Pulvis temperans, Pulvis Liquiritiae compositus
—, **Halls** Pulvis antiepilepticus ruber
Lebensspiritus Spiritus Angelicae compositus
Lebensstock, Lebstock Radix Levistici
Lebenstinktur Tinctura Aloës composita

Lebenstropfen Tinctura Aloës composita, Tinctura Benzoës composita
Lebenswasser Aqua aromatica spirituosa
Lebenswecker Rotulae Menthae piperitae, Liquor Ammonii caustici
Lebensweckeröl Oleum Olivarum cum Oleo Crotonis 100:1
Leber, gebrannte Spongiae ustae, Ebur ustum, Catechu
Leberaloë Aloë hepatica
Leberbalsamkraut Herba Agerati
Leberblumen Flores Hepaticae, Flores Malvae vulgaris
Leberdistel Herba Lactucae virosae
Leberessenz Tinctura Aloës composita, Tinctura carminativa
Leberflechte Herba Pulmonariae arboreae
Leberklee Herba Hepaticae
Leberklette Herba Agrimoniae
Leberkraut Herba Hepaticae
—, grichisches Herba Agrimoniae
Lebermoos Herba Pulmonariae
Leberöl Oleum Jecoris
Leberpillen Pilulae laxantes
Leberpulver Rhizoma Rhei pulvis
Lebersaft Sirupus simplex cum Tinctura Aloës composita 10:1
Lebersalz Sal Carolinum factitium
Leberstock Radix Levistici

Lebertranseife Sapo venetus
Lebertropfen Tinctura Aloës composita, Tinctura Benzoës composita
Lebertrostkraut Herba Eupatoriae
Leberwindblume Herba Hepaticae
Leberwundkraut Herba Hepaticae
Leberwurzel Radix Arnicae, Rhizoma Veratri
Lebkraut Herba Galii
Lecceröl Oleum Olivarum commune
Lechenwurz Rhizoma Bistortae
Leckerzweig Glycyrrhiza glabra
Leckpulver fürs Vieh Pulvis pro Vaccis
Leder, türkisches Pasta gummosa
Lederbeeren Fructus Sorbi
Lederblumen Flores Stoechados
Lederharz Kautschuk
Lederkraut Herba Hepaticae
Lederzeltchen Pasta Liquiritiae
Lederzucker, brauner Pasta Liquiritiae
—, weißer Pasta gummosa
Ledpfeifenkraut Archangelica officinalis
Leedling = Feldchampignon Psalliota campestris
Leefkraut Herba Fumariae
Leesch Acorus calamus
Leeuwen = Löwen
Lefgenkraut Herba Fumariae
Lefzenpomade Ceratum Cetacei rubrum

Leg Fructus Vanillae
Legrandpflaster Emplastrum fuscum
Lehm, weißer Bolus alba
Lehmannspflaster Emplastrum fuscum
Lehmblätter Folia Farfarae
Lehmblümli Flores Farfarae
Lehmsalbe (Kneipp) Bolus alba cum Aqua
Lehwurzel Radix Carlinae
Lei Semen Lini
Leibstückle Radix Levistici
Leichdornpflaster (Hühneraugenpflaster) Ceratum Aeruginis, Emplastrum saponatum salicylatum
Leichenblume Colchicum autumnale
Leichenfinger = Stinkmorchel: Phallus impudicus
Leichenwasser Solutio Calcariae chloratae
Leim, Augsburger, Kölner, Nördlinger, Nürnberger, Reutlinger, Russischer Gluten
Leimkraut Silene
Leimmistel Viscum album
Leimschmalz Adeps suillus
Lein Semen Lini
Leinefasertee Herba Millefolii
Leinenpflaster Leukoplast
Leinkraut Herba Linariae
Leinkrautblüten Flores Linariae
Leinkrautsalbe Unguentum Linariae
Leinkuchen Semen Lini pulvis
Leinmehl Semen Lini pulvis
Leinsaft Sirupus Althaeae
Leintee, präparierter Species Lini compositae
Leinwandpflaster Emplastrum adhaesivum
Leinwandsalbe, flüchtige Linimentum ammoniatum
Leiogomme Dextrinum
Leipziger Heilbalsam Tinctura Benzoës composita
—**Mithridat** Electuarium theriacale
— **Tropfen** Elixir Proprietatis
Leistbrandschmeer Unguentum Boracis
Leistenschneiderspiritus Spiritus saponato-camphoratus, Spiritus Lavandulae compositus
Leistenspiritus Opodeldok, Spiritus Vini gallici
Leistenwurz Radix Ononidis
Leiterlikraut Herba Chaerophylli, Aspidium filix mas
Leiwehärsbedstroh Lavandula spica
Lekerlis Succus Liquiritiae
Lelie = Lilie
Leljen Flores Convallariae
Lemkenwurz Radix Lapathi
Lemknorzen Viscum album
Lemonikräutl Folia Melissae
Lendenkraut Herba Rumicis
Lendenstein Lapis ischiaticus
Lendenwurz Radix Lapathi
Lengert Terebinthina
Lenneblätter Folia Aceris
Lennenblüte Flores Tiliae
Lenore, spitze Species Lignorum
Lenyetöl Oleum Terebinthinae
Leonhardsche Pillen Pilulae laxantes
Leopardenwürger Radix Doronici

Lepelblad, Lepelkruid Herba Cochleariae
Leppstock Levisticum officinale
Lerchen, siehe auch Lärchen
Lerche = Frühjahrslorchel: Helvella esculenta
Lerchenbaumbalsam Terebinthina veneta
Lerchenblumen Flores Calcatrippae
Lerchenblümli Flores Primulae
Lerchenhelm Radix Aristolochiae
Lerchenklauen Flores Calcatrippae
Lerchenschwamm Agaricum album
Lerchenschwanz Eupatorium cannabinum
Lerchenspornwurzel Radix Aristolochiae rotundae, auch Corydalis
Lerchenzucker Saccharum album
Lermurmor Myrrha
Lervis Kräutermedizin Infusum Sennae compositum
— **Kräutertee** Species laxantes
Letschenwurz Radix Bardanae
Lettenessig Liquor Aluminii acetici
Lettenwurzel Radix Bardanae
Letzter Wille Kreosotum
Leuchte, weiße Herba Marrubii
Leuchtenkraut Herba Taraxaci
Lewaöl Oleum Philosophorum
Lewatblüten Flores Napi

Lewerstock Radix Levistici
Lewken Herba Fumariae
Ley Fructus Vanillae
Lianenpfeffer Fructus Amomi
Libretz Radix Levistici
Lichtblau Anilinum
Lichtblumensamen Semen Colchici
Lichtblumenwurzel Bulbus Colchici, Radix Taraxaci
Lichterblume Taraxacum officinale
Lichtertag Herba Euphrasiae
Lichtertagsalbe Unguentum Zinci
Lichtertagwasser Aqua ophthalmica
Lichtkraut Herba Chelidonii
Lichtmagnet Calcium sulfuratum
Lichtrosenwurz Radix Saponariae
Lichtsalbe Unguentum Zinci
Lichtsamen Zincum sulfuricum
Lichtschnuppen Capita Papaveris
Lichttagkraut Herba Euphrasiae
Lidwurz Radix Rubiae
Liebäugelkraut Herba Anchusae, Herba Cynoglossi
Liebäuglein Flores Anchusae, Flores Boraginis, Cynoglossus officinalis
Liebe, brennende Herba Clematidis
Liebegehvonihm Lignum Juniperi
Liebeherrgottschüeli Viola tricolor
Liebelaufnachmir Tinctura Vanillae diluta

Liebernelle Pimpinella anisum
Liebers Tee oder Kräuter Herba Galeopsidis
Liebertropfen Tinctura amara
Liebesäpfel Fructus Lycopersici, Boletus cervinus
Liebesblümchen Flores Bellidis
Liebeskraut Herba Artemisiae, Herba Hyperici
Liebespulver fürs Vieh Pulvis pro Equis viride
Liebespulver, rotes Cortex Cinnamomi
—, weißes Saccharum Lactis pulvis
Liebesstengel, Liebesstückel Radix Levistici
Liebestropfen Tinctura Cinnamomi, Spiritus Juniperi
Liebfrauenbettstroh Herba Serpylli
Liebfrauenstroh Herba Galii veri
Liebkraut Herba Galii
Liebrohr Radix Levistici
Liebstengel Radix Levistici
Liebstöckel Radix Levistici
Liebstöckelöl Oleum viride
Liechtli Taraxacum officinale
Liedpfeifenwurz Radix Angelicae
Liegnitzer Tropfen Tinctura Lignorum
Liekwe Spiritus aethereus
Liemken Herba Beccabungae
Liene Herba Clematidis
Lienie Herba Lycopodii
Lieschen kann nicht gehen Carrageen
Liesenwiesenbiesenbalsam Sirupus Aurantii Florum, Sirupus Althaeae, Sirupus Balsami peruviani āā
Liestewurz Radix Levistici
Lignumsanctum Lignum Guajaci
Likdoorn = Hühneraugen
Likkepot Lycopodium, Electuarium Sennae
Likörkörner Species Hierae picrae
Likpot Electuarium Sennae
Likroseumtropfen Liquor Ammonii caustici
Lilge = Lilie
Lilienblumen Flores Lilii albi
Lilienkonvallen Flores Convallariae
Lilienöl Oleum Olivarum album, Paraffinum sub liquidum
Liliensaft Sirupus Aurantii Florum
Liliensalbe Unguentum leniens
Lilienwasser Aqua Anisi, Aqua Rubi Idaei, Aqua Tiliae
Lilienwurzel Bulbus Asphodeli, Tubera Ari
Liliumfallum Flores Convallariae
Limbaumbeeren Fructus Sorbi, Fructus Juniperi
Limonadenpulver Pulvis refrigerans
Limonensaft Succus Citri
Limonensalz Acidum citricum
Limonenschale Cortex Citri
Limoninsäure Acidum citricum
Limoninzucker Elaeosaccharum Citri
Linariensalbe Unguentum Linariae

Lindbast Cortex Ulmi
Lindebloesom Flores Tiliae
Lindelbluhscht Flores Tiliae
Lindenasche Carbo Ligni pulvis, Kalium carbonicum
Lindenbaumöl Oleum Olivarum, Oleum Rusci
Lindenblüten Flores Tiliae
Lindenblütensaft Sirupus Althaeae
Lindenblütensaft Sirupus Althaeae
Lindengast und Weidenschwamm Herba Pulmonariae arboreae et Carrageen āā
Lindenkohle Carbo Ligni pulvis
Lindenstaub Lycopodium
Linderilant Radix Helenii
Linderndes, flüchtiges Vitriolsalz Acidum boricum
Liniment, flüchtiges Linimentum ammoniatum
Linjon Vaccinium Vitis Idaea
Linnenkraut Herba Linariae
Linnentee Flores Tiliae
Linsaat Semen Lini
Linsenkaffee Glandes Quercus tosti
Linsenkümmel Fructus Cumini
Lippenblumenkraut Herba Marrubii
Lippenklee Folia Trifolii albi
Lippenpomade Ceratum Cetacei rubrum
Lippitzhonig Mel crudum
Lippstock Radix Levistici
Liquer Spiritus aethereus
Liquor Spiritus aethereus
—, **eisenhaltiger** Tinctura Ferri chlorati aetherea
Liquor gegen Husten Liquor Ammonii anisatus
—, **Hoffmanns** Spiritus aethereus
—, **holländischer** Aethylenum chloratum
Lischä, Lischät Ononis spinosa
Lischen Rhizoma Caricis
Lischwortel Rhizoma Iridis
Listä Ononis spinosa
Listendorn Radix Ononidis
Listenwurz Radix Ononidis
Litauischer Balsam Oleum Rusci
Litschpulver Talcum pulvis
Littöl Oleum viride
Litzenpulver Pulvis albificans
Lizarin Radix Rubiae tinctorum
Löbestock Radix Levistici
Lobstichel, Lobstock Radix Levistici
Lobtinktur oder Lob- und Herztinktur Tinctura Cinnamomi, Tinctura Corallorum, Tinctura Pini composita, Tinctura Aloës
Lochpflaster Perforiertes Pechpflaster oder Capsicumpflaster
Löchelkraut Herba Hyperici
Löcherschwamm Fungus Laricis
Lochkraut Herba Herniariae
Lochsam Sirupus Althaeae
Lochsamen Semen Lini
Lochsamensaft Sirupus Liquiritiae
Lockwitzer Balsam Balsamum Locatelli, Unguentum Rosmarini compositum

Lockwitzer Tropfen Tinctura Lignorum
Loderei mit Flüggopp Spiritus odoratus cum Liquore Ammonii caustici
Lodjehn Folia Farfarae
Lödkeblätter Folia Farfarae
Löffelblatt Herba Cochleariae
Löffelblumen Flores Lamii
Löffelgeist Spiritus Cochleariae
Löffelkraut Herba Cochleariae, Herba Droserae
—, wildes Herba Ficariae, Herba Chelidonii minoris
Löffelkrautpulver Pulvis contra Pediculos
Löffelkrautspiritus Spiritus Cochleariae
Logjehn Herba Farfarae
Loheiche Cortex Quercus
Lohholz Viscum album
Lohkraft Lichen Pulmonariae
Lohrbohnenmehl Fructus Lauri pulvis
Lohsäure Acidum tannicum
Lohtäuber, Lohtäuberl = Feldchampignon: Psalliota campestris
Lokateller Balsam Balsamum Locatelli
Lömek Herba Beccabungae
Lompuch Herba Acetosae
Londoner Salbe Unguentum leniens
Loochsaft Sirupus Althaeae
Loochsam Sirupus Althaeae
Lood = Blei
Loodazijin Bleiessig
Loodkruid Herba Plumbaginis
Loog = Lauge

Look Bulbus Allii
Look zonder look Herba Alliariae
Looizuur Acidum tannicum
Löppwurz Rhizoma Veratri
Lorbeerbutter Oleum Lauri, Helvella esculenta
Lotterpulver Pulvis Magnesiae cum Rheo
Lorbeerdaphnharinde Cortex Mezereï
Lorbeeren Fructus Lauri
Lorbeerkrautrinde Cortex Mezereï
Lorbeeröl oder -Salbe Oleum Lauri
Lorbeln Fructus Lauri
Lorblätter Folia Lauri
Lorbohnen Fructus Lauri
Lorche = Frühjahrslorchel
Lordöl Acetum pyrolignosum crudum
Lore, alte Oleum Lauri, Unguentum Althaeae āā
Lorenzkraut Herba Saniculae
Lorettosalbe Oleum Lauri
Lorget Terebinthina veneta
Lorkraut Herba Veronicae
Loröl, festes Unguentum laurinum
— flüssiges Oleum Lauri
— und Papoleum Unguentum Populi, Oleum Lauri āā
Lorölalöl Oleum Lauri, Unguentum flavum āā
Lörtsch Terebinthina veneta
Löschblei Graphites
Löschöl Acetum pyrolignosum crudum
Löschpulver Pulvis pro Equis
Löschungspflaster Emplastrum saponatum

Löse Aloë
Lössalbe Unguentum flavum (nicht Ungeuntum contra Pediculos)
Löstropfen Elixir e Succo Liquiritiae
Lösung, Burowsche Liquor Aluminii acetici dilutus
Lötborax Borax cristallisatus
Lotenpflaster Emplastrum fuscum in scatula, Emplastrum Meliloti
Lothringerpflaster Ceratum Resinae Pini
Lotjehn Folia Farfarae
Lötsalz Ammonium chloratum
Lottenpflaster Emplastrum Meliloti
Lotteressig Acetum aromaticum
Lötwasser Acidum hydrochloricum crudum
—, **säurefreies** Lösung von 100 g Ammoniumchlorid und 200 g Zinkchlorid in 700 g Wasser
Löwenfackel Flores Verbasci
Löwenfuß Lycopodium clavatum
Löwenfußkraut Herba Alchemillae
Löwenkrautspiritus Spiritus Cochleariae
Löwenleber Spongiae ustae
Löwenmaul Herba Linariae
Löwenschwanz Herba Ballotae
Löwentopp Alchemilla vulgaris
Löwentritt Alchemilla vulgaris

Löwenzahn Radix Taraxacicum Herba
LübeckerPflaster Emplastrum Cantharidum Luebeck
Lubritschen Tubera Aconiti
Lübstock Levisticum officinale
Lubscheten Tubera Aconiti
Luchs, witter Sirupus Althaeae
—, **schwarzer** Succus Liquiritiae
Luchsplätzchen Trochisci Ammonii chlorati
Luchsamsaft Sirupus Liquiritiae
Luchten Herba Taraxaci
Luchtsam Sirupus Althaeae
Lucerne Herba Medicaginis
Luciansblumen Flores Arnicae
Luciuskraut Herba Arnicae
Luciuswasser Liquor Ammonii succinici
Ludeltee Species nutrientes
Ludwig, Alter Unguentum flavum et Oleum Lauri aa
Luege Herba Galeopsidis
Luestenkraut Ononis spinosa
Luft, fixe Pulvis aerophorus
Luftadernpulver Pulvis strumalis
Luftäpfel Fructus Colocynthidis
Luftigflüchtig Linimentum ammoniatum
Luftigundgeschwind Liquor Ammonii caustici
Luftkörner, -kuchen oder -plätzchen Rotulae Menthae piperitae
Luftkraut Herba Hyssopi
Luftlungensaft Sirupus Liquiritiae

Luftpulver Pulvis strumalis, Tubera Jalapae pulvis
Luftrohrpulver Pulvis strumalis
Luftsaft oder -sam Sirupus Althaeae, Sirupus Liquiritiae, Sirupus Sennae
Luftsalbe Unguentum Rosmarini compositum
Luftschwefel Lycopodium
Lufttropfen Spiritus aethereus, Spiritus Menthae piperitae, Tinctura carminativa
Luftwasser Aqua carminativa
Luftwurzel Radix Angelicae
Luge Herba Galeopsidis
Luisenblau Coeruleum berolinense (Berliner Blau)
Luixenstickel Radix Levistici
Lukrezen Succus Liquiritiae
Lumpenzucker Saccharum album pulvis
Lumpenkraut Folia Trifolii fibrini
Lungelkraut Lichen islandicus
Lungechrut Lichen islandicus
Lungemiesch Lichen Pulmonariae
Lungenbalsam Sirupus pectoralis
Lungenblumen Flores Antirrhini
Lungenflechte Lichen Pulmonariae
Lungenklee Folia Trifolii fibrini
Lungenkraft Lichen Pulmonariae
Lungenkraut Folia Farfarae, Herba Pulmonariae, Lichen islandicus, Herba Marrubii

Lungenkrautpulver Pulvis Liquiritiae compositus
Lungenkresse Herba Cochleariae
Lungenlack Succus Liquiritiae pulvis
Lungenlatwerge Electuarium aromaticum
Lungenleberkraut Lichen Pulmonariae
Lungenmoos Lichen islandicus, Lichen Pulmonariae
Lungenpfuhl, brauner Sirupus Liquiritiae, Sirupus Papaveris
Lungenpfuhl, weißer Sirupus Althaeae
Lungenpulver Pulvis Liquiritiae compositus
Lungenrach, Lungenraff Lichen Pulmonariae, Lichen islandicus
Lungensaft Sirupus Althaeae, Sirupus Liquiritiae, Sirupus Papaveris
Lungenschildflechte Lichen Pulmonariae
Lungenwasser Aqua Foeniculi, Aqua Sambuci
Lungenwürz Radix Meü
Lungenwurzel Radix Petroselini, Tubera Ari
Lungenwurzkraut Herba Pulmonariae
Lungenschindli Tubera Ari
Lünich Herba Beccabungae
Lupentee Folia Trifolii fibrini
Luppertsche Aconitum napellus
Luppi Fructus Coriandri
Lüppwurz Rhizoma Veratri
Lurferwasser Acidum sulfuricum dilutum

Lurwehblätter Folia Lauri
Lüs = Läuse
Lusampfern Herba Rumicis
Lüschwurzel Rhizoma Calami
Lusestoff Pulvis contra Pediculos
Lusblom, Lusbluema Taraxacum officinale
Lussaat Pulvis contra Pediculos
Lust, allerlei Electuarium Sennae
—, neunerlei Electuarium theriacale
Lustbeeröl Oleum Arachidis
Lustbornöl Oleum Arachidis
Lustig Boletus cervinus, Pulvis aphrodisiacus
Lustigundgeschwind Liquor Ammonii caustici
Lustsaft Sirupus Aurantii Florum
Lustpulver Radix Levistici
Luststecken Radix Levistici
Luststock Pulvis aphrodisiacus
Lustundfreuden Boletus cervinus
Lutmehr Electuarium Sennae
Lutters Pulver Pulvis epilepticus, Pulvis Magnesiae cum Rheo
Luttnersalbe Emplastrum Lithargyri molle
Luuröl Oleum Lauri
Luzern Lichen Pulmonariae
Lyriet Terebinthina
Lysten Radix Ononidis

M

Maa, Mag = Mohn
Maagde = Mädchen

Maagkraut Herba Pulmonariae
Maagsklipfel Fructus Papaveris
Maagsame Semen Papaveris
Maasamen Semen Papaveris
Maasbeerbaum Sorbus aucuparia
Maasblümchen Flores Bellidis
Maasbüchle Fructus Papaveris
Maashufele Fructus Papaveris
Maaske Herba Asperulae
Maasklipfle Fructus Papaveris
Maaskolben Fructus Papaveris
Maaskopf Fructus Papaveris
Maasliebchen Flores Bellidis
Maastee Fructus Papaveris
Macaotropfen Tinctura Aurantii cum Spiritu aethereo 1:10
Macassarkerne Fructus Bruceae
Macassaröl Oleum crinale
Machandelbeeren Fructus Juniperi
Machdichlustig Boletus cervinus
Macholder Fructus Juniperi
Machollerbeeren Fructus Juniperi
Machtheilkraut Herba Solidaginis
Macinesie Magnesium carbonicum
Macisblüte Macis
Macisnüsse Semen Myristicae
Mackdenöl Oleum Lumbricorum

Madamenleder Pasta gummosa
Mädchenblumen Flores Bellidis
Mädchenhaar Herba Capilli Veneris
Mädchenkraut Herba Vincae
Maddingöl Oleum Lumbricorum, Oleum Olivarum
Madenken Flores Primulae
Madenkraut Herba Saponariae
Madentee Herba Chenopodii
Madenwurzel Radix Saponariae
Mäderblüten Flores Acaciae
Mädertiniter Fructus Colocynthidis
Mädesüß Flores Ulmariae
Madilguspulver Rhizoma Tormentillae pulvis
Madragen, weiße Bolus alba
Magaro Herba Serpylli
Magazinpulver Pulvis contra Pediculos
Magdalenenblumen Flores Bellidis
Magdalenenwurzel Radix Spicae celticae
Magdblüten Flores Chamomillae
Magdblumenmettram Herba Matricariae
Mägdebaum Summitates Sabinae
Mägdeblumen Flores Arnicae, Flores Chamomillae
Mägdehülle Herba Virgaureae
Mägdekrieg Herba Genistae
Mägdelein Herba Majoranae
Mägdepalme Herba Vincae
Mägdesüß Herba Ulmariae
Magdkraut Herba Matricariae

Magdlieben Flores Bellidis
Mageel Capita Papaveris
Mageln Capita Papaveris
Magen = Mohn
Magenbalsam Balsamum Nucistae, Oleum Myristicae, Tinctura Benzoës composita
Magenbaumrinde Cortex Betulae
Magenbrand Rhizoma Calami
Magendistel Herba Cardui benedicti
Magendriseneth Pulvis aromaticus cum Saccharo
Magenelixier Elixir Aurantii compositum
Magenessenz Tinctura amara, Tinctura Chinae composita
Magenklee Folia Trifolii fibrini
Magenköpp Fructus Pavaveris
Magenkrampftropfen Tinctura Valerianae aetherea
Magenkraut Herba Absinthii
Magenlatwerge Electuarium aromaticum
Magenpastillen Trochisci Natrii bicarbonici
Magenpflaster Emplastrum stomachicum
Magenpulver Natrium bicarbonicum, Pulvis Magnesiae cum Rheo
—**, gelbes Weimarsches** Pulvis Liquiritiae compositus
Magenreinigung Species amarae
Magenreinigungstropfen Tinctura aromatica, Tinctura

Calami aa, Tinctura Aloës composita
Magensaft Sirupus Aurantii
Magensalz Natrium bicarbonicum
Magenschleimpulver Pulvis Liquiritiae compositus
Magenschrot Pulvis aromaticus
Magenschwamm Agaricus albus
Magensekt Vinum Xerense, Sirupus Aurantii
Magenstärkung Resina Japalae, Species amarae
Magenstärkungstropfen Tinctura aromatica, Tinctura Calami aa, Tinctura Chinae composita
Magenta Fuchsinum
Magentee Species laxantes
Magentinktur Tinctura amara, Tinctura Chinae composita
Magentress Pulvis aromaticus
Magentrissenet Pulvis aromaticus cum Saccharo
Magentropfen, ätherische Tinctura Valerianae aetherea
—, **Ballhausens** Tinctura Aloës composita
—, **Berliner** Spiritus Melissae compositus
—, **Biesters** Tinctura Absinthii composita
—, **bittere** Tinctura amara
—, **Danziger** Tinctura Aloës composita
—, **Dietrichs** Elixir Aurantii compositum
—, **Mariazeller** Tinctura Aloës composita

Magentropfen, rote Tinctura aromatica, Tinctura Chinae composita
—, **sächsische** Tinctura Aloës composita
—, **Salzburger** Tinctura Rhei amara
—, **saure** Tinctura aromatica acida
—, **schwarze** Elixir Aurantii compositum
—, **Sprangers** Tinctura Aloës composita
—, **weiße** Spiritus aethereus
Magentröss Pulvis aromaticus
Magentrost Herba Hederae terrestris, Tinctura aromatica
Magenwein Vinum Pepsini, Vinum Chinae, Tinctura Rhei vinosa
Magenwirkung Species amarae
Magenwurz(el) Radix Gentianae, Rhizoma Ari, Rhizoma Calami
Magenzelteln Rotulae Menthae piperitae
Magerblumen Flores Rhoeados
Magerkraut Herba Galii
Magetresse Pulvis aromaticus
Magfrüchte -oder Kapseln Fructus Papaveris
Mägi, Mägich = Mohn
Magihüsele Fructus Papaveris
Magisterwurzel Rhizoma Imperatoriae
Magistranz Rhizoma Imperatoriae

Magistranzwurzel Rhizoma Imperatoriae
Magnesia, englische Magnesia usta poderosa
—, weiße Magnesium carbonicum
Magnesialimonade Potio Magnesiae citrina
Magnetbrand Tutia praeparata
Magnetenpulver Stibium sulfuratum nigrum
Magnetpflaster Emplastrum oxycroceum
Magnetpillen Pilulae odontalgicae
Magnetspiritus Spiritus aethereus
Magöl Oleum Papaveris
Magori, roter Unguentum Hydrargyri rubrum
Magran Herba Majoranae
Magretenpulver Pulvis contra Pediculos, Semen Foenugraeci pulvis
Magsamen Semen Papaveris
Magsamenköpfe Capita Papaveris
Magschaden Fructus Papaveris
Magschalen Fructus Papaveris
Mahagonitropfen Elixir Aurantii compositum
Mahagoniwurzel Radix Alcannae
Mahlbaumbeeren Fructus Sorbi, Fructus Juniperi
Mählerkraut Herba Acetosellae
Mahlkraut Herba Ulmariae
Mahlwurzel Radix Consolidae

Mähnenfett Oleum Pedum Tauri, Unguentum pomadinum
Mahnkrampensirup Sirupus Papaveris
Majabluema Herba Taraxaci
Majanegeli Flores Violae odoratae
Majariseli Flores Convallariae
Maibaumblätter Folia Betulae
Maiblumen, gelbe Flores Chamomillae, auch Taraxacum officinale
—, weiße Flores Convallariae
Maiblumenessig Acetum Convallariae
Maiblumensaft Sirupus Aurantii Florum
Maiblumentabak Pulvis sternutatorius
Maiblumenwasser Aqua Aurantii Florum
Maiblumenwurz Radix Taraxaci
Maiblumenzauken Flores Convallariae
Maiblümli Flores Chamomillae, Flores Primulae
Maibutter Unguentum flavum, Unguentum Majoranae
Maidblumen Flores Chamomillae
Maidkraut Herba Matricariae
Maieblueme, Maienblumen Taraxacum officinale
Maienkraut Herba Aegopodii
Maienreis Flores Convallariae
Maienrisli Flores Convallariae

Maienrossenwurzel Radix Paeoniae
Maiensäßblümli Flores Gnaphalii
Maienzaucken Flores Convallariae
Majerah Herba Majoranae
Maierkraut Herba Galii
Maigelb Lapis Calaminaris
Maiglöckchen Flores Convallariae
Maigrün Schweinfurter Grün
Maiholzrinde Cortex Salicis
Maikäferöl Oleum Lini
Maikäferspiritus Spiritus Vini
Maikrabben Radix Ratantiae
Maikraut Herba Ficariae, Herba Chelidonii, Herba Asperulae
Maikräutertee Blutreinigungstee
Maikurtee Species laxantes
Mailänder Mucl Emplastrum Cantharidum perpetuum extensum
Maililien Flores Convallariae
Mainzer Tropfen Tinctura Aloës composita
Maiöl Oleum Olivarum album, Oleum viride
Majolein = Herba Majoranae
Majorenkraut Herba Majoranae
Mairan, Majoran (wilder) Mairal Herba Majoranae
Mairandost Herba Majoranae
Mairanöl Oleum Majoranae, Oleum Chamomillae infusum
Mairansalbe Unguentum Majoranae

Maisbrand Ustilago Maidis
Maistöckel Herba Taraxaci
Maisüßchen Flores Bellidis
Maitrank Herba Asperulae
Maitrieb Turiones Pini
Maitropfen Tinctura aromatica
Maiwuchs Turiones Pini
Maiwuchsextrakt Extractum Pini
Maiwuchsöl Oleum Terebinthinae
Maiwürmeröl Oleum Lumbricorum, Oleum Hyperici, Oleum Olivarum
Maiwurzel Lathraea Squamaria
Majoran, wilder Herba Origani
Majolein Herba Majoranae
Majorandosten Herba Majoranae
Majorankraut Herba Majoranae
Majoransalbe Unguentum Majoranae
Majorspillen Pilulae Hydrargyri bichlorati (Formulae magistrales Berolinenses)
Majorwasser Liquor Ammonii caustici
Majussenblätter Folia Fragariae
Makassaröl Oleum crinale
Makemm Fructus Carvi
Makimisch, Makimmig Fructus Carvi
Makimi Fructus Carvi
Makimig = Kümmel: Fructus Carvi
Makrelanwurzel Rhizoma Galangae

Makubatropfen Mixtura oleoso-balsamica
Makufken Flores Rhoeados
Malachitgrün Viride montanum (Berggrün)
Malagabohnen Anacardia
Malaganüsse Anacardia orientalis
Malagneite Fructus Amomi
Malaguetkörner Grana Paradisi
Malaguettapfeffer Grana Paradisi
Malaktikumpflaster Emplastrum Lithargyri compositum
Malefizöl Oleum Lini sulfuratum, Oleum Olivarum cum Oleo Crotonis 50:1
Malefizpulver Asa foetida pulvis, Pulvis aromaticus
Malefizwachs Ceratum fuscum
Malengowurzel Rhizoma Galangae
Maler Herba Hederae terrestris
Malergold Stannum sulfuratum
Malergummi Gummi arabicum
Mälerkraut Herba Acetosellae
Maleröl Oleum Caryophylli
Malicorium Cortex Granati Fructus
Malkaspiritus Spiritus Angelicae
Malmaison Radix Liquiritiae
Malnit Herba Absinthii
Malottentee Herba Meliloti
Maltaöl Oleum Petrae nigrum
Maltapech Oleum Petrae nigrum

Malthesersiegelerde Bolus rubra
Malthiestropfen Tinctura anticholerica
Malvasierkraut Herba Agerati
Malven, blaue Flores Malvae silvestris
—, **(Kneipp)** Flores Malvae arboreae
—, **rote** Flores Malvae arborae
—, **schwarze** Flores Malvae arboreae
Malvenöl Oleum Absinthii
Malvensaft Sirupus Rhoeados
Malvenwurzel, weiße Radix Althaeae
Malvenzucker Pasta Liquiritiae
Malzennasen Fructus Sorbi
Malzsirup Sirupus Liquiritiae
Mandelcerat Ceratum Cetacei
Mandelessenz Benzaldehyd dilutus, Sirupus Amygdalarum
Mandelkleie Farina Amygdalarum
Mandelkraut Fructus Ebuli
Mandelmehl Farina Amygdalarum
Mandelmilch Emulsio Amygdalarum, Sirupus Amygdalarum und Aqua destillata 1+10
Mandelmilchessenz Sirupus Amygdalarum
Mandelöl Oleum Amygdalarum
— **zum Backen** Benzaldehyd dilutus oder *blausäure-*

freies Oleum Amygdalarum aethereum
Mandelpomade Unguentum pomadinum album
Mandelsaft Sirupus Amygdalarum
Mändeltee Herba Trifolii arvensis
Mandragora Radix Mandragorae
Mandragorawasser Aqua aromatica
Manganstein Manganum peroxydatum
Mängelesöl Oleum Hyperici
Mangeln Amygdalae dulces
Mangelsalbe, graue Unguentum contra Scabiem, Unguentum Hydrargyri cinereum dilutum
Mangelwurz Radix Lapathi
Mangold Beta vulgaris
—, wilder Herba Pirolae
Maniguettapflaster Grana Paradisi
Mannabarbarazöröbchen Sirupus Sennae cum Manna
Mannablätter Folia Senna cum Manna
Mannabrot Cassia fistula
Mannakindersaft Sirupus Sennae cum Manna
Mannasaft Sirupus Mannae
Mannaschoten Cassia fistula
Mannazucker Manna tabulata
Männchenwurzel Radix Mandragorae
Männekensaat Pulvis contra Pediculos
Männerkrieg Herba Artemisiae
Männertraubenblätter Folia Uvae Ursi

Männertreu Herba Eryngii, Herba Veronicae
Männertreuwurzel Radix Ononidis
Männerwurzel Radix Meü
Mannesbart Radix Nardi
Mannetjesdrop Fructus Cassiae fistulae
Mannhaltwort Radix Aristolochiae rotundae
Mannheimer Wasser Spiritus Melissae compositus
Männlein und Weiblein oder Männliche und Weibliche Bulbus victorialis longus et rotundus
Männleinwurmtüpfelfarn Rhizoma Filicis
Mannsblut Herba Hyperici
Mannsholtwörteln Radix Aristolochiae rotundae
Mannsgrabwurzel Radix Caryophyllatae
Mannsholwurz Radix Aristolochiae rotundae
Mannskraft Rhizoma Caryophyllatae, Herba Hyperici
Mannskraut Herba Pulsatillae
Mannsliebe Herba Eupatorii
Mannsrebe Herba Hederae terrestris
Mannstreu Herba Eryngii, Herba Veronicae
Mänsamen Semen Papaveris
Mäntelichrut Herba Alchemillae
Mantelkraut Herba Alchemillae
Mänteltee Herba Trifolii arvensis
Mantelwurz Bulbus victorialis

Mänten Folia Menthae crispae
Manzeleblume Herba Aquilegiae
Marak Radix Armoraciae
Marantenäpfel Fructus Granati
Marantenmehl Amylum Marantae
Marantwurzelrinde Cortex Granati
Maraun Herba Majoranae
Maraunwurzel Radix Pyrethri
Marderblüh Flores Sambuci
Marderkraut Herba Mariveri
Marderwitterung Tinctura Moschi, Zibethum arteficale
Marentaken Stipites Dulcamarae, Viscum album
Marentocken Stipites Dulcamarae, Viscum album
Märgablümli Flores Farfarae
Margarantblumen Flores Granati
Margarantschalen Cortex Granati Fructus
Margaretenblümchen Flores Bellidis
Margaretendistel Herba Cardui benedicti
Margaretenkraut Herba Millefolii
Margaretenpulver Pulvis antiepilepticus albus, Pulvis Magnesiae cum Rheo, Fructus Foeniculi pulvis
Margaretensaft Sirupus Adianti, Sirupus Aurantii Florum
Margaretensalbe Unguentum Hydrargyri rubrum dilutum

Margaretl Flores Bellidis
Margendistel Fructus Cardui Mariae
Margeriten Flores Chrysanthemi
Marginalsalbe Unguentum Hydrargyri cinereum dilutum
Margrankraut Herba Majoranae
Margrantenrinde Cortex Granati
Margrittli Flores Bellidis
Mariabettstroh Herba Adianti aurei, Herba Galii, Herba Serpylli
Mariageisttropfen Spiritus aethereus
Mariamagdalenenäpfel Fructus Granati
Mariamagdalenenwurzel Radix Valerianae
Marianägli Flores Violae tricoloris
Marianöl Oleum Majoranae
Mariareinigung Herba Rosmarini, Rhizoma Tormentillae pulvis
Mariareinigungstropfen Tinctura Cinnamomi
Mariazeller Tropfen Tinctura Aloës composita
Marieleine Herba Majoranae
Marienbader Tee Species laxantes
Marienbalsam Tacamahaca
Marienbaum Folia Rosmarini
Marienbettstroh Herba Adianti aurei, Herba Galii, Herba Serpylli
Marienblätter Herba Tanaceti
Marienblümchen Flores Bellidis

Marienbranntwein Spiritus Vini gallici
Mariendistelsamen Semen Cardui Mariae
Marienessenz Tinctura Myrrhae
Marienfisch Stincus marinus
Marienflachs Herba Linariae
Mariengeist Spiritus Melissae compositus
Marienglas Glacies Mariae
Marienglöckchen Flores Convallariae
Marienkerzen Flores Verbasci
Marienkörner Fructus Cardui Mariae
Marienkranz Flores Bellidis, Herba Millefolii, Herba Serpylli
Marienkraut Herba Alchemillae, Herba Asperulae, Herba Rosmarini
Marienkrautblumen Flores Arnicae
Marienkreuztee Herba Cardui Mariae
Marienkrönchen Flores Bellidis
Marienmantel Herba Alchemillae
Marienminze Folia Menthae crispae
Mariennessel Herba Marrubii
Marienpilz = Maronenröhrling: Boletus badius
Marienpulver Glacies Mariae pulvis, Calcium sulfuricum pulvis
Marienrosen Flores Paeoniae
Mariensalbe Unguentum Zinci
Mariensamen Fructus Cardui Mariae
Marienschellen Flores Convallariae
Marienspiritus Spiritus Melissae compositus
Mariensteinkraut Herba Nepetae
Marienstengel Flores Violae
Marientalblumen Flores Convallariae
Marientee Folia Rosmarini
Marientränen Semen Milii solis
Marientrank Flores Arnicae
Marientrauben Flores Arnicae
Marientropfen Spiritus Rosmarini, Tinctura carminativa
Marienwürmchen Coccionella
Marienwurzel Radix Bardanae, Radix Valerianae
Marienwurzelkraut Herba Marrubii
Marillen = Aprikosen
Marinzessenz Tinctura amara
Markasit Bismutum subnitricum
Markasitöl Bismutum chloratum
Markassaröl Oleum crinale
Markgrafenfett Unguentum Hydrargyri cinereum dilutum
Markgrafen- oder -gräfinnenpulver Pulvis epilepticus Marchionis, Pulvis Magnesiae cum Rheo
Markgrafenpflaster Emplastrum frigidum
Markobell Herba Marrubii
Marköl Oleum Olivarum
Marlefkenblüten Flores Bellidis

Marmormehl Calcium carbonicum
Marmorsalbe Unguentum contra Pediculos
Marmorweiß Creta praeparata
Maronen Fructus Castaneae vescae
Maronenröhrling Boletus badius
Marräk Radix Armoraciae (Meerrettich)
Marrigenöl Oleum Lumbricorum
Marseiller Seife Sapo venetus
Marsöl Liquor Ferri sesquichlorati
— **zum Schmieren** Oleum Rapae
Marterblumen Flores Sambuci
Martertropfen Tinctura amara
Martialischer Salmiak Ammonium chloratum ferratum
Martinipulver Ossa Sepiae pulvis
Martinshand Herba Anserinae
Martinskorn Secale cornutum
Marumverum Herba Mari veri
Märzbecher Flores Farfarae
Märzblumen Flores Farfarae, Herba Hepaticae
Marzipansaft Sirupus Amygdalarum
Märzkraut Geum urbanum
Märzveigerl Flores Violae odoratae
Märzveilchen Flores Violae odoratae
Märzviolen Flores Violae odoratae

Märzwurzel Rhizoma Caryophyllatae
Masaran Herba Majorani, Herba Teucrii
Maschinenöl Paraffinum liquidum
Maschinenseife Sapo venetus
Maschinentropfen Spiritus aethereus
Mäschtee Herba Asperulae, Cannabis sativa
Masdruchöl Oleum viride
Masdruchöl Oleum viride
Masdruchspiritus Spiritus Mastichis compositus
Mäselsalbe Unguentum digestivum
Maseran Herba Majoranae, Herba Teucrii
Masero Herba Majoranae
Masero, wilda Herba Serpylli
Maserpflaster Emplastrum fuscum
Maserwurzelöl Oleum Hyoscyami
Maskaren Cubebae
Maßbeeren Fructus Sorbi
Maßliebe Flores Bellidis
Masran = Majoran
Massecke, Massige, Massiche Lichen islandicus
Massikot Lithargyrum
Masslenkraut Herba Aperulae
Mastdarmöl Oleum Sesami
Mastek Coccionella
Mastel Cannabis sativa
Masterwurzel Rhizoma Imperatoriae
Mastgeist Oleum Terebinthinae sulfuratum
Mastichharz Mastix
Mastichkraut Herba Mari veri

Mastixöl Oleum Sesami, Tinctura Aloës composita
Mastkörner Semen Cucurbitae
Mastkörneröl Oleum Papaveris, Oleum Sesami
Mastkörnersalbe Unguentum Linariae, Unguentum Hamamelidis
Mastkörnerspiritus Spiritus Mastichis compositus
Mastpulver Pulvis pro Vaccis
Mastruchspiritus Spiritus Melissae compositus
Matatropfen Aqua aromatica rubra
Matäussalbe Unguentum resinosum
Mate, Maté Folia Ilicis paraguayensis
Mater Herba Matricariae
Materialsalbe Unguentum Hydrargyri cinereum dilutum
Materkraut Herba Matricariae
Mater Secalis Secale cornutum
Matico Folia Matico
Matocken Capita Papaveris
Matratzen, weiße Bolus alba
Matrikalspiritus Spiritus Mastichis compositus
Matritzsalbe Unguentum Plumbi
Matronenkraut Herba Matricariae
Matrosenpulver Fel Vitri, Natrium sulfuricum pulvis
Mattekümmich Fructus Carvi
Mattenblumen Flores Stoechados
Mattenchressech Flores Cardaminis
Mattenflachs Herba Eriophori
Mattenkammi Fructus Carvi
Mattenkölm Herba Serpylli
Mattenkönigin Flores Ulmariae
Mattenkolen Herba Serpylli
Mattenkümmel Fructus Carvi
Mattentennli Flores Primulae
Mattenzinkli Orchis Morio
Mattitennli Flores Primulae
Mattscharte Herba Eryngii
Matzegge Lichen islandicus
Maubeeren Fructus Myrtilli
Mauchkraut Herba Galeopsidis
Mauckenwurzel Rhizoma Filicis
Maudrieseneth Pulvis aromaticus
Mauerasseln Millepedes
Mauerblumen, gelbe Flores Cheiri
Mauerflachs Herba Linariae
Mauerkraut Herba Marrubii
Mauermannsfett Adeps suillus
Mauerpfeffer Herba Sedi acris
Mauerraute Herba Rutae murariae
Mauerrute Herba Rutae murariae
Mauersalat Herba Lactucae scariolae
Mauertee Herba Oreoselini
Mauerträubelein Herba Sedi
Mauerwurzel Rhizoma Filicis
Maug (Mauken-)kraut Herba Galeopsidis
Maugensalbe Unguentum Aeruginis, Oxymel Aeruginis

Maukenwurzel Rhizoma Filicis
Maukraut Herba Violae tricoloris
Maulaff Linaria vulgaris
Maulbeerbaumschalen Cortex Frangulae
Maulbeerblätter Folia Rubi fructicosi
Maulbeersaft Sirupus Mororum
—, weißer Sirupus Althaeae
Maulbeersalbe Unguentum Hydrargyri cinereum dilutum
Maulwurfskraut Euphorbia Lathyris
Maulwurfspulver Sanguis Hirci
Maulwurfstod Fructus Coriandri
Maurellenfetzen Bezetta
Maurensamen Fructus Dauci
Maurache, Maurich = Spitzmorchel: Morchella conica
Maurillen Morcheln
Mausbaumrinde Cortex Frangulae
Mäuschenkappenkraut Herba Aconiti
Mausdornsamen Semen Rusci
Mausöhrchen Fungus Sambuci, Herba Marrubii
Mäusebrotkraut Herba Ficariae, Herba Chelidonii minoris
Mäusedarm Herba Anagallidis
Mäusedorn Stipites Dulcamarae
Mäusegras Herba Herniariae
Mäuseholz Stipites Dulcamarae

Mäuseklee Herba Trifolii arvensis
Mäusekörner Triticum venenatum
Mäuseküttel Herba Anagallidis
Mäuseöhrchen Herba Marrubii, Fungus Sambuci, Herba Pilosellae
Mäusepulver Acidum arsenicosum
Mäusesamen Semen Staphisagriae
Mäuseschierling Herba Conii
Mäusezwiebel Bulbus Scillae
Mausholz, Mauskraut Stipites Dulcamarae
Mausklee Flores Trifolii arvensis
Mausöhrchen Herba Myosotis, Herba Rubi fructicosi, Herba Pilosellae (Kneipp)
Mausohr Herba Pilosellae
Mauszähne Fructus Phellandrii
Mauszwiebel Bulbus Scillae
Mauszwiebelessig Acetum Scillae
Maye Folia Betulae
Mayenhut Herba Veronicae
Mechoacanna Tubera Jalapae
Meckmack Tacamahaca
Medesüß Spiraea Ulmaria
Medik Tartarus stibiatus
Medikament Collodium
Medicamentstropfen Tinctura amara et aromatica $\overline{aa}$
Medkraut Herba Spiraeae ulmariae
Mee, Meekrap Radix Rubiae tinctorum
Meejerkraut Herba Galii

Meeralsch Herba Absinthii
Meeranolie Balsamum Copaivae
Meerbisquit Ossa Sepiae
Meerbohnen Umbilici marini
Meerdistel Herba Eryngii
Meereichenpulver Fucus vesiculosus pulvis
Meerfisch Stincus marinus
Meerfräuleinschmalz Adeps suillus
Meergrapp Radix Rubiae tinctorum
Meergris Semen Milii
Meerharz Asphaltum
Meerhecht Stincus marinus
Meerhirse Semen Milii solis
Meermelbalsam Oleum Terebinthinae
Meermiesch Helminthochorton
Meermoos Carrageen
Meerrettichspiritus Spiritus Sinapis
Meerrettichtropfen Spiritus Sinapis
Meersalz Sal marinum
Meerschalen Conchae
Meerschaum Ossa Sepiae
Meerschaumpulver Talcum pulvis
Meerspinnenbein Ossa Sepiae
Meerstein Zincum oxydatum
Meerstinz Stincus marinus
Meertau Herba Rosmarini
Meertraubenblätter Folia Uvae Ursi
Meerwurz Rhizoma Caryophyllatae, Rhizoma Tormentillae
Meerzibele Bulbus Scillae
Meerzucker Ossa Sepiae

Meerzwiebelhonig Oxymel Scillae
Meerzwiebelsaft Oxymel Scillae
Meeskentee Herba Asperulae
Megelkraut Herba Polygalae
Megerkraut Herba Galii
Meggensaat Pulvis contra Pediculos
Mehlbeerblätter Folia Uvae Ursi
Mehlbeeren Fructus Oxyacanthae, Fructus Sorborum
Mehlbele Herba Chenopodii Boni Henrici
Mehlbläda Folia Farfarae
Mehldorn Crataegus oxyacantha
Mehldrine Secale cornutum
Mehlfäßchen Fructus Crataegi oxyacanthae
Mehlgranten Folia Uvae Ursi
Mehlhagrosen Flores Rosae
Mehlhundsaft Mel rosatum boraxatum
Mehlkrautblüten Flores Ulmariae
Mehlkreide Lac Lunae
Mehlmundsafterl Mel rosatum boraxatum
Mehlmutter Secale cornutum
Mehlote Herba Meliloti
Mehlwurz Radix Bryoniae
Meiblümli Flores Hepaticae
Meienrisli Flores Convallariae
Meier s. auch **Meyer**
Meier, Meierkraut Herba Asperulae
Meiers Pflaster Emplastrum fuscum camphoratum
Meiran Herba Majoranae
Meiranbutter Unguentum Majoranae

17*

Meiringer Balsam Tinctura Sabadillae
Meisch Herba Asperulae odoratae
Meiserich Herba Asperulae odoratae
Meißnersche Pillen Pilulae Rhei
Meister Herba Asperulae odoratae
Meistereipflaster Emplastrum fuscum
Meisterkraut Herba Asperulae odoratae
Meisterlauge Liquor Kali caustici
Meisteröl Oleum Olivarum viride
Meisterpflaster Emplastrum fuscum camphoratum
Meistertropfen Tinctura Chinioidini
Meisterwurz, schwarze Radix Astrantiae majoris
Meisterwurzel Radix Carlinae, Rhizoma Imperatoriae
Meisterwurzelsaft Sirupus simplex
Meisterwurzöl Tinctura Lignorum
Melaguettapfeffer Grana Paradisi
Melancholiekraut Herba Fumariae
Melartenpflaster Emplastrum Meliloti
Melassensirup Sirupus communis
Melaunkerne Semen Cucurbitae
Melcherstengel Herba Artemisiae

Melde, amerikanische oder mexikanische Herba Chenopodii ambrosioidis
Meliote Herba Meliloti
Melis Saccharum pulvis
Melisse (englische) Folia Melissae
Melk = Milch
Melkersalbe Unguentum cereum et Unguentum Zinci aa
Melkpulver Natrium bicarbonicum
Melonensalbe Unguentum Kalii jodati
Melonensamen Semen Cucurbitae
Melonenwasser Aqua destillata
Melotenkraut Herba Meliloti
Melotenpflaster Emplastrum Meliloti
Melten Herba Meliloti
Melumsafterl Mel rosatum boraxatum
Meluttenklee Herba Meliloti
Mengelwurzel Radix Lapathi
Menigkraut Herba Agrimoniae
Mennige Minium
—, **braune** Plumbum hyperoxydatum
Mennige, gelbe Plumbum oxydatum flavum
Mennigpflaster Emplastrum fuscum
Menschenfett Adeps suillus, Cetaceum
— **gegen Ungeziefer** Unguentum Hydrargyri album dilutum
— **mit Zucker** Cetaceum saccharatum

Menschengesichter Viola tricolor
Menschenhaut Emplastrum anglicum
Menschenhirnschale, gebrannte Ossa Sepiae
Menschenknochenmehl Conchae praeparatae
Menschenöl Oleum Olivarum album
Menschenpulver Ossa Sepiae pulvis
Menschenschale Ossa Sepiae
Menschenstärkendes Pulver Pulvis aromaticus
— **Tropfen** Aether aceticus et Tinctura Cinnamomi 1:2
Mentenwurz Radix Valerianae
Menthe Brie Folia Menthae piperitae
Mentzel Herba Asperulae
Meppensaat Pulvis contra Pediculos
Merakelpulver Ossa Sepiae pulvis
Merchenstengelsamen Fructus Dauci
Merdau Folia Rosmarini
Mergelwurz Rumex obtusifolius
Merich Herba Matricariae
Merkenöl Oleum Lumbricorum, Oleum Rapae
Merkur, blauer Unguentum Hydrargyri cinereum
Merkurblut Herba Verbenae
Merkurialbalsam, äußerlich Balsamum Locatelli, Oleum Terebinthinae
—, **innerlich** Aqua aromatica, Tinctura Aloës composita

Merkurialkraut Herba Mercurialis
Merkurialpflaster Emplastrum Hydrargyri
Merkurialpillen Pilulae laxantes
Merkurialpulver Pulvis contra Insecta
Merkurialsalbe Unguentum Hydrargyri cinereum dilutum
—, **gelbe** Unguentum Hydrargyri citrinum
—, **rote** Unguentum Hydrargyri rubrum
—, **schwarze** Unguentum contra Pediculos
Merkurialspiritus Spiritus Mastichis compositus, Spiritus Melissae compositus
Merkurialwasser Aqua phagedaenica
Merkurius, blauer Unguentum Hydrargyri cinereum dilutum
Merkurkraut Herba Mercurialis
Merlesamen Fructus Dauci
Merongeist Spiritus Melissae compositus
Meronsaft Spiritus Melissae compositus
Merosent Myrrha
Mertblacha Herba Rumicis
Merternwurzel Radix Pyrethri
Merveille van Peru Tubera Jalapae
Merublean Myrobalani
Merwitztropfen Tinctura Pyrethri composita
Merzablümli Flores Farfarae, Flores Hepaticae

Merzasterna Flores Narcissi
Merzenblümli Flores Farfarae, Flores Hepaticae
Meserich Herba Asperulae
Messer- und Gabeltee Herba Bursae Pastoris
Messerputz Lapis Smiridis pulvis
Messingtinktur Acidum sulfuricum dilutm
Messingwasser Acidum sulfuricum dilutum
Mestel = Mistel
Metallspiritus Spiritus Mentholi
Meterkraut Herba Matricariae
Metkräuter Lignum Sassafras
Methode Electuarium theriacale
Metjenöl Oleum Lumbricorum
Metkenöl Oleum Lumbricorum, Oleum Olivarum
Metram Herba Matricariae
Metricksaft Sirupus Papaveris
Metternich Herba Matricariae
Metterwurz Radix Pyrethri
Mettigöl Oleum Lumbricorum
Mettram Herba Matricariae
Mettwurst, spanische Cassia fistula
Metzetutenöl Tinctura Guajaci Ligni
Meumwurzel Radix Meü
Meutenwurzel Radix Valerianae
Meyer, roter Herba Anagallidis
Meyerkraut Herba Galii, Herba Asperulae

Meyermiere Herba Anagallidis
Meyers Pflaster Emplastrum fuscum camphoratum
Meylenkraut Herba Melissae
Michaelissalbe Unguentum Elemi
Michelherzpulver Pulvis antiepilepticus
Michelkraut Herba Tanaceti
Michelsblumensamen Semen Colchici
Michelswurz Bulbus Colchici
Michelszwiebel Tubera Colchici
Micheltropfen Mixtura oleosobalsamica, Tinctura Benzoës composita
Micöl Oleum Chamomillae infusum
Miere, rote Stellaria, Herba Anagallidis
Mierenkraut Herba Anagallidis
Mierenspiritus Spiritus Formicarum
Miers Alsine media
Miesnissel Boletus cervinus
Miezchenkraut Herba Trifolii arvensis
Miggert Herba Artemisiae
Migränepulver Phenyldimethylpyrazolonum cum Coffeino citrico
Migrauenpulver Pulvis contra Pediculos
Michaelipilz und Milchblumenwurzel Herba Polygalae amarae
Milchblumen Clitocybe nebularis
Milchbusch Taraxacum officinale

Milchdieb Herba Euphrasiae
Milchdistel Herba Taraxaci
Milchessenz Tinctura Benzoës
Milchkraut Herba Polygalae vulgaris, Flores Tanaceti
— **unsrer lieben Frauen** Herba Pulmonariae
Milchling Taraxacum officinale
Milchmies Herba Lycopodii
Milchpflaster Emplastrum saponatum, Emplastrum Meliloti
Milchpillen Pilulae laxantes
Milchpulver Fructus Foeniculi pulvis, Pulvis galactopaeus
— **für Kindbetterinnen** Kalium sulfuricum
— **fürs Vieh** Pulvis lactescens
—, **holländisches** Pulvis pro Vaccis
— **zum Buttern** Natrium bicarbonicum, Tartarus depuratus
Milchrödel Herba Taraxaci
Milchsalz Saccharum Lactis
Milchsamen Semen Foenugraeci
Milchschelm Herba Euphrasiae
Milchstöckel Herba Taraxaci
Milchverteilungspflaster Ceratum Cetacei, Emplastrum Meliloti, Emplastrum saponatum rubrum
Milchverteilungspulver Kalium sulfuricum, Pulvis temperans
Milchverzehrungspflaster, rotes Emplastrum saponatum rubrum
Milchverzehrungspflaster, schwarzes Emplastrum fuscum camphoratum
—, **weißes** Ceratum Cetacei, Emplastrum saponatum album
Milchwurz Radix Consolidae
Mildammonium Ammonium carbonicum
Milde Herba Mercurialis
Militärsalbe Unguentum contra Pediculos
Millefleurs Pulvis fumalis
Miloriblau Coeruleum berolinense
Milzeröffnende Essenz Tinctura carminativa
Milzessenz Tinctura Aurantii
Milzessenztropfen Elixir Aurantii compositum
Milzkraut Chrysosplenium, Herba Malvae silvestris (vulgaris)
Milzpflaster Emplastrum aromaticum
Milzpulver Pulvis Equorum
Milzrautenblätter Folia Rutae
Mimosengummi Gummi arabicum
Mindeltee Herba Trifolii arvensis
Minderblumen Flores Arnicae
Minderers Geist Liquor Ammonii acetici
— **Salz** Ammonium aceticum
Mine d'or Radix Ipecacuanhae
Mineralblau Coeruleum berolinense, Coeruleum montanum (Bergblau)

Mineralgeist Benzinum Petrolei
—, **Hoffmanns** Spiritus aethereus
Mineralgelb Plumbum oxychloratum
Mineralgrün Cuprum carbonicum
Mineralkermes Stibium sulfuratum rubrum
Mineralkobalt Cobaltum nativum
Minerallack Stannum chromicum
Minerallauge Natrum causticum
Minerallaugensalz Natrium bicarbonicum
Mineralsalbe Vaselinum
Mineralsäure Acidum hydrochloricum
Mineralweiß Barium sulfuricum
Minnchen Minium
Minschenkoppspulver Ossa Sepiae pulvis
Minschenschütt Lapides Cancrorum
—, **präparierter** Conchae praeparatae
Minundin Chinioidinum
Minutenpflaster Emplastrum Meliloti
Minzenplätzchen Rotulae Menthae piperitae
Minzenwasser Aqua Menthae piperitae
Mirakelpflaster Emplastrum fuscum, Emplastrum Lithargyri compositum, Emplastrum saponatum, Emplastrum Hydrargyri

Mirakelsalbe Unguentum Hydrargyri cinereum dilutum, Unguentum Plumbi, Emplastrum fuscum
Mirakelspiritus Mixtura vulneraria acida
Mirakulum Restitutionsfluid, Spiritus russicus
Miran Herba Origani vulgaris
Mirbanessenz Nitrobenzolum
Mirbanöl Nitrobenzolum
Mireneier Ova Formicarum
Mirenspiritus Spiritus Formicarum, Tinctura Myrrhae
Mirhirsch Semen Milii solis
Mirrad Myrrha
Mischgelt Viscum album
Misenkraut Herba Ptarmicae
Misere Lichen islandicus
Missetat, rote Unguentum ophthalmicum rubrum
Mißwachsöl Oleum aromaticum
Mistblacke Herba Rumicis
Mistel Viscum album
Mistfinke Herba Taraxaci
Mistmelde Herba Mercurialis
Mitesserpulver Farina Amygdalarum, Flores Cinae pulvis
Mitesserseife Sapo venetus
Mitesserzeltchen Trochisci Santonini
Mithridat Electuarium theriacale
Mithridatöl Oleum Juniperi
Mithridattinktur Tinctura amara
Mitisgrün Schweinfurter Grün
Mitcheleöl Oleum Lini, Oleum Petrae rubrum

Mittagsblumen Herba Mesembryanthemi
Mittlewor Rhizoma Veratri pulvis
Mizeltee Herba Trifolii arvensis
Möbelöl Oleum Hyperici
Möbelwichse Ceratum Terebinthinae
Mockla Tubera (Fructus) Colchici
Modakraṇd Flores Chamomillae
Modder Fango, Moorerde
Modegewürz Fructus Amomi
Modelgeer Radix Gentianae
Moderpflaster, braunes Emplastrum fuscum camphoratum, Emplastrum Galbani crocatum
—, **gelbes** Emplastrum Lithargyri compositum
Moderreinigung Aqua foetida antihysterica
Moh = Mohn
Mohhädele, Mohädeln Fructus Papaveris maturi
Mohhaeplen Fructus Papaveris
Mohköpp Fructus Papaveris
Mohnblumen Flores Rhoeados
Mohnefelden Flores Rhoeados
Mohnfett Unguentum cereum
Mohnhäupter Fructus Papaveris
Mohnkannen Fructus Papaveris
Mohnköpfe Fructus Papaveris
Mohnkoppensaat Semen Papaveris
Mohnkrampensaft Sirupus Papaveris
Mohnmilch Creta praeparata

Mohnöl Oleum Papaveris
Mohnrautensaft Sirupus Papaveris
Mohnrosen Flores Rhoeados
Mohnsaft, brauner Sirupus Papaveris
—, **roter** Sirupus Rhoeados
Mohnschlötterche Fructus Papaveris
Mohrenbalsam Balsamum peruvianum
Möhrenbalsam Balsamum peruvianum
Möhrenkümmel Fructus Ajowan
Mohrenkümmich Herba Dauci
Mohrenkümmichsamen Fructus Dauci
Möhrenmus Succus Dauci
Möhrenöl Oleum Lini
Möhrensaft Succus Dauci
Möhrensamen Fructus Dauci
Mohrenthals Pflaster Emplastrum fuscum camphoratum
Möhrenwurzel Radix Bryoniae, Radix Dauci
Mohrrübensaft Succus Dauci
Mohrrübensamen Fructus Dauci
Mohrsches Salz Ferrum sulfuricum ammoniatum
Mohrstein, türkischer Conchae praeparatae
Molaine Flores Verbasci
Molbeere Fructus Rubi Idaei
Molchpflaster Emplastrum Lithargyri molle
Molchenblüemli Herba Malvae vulgaris
Moli Herba Veronicae
Molkenpulver Tartarus depuratus

Molkensäure Acidum lacticum
Mollaine Flores Verbasci
Mollenkrautsamen Semen Ricini
Mollenpflaster Emplastrum Lithargyri molle
Möllerbrot Fructus Crataegi oxyacanthae
Mollkrautblumen Flores Primulae
Molukkenkörner Semen Tiglii
Mombeeren Fructus Myrtilli
Momordicablumen Flores Verbasci
Momordicaöl Oleum Sesami
—, grünes Oleum viride
Momordicasaft Sirupus Aurantii Florum
Momordicasalbe Unguentum cereum
Momthun Semen Foenugraeci
Monateln Flores Bellidis
Monatsblümchen Flores Bellidis
Monatsblume(nblätter) Folia Trifolii fibrini
Monatspulver Pulvis menstrualis
Monatsrösli Flores Rosae
Monatstropfen Tinctura Ferri pomati
Mönchenpulver Pulvis contra Pediculos
Mönchsblumen Herba Taraxaci
Mönchshafer Pulvis contra Pediculos
Mönchskappe Herba Aconiti
Mönchskatzenkraut Herba Aconiti
Mönchskirschen Fructus Alkekengi
Mönchskopf Radix (Herba) Taraxaci
Mönchskrautwurzel Radix Taraxaci
Mönchspfeffer Fructus Agni casti
Mönchspulver Pulvis contra Pediculos
Mönchspuppen Fructus Alkekengi
Mönchsrhabarber Radix Rhapontici
Mönchswurzel Radix Arnicae, Tubera Aconiti
Mondblumen Flores Calendulae
Mondkörner Fructus Cocculi
Mondkraut Herba Nummulariae
Mondmilch Lac Lunae, Creta praeparata, Magnesium carbonicum
Mondraute Herba Lunariae, Herba Capilli Veneris
Mondsamen Fructus Cocculi
Mondweide Herba Ligustri
Mondwurzel Radix Valerianae
Monikaöl Oleum Hyperici
Moniuröl Oleum Hyperici
Mönkekapp Herba Aconiti
Mönkenkraut Herba Agrimoniae
Monkdenöl Oleum Lumbricorum
Mont Pelliergelb Plumbum oxychloratum
Moor Ebur ustum, Morrerde
Mooräpfel Fructus Colocynthidis
Moorblumen Folia Uvae Ursi
Moorwein Aqua aromatica
Moos, Irländisches Carrageen

Moos, Isländisches Lichen islandicus
Mosanken Herba Pinguiculae
Mosanken Herba Pinguiculae
Moosapfel Gallen von Rosa canina
Moosbeeren Fructus Oxycoccos
Moosbeerblätter Folia Uvae Ursi
Moosgrün Schweinfurter Grün
Moosklee Folia Trifolii fibrini
Moosknoblauch Herba Teucrii, Herba Scordii
Mooskraut Herba Selaginellae
Moosling Clitopilus prunulus
Moospflanze Folia Trifolii fibrini
Moospflanzentee Lichen islandicus
Moospulver Lycopodium
Mooszingga Folia Trifolii fibrini
Mops = Perlpilz: Amanita rubescens
Morabel Herba Marrubii
Morasche Spitzmorchel Morchella condita
Moräpfel Fructus Colocynthidis
Moraß Haarspiritus
Mordschwamm Lactarius turpis
Mordwurzel Rhizoma Galangae
Morellsalbe Unguentum Hydrargyri rubrum
Morgawurzkraut Herba Tanaceti
Morgenblatt Herba Balsamitae

Morgendistel Herba Cardui Mariae
Morgenröte Flores Calendulae
Morgentau Herba Rorellae
Morillen Amygdalae dulces
Morionweiblein Tubera Salep
Mörke Herba Asperulae odoratae
Mörkörrel Secale cornutum
Mörlensamen Fructus Dauci
Morrechels Herba Anserinae
Mörsemaukraut Herba Lycopodii
Mörtöl Oleum nucum Juglandis
Mörwurzel Radix Eryngii
Mörzablad Folia Farfarae
Mosch Mastix, Moschus
Moschatenbalsam Balsamum Nucistae
Moschatenblumen Macis
Moschatennuß Semen Myristicae
Moschatensalbe Balsamum Myristicae
Moschen Herba Asperulae
Möschtee Herba Asperulae
Moschusblätter Folia Patschuli
Moschuskörner Semen Abelmoschi
Moschuskraut Adoxa Moschatellina, Herba Achilleae moschatae, Herba Mariveri
Moschusöl Tinctura Moschi
Moschusrinde Cortex Cascarillae
Moschussalbe Unguentum Veratri album
Moschusschafgarbe Herba Achilleae moschatae
Moschustropfen Tinctura Moschi

Moschuswurzel Radix Sumbuli
Mösecke Herba Asperulae odoratae
Möseril Herba Asperulae odoratae
Mosholder Fructus Sorbi
Most, eingesottener Sirupus Papaveris
Mostbeeren Fructus Myrtilli
Mostard, Mosterd Senf
Motekraut Folia Melissae
Moteschmus Lichen islandicus
Mottekrokt Herba Botryos
Mottenblumen Flores Stoechados
Mottenklee Herba Meliloti
Mottenkraut Herba Chenopodii ambrosioidis, Herba Ledi, Herba Patschuli
Mottenöl Oleum Bergamottae
Mottenpflaster Emplastrum Cerussae, Emplastrum Meliloti
Mottenpulver Camphora trita, Fructus Capsici pulvis, Naphthalinum pulvis
Mottensalz Naphthalinum cristallisatum
Mottenspiritus Spiritus camphoratus, Tinctura Capsici aa
Mottenwurzel Radix Ivarancusae oder Vitiverae
Mousseron Marasmius scorodonius
Mövenöl Oleum Lini
Moxenkraut Herba Artemisiae
Muck, Mailänder Emplastrum Cantharidum perpetuum
Muckeln Cantharides
Mücken, spanische Cantharides

Mückenfett Adeps suillus, Oleum Jecoris
Mückengift Cobaltum cristallisatum
Muckenholz Lignum Quassiae
Mückenholz Lignum Quassiae
Mückenkraut Herba Conyzae
Mückenöl Oleum Caryophyllorum, Oleum Petrae nigrum
Muckenpfiffer = Fliegenpilz Amanita muscaria. Giftig!
Mückensauger Emplastrum Drouoti
Mückenspiritus Oleum Caryophyllorum cum Spiritu 1:5
Mückenstaub Lycopodium
Mückenstein Arsenicum album
Muckentenne Flores Primulae
Muggert Herba Artemisiae
Müggert Herba Artemisiae
Mugwurz Radix Artemisiae
Mühlbeersaft Sirupus Mororum
Mühleblümli Flores Bellidis
Mühlebürstli Flores Bellidis
Mühlenstein Lapis calaminaris
Mühliblüamli Flores Bellidis, Herba Hepaticae
Muhmilch Natrium bicarbonicum
Mukin Orleana
Mulbeeri Fructus Mori
Muldschmier Unguentum flavum, Unguentum Lauri
Muljenspflaster Emplastrum Meliloti
Mulkerskraut Herba Hyoscyami
Müllerblümli Flores Bellidis

Mülleringwer Rhizoma Curcumae
Müllerkraut Herba Origani
Müllerkümmel Fructus Cumini
Müllers Pflaster Emplastrum fuscum
— **Salbe** Emplastrum Lithargyri, Unguentum Hydrargyri rubrum
Mültenkähm Fructus Cumini
Mumienbalsam Asphaltum
Mumilch Natrium bicarbonicum
Mummei Tartarus depuratus
Mummelblumen Flores Nymphaeae albae
Mummi und Puppi Mumia (Conchae praeparatae)
Münchener Hafer Rhizoma Veratri, Pulvis contra Pediculos
Münchentee Herba Asperulae
Münchs Rhabarber Radix Rhaponticae
Mündeltee Herba Trifolii arvensis
Mundessig Acetum Pyrethri
Mundfärbekraut Flores Primulae
Mundfäulekraut Herba Acetosae
Mundfäulesaft Mel rosatum
Mundfäulnis Herba Acetosae
Mundholz Folia Ligustri
Mundhonig Mel rosatum
Mundkali Kalium permanganicum, Kalium chloricum
Mundkraut Herba Veronicae
Mundleim Guttapercha alba
Mundreinigung Mel rosatum boraxatum
Mundrosen Flores Malvae arboreae
Mundrosensaft Mel rosatum boraxatum
Mundrot Radix Alcannae
Mundsalbe Ceratum Cetacei rubrum, Unguentum leniens
Mundtinktur Tinctura Ratanhiae
Mundtropfen Tinctura Guajaci
Mundwurz Radix Valerianae
Munhemler Bulbus victorialis longus
Munihode Tubera (Fructus) Colchici
Muniseckel Tubera (Fructus) Colchici
Munnikenpoeder Semen Staphisagriae pulvis
Münserlkraut Folia Menthae crispae, Herba Bursae Pastoris
Münzbalsam Folia Menthae crispae
Münze, s. Minze
Münzenpulver Pulvis albificans
Münzkraut Herba Nummulariae
Mure Daucus carota
Murensamen Fructus Dauci
Murjahnskräuter Species emollientes
Murkeln = Morcheln
Murkenkraut Herba Anethi
Murkensamen Fructus Dauci
Mürkraut Herba Anagallidis
Murmeltierfett Axungia (Adeps) Marmotae montanae (Axungia Muris montanae)

Murrsamen Fructus Dauci
Mürsemau Herba Lycopodii
Murzebob Herba Lycopodii
Murzemau Herba Lycopodii
Murubelkraut Herba Marrubii
Mus Meist Succus Sambuci inspissatus, aber auch andere Succi inspissati
Muschelkalk Conchae praeparatae
Muschelmehl Conchae praeparatae
Muschelöl Oleum camphoratum
Muschelpilz Pleurotus ostreatus
Muschelschalen Conchae praeparatae
Muschkelblut Macis
Muschkelkraut Herba Veronicae
Muschketnuß Semen Myristicae
Müschs Tee Folia Uvae Ursi
Musciusöl Oleum Lavandulae
Musikantenöl Oleum Anisi, Oleum Olivarum
Musikus Pulvis contra Pediculos
Müsk Moschus
Muskatbalsam Balsamum Nucistae
Muskatblätter, braune Macis
—, **weiße** Folia Ribis
Muskatblume Macis
Muskatblüte Macis
Muskatbutter Balsamum Nucistae
Muskatellerkraut Folia Salviae
Muskatnüsse Semen Myristicae
Muskatöl Oleum Myristicae

Muskatsaft Sirupus simplex cum gutta una Olei Macidis
Muskatsalbe Balsamum Nucistae
Muskatwachs Balsamum Nucistae
Muskblätter Herba Patschuli
Müskblätter Herba Patschuli
Muskensalbe Unguentum Hydrargyri rubrum dilutum, Unguentum Zinci
Musketiersalbe Unguentum Hydrargyri cinereum dilutum
Muskus Moschus
—, **umgewandter** Unguentum sulfuratum, Unguentum contra Scabiem
Muskuspulver Pulvis contra Pediculos
Muskustee Carrageen
Müsli, Müsliblatt, Müslichrut Folia Salviae
Müsöhrli Flores Gnaphalii, Herba Pilosellae, Fungus Sambuci
Müstert Semen Erucae
Muswethe Triticum venenatum
Mutengelein Flores Primulae
Muter Herba Matricariae
Mutmilch Magnesium carbonicum
Mutpulver Cantharides pulvis
Mutschengliederöl Oleum Philosophorum
Mutscheröl Oleum Philosophorum
Mutschkernöl Oleum Papaveris
Muttakraut Flores Chamomillae

Mutterbalsam Balsamum Nucistae, Mixtura oleoso-balsamica, Mixtura sulfurica acida, Tinctura Aloës composita, Tinctura Benzoës composita
Mutterbandpflaster, gelbes Emplastrum oxycroceum
—, **rotes** Emplastrum ad Rupturas
—, **schwarzes** Emplastrum fuscum camphoratum
Mutterbescherungstropfen Tinctura Castorei
Mutterblätter Folliculi Sennae
Mutterblume Herba Polygalae amarae, Herba Pulsatillae
Mutterblüte Flores Malvae silvestris
Mutterbrantwein Aqua Rosmarini spirituosa
Mutterbutter, grüne Unguentum Majoranae
—, **weiße** Unguentum leniens
Mutterdistel Herba Cardui benedicti
Mutterdistelsamen Semen Cardui Mariae
Mutteregel Hirudines
Mutteren Meüm athamanticum
Mutterelixier Tinctura Aloës composita
Mutteressenz Tinctura carminativa, Tinctura Cinnamomi
Muttergeduldtropfen Tinctura Valerianae
Muttergeist Aqua carminativa, Spiritus Melissae compositus
—, **roter** Aqua aromatica rubra
Mutterglasharz Galbanum
Muttergottesbrot Herba Bursae Pastoris
Muttergotteshand Tubera Salep
Muttergotteskraut Herba Centaurii
Muttergottesmäntelchen Herba Alchemillae
Muttergottesrute Herba Tanaceti
Muttergummi Galbanum
Mutterharz Galbanum, Resina Pini
Mutterharzpflaster Emplastrum Galbani crocatum, Emplastrum Lithargyri compositum
Mutterhohlwurz Radix Aristolochiae longae
Mutterkamillen Flores Chamomillae
Mutterkanehl Cortex Canellae albae
Mutterkörner Fructus Amomi
Mutterkorn Secale cornutum
Mutterkrampftropfen Spiritus aethereus, Tinctura Cinnamomi, Tinctura Valerianae aetherea, Tinctura Castorei
Mutterkrampfpulver Tubera Jalapae pulvis, Rhizoma Rhei pulvis $\overline{aa}$
Mutterkraut Flores Chamomillae, Herba Matricariae, Folia Melissae, Herba Tanaceti, Herba Alchemillae, Folia Menthae piperitae, Mëum athamanticum
Mutterkräuter Folia Menthae piperitae
Mutterkreide Succus Sorbi inspissatus

Mutterkümmel Fructus Cumini

Mutterlorbeeren Fructus Lauri

Muttermakemi Fructus Cumini

Muttermutter Unguentum Tutiae

Mutternägele Anthophylli

Mutternelken, Anthophylli

—, **weiße** Flores Aurantii

Mutterpflaster, rotes Emplastrum saponatum rubrum

—, **schwarzes** Emplastrum fuscum

—, **weißes** Emplastrum Lithargyri molle

Mutterpillen Pilulae balsamicae, Pilulae laxantes rubrae

Mutterpulver Pulvis laxans

— **fürs Vieh** Radix Meü pulvis grossus

Mutterrauch Species ad suffiendum

Mutterromor Electuarium theriacale

Muttersalbe Ceratum Cetacei, Emplastrum fuscum camphoratum, Emplastrum Lithargyri molle, Unguentum Populi, Unguentum Rosmarini compositum

Mutterschnaps Aqua Vitae carminativa

Muttersennesblätter Folliculi Sennae

Mutterspiritus Spiritus Mastichis compositus, Spiritus Angelicae compositus

Mutterstillstandstropfen Tinctura Cinnamomi, Spiritus aethereus

Muttertee Flores Chamomillae romanae, Herba Melissae, Species laxantes

Muttertropfen, alte und neue Aqua aromatica rubra, Tinctura Rhei aquosa

—, **braune** Tinctura Castorei, Tinctura Valerianae

—, **rote** Tinctura aromatica, Tinctura carminativa, Tinctura Cinnamomi

Muttertropfen, saure Mixtura sulfurica acida

—, **schwarze** Elixir Proprietatis sine acido

—, **weiße** Spiritus Melissae compositus, Spiritus aethereus, Liquor Ammonii anisatus, Aqua aromatica

Mutterwasser Aqua Cinnamomi, Aqua aromatica

—, **goldiges** Tinctura Castorei camphorata

Mutterwurz Herba Ballotae, Herba oder Radix Arnicae

Mutterwurzel Radix Artemisiae, Radix Meü

Mutterzimt Cortex Cassiae albae

Mützchenklee Herba Trifolii arvensis

Mützchentee Herba Trifolii arvensis

Mützenpulver Pulvis albificans, Pulvis contra Pediculos

Mynsichts Elixier Tinctura aromatica acida

Myrrhenessenz Tinctura Myrrhae

Myrrhengummi Myrrha

Myrrhenöl Tinctura Myrrhae

Myrrhentinktur Tinctura Myrrhae
Myrtenbeeren Fructus Myrtilli
Myrtendorn Folia Ilicis
Myrtensalbe, weiße Unguentum Kalii jodati
Myrtenspiritus Tinctura Myrrhae
Myrtentinktur Tinctura Myrrhae

N

Nabelbruchpflaster oder -salbe Emplastrum fuscum camphoratum, Emplastrum ad Rupturas, Emplastrum adhaesivum extensum
Nabelkraut Herba Linariae, Herba Pirolae
Nabelpflaster Emplastrum fuscum, Emplastrum saponatum
Nabelsteine Umbilici marini
Nabelwurzel Rhizoma Bistortae, Rhizoma Tormentillae, Radix Taraxaci
Nachlaßsalbe, grüne Unguentum nervinum
Nachtgunkeln Colchicum autumnale
Nachtheil Herba Virgaureae
Nachtheiltropfen Tinctura Valerianae aetherea
Nachtjadenpflaster Emplastrum Conii
Nachtigallöl Oleum Amygdalarum
Nachtigalltropfen Aether aceticus
Nachtkerzen Flores Verbasci, Oenothera biennis

Nachtkraut Herba Parietariae
Nachtschadenpflaster oder -schwede, weißes Emplastrum Cerussae
—, schwarzes Emplastrum Conii
Nachtschatten Herba Solani, Herba Scrophulariae, Stipites Dulcamarae
Nachtschattenessenz Aqua Aurantii Florum
Nachtschattenöl Oleum Hyoscyami
Nachtschattenpflaster, schwarzes Emplastrum Conii
—, weißes Emplastrum Cerussae
Nachtschattenwasser Aqua Sambuci, Aqua Amygdalarum amararum diluta
Nachtviolenwasser Aqua destillata
Nachwasser Aqua aromatica
Nachwehtropfen, rote Tinctura Cinnamomi
—, weiße Spiritus Angelicae compositus
Nackarsch Colchicum autumnale
Nackede Kathl Colchicum autumnale
Nackrosen Flores Malvae arboreae, Flores Rhoeados
Nackte Füße Semen Colchici
— Hure, Jungfer Semen Colchici
— Mädel Pulvis Cantharidum dilutus
Nadeldieb Herba Bursae Pastoris
Nadelgras Herba Plantaginis, Plantago alpina

Nadelwurzel Rhizoma Bistortae
Naderwurz Rhizoma Bistortae
Nagel = Nelken
Nagelblumen Flores Caryophylli, Flores Dianthi
Nägelchen Flores Caryophylli
Nagelholz Cortex Caryophyllatae
Nägeli Flores Dianthi
Nagelkraut Herba Marrubii, Herba Chelidonii, Herba Pilosellae
Nagelwachs Ceratum Resinae Pini
Nagelwurzel Radix Sanguinariae
Nägelzimt Cortex Caryophyllatae
Nagenwurz Rhizoma Calami
Nagerln Flores Caryophylli
Nagerl = Nelken
Nagerlöl Oleum Caryophylli
Nägleinbork Cortex Caryophylli
Nägleinkraut Geum urbanum
Nägleinwurz Rhizoma Caryophyllatae
Nagwart Folia Stramonii
Nagwurz Radix Bryoniae
Nähmaschinenöl Paraffinum liquidum
Nährdi Pulvis pro Equis
Nährmehl Amylum Marantae
Nahrungstee Species Lini compositae
Naiele Flores Caryophylli
Nakede Jumfer Colchicum autumnale
Naiele Flores Caryophylli
Nancysäure Acidum lacticum
Nanziger Kugeln Globuli Tartari ferrati

Napellenkraut Herba Aconiti
Naphtha Aether, Spiritus aethereus
Naphthabraun Anilinum fuscum
Naphthian, gelber Tinctura Valerianae aetherea
—, roter Tinctura Cinnamomi
—, weißer Spiritus aethereus
Naphthum Naphthalinum
Napoleum, umgewandter Unguentum contra Pediculos (Unguentum neapolitanum)
Narbensalbe Unguentum Calaminare
Narde, deutsche Lavandula officinalis
—, wilde Asarum europaeum
—, keltische Radix Valerianae celticae
Nardensamen Semen Nigellae
Nardenwurzel Radix Caryophyllatae, Rhizoma Asari
Nardusöl Oleum Pini, Oleum Valerianae
Narduswurzel Radix Valerianae
—, wilde Rhizoma Asari
Narkotisches flüchtiges Vitriolsalz Acidum boricum
Narrenheil Herba Anagallidis
Narrenkappen Flores Aquilegiae, Tubera Aconiti
Nasam Asa foetida
Nasenblüten Flores Rhoeados
Nasenpflaster Emplastrum Lithargyri compositum
Natmierus Tinctura Myrrhae
Natron, doppeltes Natrium bicarbonicum
—, kaustisches Natrum causticum

Natron, kristallisiertes Natrium carbonicum
—, zum Backen Natrium bicarbonicum
Natrum Natrium bicarbonicum
Natte tritum Unguentum Plumbi
Natterblumen Herba Polygalae
Nattergoldkraut Herba Nummulariae
Natterknöterich Polygonum Bistorta
Natterkopf Radix Echii
Natterfarn Aspidium Filix mas
Natterkraut Herba Lysimachiae, Polygonum Bistorta
Natterwurzel Rhizoma Ari, Rhizoma Bistortae, Rhizoma Tormentillae
Natterwurzelsaft Sirupus Senegae
Natterzunge Herba Agrimoniae
Naturgeblütstropfen Tinctura Lignorum
Natursalbe Unguentum flavum, Unguentum Plumbi
Naturtropfen Tinctura amara
Naumanns Saft Sirupus Rhei
Neapelsalbe Unguentum neapolitanum, Unguentum Hydrargyri cinereum dilutum
Neapolitaner Salbe Unguentum Hydrargyri cinereum dilutum
Neapolitanisches Pflaster Emplastrum Hydrargyri
Nebelkraut Herba Linariae
Nebenaufkraut Herba Chamaedryos, Herba Veronicae
Nefferrinde Cortex Ulmi
Negelwurz Rhizoma Caryophyllatae, Rhizoma Asari
Negen = Neun
Negendeilspulver Pulvis pro Equis
Negenkracht Rhizoma Imperatoriae
Negenkraft Pulvis fumalis
Negenkraftkraut Folia Farfarae
Negerkraut Herba Asperulae
Negerplätzchen Salmiakplätzchen
Negertropfen Elixir amarum
Neglen Flores Caryophylli
Nehmutheilspulver Pulvis pro Equis niger
Neith Zincum sulfuricum
Nelken Flores Caryophylli
Nelkenblüten Flores Caryophylli
Nelkenessenz Spiritus Lavandulae compositus
— gegen Zahnschmerzen Oleum Caryophylli
Nelkenholz Cortex Caryophyllatae
Nelkenkassie Cortex Caryophyllatae
Nelkenköpfe Fructus Amomi
Nelkenkörner Fructus Amomi
Nelkenmyrthe Cortex Caryophyllatae
Nelkenpfeffer Fructus Amomi
Nelkenrinde Cortex Caryophyllatae
Nelkenwurz Radix Caryophyllatae
Nelkenwürze Radix Caryophyllatae

Nelkenzimt Cortex Caryophyllatae
Nenneblümle Herba Anagallidis
Neptenkraut Herba Nepetae
Nerlandsblätter Folia Farfarae
Neroliblüten Flores Aurantii
Neroliessenz Oleum Aurantii Florum
Neroliöl Oleum Aurantii Florum
Neroliwasser Aqua Aurantii Florum
Nervenbalsam oder -geist Spiritus saponato-camphoratus, Mixtura oleoso-balsamica
Nervenöl Oleum viride, Oleum camphoratum, Oleum Hyoscyami, Oleum Rosmarini
Nervenpflaster Emplastrum aromaticum, Emplastrum sticticum
Nervensalbe, gelbe Unguentum Rosmarini compositum
—, **grüne** Unguentum nervinum viride
Nervensalz Ammonium phosphoricum
Nervenspiritus Spiritus Angelicae compositus, Spiritus Rosmarini, Spiritus saponato-camphoratus
Nervenstärk Radix Angelicae
Nervenstärkendes Pulver Pulvis aromaticus cum Saccharo, Radix Artemisiae pulvis
Nerventinktur Tinctura Ferri chlorati aetherea, Tinctura Valerianae aetherea

Nerventod Tinctura odontalgica
Nerventropfen, Bestuscheffs Tinctura Ferri chlorati aetherea
—, **eisenhaltige** Tinctura Ferri chlorati aetherea
—, **helle** Spiritus aethereus camphoratus
—, **rote** Tinctura apoplectica rubra, Tinctura Ferri acetici aetherea, Tinctura Valerianae aetherea
—, **saure** Aether aceticus, Tinctura aromatica acida
Nervenwasser Aqua aromatica
Nessel, neunte Herba Galeopsidis
—, **rote** Herba Urticae
Nesselblüte Flores Lamii albi
Nesselhopfen Flores Lupuli
Nesselkraut Herba Urticae
Nesselseide Herba Cuscutae
Nesselwasser Aqua Petroselini
Nesselspiritus Spiritus Cochleariae
Neßle Herba Urticae
Netelensaat Semen Urticae
Nettel = Nessel
Nettelöl Oleum Lumbricorum
Nettelwasser Aqua Menthae piperitae
Neublau Anilinum coeruleum
Neuenburger Extrakt Tinctura Absinthii
Neuewürze Fructus Pimentae
Neugeborenkindersaft Sirupus Rhei, Sirupus Mannae āā
Neugelenk Herba Serpylli
Neugewürz Fructus Amomi

Neugrün Viride Schweinfurtense
Neugstechel Radix Levistici
Neukorn Pulvis contra Pediculos
Neumanns Pulver Pulvis pro Infantibus
— **Säftchen** Sirupus Rhei
Neunbruderblut Sanguis Draconis, Bolus rubra
Neuneck Herba Alchemillae
Neunenkleppel Herba Scabiosae
Neunerlei Spiritus saponatocamphoratus
— **Blümchenwasser** Aqua aromatica
— **Gewürz** Fructus Amomi
— **Harz** Species ad suffiendum
— **Kräuter** Species amarae, Species aromaticae
— **List** Pulvis Magnesiae cum Rheo
— **fürs Vieh** Electuarium theriacale
— **Lust** Elecuarium Sennae
— **für Kinder** Sirupus Rhei, Sirupus Rhoeados, Pulvis Magnesiae cum Rheo
— **Öl** Oleum Hyoscyami, Oleum Therebinthinae āā
— **Pflaster** Emplastrum ad Rupturas, Emplastrum oxycroceum venale
— **Pulver** Pulvis antiepilepticus Marchionis
— — **fürs Vieh** Pulvis pro Equis
— **Salbe** Unguentum contra Scabiem

Neunerlei Spiritus Spiritus saponato-camphoratus
— **Tee** Species laxantes Dresdenses vel compositae, Species ad longam vitam
Neungleich Herba Lycopodii
Neungliederöl Oleum Hyoscyami
Neunhämliwurz Bulbus victorialis longus
Neunhämmerleinwurz Bulbus victorialis longus
Neunhänderwurz Bulbus victorialis longus
Neunhäutewurz Bulbus victorialis longus
Neunheilkraut Herba Lycopodii
Neunheilpulver Lycopodium
Neunhemderwurz Bulbus victorialis longus
Neunhemmler Bulbus victorialis longus
Neunkircher Rezept Species amarae
Neunkraftkraut Herba Conyzae, Folia Farfarae
Neunkraftsalbe Unguentum nervinum
Neunmalgrün Unguentum Populi, Unguentum nervinum viride
Neunstöckel Radix Levistici
Neunte Nessel Herba Scrophulariae, Herba Galeopsidis
Neunundneunziger Geblütspulver Pulvis Liquiritiae compositus
Neupfeffer Fructus Pimentae
Neustein Zincum sulfuricum purum

Neuviolett Anilinum
Neuweiß Barium sulfuricum
Neuwürz Fructus Amomi
Neven Flores Calendulae
Nichthinundnichther Tinctura Chinioidini
Nichts Zincum oxydatum, Zincum sulfuricum (für die Augen)
—, **blaues** Stibium sulfuratum nigrum
—, **graues** Tutia praeparata
—, **schwarzes** Stibium sulfuratum nigrum
—, **weißes** Zincum oxydatum
— **zum Auflösen** Zincum sulfuricum
Nichtssalbe Unguentum Zinci
Nickelkraut Herba Saniculae
Nicolaische Magentropfen Elixir Aurantii compositum
Nidelbrot Semen Phellandrii
Nidelkumrumdipflaster Emplastrum Lithargyri compositum
Niederdulz Spiritus Aetheris nitrosi
Niederdulztropfen Spiritus Aetheris nitrosi
Niederflieder Fructus Ebuli
Niedergeduldstropfen Spiritus Aetheris nitrosi
Niederschlagendes Pulver Pulvis temperans
Niederschlagtropfen Spiritus Aetheris nitrosi
Niedersenzöl und Mierentropfen Tinctura Aloës, Tinctura Myrrhae āā
Niederstolzkühn Spiritus Aetheris nitrosi

Niedwurzelsalbe Unguentum Populi
Niele Herba Clematitis
Nierensalbe Unguentum Rosmarini compositum
Nierentee Folia Uvae ursi, Species diureticae
Nierensteintee Species diureticae
Niesbeutel Rhizoma Veratri pulvis in sacca
Niesblumen Flores Convallariae
Nieserpulver Radix Hellebori pulvis, Rhizoma Veratri pulvis
Niesgarbe Herba Ptarmicae
Nieskraut Herba Gratiolae, Herba Ptarmicae
Niespulver, grünes Pulvis sternutatorius viridis
—, **weißes** Pulvis sternutatorius albus
Niessalbe, weiße Unguentum Hydrargyri album dilutum, Unguentum Zinci
Nieswurz, böhmische Adonis vernalis
—, **grüne** Radix Hellebori viridis
—, **schwarze** Radix Hellebori nigri pulvis
—, **weiße** Rhizoma Veratri
Nieswurzkraut Herba Adonidis
Nifferrinde Cortex Ulmi
Nigellensaat Semen Nigellae
Nikolais Pflaster Emplastrum fuscum
Nilgen Flores Lilii
Nilgenwurzel Radix Gentianae

Nillgenöl Oleum Olivarum album, Oleum Caryophylli
Nimmernüchtern Unguentum Plumbi
Nimmirnichts Herba Herniariae
Ninihämele Bulbus victorialis longus
Niobe-Essenz oder -Öl Methylium benzoicum
Nirenpanel Oleum Mirbani (Nitrobenzol)
Nistel Viscum album
Nistelholz Viscum album
Nitridulcis Spiritus Aetheris nitrosi
Niterdulz Spiritus Aetheris nitrosi
Niteröl Acidum nitricum
Niterstolzkühn Spiritus Aetheris nitrosi
Nitrispiritus Spiritus Aethetheris nitrosi
Nitritz Kalium nitricum
Nitrum Kalium nitricum
Nix Zincum oxydatum, Zincum sulfuricum
—, aufgelöstes Solutio Zinci sulfurici 0,1:100,0
Nixenblüten Flores Nymphaeae albae
Nixensalbe Unguentum Zinci
Nixmehl Lycopodium
Nixpulver Pulvis albificans, Zincum oxydatum, Zincum sulfuricum
Nixsalbe Unguentum Zinci
Nixstaub Lycopodium
Noahsalbe Emplastrum fuscum
Noinkraftblatt Folia Farfarae
Nonnenklöppel Herba Scabiosae
Nonnenkraut Herba Fumariae
Nonnenro Fumaria officinalis
Nonnentritt Unguentum Plumbi
Norbeln Fructus Lauri
Nordernbeeren Fructus Ebuli
Nordhäuser Vitriol Acidum sulfuricum fumans
Nordlög Bulbus Allii
Normalsalbe Unguentum cereum
Norwegische Tropfen Tinctura Aloës composita
Notebladen Folia Juglandis
Notebolsters Cortex Fructus Juglandis
Nötöl Oleum nucum Juglandis
Nowelgenöl Oleum Hyoscyami
Nuckedistel Herba Cardui benedicti
Nudelsalbe Emplastrum Lithargyri compositum
Nudelstoff Pulvis aromaticus
Nummermadrid Unguentum Plumbi
Nummertritt Unguentum Plumbi
Nummer 46 Species amarae
Nummer 11 Spiritus camphoratus, Oleum Terebinthinae, Liquor Ammonii caustici āā
Nunhömlere Bulbus victorialis longus
Nüniblümli Herba Anagallidis
Nünikraut Herba Anagallidis
Nunneficke Rhizoma Calami
Nunnenkraut Herba Fumariae
Nürnberger Pflaster Emplastrum fuscum camphoratum

Nürnberger Salz Natrium bicarbonicum
Nurrad Galbanum
Nuscht Zincum oxydatum
Nußblätter Folia Juglandis
Nüsse, griechische Amygdalae
—, indianische Fructus Cocculi
Nüsserli Folia Malvae
Nußkörn, schwarze Semen Paeoniae
Nußöl Oleum nucum Juglandis
Nußsalbe Unguentum rosatum
Nußwurzel Rhizoma Veratri
Nüsterli Folia Malvae vulgaris
Nutmeg Semen Myristicae
Nutpflaster Emplastrum adhaesivum anglicum
Nutritum Unguentum Plumbi
Nuttharz Acaroidum
Nutzenpulver Pulvis Vaccarum
Nutz- und Nahrungsbalsam Oleum Terebinthinae sulfuratum
Nyelen Herba Clematitis

O

Oachel = Eichel
Oaga = Augen
Obenaufwurzel Radix Aristolochiae
Oberhollwurzel Radix Aristolochiae
Oberkum Gummi arabicum
Oberländerbalsam Spiritus Aetheris nitrosi cum Oleo Caryophylli

Obermüllerspiritus Liquor Ammonii caustici, Oleum Terebinthinae
Oblatenspiritus Liquor Ammonii caustici
Observantensamen Semen Staphisagriae
Obstruktionspillen Pilulae laxantes
Ochelpulver Stincus marinus
Ochsenauge Flores Arnicae
Ochsenbeeren Fructus Rhamni
Ochsenblumenkraut Herba Taraxaci
Ochsenblut Succus Liquiritiae, Sanguis Hirci
Ochsenborche, -brech Radix Ononidis
Ochsenbrechwurzel Radix Ononidis
Ochsenbrot Herba Solidaginis
Ochsenbruch Radix Ononidis
Ochsenburre Radix Ononidis
Ochseneisspiritus Liquor Ammonii caustici
Ochsengalle Fel Tauri inspissatus
Ochsekälble Tubera (Fructus) Colchici
Ochsenkopfs-, -kraut-, -kredit-, -krudionspflaster Emplastrum oxycroceum
Ochsenkrautwurzel Radix Ononidis
Ochsenkürre Ononis spinosa
Ochsenmark Medulla bovina
Ochsenmülle Fel Tauri
Ochsenreische, Kuhpilz Boletus bovinus

Ochsenschmalzsaft Sirupus Rhamni catharticae
Ochsenzunge, rote Herba Buglossae
—, scharfe Herba Pulmonariae
Ochsenzungenöl Oleum Hyoscyami
Ochsenzungensaft Sirupus Althaeae, Sirupus Liquiritiae, Sirupus Papaveris
Ochsenzungensamen Semen Psyllii, Semen Cynosbati
Ochsenzungenwurzel Radix Alcannae, Radix Buglossae, Radix Taraxaci
Ochskrochssalbe Emplastrum oxycroceum
Ochswiedu Herba Cardui benedicti
Ockelskörner Pulvis contra Pediculos
Ockelzinkpflaster Emplastrum Lithargyri
Ockernotenolie Oleum Juglandis
Octussalbe Unguentum acre
Oddelewang Spiritus Lavandulae
Odemänteltee Herba Agrimoniae
Odenskopfwurzel Radix Helenii
Odergeist Spiritus Rosmarini
Oderlenge Herba Scabiosae
Odermännli Herba Agrimoniae
Odermengen Herba Agrimoniae
Odermennig Herba Agrimoniae
Oderminze Folia Menthae piperitae
Odermufflär Spiritus odoratus
Oderöl Spiritus saponatocamphoratus
Odersalbe Unguentum Rosmarini compositum
Oderspiritus Spiritus Rosmarini
Odokla Tinctura aromatica
Odon Tinctura odontalgica
Odontine, englische Tinctura odontalgica
Odschöl Liquor Natrii hypochlorosi
Oepfelblümli Flores Chamomillae
Oeschelöl Oleum Jecoris
Oesterreichischer Sirup Sirupus Kalii sulfoguajacolici
Ofenbruch Lapis Calaminaris, Tutia praeparata
Ofenessig Acetum fumale
Ofenfarbe Graphites, Plumbago
Ofengalmei Tutia
Ofenlack Massa ad fornacem
Ofenpapier Charta fumalis
Ofenrauch Pulvis fumalis
Ofenschwärze Graphites, Plumbago
Ofenspiritus Tinctura fumalis
Ofentinktur Tinctura fumalis
Ofenwachs Massa ad fornacem
Ofenwisch Herba Lycopodii
Offenbarungsholz Radix Althaeae
Offenhohlwurzel Radix Aristolochiae cavae
Offizierfett Unguentum contra Pediculos
Offiziersalbe Unguentum Hydrargyri citrinum

Öffnungssaft Electuarium Sennae
—, **flüssiger** Sirupus Sennae cum Manna
Offolderholz Viscum album
Offölter Viscum album
Ogennix Unguentum Zinci
Ogensteen, witter Zincum sulfuricum
Ogentän Radix Taraxaci
Ohland Radix Helenii
Ohlet Alumen
Ohmblätter Folia Farfarae, Herba Rumicis
Ohmblätterwurz Radix Bardanae
Ohmescher Balsam Mixtura oleoso-balsamica
— **Gallentinktur** Tinctura Aloës composita
Ohmkraut Herba Alchemillae, Herba Senecionis, Herba Scrophulariae
Ohmsenkrautgeist Spiritus Formicarum
Ohnblatt Herba Sedi acris
Ohnegilchen Radix Angelicae
Ohnejilke Radix Angelicae
Ohne Saturnek Unguentum Plumbi
Ohnmachtspulver Pulvis temperans
Ohrenbecherschwamm Fungus Sambuci
Ohrenmüggel Folia Scolopendrii
Ohrenöl Oleum camphoratum
Ohrenpflaster Emplastrum Drouoti
Ohrenschwämmchen Fungus Sambuci
Ohrenzug Emplastrum Drouoti

Ohrkensalbei Folia Salviae
Ohrkraut Herba Majoranae
Ohrlöffelkraut Herba Droserae (= Herba Rorellae)
Ohrnblatt Lappa tomentosa
Öl, Dippels Oleum animale aethereum
—, **flüchtiges** Linimentum ammoniatum
—, **grünes** Oleum viride, Oleum Hyoscyami
—, **Haarlemer** Oleum Terebinthinae sulfuratum
—, **heiliges** Oleum Ricini
—, **klares** Oleum Petrae
—, **russisches** Oleum Rusci
—, **weißes** Linimentum ammoniatum
Oland Radix Helenii
Olbaumharz Elemi
Olbrot Cetaceum
Oldocke Veratrum album
Oldwurz Radix Helenii
Oleanderpulver Pericarpium Aurantii pulvis
Olein Acidum oleïnicum
Olekaputtropfen Oleum Cajeputi
Olenschadenpflaster Emplastrum fuscum
Olentinsspiritus Oleum Terebinthinae
Oleoser Balsam Mixtura oleoso-balsamica
Olepeter Oleum Petrae
Oleum Acidum sulfuricum anglicum
— **zum Putzen** Acidum sulfuricum dilutum
Oleum causticum Liquor Ammonii caustici
Oleumpetriöl Oleum Petrae

Oleumpopuleum Unguentum Populi
Oleumsanktum Oleum Terebinthinae
Oleum Tartari Liquor Kalii carbonici
Oleumverwachstum Oleum Hyperici
Olgaiß Spiritus saponato-camphoratus
Olgeist Spiritus Juniperi, Spiritus Lavandulae, Spiritus Rosmarini
Olivensalbe Unguentum cereum
Olkenöl Oleum Lumbricorum
Olkraut Herba Saturejae
Ölkuchenmehl Placenta Lini pulvis
Ölmagenblumen Flores Rhoeados
Ollenschadenpflaster Emplastrum fuscum camphoratum
Ollfruhollwort Radix Aristolochiae pulvis
Ölmägen Capita Papaveris
Ölmagsamen Semen Papaveris
Oloten Capita Papaveris
Ölsäure Acidum oleinicum
Ölsatz Liquor Ammonii caustici
Ölsüß Glycerinum
Oltelure Unguentum flavum, Oleum Lauri āā
Oltwurz Radix Helenii
Ölzeltenmehl Placenta Lini pulvis
Omes = Ameise
Omißleröl Spiritus Formicarum

Onderhave Herba Hederae terrestris
Onegilke Radix Angelicae
Onendelblüten Flores Lavandulae
Oogenklar Herba Chelidonii
Oossekroosjes Emplastrum oxycroceum
Opedovskysches Brustpulver Pulvis Liquiritiae compositus
Operment Arsenium citrinum nativum
Opfernblut Herba Verbenae
Opiate Electuarium Sennae
Opiumlatwerge Electuarium theriacale
Opiummus Electuarium theriacale
Opiumöl Pleum Papaveris
Opiumpillen Pilulae odontalgicae
Opiumtropfen Tinctura anticholerica
Opodeldoc Linimentum saponato-camphoratum, Spiritus saponato-camphoratus
Opodeldoctropfen Spiritus saponato-camphoratus, Spiritus camphoratus
Oppeneisspiritus Liquor Ammonii caustici
Oppenfallwurzel Radix Aristolochiae
Oppermenty Auripigmentum
Opsitee Herba Galeopsidis
Oquil Oleum Terebinthinae
Orakel Diakel, Diachylon
Oramentol Herba Anserinae
Orangeat Confectio Aurantii
Orangenblüten Flores Aurantii

Orangenessenz Tinctura Aurantii
Orangenschalen Pericarpium Aurantii
Oranienäpfel Fructus Aurantii immaturi
Oranienwasser Aqua Aurantii Florum
Orankraut Herba Origani vulgaris
Orant, blauer Herba Origani
— **mit Gesicht** Herba Antirrhini
—**, weißer** Herba Marrubii, Herba Ptarmicae
Orcanett Radix Alcannae
Orchiswurzel Tubera Salep
Orega, Orego Herba Origani vulgaris oder cretici
Orengelwurz Radix Eryngii
Orieken Herba Centaurii
Orientalische Erde Bolus rubra
— **Kräuterpflaster** Emplastrum aromaticum
Orinken Herba Centaurii
Orkantwurzel Radix Alcannae
Orkapostoto Aqua vulneraria
Orlenrinde Cortex Alni
Orminkraut Folia Salviae
Ornamentenschmalz Unguentum potabile rubrum
Oruch Aqua vulneraria rubra
Orum der Juden Auripigmentum pulvis
Orusch Aqua vulneraria rubra
Osbak Ammoniacum
Oschakgummi Ammoniacum
Öschen Flores Violae, Herba Hepaticae
Öskensaft Sirupus Violarum
Ossenbreker Herba Ononidis

Ossen Gassum Emplastrum oxycroceum
Ossentüngken Herba Buglossae, Radix Alcannae
Ossentüngkensaft Sirupus Liquiritiae
Ossentüngkenwörteln Radix Buglossae, Radix Alcannae, Radix Taraxaci
Ostenwurz, Ostenzwurz Rhizoma Imperatoriae
Osterbloma Flores Calthae
Osterblumen Flores Hepaticae, Flores Pulsatillae, Flores Primulae
—, **weiße** Flores Bellidis
Osterglocken Herba Pulsatillae
Osterikwurzel Rhizoma Imperatoriae
Osterkerzen Flores Verbasci
Österliche Zeit Radix Aristolochiae
Osterluzei Radix Aristolochiae
Osterluzeiwasser Aqua aromatica
Osterschellen Herba Pulsatillae
Osterveigeln Flores Violae odoratae
Osterwurzel, gemeine Radix Aristolochiae
Ostranzwurzel Rhizoma Imperatoriae
Ostrenzwurzel Rhizoma Imperatoriae
Ostritschen Rhizoma Imperatoriae
Östritzwurzel, Östritzwurzel Rhizoma Imperatoriae
Otermännig Herba Agrimoniae

Otschbeeren Fructus Ebuli
Ottekolonje Spiritus coloniensis
Otteminde Herba Agrimoniae
Otterblumen Flores Bellidis
Otterfett Oleum Jecoris
Ottermännchen, Ottermännig Herba Agrimoniae
Ottermännig Herba Agrimoniae
Otterminze Herba Agrimoniae
Otterwurz Rhizoma Bistortae
Otterzunge Radix Althaeae
Ottichbeeren Fructus Ebuli
Ottichblumen Flores Ebuli, Flores Sambuci
Ottichkraut Herba Eupatorii canadensis
Ottilienblumen Flores Calcatrippae
Ottokanaille Spiritus coloniensis
Ottwurzel Radix Helenii
Oxkroxpflaster Emplastrum oxycroceum
Oxydierte Salzsäure Aqua chlorata
Oxygensalbe Unguentum oxygenatum
Oxykrucius Emplastrum oxycroceum
Oxykumpflaster Emplastrum oxycroceum
Ozogen Balsamum fumale

P
(siehe auch B).

Paard = Pferd
Paardekruid Herba Taraxaci, Herba Tanaceti
Pabstweide Prunus Padus
Pabunge Herba Beccabungae
Pabunken Flores Paeoniae
Packan Sirupus simplex
Pädde Rhizoma Graminis
Pädengras Rhizoma Graminis
Pädonikerne Semen Paeoniae
Paffeblumen Flores Rhoeados
Pagatzen Tubera Cyclaminis
Pagätzle Tubera Cyclaminis
Pagenblumen Flores Primulae
Paguda Herba Chaerophylli
Paketenpulver Pulvis laxans
Palmarinde (Holz) Cortex Quillajae
Palm Folia Buxi
Palmaechristisamen Semen Ricini
Palmarosaöl Oleum Geranii
Palmblätter Folia Buxi
Palmbutter Oleum Cocos (Palmin), Unguentum flavum
Palmen, saure Fructus Tamarindorum
Palmendistel Folia Ilicis
Palmensalbe Unguentum leniens
Palmöl Oleum Cocos, Oleum Sesami, Oleum Ricini
Palmpflaster Emplastrum Lithargyri
Palmrosenöl Oleum Geranii
Palmsalbe, harte Emplastrum Lithargyri
Palmsalbe, weiche Unguentum diachylon
—, weiße Unguentum Paraffini
Pampelkraut Herba Taraxaci
Pampelblumenwurz Radix Taraxaci

Pampholix Zincum oxydatum
Pampoleus Unguentum Populi
Panacee Magnesium carbonicum
Panamaholz, -rinde, -späne, -wurzel Cortex Quillajae
Pandelbeeren Fructus Myrtilli
Panoramaholz Cortex Quillajae
Pankul Fructus Foeniculi
Pantherpilz Amanita pantherina. Giftig!
Pantoffelholz Lignum Suberis
Panzerie Herba Ballotae
Päonenwurzel Radix Consolidae
Päonienblätter Flores Paeoniae
Päonienkörner Semen Paeoniae
Päoniensirup Mel rosatum
Papageiensalbe Unguentum Populi, Unguentum Hydrargyri cinereum dilutum
Papankraut Herba Taraxaci
Papellen Folia Malvae
Papenkirschen Fructus Alkekengi
Papenkraut Herba Taraxaci
Papenmütz Aconitum Napellus
Papenpint Rhizoma Ari
Päper Fructus Piperis
Päperblome Daphne Mezerëum
Päperkähm Semen Nigellae
Papierröschen Flores Stoechados
Papilloten = Bonbons
Papkruiden Species emollientes

Papoischle Flores Convallariae
Papolium Unguentum Populi
Pappelblätter Herba Malvae, Herba Scabiosae
Pappelblumen Flores Malvae
Pappelbutter Unguentum Populi
Pappelen Flores Malvae silvestris
Pappelkäse Folia Malvae silvestris
Pappelknöpfe Gemmae Populi
Pappelknospen Gemmae Populi
Pappelknospensalbe Unguentum Populi
Pappelkraut Herba Malvae
Pappeln Flores Malvae arboreae
Pappelöl Oleum Olivarum
Pappelpomade Unguentum Populi
Pappelpulver Unguentum pro Equis viride
Pappelrinde Cortex Salicis
Pappelrosen Flores Malvae arboreae, Althaea rosea
Pappelsaft Sirupus Rhoeados
Pappelsalat Herba Linariae
Pappelsalbe Unguentum Populi
Pappelspiritus Spiritus dilutus
Pappelwasser Aqua Tiliae
Pappelwurzel Radix Althaeae
Pappenmütz Folia Farfarae
Päppernäll Radix Pimpinellae
Paprika Fructus Capsici
Parabalsam Balsamum Copaivae
Paracelsuspflaster Emplastrum fuscum

Paracelsustropfen Elixir Proprietatis
Paradisäpfel Fructus Colocynthidis
Paradiesbaumholz Lignum Aloës
Paradiesholz Lignum Aloës, Lignum Juniperi
Paradieskörner Grana Paradisi
Paradieswurzel Radix Caryophyllatae
Paraguayroux Tinctura Spilanthis composita
Paraguaytee Folia Mate
Parakresse Herba Spilanthis
Paratinktur Tinctura Spilanthis
Paratropfen Tinctura Paraguay-Roux
Pärdeblume Taraxacum officinale
Pardehan Herba Absinthii
Pardekon Herba Absinthii
Pardesan Herba Absinthii
Pardonkerne Semen Paeoniae
Parisäpfel Fructus Colocynthidis
Pariser Anis Fructus Foeniculi
— **Balsam** Balsamum mammilare
— **Pflaster** Charta resinosa
— **Pulver** Caput mortuum, Tubera Jalapae pulvis
— **Rot** Ferrum oxydatum rubrum
— **Tropfen** Tinctura odontalgica
— **Weiß** Geschlämmter Kalkspat
Pariskraut Paris quadrifolia
Parisol Herba Alchemillae

Parkenboombast Cortex Frangulae
Partenblatt Herba Plantaginis
Parzenkraut Herba Cicutae
Päschekräuter Species amarae
Paschenwasser Aqua Amygdalarum diluta
Paschkes Tropfen Tinctura Chinioidini
Passelbeeren Fructus Berberidis
Passionspflaster Emplastrum fuscum
Passivuspflaster Emplastrum fuscum
Pasteksamen Semen Cucurbitae
Pastel Herba Isatis
Pastemkraut Herba Scabiosae
Pasternaksamen Semen Petroselini
Pasternakwurzel Radix Petroselini
Pastoksamen Fructus Cannabis
Pastorchristpflaster Emplastrum fuscum
Patenjen Flores Paeoniae
Patenjenwurzel Radix Paeoniae
Patentgelb Plumbum oxychloratum
Patentgrün Schweinfurter Grün
Paterblumen Flores Rhoeados
Paterpeccavi Balsamum Copaivae
Paterskappe Aconitum Napellus
Patientiwortel Radix Lapathi acuti

Patönnjele Flores Primulae, Flores Paeoniae
Patrianwurzel Radix Valerianae
Pätschelblüten Flores Sambuci
Pätzig Flores Lavandulae
Paukelbeeren Fructus Myrtilli
Pauliandiekorinthertee Cortex Frangulae
Paulsblumen Flores Primulae
Paulswurzel Radix Imperatoriae
Pavanne Lignum Sassafras
Paviljoenzalf Unguentum Populi
Pavot Fructus Papaveris
Pawunke Flores Paeoniae
Pech, burgundisches Resina Pini
—, **flüssiges** Pix liquida
—, **gelbes** Colophonium
—, **griechisches** Colophonium
—, **schwarzes** Pix navalis
—, **weißes** Resina Pini
Pechangelspiritus Spiritus Angelicae compositus
Pechbutterwachs Ceratum Resinae Pini
Pecheltenkörner Fructus Lauri
Pechnelken Flores Tunicae
—, **weiße** Flores Malvae vulgaris
Pechöl, schwarzes Pix liquida
—, **weißes** Oleum Terebinthinae
Pechölwasser Aqua Picis
Pechpapier Charta resinosa
Pechpflaster, schwarzes Emplastrum Picis nigrum
Pechpflaster, weißes Emplastrum Resinae Pini
Pechsalbe Unguentum Picis
Pechwasser Aqua Picis
Pechzucker Succus Liquiritiae
Peden Rhizoma Graminis
Peersaat Fructus Phellandrii
Peiselbeeren Fructus Berberidis
Peiterlingssamen Fructus Petroselini
Peitschenstock Bulbus Asphodeli
Peltzwachs Ceratum Resinae Pini
Penilien Flores Paeoniae
Pensionaröl Oleum Olivarum
Peperboombast Cortex Mezereï
Peperkähm Semen Nigellae
Peponensamen Semen Cucurbitae
Pepsinessenz Vinum Pepsini
Peren = Birnen
Perenpitjes Semen Cydoniae
Perenrodd Coccionellae pulvis
Perenstaal Tinctura Ferri pomati
Pergamentspäne Cornu Cervi raspatum
Perlasche Kalium carbonicum
Perlbalsam Balsamum peruvianum
Perlhirse Semen Milii solis
Perlinsamen Fructus Petroselini
Perlkrautsamen Semen Milii solis
Perlmoos Carrageen
Perlmutteröl Oleum Bergamottae

Perlmutterpulver Ossa Sepiae pulvis
Perlmutterwasser Solutio Magnesii sulfurici 1:100
Perlpulver Conchae praeparatae, Lycopodium
Perlsalz Natrium phosphoricum
Perlstupp Lycopodium
Perltang Carrageen
Perlwasser Aqua aromatica rubra
Permanentgelb Barium chromicum
Permanentweiß Barium sulfuricum
Permanganat Kalium permanganicum
Permantelwurz Rhizoma Tormentillae
Pernambukholz Lignum Fernambuci
Pernotenpflaster Emplastrum Meliloti
Perorim Tinctura aromatica
Perpetuelpflaster Emplastrum Cantharidum perpetuum
Persiliensamen Fructus Petroselini
Persisches Pulver Pulvis contra Insecta
Perubalsam Balsamum peruvianum
Perückenbaumholz Lignum flavum
Peruvianische Rinde Cortex Chinae
Pescherwurzel Rhizoma Ari
Pestessig Acetum aromaticum
Pestilenzessig Acetum Sabadillae
Pestilenzkraut Folia Petasitidis, Folia Farfarae
Pestilenztropfen Tinctura Castorei
Pestilenzwasser Aqua Valerianae
Pestilenzwurzel Radix Petasitidis, Radix Taraxaci
Pestkraut Herba Ledi
Pestnagel Radix Pastinacae
Pesttropfen Elixir Proprietatis sine acido, Tinctura Benzoës composita
Pestwurzel Radix Petasitidis
Peterkrautwurzel Rhizoma Ari
Peterlandöl Oleum Petrae
Peterlein Fructus Petroselini
Peterlessamen Semen Paeoniae
Peterleswurzel Radix Petroselini
Peterli, Peterlig Fructus Petroselini
Petermännchentee Herba Agrimoniae
Petermannssalbe Emplastrum Lithargyri molle, Emplastrum sticticum
Petermannstropfen Tinctura Chinioidini composita
Peteröl Oleum Hyperici, Oleum Petrae, Oleum Rapae
Petersalz Magnesium sulfuricum
Petersblumen Flores Primulae
Petersburger Tropfen Tinctura anticholerica
Peterschlüssel Flores Primulae
Petersilie Herba Petroselini
Petersilieneppichsamen Fructus Petroselini

Petersilienpomade Unguentum Hydrargyri album dilutum
Petersilienpulver Pulvis contra Pediculos
Petersiliensalbe, gelbe Unguentum basilicum
—, **weiße** Unguentum Acidi borici
Petersilienwasser Aqua Petroselini
Peterskraut Herba Scabiosae, Herba Scordii
Peterstab Herba Virgaureae
Peterswurzel Radix Carlinae, Radix Succisae
Petitgrain Aqua Aurantii Florum
Petitgrainöl Oleum Aurantii Florum
Petonigrallen Semen Paeoniae
Petramkraut Herba Ptarmicae
Petriblumen Flores Pyrethri
Petroleumäther Benzinum Petrolei
Petroleumfett Vaselinum
Petroleumgelee Vaselinum
Petroleumnaphta Benzinum Petrolei
Petroleumsalbe Vaselinum
Petroline Vaselinum
Petrusschlüssel Flores Primulae
Pevenzaad Semen Paeoniae
Peyer Rhizoma Graminis
Pfaffebusch Taraxacum officinale
Paffenbeerblätter Folia Ribis nigri
Pfaffenblatt Herba Taraxaci

Pfaffenblümchen Herba Betonicae
Pfaffenblutwurzel Rhizoma Ari, Rhizoma Tormentillae
Pfaffenbusch Taraxacum officinale
Pfaffendistel Herba Taraxaci
Paffenhafer Pulvis contra Pediculos
Pfaffenhödchen Herba Ficariae, Herba Chelidonii minoris, Orchis Morio
Pfaffenhütchen Herba Evonymi
Pfaffenhütleinöl Oleum Hyperici
Pfaffenhütleinrinde Cortex Evonymi
Pfaffenkraut Herba Taraxaci, Herba Betonicae, Folia Melissae
Pfaffenkümmel Fructus Cumini
Pfaffenöhrleinwasser Aqua Melissae
Pfaffenpint Rhizoma Ari
Pfaffenröhre, Pfaffenröhrling
Pfaffenröhrl Herba Taraxaci
Pfaffenschnell Herba Taraxaci, Flores Rhoeados
Pfaffenstiele Herba Taraxaci
Pfaffenzeitwurz Tubera Ari
Pfandpulver Pulvis contra Pediculos
Pfannenstein Talcum
Pfannkuchenkraut Herba Balsamitae
Pfarm = Farn
Pfebenkerne Semen Cucurbitae
Pfeffer, afrikanischer Semen Paradisi

Pfeffer, brasilianischer Piper longum
—, **deutscher** Cortex Mezereï
—, **englischer** Semen Amomi
—, **geschwänzter** Cubebae
—, **indischer** Fructus Capsici
—, **langer** Piper longum
—, **roter** Fructus Capsici
—, **schwarzer** Piper nigrum
—, **spanischer** Fructus Capsici
—, **türkischer** Fructus Capsici
—, **weißer** Piper album
—, **westindischer** Fructus Amomi
Pfefferäpfel Fructus Capsici
Pfefferbaumrinde Cortex Mezereï
Pfefferbeerblätter Folia Ribis nigri
Pfefferblumen Fructus Capsici
Pfefferessenz Tinctura Capsici
Pfefferkraut, (wildes) Herba Saturejae, Herba Ledi, Herba Serpylli
Pfefferkümmel Fructus Cumini, Herba Serpylli
Pfefferliniment Tinctura Capsici composita (Pain-Expeller)
Pfefferminzbrötchen Rotulae Menthae piperitae
Pfefferminze Folia Menthae piperitae
Pfefferminzgeist Spiritus Menthae piperitae
Pfefferminzkampfer Mentholum
Pfefferminzküchel Rotulae Menthae piperitae
Pfefferminztropfen Spiritus Menthae piperitae

Pfefferöl Oleum Myrciae acris, Oleum Absinthii aethereum cum Oleo Olivarum 1:50
Pfefferröslein Herba Taraxaci
Pfefferstengel Piper longum
Pfefferstrauchrinde Cortex Mezereï
Pfefferwurz(el) Radix Pimpinellae, Radix Armoraciae, Radix Asari
Pfeifenerde Bolus alba
Pfeifenstielpflaster Emplastrum Cerussae, Emplastrum Lithargyri simplex
Pfeifenton Bolus alba
Pfeilgift Curare
Pfeilkraut Sagittaria
Pfeilwurzelmehl Amylum Marantae
Pfellerrinde Cortex Mezereï
Pfengeltee Herba Thlaspi
Pfennigkraut Lysimachia nummularia, Herba Bursae Pastoris, Herba Veronicae, Herba Thlaspi
Pfennigkrautöl Oleum Hyoscyami
Pfennigsalat Herba Ficariae
Pfennigwurzel Radix Paeoniae
Pferdeblumen Herba Taraxaci
Pferdefenchel Fructus Phellandrii
Pferdefluid Linimentum restitutorium, Spiritus russicus
Pferdehaarwurzel Rhizoma Bistortae
Pferdehuf Folia Farfarae
Pferdekümmel Fructus Phellandrii
Pferdekümmelkraut Herba Anthrisci silvestris

Pferdelust Pulvis pro equis
Pferdemarks Oleum Pedum Tauri
Pferdepappeln Folia Malvae
Pferdepulver Pulvis pro equis
Pferderosen Flores Paeoniae
Pferdesaat Fructus Phellandrii
Pferdeschwanz Herba Equiseti arvensis
Pferdespicke Oleum Pedum Tauri
Pferdetinte Solutio Pyoktanini coerulei
Pferdewurzel Radix Carlinae
Pferdezahn Zea Mays, Maiskörner
Pferdkastenrinde Cortex Hippocastani
Pferdleinblume Aconitum Napellus
Pferdshaarwurz Rhizoma Bistortae
Pfifarinde Cortex Frangulae
Pfeiffenerd Bolus alba
Pfeiffenrösli Herba Corydalis
Pfeiffenrute Cortex Salicis
Pfifferling Cantharellus cibarius
Pfingstblumen Flores Paeoniae, Flores Genistae, Orchis Morio
Pfingstkraut Orchis Morio
Pfingstnägeli Flores Dianthi
Pfingstpfriemenblumen Flores Genistae
Pfingstrosen Flores Paeoniae
Pfingstruten Herba Genistae
Pfirsichbluest Flores Persicae, Flores Acaciae
Pfirsichblätter Folia Ribium, Herba Saniculae
Pfirsichblütenwasser Aqua Aurantii Florum

Pfirsichholz Lignum Fernambuci
Pfirsichkernwasser Aqua Amygdalarum amararum diluta 1:20
Pflanze, heilige Herba Absinthii
—, **wilde** Folia Trifolii
Pflanzenalkali Kalium carbonicum
Pflanzenlaugensalz Kalium carbonicum
Pflanzenleim Viscum aucuparium
Pflanzenmehl Lycopodium
Pflanzenmoor Aethiops vegetabilis
Pflanzenschwefel Lycopodium
Pflappenrose Flores Rhoeados
Pflaster, Bachmanns Emplastrum Drouoti
—, **Benders** Emplastrum fuscum camphoratum
—, **Bertholds** Emplastrum fuscum camphoratum
—, **blaues** Emplastrum Hydrargyri
—, **Bormanns** Emplastrum oxycroceum
—, **Brenners** Emplastrum fuscum camphoratum
—, **Christs** Emplastrum fuscum camphoratum
—, **Dicks** Emplastrum fuscum camphoratum
—, **Drouots** Emplastrum Drouoti
—, **dunkelgrünes** Emplastrum Meliloti
—, **Endtners** Emplastrum fuscum camphoratum

Pflaster, englisches Emplastrum anglicum
—, **erweichendes** Emplastrum Meliloti, Emplastrum saponatum
—, **Fleischmanns** Emplastrum oxycroceum
—, **gelbes** Ceratum Resinae Pini
—, **göttliches** Emplastrum fuscum camphoratum
—, **graues** Emplastrum Hydrargyri
—, **grünes** Ceratum Aeruginis
—, **Hamburger** Emplastrum fuscum camphoratum
—, **helgoländer** Emplastrum fuscum camphoratum
—, **Hofmanns** Emplastrum fuscum camphoratum
—, **holländisches** Emplastrum fuscum camphoratum
—, **hoppenthaler** Emplastrum fuscum camphoratum
—, **Jäckels** Emplastrum Lithargyri compositum
—, **Jägers** Emplastrum Cantharidum perpetuum
—, **immerwährendes** Emplastrum Cantharidum perpetuum
—, **Karmeliter** Emplastrum fuscum camphoratum
—, **Klepperbeins** Emplastrum stomachale, Emplastrum aromaticum
—, **Köckels** Emplastrum fuscum camphoratum
—, **Kunzens** Emplastrum fuscum camphoratum, Emplastrum Picis
—, **Lamperts** Emplastrum fuscum camphoratum

Pflaster, Lauers Emplastrum fuscum camphoratum
—, **lübecker** Emplastrum Cantharidum ordinarium
—, **Magen**-Emplastrum aromaticum
—, **Meyers** Emplastrum fuscum camphoratum
—, **milchverteilendes** Emplastrum saponatum
—, **Mohrenthals** Emplastrum fuscum camphoratum
—, **neapolitanisches** Emplastrum Hydrargyri
—, **Nürnberger** Emplastrum fuscum camphoratum
—, **orientalisches** Emplastrum aromaticum
—, **Reichenauer** Emplastrum fuscum camphoratum
—, **Richtersches** Emplastrum fuscum camphoratum
—, **rotes** Emplastrum oxycroceum
—, **Siebolds** Emplastrum fuscum camphoratum
—, **Spörcks** Emplastrum Cantharidum perpetuum
—, **Stechelbergs** Emplastrum fuscum camphoratum
—, **tiroler** Emplastrum Cantharidum perpetuum
—, **ungenanntes** Ceratum Resinae Pini
—, **Wahlers** Emplastrum fuscum
—, **weißes** Emplastrum Cerussae
—, **Wiener** Emplastrum fuscum camphoratum
—, **Winklers** Emplastrum Meliloti et Emplastrum Lithargyri aā

Pflaster, Züllichauer Emplastrum fuscum camphoratum
Pflasterkäfer Cantharides
Pflaumenblüte Flores Acaciae
Pflaumenlatwerge Electuarium Sennae
Pflugsterz Radix Ononidis
Pflugwurzblumen Flores Malvae arboreae
Pfriemenblüten Flores Genistae
Pfriemenkraut Herba Genistae
Pfropfwachs Ceratum arboreum
Pfudijahns Pflaster Emplastrum fuscum camphoratum
Pfundenkraut Herba Beccabungae
Pfundklee Herba Trifolii arvensis
Pfundrosen Flores Paeoniae
Pfungenkraut Herba Beccabungae
Phagadaen-Wasser Aqua phagedaenica
Phasola Fabae albae
Phenylblau Acidum rosolicum
Phenylrot Acidum rosolicum rubrum
Philldron Flores Convallariae
Philonium romanum Electuarium Theriaca
Philosophenessig Acetum aromaticum
Philosophenöl Oleum Lini et Oleum animale foetidum 20:1
Philosophensalz Ammonium chloratum ferratum
Philosophensäure Ammonium chloratum ferratum
Philosophensäure, schwarze Tinctura Benzoës composita, Tinctura Chinioidini
Philosophensäure, weiße Spiritus aethereus, Solutio Cinchonini sufurici
Philosophenvitriolblumen Acidum boricum
Philosophenwolle Zincum oxydatum
Phisikum, weißes Semen Foenugraeci
Phöse Herba Aquilegiae
Phosphormehl Calcium phosphoricum crudum
Phosphorsalz Natrium phosphoricum ammoniatum
Phu-Baldrian Radix Valerianae majoris
Physik Liquor Stanni chlorati
Physikum, weißes Semen Foenugraeci
Pichorimbohnen Semen Pichurim
Pickbeeren Fructus Myrtilli
Pickelbeeren Fructus Myrtilli
Pickelgrün Viride Schweinfurtense
Pickelhäring Tubera Salep
Pickelkerne Fructus Phellandrii
Pickgummi Gummi arabicum
Picksalbe, schwarze Unguentum basilicum fuscum
—, weiße Unguentum Zinci
Pickschwede Emplastrum fuscum camphoratum, Emplastrum Picis, Emplastrum sticticum

Pielkenöl Oleum Lumbricorum
Pienöl Kreosotum
Piepenholzblätter Folia Taxi
Piephackenpflaster Emplastrum Cantharidum acre
Pieratzenöl Oleum Lumbricorum, Oleum Hyperici
Pierenkruid Herba Tanaceti, Flores Cinae
Pieferkraut Herba Centaurii
Piffenerd Bolus alba
Pifröhrwurzel Radix Pimpinellae
Piggholt Rhamnus frangula
Pihlbeeren Fructus Sorbi
Pijhout Cortex Frangulae
Pijlstartwortel Radix Althaeae
Pikrenik Zincum sulfuricum
Pilarum poligrest Pilulae laxantes
Pilatustropfen Tinctura Chinioidini
Pilatuswurzel Bulbus victorialis longus
Pilgerblumen Herba Polygalae
Pillen, Blancards Pilulae Ferri jodati
—, **italienische** Pilulae Aloëticae ferratae
—, **Leonhards** Pilulae laxantes
—, **Pariser** Pilulae Ferri carbonici saccharati
Pillenharz Terebinthina
Pillenmehl Lycopodium
Pillenstaub Lycopodium
Pilzkönig Sparassis crispa (racemosa)
Piment Fructus Amomi

Pimentkraut Herba Chenopodii
Pimerölwurzel Radix Pimpinellae
Pimpeljoen Unguentum Populi
Pimpernelle Radix Pimpinellae
Pimpernelle, rote Radix Sanguisorbae
—, **welsche** Radix Sanguisorbae
Pimpernellenessenz Tinctura Pimpinellae
Pimpernüsse Nuces Pistaciae
Pimpinellstein Lapis calaminaris
Pinalwurzel Radix Pimpinellae
Pinanguß Semen Arecae
Pinellwurz Radix Pimpinellae
Pingelsalbe, rote Unguentum Hydrargyri rubrum
Pings = Pfingst
Pinksalz Stannum chloratum ammoniatum
Pinnblatt Herba Hepaticae
Pinnrinde Cortex Frangulae
Pinselenblüten Flores Acaciae
Pinselsaft Mel rosatum boraxatum
Pinselsamen Fructus Petroselini
Pipakten Flores Paeoniae
Pipau Taraxacum officinale
Pipenkraut Herba Chaerophylli
Piperkopp Fructus Capsici
Pipiblumen Flores Stoechados
Pipitropfen Tinctura Pimpinellae

Pipmenthol Mentholum
Pippau Radix Taraxaci cum Herba
Pippelkäse Herba Malvae
Pippenholzblätter Folia Taxi
Piratzöl Oleum Lumbricorum, Oleum Hyperici, Oleum Lini
Piretten Fructus Citri
Pirkumkraut Herba Hyperici
Pirusöl Oleum Petrae
Pissangliwurzel Radix Taraxaci
Pissblumen Flores Stoechados
Pissedieb Radix Mandragorae
Pissenli Radix Taraxaci
Pissranken Stipides Dulcamarae
Pistazien Semen Pistaciae
Pitschow Species amarae
Pitzem, Pitzig Flores Lavandulae
Plaispulver Lycopodium mixtum
Plander Bolus alba
Planetenbalsam Tinctura Benzoës composita, Linimentum saponato-camphoratum
Planetenspiritus Tinctura Corallorum
Plankentee Herba Galeopsidis
Plapperrosen Flores Rhoeados
Platanenblätter Folia Aceris
Platenigeni Flores Primulae
Platzblômen Digitalis purpurea
Platzblumen Flores Rhoeados
Pluckpflaster Emplastrum Lithargyri compositum
Plumbicum Unguentum Plumbi
Plumpenwurzel Rhizoma Nymphaeae
Plusterbeutel Rhizoma Veratri in sacca
Plutgen Cucurbita Pepo
Plutisquisanthemum Flores Chrysanthemi
Plutzeblum Datura Stramonium
Plutzerkerne Semen Cucurbitae
Pockenholz Lignum Guajaci
Pockenkraut Herba Galegae
Pockenpulver Pulvis Magnesiae cum Rheo
Pockensalbe Unguentum Plumbi, Unguentum Tartari stibiati
Pockenwurzel Rhizoma Chinae
Pockharz Resina Guajaci
Pockholz Lignum Guajaci
Pocksalbe Unguentum Tartari stibiati
Pockwurzel, chinesische Rhizoma Chinae
Podagrakraut Aegopodium podagraria
Podagraspiritus Spiritus russicus, Spiritus saponato-camphoratus, Spiritus Angelicae compositus
Podenkullerpflaster Emplastrum Cerussae
Podexsalbe Unguentum Linariae
Pöden Rhizoma Graminis
Pogge = Frosch
Poggenkullerpflaster Emplastrum Cerussae

Poggenleichsalbe, rote Unguentum Hydrargyri oxydati rubrum dilutum
—, **weiße** Unguentum Cerussae, Unguentum Zinci
Poggenlexpflaster Emplastrum Cerussae
Poggenstohl, Poggenstaul Allgemeine Bezeichnung für Pilze
Pöhlsöl Oleum Lini, Oleum Terebinthinae, Spiritus camphoratus āā
Pohoöl Oleum Menthae piperitae japonicum
Polei Herba Pulegii
Polei, gelber Lycopodium
—, **wilder** Herba Serpylli
Poleiwasser Aqua aromatica, Aqua Menthae crispae, Aqua vulneraria spirituosa
Polichkraut Herba Pulegii
Poliererde Terra tripolitana
Polierertropfen Liquor Stibii chlorati
Polierheu Herba Equiseti
Polierlack Vernix
Polieröl Oleum Hyperici
Polierpulver Ferrum oxydatum rubrum, Stannum oxydatum
Polierrot Ferrum oxydatum rubrum
Poliersalz Stannum oxydatum
Polierschiefer Terra tripolitana
Polierstroh Herba Equiseti
Polierwasser Acidum sulfuricum dilutum
Polnischer Hafer Fructus Cumini
—, **Kümmel** Fructus Cumini

Polnische Tropfen Tinctura Guajaci Ligni
Poloblätter Herba Serpylli
Polskenhafer Semen Cumini
Polterhannes Fructus Capsici, Radix Valerianae
Poltersalbe Unguentum Lauri
Polychrestpillen Pilulae balsamicae Argento obductae, Pilulae laxantes
Polychrestsalz Tartarus natronatus
Pomade, blaue Unguentum Hydrargyri cinereum dilutum
—, **braune** Unguentum Chinae
—, **graue** Unguentum Hydrargyri cinereum dilutum
—, **grüne** Unguentum Populi
—, **rote** Unguentum Hydrargyri rubrum
—, **schwarze** Unguentum Hydrargyri cinereum dilutum
Pomadenbalsam Balsamum peruvianum
Pomadenöl Oleum odoratum
Pomagran Flores Granati
Pomeranzen Fructus Aurantii immaturi
Pomeranzenblüten Flores Aurantii
Pomeranzenelixier Elixir Aurantii compositum
Pomeranzenlatwerge Electuarium Sennae
Pomeranzenschalen Pericarpium Aurantii
Pomeranzenspiritus Tinctura Aurantii
Pömke Boletus luteus
Pomoquinten Fructus Colocynthidis

Pompelblumen Flores Taraxaci, Flores Paeoniae
Pompelmus Fructus Citri
Pompelwurz Radix Taraxaci
Pompholyse Zincum sulfuricum
Pomponrosen Flores Rosae, Flores Paeoniae
Ponigbolium Unguentum cereum
Pontischer Rhabarber Rheum rhaponticum
Poparollen Herba Trollii
Popelrosen Flores Malvae arboreae, Flores Paeoniae
Popenblumen Herba Taraxaci
Poperli Flores Cheiri
Pöperli Fructus Coriandri
Poppali Arum maculatum
Pöppel Malva silvestris
Poppelkörner Pulvis contra Pediculos
Popperment Stibium sulfuratum aurantiacum
Populeumsalbe Unguentum Populi
Populisalbe Unguentum Populi
Porrich Herba Borraginis
Porsch oder Porst Herba Ledi
Portchaisenpflaster Emplastrum oxycroceum
Portugalrot Carthaminum
Porzellanfarbe Stannum chromicum
Porzellanmaleröl Oleum Caryophylli
Pöschpulver Lycopodium
Postapfelsalbe Unguentum Populi
Postchaisenpflaster Emplastrum oxycroceum

Postchaisensalbe Unguentum flavum
Postemkraut Herba Abrotani, Herba Scabiosae
Postessig Acetum aromaticum
Postillonspulver Pulvis Liquiritiae compositus
Postkraut Herba Ledi
Postmeistersalbe Unguentum ophthalmicum compositum
Postpflaster Emplastrum fuscum
Postschullenblätter Folia Patchuli
Postsekretäröl Oleum Rusci
Potaarde Bolus alba
Potagenwurzel Radix Alcannae
Potelgensaat Pulvis contra Pediculos
Potenchenblätter Flores Paeoniae
Potenzholz Lignum oder Radix Muirae puamae
Potessalbe Unguentum Hydrargyri rubrum
Potloth Graphites, Plumbago
Potpourri Species fumales
Potschen Digitalis purpurea
Pottangen Herba Betonicae
Pottasche Kalium carbonicum
—, spanische Natrium carbonicum
Pottaschensalz Kalium carbonicum
Pottlack Sedum Telephium
Poudre de riz Amylum Oryzae
Powide Electuarium Sennae
Pracherläuse Semen Staphisagriae, Pulvis contra Pediculos

Präcipitat, gelber Hydrargyrum oxydatum flavum
—, roter Hydrargyrum oxydatum rubrum
—, weißer Hydrargyrum praecipitatum album
Präzipitatsalbe, gelbe Unguentum Hydrargyri oxydati flavi
—, rote Unguentum Hydrargyri rubrum
—, weiße Unguentum Hydrargyri album
Prägel Herba Senecionis
Prager Läuse Semen Staphisagriae
Pragerwasser Aqua foetida antihysterica
Präglerpulver Pulvis Liquiritiae compositus
Prälatenpulver Pulvis cibaricus
Prangwurzel Radix Ononidis
Präpariersalz Natrium stannicum
Präparierter Leimtee Species Lini compositae
— Minschenschütt Lapides Cancrorum
— Walrat Cetaceum saccharatum
Prausbeerblätter Herba Vitis Idaei
Preibusch Herba Equiseti
Preiselbeere, schwarze Fructus Myrtilli
Preiselbeerkraut Folia Uvae Ursi
Preiselbeersaft Sirupus Ribium rubrorum
Premensamen Semen Genistae
Preschpulver Pulvis stimulans

Preßkraut Herba Tanaceti
Presterpflaster Emplastrum fuscum camphoratum, Emplastrum Lithargyri
Preußentee Herba Galeopsidis, Species pectorales
Preußischbrustpulver Pulvis Liquiritiae compositus
Priesebohnen Fabae Tonco
Prikkelnöse Prunella
Priminze Folia Menthae piperitae
Prinz, roter Unguentum Hydrargyri rubrum
—, weißer Unguentum Hydrargyri album
Prinzdeputat, roter Unguentum Hydrargyri rubrum
—, weißer Unguentum Hydrargyri album
Prinzensalbe, rote Unguentum Hydrargyri rubrum
Prinzensalbe, weiße Unguentum Hydrargyri album
Prinzentropfen Liquor Ammonii succinici
Prinz-Friedrich-Pulver Pulvis antiepilepticus Marchionis
Prinz-Friedrich-Tropfen Spiritus aethereus
Prinz Heinrich Pulvis sternutatorius viridis
Prinzipalsalbe, rote Unguentum Hydrargyri rubrum
—, weiße Unguentum Hydrargyri album
Prinziperi Unguentum Hydrargyri rubrum
Prinzipitat Unguentum Hydrargyri oxydati rubrum oder album
Prinz-Karl-Pulver Pulvis Liquiritiae compositus

Prinzmetall Minium
Prinzmetallsalbe, rote Unguentum Hydrargyri rubrum dilutum
—, weiße Unguentum Hydrargyri album dilutum
Prinzsalbe Unguentum Hydrargyri album dilutum
Prisadewasser Aqua vulneraria spirituosa
Pritzcherle = Butterpilz: Boletus luteus
Prohmetbieren Fructus Juniperi
Promerbeeren Fructus Juniperi
Prominze Folia Menthae piperitae (crispae)
Prominenzenplätzchen Rotulae Menthae piperitae
Prophetenkraut Folia Hyoscyami
Propositionssalbe Unguentum Populi
Proppwachs Ceratum arboreum
Prositsaft Sirupus Liquiritiae
Prosittropfen Tinctura Chinae
Provencer Öl Oleum Olivarum
Provinzenwasser Aqua Menthae piperitae
Provinzholz Lignum Campechianum
Provisorchen Candelae fumales
Prozessionssalbe, rote Unguentum Hydrargyri rubrum dilutum
—, weiße Unguentum Hydrargyri album
Prüfungstropfen Tinctura Chinae composita, Tinctura Chinioidini

Prummelbeeren Fructus Berberidis
Prunelle Herba Prunellae
Prunellensaft Sirupus Liquiritiae
Prunellensalz Kalium nitricum tabulatum
Prunellenstein Kalium nitricum
Prunzblumenwurzel Radix Taraxaci
Pruum Infusum Sennae compositum
Puckelpulver Lycopodium, Pulvis salicylicus cum Talco
Pucksalbe Unguentum Populi
Pudenplaster Emplastrum Lithargyri compositm
Puder, gelber Lycopodium
Puder, grauer Pulvis contra Pediculos
—, weißer Amylum Tritici
Pudermehl Lycopodium
Puderreglise Pulvis Liquiritiae compositus
Pudersalbe Pasta Zinci
Pudertäpli Lycopodium
Pugerlitzen Flores Rhoeados
Puggelkraut Herba Artemisiae
Puglieseröl Oleum Olivarum commune
Puhlmanntee Herba Galeopsidis
Pulex Herba Pulegii
Püllkraut Herba Pulegii
Pulserblätter Folia Farfarae
Pulver aus dem schwarzen Kästchen Pulvis contra Pediculos
—, blutreinigendes Pulvis laxans

Pulver, dat rot lett, oder rot utseiht Pulvis temperans ruber
—, **Dowers** Pulvis Ipecacuanhae opiatus
—, **Eberhards** Pulvis Liquiritiae compositus
—, **Elementlauer** Cornu Cervi ustum
—, **englisches** Stibium chloratum basicum
— **gegen Abweichen** Rhizoma Tormentillae pulvis
— **gegen Hämorrhoiden** Pulvis Liquiritiae compositus
— **gegen Schärfe** Magnesium carbonicum
— **gegen Veitstanz** Conchae praeparatae
—, **kohlensaures** Natrium bicarbonicum
—, **Konrads** Pulvis pro equis
—, **neunerlei** Pulvis Vaccarum
—, **niederschlagendes** Pulvis temperans
—, **peruvianisches** Cortex Chinae pulvis
— **Prinz Friedrichs** Pulvis antiepilepticus
— **Wedels,** Pulvis Liquiritiae compositus
Pulver zum Annehmen (zum Aufnehmen) Pulvis Cantharidum compositum, Brunstpulver
Pulverbaum Rhamnus frangula
Pulverdatrotheet Pulvis temperans ruber
Pulverholz(rinde) Cortex Frangulae
Pulverrute Cortex Frangulae

Pulvis anodynus Kalium sulfuricum
Pulvis solaris Pulvis temperans
Pulvis vitalis Pulvis Liquiritiae compositus, Pulvis temperans
Pumpelrosen Flores Paeoniae
Pumperblume Taraxacum officinale
Pumperlitschka Taraxacum officinale
Pumpernickel Pulvis antiepilepticus Marchionis
Pumpernüßli Nuces Pistaciae
Punibiche Flores Paeoniae
Puntshacken Herba Corydalis
Punziose Tubera oder Semina Colchici
Puppenblumenwurz Radix Taraxaci
Puppenkirschen Fructus Alkekengi
Purch Borrago officinalis
Purenpflaster Emplastrum Lithargyri compositum
Purganze Folia Phytolaccae
Purgieräpfel Fructus Colocynthidis
Purgierbeeren Fructus Rhamni catharticae
Purgierblätter Folia Sennae
Purgierdorn Rhamnus cathartica
Purgierflachs Herba Lini cathartici
Purgierkassie Cassia fistula
Purgierkörner Semen Ricini
Purgierkraut Herba Gratiolae
Purgierlein Linum catharticum
Purgiermoos Lichen islandicus

Purgiernüsse Semen Ricini
Purgierpillen Pilulae laxantes
Purgierpulver Pulvis laxans
Purgiersalz Magnesium sulfuricum
Purgierschoten Cassia fistula
Purgierschwamm Agaricus albus
Purgiertropfen Tinctura Rhei aquosa, Tinctura Aloës composita
Purgierwurz Tubera Jalapae
Purgierwegdorn Rhamnus cathartica
Purpurblau Indigopurpur
Purpuressenz Tinctura Lignorum
Purpurrosen Flores Paeoniae
Pursch Herba Ledi
Puschentee Herba Trifolii arvensis
Puschkraut Herba Conyzae
Pustade, braune Mixtura vulneraria acida
Pustade, weiße Aqua vulneraria spirituosa
Pustblumen Herba Taraxaci, Flores Trifolii arvensis
Pustelblumen Flores Paeoniae
Pustelkraut Herba Scrophulariae
Pustelsalbe Unguentum Tartari stibiati
l'uster = Flaschenbovist: Lycoperdon gemmatum
Putenkörner Semen Paeoniae
Puttaenjenblätter Flores Paeoniae
Puttenklaue Conchae praeparatae
Putthähnchen Semen Paeoniae
Putthühnchensamen Semen Paeoniae
Putzdielaus Pulvis contra Pediculos
Putzöl Oleinum
Putzpulver Calcaria viennensis
Putzstein Lapis Pumicis
Putzwasser Acidum sulfuricum dilutum (Vorsicht!)

Q

Quabeken Cubebae
Quackelbeeren Fructus Juniperi
Qualsterbeeren Fructus Sorbi, Fructus Juniperi
Qualsterjahn Lignum Quassiae
Quältropfen Sirupus Infantium, Sirupus Sennae cum Manna
Quändel Herba Serpylli
Quänel Herba Serpylli
Quangelchen Herba Serpylli
Quânl Herba Serpylli
Quappenfett oder **-Öl** Oleum Jecoris
Quansterwurzel Radix Ononidis
Quarkspitzen Trochisci Santonini
Quassiaholz, Quassienholz Lignum Quassiae
Quastwurz Radix Rubiae tinctorum
Quatrefleurs Species pectorales
Quebekenblumen Flores Sambuci
Queckenwurz Rhizoma Graminis
—, rote Rhizoma Caricis

Queckholder Fructus Juniperi
Quecksilber, eingemacht, gelöscht, zugerichtet Unguentum Hydrargyri cinereum dilutum
Quecksilberklökelchen, rote Unguentum Hydrargyri rubrum dilutum
—, weiße Unguentum Hydrargyri album dilutum
Quecksilberpillen Pilulae laxantes
Quecksilberpomade Unguentum Hydrargyri cinereum dilutum
Quecksilbersalbe, graue Unguentum Hydrargyri cinereum dilutum
Quedenkerne Semen Cydoniae
Queftchen Flores Sambuci
Quellenehrenpreis Herba Beccabungae
Quellmeisel Laminaria
Quellrauken Herba Nasturtii
Quellstrunk Laminaria
Quendel Herba Serpylli
—, römischer Herba Thymi
Quengelchen Herba Serpylli
Querniskraut Herba Farfarae
Querzitron Lignum citrinum
Quesbenblumen Flores Sambuci
Quespen Flores Sambuci
Quespenwurzel Radix Ononidis
Questenwurz Radix Ononidis
Quetschenkernöl Oleum Arachidis
Quetschkenöl Oleum Arachidis
Quewetten Flores Sambuci
Quewettenkernöl Oleum Olivarum album

Quickenbeeren Fructus Sorbi, Fructus Juniperi
Quickquick Unguentum Hydrargyri cinereum dilutum
Quiessesalbe Unguentum flavum
Quillayarinde Cortex Quillayae
Quinappel Fructus Colocynthidis
Quintangelwasser Áqua aromatica
Quintangtropfen Tinctura Aloës composita
Quintappel, Quintenappel Fructus Colocynthidis
Quintessenz von Menschurin Liquor Ammonii carbonici pyrooleosi
Quinthangwasser Aqua aromatica
Quinttropfen Tinctura Aloës composita
Quirinskraut Folia Farfarae
Quirlstern Lysimachia vulgaris
Quitschen Fructus Sorbi
Quitschenblumen Flores Sambuci
Quitschenkraide Succus Sorborum
Quitten Fructus Cydoniae
Quittenappel Fructus Colocynthidis
Quittenbrot Trochisci Santonini
Quittenkerne Semen Cydoniae
Quittenkernöl Oleum Arachidis
Quittenöl Oleum Arachidis
Quittensaft Sirupus Liquiritiae
Quittenschnitzel Fructus Cydoniae

Quittensteine — 298 —

Quittensteine Semen Cydoniae, Zincum sulfuricum (für die Augen)
Quitze Sorbus aucuparia
Quitzenkraide Succus Sorborum inspissatus
Quitzenmus Succus Sorborum inspissatus

R

Raabsalbe Ceratum fuscum
Raapwortel Rhizoma Graminis
Räba Flores Napi
Rabels Geist Mixtura sulfurica acida
— **Wasser** Mixtura sulfurica acida
Rabenblut Oleum Rusci
Rabendistel Radix Eryngii
Rabensilber Graphites
Rabentenöl Oleum Terebinthinae
Rabenwurzel Tubera Jalapae
Rabnerpflaster Emplastrum fuscum camphoratum
Rabulleröl Oleum Arachidis
Rabullersalbe Unguentum flavum
Rabullertee Flores Verbasci
Racahout Pulvis Cacao
Rachbeerrinde Cortex Mezereï
Rackbeeren Fructus Juniperi
Rackerwurz Pulvis stimulans
Rackerzeug Oleum mixtum
Rackholder, Räckholder Fructus Juniperi
Racoles Succus Liquiritiae
Radblümel Flores Primulae
Rade Herba Githaginis
Radeln Herba Centaurii
Radendistel Radix Eryngii

Radeöl Oleum Juniperi
Radikalessig Acidum aceticum dilutum
Radteer Pix liquida
Raf Succinum raspatum
Rafert, weißer Herba Ptarmicae
Räffer Herba Tanaceti
Raffsblod Sanguis Hirci
Rafiöl Oleum Rapae
Ragwurz Tubera Salep
Rahmbeeren Fructus Rubi fruticosi
Raimain Flores Chamomillae
Rainblumen Flores Stoechados
Rainfarn Herba oder Flores Tanaceti
—, **weißer** Flores Ptarmicae
Rainefase Herba Millefolii
Raingerte Flores oder Herba Tanaceti
Rainholzblätter Folia Ligustri
Rainkümmel Herba Serpylli
Rainpohl Herba Serpylli
Rainpolei Herba Serpylli
Rainritz Herba Galii
Rainweide Folia Ligustri
Räkholder Fructus Juniperi
Ramandelbast, Rambasjes Cortex Frangulae
Ramerian Flores Chamomillae
Rami Unguentum contra Pediculos
Ramisalbe Unguentum contra Pediculos
Rammenasbast Cortex Frangulae
Rammerpflaster Emplastrum fuscum camphoratum
Ramschfedern Herba Anthrisci

Rauhe Salbe

Ramsel Herba Polygalae, auch Allium ursinum
Ramselblumen Flores Polygalae
Rämsere Bulbus oder Herba Allii
Ramseren Bulbus oder Herba Allii
Rändepree Flores Ulmariae
Ränderpolei Herba Serpylli
Rankkorn Secale cornutum
Rankwurzkraut Herba Scrophulariae
Ranschpulver Stibium sulfuratum nigrum
Ränze Bulbus Allii
Rapontika Radix Rhapontici
Rapperwurzel Rhizoma Rhei, Tubera Jalapae
Räppige Salbe Unguentum viride
Rapsblüten Flores Napi
Rapsöl Oleum Rapae
Rapsölpflaster Emplastrum Lithargyri simplex
Raritätensalbe Unguentum flavum
Rasenrübe Radix Bryoniae
Rasenwurz Folia Hyoscyami
Rasewurz Atropa belladonna
Rasierpinsel Bulbus victorialis longus
Rasierpulver Sapo venetus pulvis
Rasiertborkpulver Cortex Chinae pulvis
Raspal, Raspel Lichen islandicus
Ratte Herba Githaginis
Rattenbeerenkraut Folia Belladonnae
Rattenblumen Flores Verbasci
Rattendistel Radix Eryngii

Rattenfänger Mentholum
Rattenkraut Flores Verbasci
Rattenpfeffer Pulvis contra Pediculos, Semen Sabadillae, Semen Staphisagriae
Rattenpulver Acidum arsenicosum coloratum
Rätterspuren Flores Calcatrippae
Räuber Herba seu Flores Tanaceti
Räuberessig Acetum aromaticum
Räubersalbe Unguentum Hydrargyri cinereum dilutum
Räuberwasser Aqua aromatica
Rauch = Rauh
Rauchapfel Herba Stramonii
Räucherblüten Pulvis fumalis
Räucheressenz Tinctura fumalis
Räucheressig Acetum aromaticum
Räucherkerzen Candelae fumales
Räucherpapier Charta fumalis
Räucherpulver Pulvis fumalis
Räucherschwamm Fungus Chirurgorum
Räuchertee Pulvis fumalis
Rauchholz Clematis vitalba
Rauchkraut Herba Cynoglossi, Herba Fumariae; in plattdeutschen Gegenden auch Arsenicum album
Rauchöl Kreosotum
Rauchsalbei Folia Salviae
Rauchwurzel Radix Scrophulariae
Räuckholder Juniperus communis
Rauhe Salbe Folia Salviae

Rauchbeeren, Raukbeeren Stachelbeeren
Rauhfutter Pulvis Equorum
Rausch Folia Uvae Ursi
Rauschbeeren Fructus Myrtilli (eigentlich die Früchte con Vaccinium uliginosum, die aber giftverdächtig sind)
Rauschbeerkraut Folia Myrtilli
Rauschgelb Auripigmentum
Rauschgranatenblätter, Rauschgranten Folia Uvae Ursi
Rauschgranatenblätter Folia Uvae Ursi
Rauschkraut Folia Uvae Ursi
Rauschpulver Zincum oxydatum, Stibium sulfuratum nigrum
Rauschtropfen (fürs Vieh) Tinctura aromatica 2,0, Tinctura Cantharidum 1,0
Raute Herba Rutae
—, wilde Herba Fumariae
Rautensaft Sirupus Althaeae, Sirupus Chamomillae
Rautensalbe Unguentum Populi
Rautensamenpulver Fructus Cumini pulvis
Rauwuhlertee Flores oder Herba Verbasci
Rav Succinum
Raymondsblau Coeruleum berolinense
Rebeckenwein Tinctura Benzoës
Rebel Rhizoma Graminis
Rebendoldenfrüchte Fructus Phellandrii

Rebhuhnkraut Herba Parietariae
Rebschwefel Sulfur sublimatum
Rechbeerrinde Cortex Mezereï
Recherl = Pfifferling: Cantharellus cibarius
Rechgras Rhizoma Graminis
Rechhaide Herba Genistae
Rechholderbeeren Fructus Juniperi
Rechholderblumen Flores Sambuci
Rechholz Lignum Juniperi
Recinusöl Oleum Ricini
Reckholder Juniperus communis
Reckmanter- oder Reckmentenpflaster Emplastrum oxycroceum
Recköl Oleum Hyoscyami
Reckpflaster Emplastrum Meliloti
Reck- und Treckpflaster Emplastrum oxycroceum
Recksalbe Unguentum Rosmarini compositum
Recksehnenöl Oleum camphoratum, Oleum viride
Rectum Semen Foenugraeci
Redantenpulver Pulvis contra Pediculos
Redlingerpillen Pilulae laxantes rubrae
Redlingerpulver Pulvis Vaccarum
Reefern Herba Tanaceti
Reefkoöl Oleum carminativum, Oleum viride cum Oleo Terebinthinae
Reefkotropfen Tinctura amara
Reels Herba Millefolii

Reffert-Tee Herba Tanaceti
Regedurre Fructus Juniperi
Regenbogengeist Spiritus Serpylli
Regenfahrt Flores Tanaceti
Regenrösli Flores Primulae farinosae
Regentenpulver Pulvis contra Pediculos
Regenwurmgeist Spiritus Formicarum
Regenwurmmehl Farina Fabarum
Regenwurmöl Oleum Lumbricorum, Oleum Hyperici, Oleum Lini, Oleum Philosophorum
Regenwurmpulver Sanguis Hirci pulvis
Regenwurmspiritus Spiritus Cochleariae, Spiritus Formicarum, Spiritus Serpylli, Liquor Ammonii carbonici pyrooleosi
Regenwurmwurzel Radix Helenii
Reglise, braune Pasta Liquiritiae
—**, schwarze** Succus Liquiritiae
—**, weiße** Pasta gummosa
Reglisenpulver Pulvis Liquiritiae compositus
Rehdistelsamen Semen Cardui Mariae
Rehgras Rhizoma Graminis
Rehhaidekraut Herba Spartii
Rehhörnli Semen Foenugraeci
Rehkörner, Rehkörnli Semen Foenugraeci
Rehkraut Herba Genistae
Rehkrautblumen Flores Genistae

Rehling, Rehgais Pfifferling Cantharellus cibarius
Reibrübe Rhizoma Rhei
Reibwachs Ceratum Terebinthinae
Reibwisch Herba Equiseti
Reichhard Herba Verbenae
Reifbeeren Fructus Berberidis
Reifene Flores Tanaceti
Reiferblumen Flores Tanaceti
Reihbaumbeeren Fructus Juniperi
Reiherfett Oleum Jecoris
Reiherschnabel Erodium cicutarium
Rein, siehe auch Rain
Reinakspann Pulvis contra Pediculos
Reinanis Pulvis contra Pediculos
Reinaniswurzel Radix Hellebori albi, Rhizoma Veratri
Reinbeeren Fructus Rhamni catharticae
Reinbeeröl Oleum Juniperi Ligni
Reinblau Anilinum coeruleum
Reinblume Helichrysum arenarium
Reineclaudensalbe Unguentum Linariae
Reinefahrt Herba Tanaceti
Reinejase Herba Millefolii
Reinfarn Herba Tanaceti
Reinigung, braune Mel rosatum, Unguentum Aeruginis
Reinigungsblätter Folia Sennae, Folia Uvae Ursi
Reinigungsholz Cortex Frangulae

Reinigungspillen Pilulae laxantes
Reinigungssaft Sirupus Rhei
Reinigungssalz Natrium bicarbonicum, Natrium sulfuricum
Reinigungstee Species laxantes
Reinwurz Radix Consolidae majoris
Reisblei Graphites, Plumbago
Reisendersalbe Unguentum Hydargyri cinereum dilutum, Unguentum nervinum, Unguentum Populi
Reiserwurzel Rhizoma Caricis
Reismehl Amylum Oryzae
Reisöl Oleum Ricini
Reispuder Amylum Oryzae
Reißbeeren Fructus Berberidis
Reißblei Graphites, Plumbago
Reißelbeeren Fructus Berberidis
Reißenderstein Kalium aceticum
Reißgelb Arsenicum citrinum nativum
Reißkraut Herba Polygoni avicularis
Reißmanns Salbe Unguentum ophthalmicum rubrum
Reitersalbe Unguentum Hydrargyri cinereum dilutum
Reiterseife Sapo viridis
Reitertropfen Tinctura Chinioidini
Reitpulver Cantharides pulvis
Reizsalbe Unguentum Cantharidum, Unguentum Sabinae
Rekolter Fructus oder Lignum Juniperi

Rekrutenpflaster Emplastrum oxycroceum
Rektor sin Rezept Mel rosatum boraxatum
Relaka Herba Millefolii
Relik Herba Millefolii
Relitz Herba Millefolii
Relkike Herba Millefolii
Relktee Herba Millefolii
Rels Achillea Millefolium
Remerey Flores Chamomillae romanae
Remey Flores Chamomillae romanae
Rendantenpulver Pulvis contra Insecta
Renettensalbe Unguentum pomadinum album
Renköl Oleum Juniperi ligni, Oleum Terebinthinae empyreumaticum
Renkpflaster Emplastrum oxycroceum
Renksalbe Unguentum nervinum, Unguentum Populi
Renkschmiere Linimentum ammoniatum und Oleum Terebinthinae 2:1
Renksehnenöl Oleum camphoratum
Renkspiritus Spiritus saponato-camphoratus
Rennefahrt Herba Tanaceti
Renntierflechte Lichen islandicus
Renntierwurzel Radix Helenii
Renovatum Semen Foenugraeci
Renscher Tee Species laxantes
Rentamtspflaster Emplastrum fuscum

— 303 — Ricinussamen

Reps Flores Napi
Rerlkraut Herba Taraxaci
Resinaöl Oleum Ricini
Resinegalle Resina Jalapae
Resolvierender Spiritus Spiritus Rosmarini
Resselbeeren Fructus Berberidis
Resskenblumen Flores Sambuci
Rettigpulver Elaeosaccharum Foeniculi
Rettigsaft Sirupus simplex cum Spiritu Sinapis 1000:1
Rettigtropfen Spiritus Cochleariae
Reutersalbe Unguentum Hydrargyri cinereum dilutum
Reultinger Pillen Pilulae laxantes
Reuzel = Fett Adeps suillus
Revelaar, Revelaarskind Semen Lini
Revierblumen Flores Tanaceti
Rewaldstee Species aperientes
Rewkohkenöl Oleum Rapae
Rewkosalbe Unguentum flavum
Rezkorn, Rezroggen Secale cornutum
Rhabarber Rhizoma Rhei
— **pontischer** Rheum rhaponticum
—, **schwarzer** Tubera Jalapae
—, **wilder** Radix Lapathi
Rhabarberbeeren Fructus Berberidis
Rhabarbermagentropfen Tinctura Rhei vinosa
Rhabarberöl Oleum Papaveris
Rhabarbersaft Sirupus Rhei
Rhabarbertinktur, Darellis Tinctura Rhei vinosa
Rhabarbertinktur, wäßrige Tinctura Rhei aquosa
—, **weinige** Tinctura Rhei vinosa
Rhabarbertropfen Tinctura Rhei aquosa
Rhabarberwein Tinctura Rhei vinosa
Rhapontica Radix Rhapontieae
Rheinblumen Flores Stoechados
Rheumatismusbalsam Mixtura oleoso-balsamica mit Chloroform 3:1
Rheumatismusblätter Folia Castaneae, Herba Taraxaci Folia Eucalypti
Rheumatismuspastillen Tablettae Acidi acetylosalicylici
Rheumatismussalbe Unguentum Rosmarini compositum
Rhinozerosöl Oleum Ricini
Rhodiserholz Lignum Rhodii
Ribbeblad Herba Plantaginis
Ribel Rhizoma Graminis
Ribeselsaft Sirupus Ribium
Ribizel, schwarze Fructus Ribium nigrorum
Richardkraut Herba Verbenae
Richters Pflaster Emplastrum fuscum camphoratum
Richters Salbe Unguentum Lapidum Calaminarium
Ricinelappe Resina Jalapae
Ricinussamen Balsamum peruvianum

Ricinuswurzel Cortex Granati
Rickertsöl Semen Ricini
Rickum Semen Foenugraeci pulvis
Ridikulblaadjes Folliculi Sennae
Riechäther Aether aceticus
Riechefichte Herba Chamaepityos, Herba Teucrii
Riechendes Wasser Aqua foetida composita, Spiritus coloniensis
Riechessig Acetum aromaticum
Riechgras Herba Anthoxanthi
Riechklee Herba Meliloti
Riechsalz Ammonium carbonicum
Riechwasser Liquor Ammonii caustici, Spiritus odoratus
Riederöl Gemisch aus Oleum Hyperici 1, Oleum camphoratum 1,5, Liquor Ammonii caustici 1
Riedgläsli Folia Trifolii fibrini
Riedgras Rhizoma Caricis
Riegöl Oleum Lumbricorum
Riemenkraut Herba Hederae terrestris
Riementag Laminaria
Riemerei Flores Chamomillae romanae
Riesenschrötling Entoloma lividum. Giftig!
Riet Rhizoma Caricis
Rietsche, Riske = Reizker: Lactarius deliciosus
Rieverscher Tee Herba Galeopsidis
Riewöl Oleum viride
Riewsel Ceratum Terebinthinae

Riezenöl Oleum Ricini
Riffelbeeren Fructus Vitis Idaei
Rifspitzbeeren Fructus Berberidis
Rigaer Balsam Balsamum Locatelli, Tinctura Benzoës composita, Mixtura oleosobalsamica
Rijnbezien Fructus Rhamni catharticae
Rilling = Pfifferling: Cantharellus cibarius
Rilstee Flores Millefolii
Rinde, faule Cortex Frangulae
—, **eröffnende** Cortex Frangulae
—, **peruvianische** Cortex Chinae
Rindeken Cortex Cinnamomi ceylanici
Rindentee Cortex Frangulae
Rinderblumen Flores Arnicae, Flores Calendulae
Rinderkugeln Boletus cervinus
Rinderlust Boletus cervinus
Rindermark Medulla bovina
Rinderpulver Pulvis stimulans
Rindsgalle Fel Tauri
Rindstropfen Tinctura amara
Rindswurz Folia Hyoscyami
Ringelblumen Flores Calendulae, Flores Taraxaci
—, **mineralische** Ammonium chloratum ferratum
Ringelblumensalbe Unguentum flavum
Ringelhards Pflaster Emplastrum fuscum camphoratum
Ringelken Flores Calendulae
Ringelkraut Herba Cichorii

Ringelmeyers Pflaster Emplastrum fuscum camphoratum
Ringelrosen Flores Calendulae, Flores Rhoeados
Ringelrosenbutter Unguentum flavum
Ringelrosenöl Oleum Papaveris
Ringelrosensaft Sirupus Althaeae, Sirupus Rhoeados
Ringelrosensalbe Unguentum flavum
Ringelrosenspiritus Tinctura Arnicae diluta
Ringelsalbe Unguentum flavum
Ringelwasser Aqua Sambuci
Ringeza Folia Taraxaci
Ringöl Oleum Lumbricorum
Ringpilz Boletus luteus
Rinkenpflaster Emplastrum oxycroceum
Rinnefahrt Herba Tanaceti
Rippel Herba Millefolii
Rippenkraut Herba Millefolii, Herba Plantaginis
Ripplikraut Herba Plantaginis
Rippstangen Radix Lapathi
Rispal, Rispel Lichen islandicus
Risspilz, ziegelroter Inocybe patouillardi. Giftig!
Ritgesöl Oleum Ricini
Ritterblumen Flores Calcatrippae
Ritterkerzen Candelae fumales
Ritterpomade Unguentum Hydrargyri cinereum dilutum
Rittersalbe Unguentum Hydrargyri cinereum dilutum
Ritterspiel Flores Calcatrippae
Ritterspörli Flores Calcatrippae
Rittersporn Flores Calcatrippae
Rittespornöl Oleum viride
Ritterspornsamenpulver Pulvis contra Pediculos, Semen Nigellae pulvis
Rittespornwasser Aqua Tiliae
Ritz Herba Plantaginis
Ritzebüttelsalbe Unguentum ophthalmicum
Ritzelesöl Oleum Ricini
Ritzersaft Succus Liquiritiae
Riversches Tränkchen Potio Riverii
Rizala Fructus Berberidis
Rizinuswurzel Cortex Granati
Rizwurzelkraut Herba Pulsatillae
Roabsalbe Ceratum fuscum
Röberblüten Flores Tanaceti
Robertskraut Herba Geranii
Robertwitt Tinctura Chinae composita
Rochbeerrinde Cortex Mezereï
Rochellersalz Tartarus natronatus
Rochowstropfen Tinctura Chinioidini
Rochustropfen Tinctura Absinthii
Rockenblumen Flores Cyani
Röckerkätschen Candelae fumales
Rocku Orleana
Röd = rot
Rodamiustropfen Tinctura Rhei vinosa
Rodebeetsdroppen Tinctura bezoardica
Rodebodder Ceratum Cetacei rubrum

Rodebrandschwede Ceratum Cetacei rubrum
Rodebundica Radix Rhapontici
Rödelkraut Herba Pedicularis
Rodendistel Radix Eryngii
Rodermennig Herba Agrimoniae
Rödströggerod Rhizoma Tormentillae
Rogenschmalz Oleum Jecoris
Roggamütterla Secale cornutum
Roggemör Secale cornutum
Roggenblumen Flores Cyani
Roggenblütenwasser Aqua Sambuci
Roggenmutter Secale cornutum
Roggennägeli Flores Githaginis
Roggenöl Oleum Jecoris
Rogwurz Radix Bryoniae
Rohfleischtupp Alumen ustum
Rohheide Flores Spartii, Herba Genistae
Rohlegg Herba Millefolii
Röhlk, Rölken, Röllike, Rölskraut Herba Millefolii
Röhlkeblumen Flores Primulae
Rohmbeeren Fructus Rubi fruticosi
Röhrenkassie Cassia fistula
Rohrheide Herba Genistae
Rohrkassie Cassia fistula
Röhrkraut Herba Taraxaci
Rohrlack Lacca in tabulis
Röhrlekraut Herba Taraxaci
Rohrminze Herba Calaminthae

Rois Kräutermedizin Infusum Sennae compositum
— **Kräutertee** Species laxantes
Rökertätschken Candelae fumales
Roku Orleana
Rolegger Herba Millefolii
Roleiblumen Flores Millefolii
Rölken Herba Millefolii
Rölskraut Herba Millefolii
Rölkwasser Aqua Melissae
Rollgerstl Hordeum perlatum
Rollspulver Pulvis antiepilepticus Marchionis
Rollwödel Herba Equiseti
Romantischer Essig Acetum aromaticum
Romeien Flores Chamomillae romanae
Romeikenöl Oleum Chamomillae coctum
Romer Flores Chamomillae romanae
Romerai Flores Chamomillae romanae
Römerien Folia Althaeae
Romey Flores Chamomillae romanae
Römisch. Alaun Alumen
— **Bohnen** Semen Ricini
— **Hanfsamen** Semen Ricini
— **Kamillen** Flores Chamomillae romanae
— **Kümmel** Fructus Cumini
— **Quendel** Herba Thymi
— **Rübe** Radix Bryoniae
— **Tee** Herba Chenopodii
Rommelkruid Fructus Amomi pulvis, Piper nigrum pulvis
Rompennoten Semen Myristicae

Rön-Zaft Sirupus Rubi Idaei
Roob Laffecteur Sirupus Sarsaparillae compositus
Roobol Herba Equiseti arvensis
Rooing Unguentum Terebinthinae
Roporellen Rhizoma Rhei
Roraxsalbe Balsamum Locatelli rubrum
Rosabalsam Tinctura Aloës
Rosamarei, Rosamari Folia Rosmarini
Rosarum Mel rosatum
Rosasalz Stannum chloratum ammoniatum (Pinksalz)
Rosaspiritus Spiritus Rosmarini
Rosemarie Folia Rosmarini
Rosenäpfel Gallae Rosarum
Rosenbeeren Fructus Cynosbati
Rosenblätter Flores Rosae
—, schwarze: Flores Malvae arboreae
Rosenbranntwein Spiritus odoratus
Rosenessenz Oleum Tamarisci
Rosenflor Bezetta rubra
Rosenholz Lignum Rhodii
Rosenholzöl Oleum Ligni Rhodii, Oleum Palmae rosae, Oleum Anisi āā
Rosenhonig Mel rosatum
Rosenkerne Semen Cynosbati
Rosenknochensalbe Unguentum Rosmarini compositum
Rosenköhm Aqua Rosmarini spirituosa
Rosenkörig Gallae Rosarum
Rosenkranztee Herba Serpylli
Rosenkraut Folia Ribis

Rosenkreide (gegen die Rose) Zincum oxydatum crudum
Rosenlatwerge Conservae Rosae, Electuarium Sennae
Rosenlorbeerblätter Folia Oleandri
Rosenmehl Flores Rosae pulvis, Pulvis ad Erysipelas
Rosenmilch Aqua Rosae cum Tinctura Benzoës
Rosenöl, rotes Oleum crinale rubrum
Rosenpappeln Flores Malvae arboreae
Rosenpflaster Emplastrum Cerussae, Emplastrum saponatum rubrum
Rosenpomade Unguentum pomadinum album
— von Kampen Unguentum Cerussae camphoratum
Rosenpulver Flores Rosae pulvis, Pulvis ad Erysipelas
Rosensaft Mel rosatum
Rosensalbe Unguentum leniens, Unguentum ophthalmicum
Rosensamen Semen Cynosbati
Rosenschlafäpfel Gallae Rosarum
Rosenschwamm Fungus Cynosbati
Rosenstein Zincum sulfuricum
Rosensteinsche Augensalbe Unguentum Zinci
— Kinderpulver Pulvis Magnesiae cum Rheo
Rosenstocköl Mixtura oleosobalsamica
Rosentuch Bezetta rubra

Rosenvankampher Unguentum Cerussae camphoratum
Rosenwasser Aqua Rosae
Rosenzucker Conserva Rosarum
Rosewieß Sirupus Ribium rubrorum
Rosinengalak, -gojak, -kappe, -polaken Pulvis Jalapae laxans
Rosinengalle gegen Frost Unguentum Plumbi
Rosinenpulver Chininum sulfuricum, Tubera Jalapae pulvis
Rosinensalbe Emplastrum Lithargyri compositum, Unguentum rosatum
Rosinentropfen, braune Tinctura Chinioidini
—, weiße Solutio Chinini sulfurici
Rosinenwein Vinum Malacense
Roskenblumen Flores Sambuci
Röskenrot Bezetta rubra
Röslimaristuda Folia Rosmarini
Rosmarin Folia Rosmarini
—, wilder Herba Ledi palustris
Rosmarinbettstroh Herba Serpylli
Rosmarinbutter Unguentum Rosmarini compositum
Rosmaringeist Spiritus Rosmarini
Rosmarinkrautwein Spiritus Rosmarini
Rosmarintinktur „Kneipp" Tinctura Rosmarini e Herba recente

Rosolblau Acidum rosolicum
Rosölikraut Herba Rorellae (= Herba Droserae)
Rospel Lichen islandicus
Rossoli Herba Rorellae (= Herba Droserae)
Rostfleckensalz Kalium bioxalicum, Acidum tartaricum
Röstgummi Dextrinum
Rostocker Fiebertropfen Tinctura Chinioidini
— Krampftropfen Tinctura Valerianae aetherea
— Magentropfen Tinctura amara
Rostpulver Kalium bioxalicum, Acidum tartaricum
Rostwasser Acidum sulfuricum crudum dilutum
Roßaloë Aloë
Roßampfer Herba Lapathi cicuti
Roßamselspiritus Spiritus Formicarum
Roßäugli Flores Primulae farinosae
Roßbeeren Fructus Myrtilli
Roßblätter Folia Farfarae
Roßblume Taraxacum officinale
Roßessenz Acetum pyrolignosum, Tinctura Aloës, Tinctura Asae foetidae āā, Tinctura Aloës composita, Tinctura Valerianae aetherea
Roßfarnwurzel Rhizoma Polypodii
Roßfenchel Fructus Phellandrii
Roßgelb Arsenium citrinum nativum

Roßhuaba Tussilago Farfara
Roßhub Roßhuebe Folia Farfarae
Roßhufen Folia Farfarae
Roßhuftinktur Tinctura Aloës, Tinctura Benzoës composita aa
Roßkastanienrinde Cortex Hippocastani
Roßkästenäschel Cortex Hippocastani
Roßklee Herba Acetosellae
Roßklettenwurz Radix Bardanae
Roßkraut Herba Ledi
Roßkümmel Fructus Cumini
Roßkümmelkraut Herba Chaerophylli
Roßlattig Folia Farfarae
Roßlauchkraut Herba Scordii
Rösselblume, Rößl Aconitum Napellus
Rößlikraut Herba Corydalis
Roßmalven Herba Malvae silvestris
Roßmark Oleum Arachidis
Roßmarkpomade Ceratum Cetacei (= Unguentum Cetacei)
Roßmierenspiritus Spiritus Formicarum
Roßnageln Flores Caryophylli
Roßnesselkraut Herba Sideritidis
Roßpappeln Folia Malvae
Roßpulver Pulvis pro equis, Semen Foenugraeci pulvis grossus
Roßrippe Herba Plantaginis
Roßrübe Radix Bryoniae
Roßsäckel Tubera (Fructus) Colchici
Roßschwanz Herba Equiseti arvensis
Roßschwefel Sulfur griseum
Roßstupp Pulvis pro equis
Roßtee Species pectorales
Roßtinktur Tinctura Aloës
Roßwurzel Radix Bryoniae, Radix Carlinae
Roßzähne Folia Hyoscyami
Rötelwurz Radix Succisae
Rot, englisches Caput mortuum
—, Florentiner Lacca Florentina
—, Nürnberger Terra rubra
—, Pariser Ferrum oxydatum rubrum crudum, Minium
—, preußisches Ferrum oxydatum rubrum crudum
— Äpfelblüte Flores Granati
— Anhaltspulver Pulvis temperans ruber
— Archenpulver Pulvis contra Pediculos
— Augenbalsam Unguentum Hydrargyri rubrum dilutum
— Aurin Herba Centaurii
— Baggeln Herba Artemisiae
— Beettropfen Tinctura Pini composita
— Beinsalbe Unguentum exsiccans
— Bethstropfen Tinctura bezoardica
— Bolssalbe Unguentum exsiccans
— Brandschmer Ceratum Cetacei rubrum
— Brandschwede Ceratum Cetacei rubrum

Rot. Brasilienholz Lignum Fernambuci
— **Bundika** Radix Rhapontici
— **Butter** Unguentum potabile rubrum
— **Chinakinderpulver** Pulvis pro Infantibus
— **Doste** Herba Origani
— **Drachenpulver** Pulvis pro equis ruber, Bolus rubra
— **Edelerzpulver** Pulvis epilepticus ruber
— **Edelsteinpulver** Pulvis epilepticus ruber
— **Ernst** Radix Gentianae
— **Flor** Bezetta rubra
— **Flußtropfen** Tinctura Lignorum, Tinctura Aloës composita
— **Fritzensalbe** Unguentum Hydrargyri rubrum
— **Gauchheil** Herba Anagallidis
— **Guldenöl** Oleum Petrae rubrum
— **Himmelssalbe** Unguentum ophthalmicum rubrum
— **Hirschhorn** Caput mortuum
— **Hundszunge** Unguentum potabile rubrum
— **Kapuzinersalbe** Unguentum Hydrargyri rubrum
— **Katharinenöl** Oleum Petrae rubrum
— **Knoblauch** Asa foetida, Radix Asphodeli
— **Kopfsalbe** Unguentum Hydrargyri rubrum
— **Krätzsalbe** Unguentum Hydrargyri rubrum
— **Kruciuspflaster** Emplastrum oxycroceum

Rot. Lappen Bezetta rubra
— **Lawendeltropfen** Tinctura Lavandulae composita
— **Liebespulver** Pulvis aromaticus
— **Lumpen** Bezetta rubra
— **Makari** Unguentum Hydrargyri rubrum
— **Missetat** Unguentum ophthalmicum rubrum
— **Moos** Carrageen
— **Myrrhen** Myrrha
— **Nerventropfen** Tinctura Ferri acetici aetherea
— **Niederschlagendes Pulver** Pulvis temperans ruber
— **Nieröl** Oleum Philosophorum
— **Ochsenzunge** Radix Alcannae
— **Olan** Oleum Hyperici
— **Olium** Oleum Hyperici
— **Pappeln** Flores Malvae arboreae
— **Pimpinelle** Radix Sanguisorbae
— **Pingelsalbe** Unguentum Hydrargyri rubrum
— **Präzipitat** Unguentum Hydrargyri rubrum
— **Prinz mit Haar** Unguentum Hydrargyri rubrum
— **Pulver** Pulvis Magnesiae cum Rheo, Pulvis temperans ruber
— **Rosenöl** Oleum crinale rubrum
— **Schlagtropfen** Tinctura aromatica
— **Schreckpulver** Pulvis temperans ruber
— **Schwefel** Cinnabaris

Rot. Seidensalbe Unguentum Hydrargyri rubrum
— **Sensenmagentropfen** Tinctura Sennae composita
— **Stahlpulver** Ferrum oxydatum rubrum
— **steigender Nachtschatten** Stipites Dulcamarae
— **Tee** Flores Rhoeados
— **Wegerich** Herba Plantaginis majoris
— **Widerton** Herba Adianti aurei
— **Wundbalsam** Tinctura Benzoës composita
— **Wurzel** Radix Alcannae
— **Zehrtropfen** Tinctura aromatica
— **Zungenwurzel** Radix Alcannae
Rotbackenküfle Pilulae Ferri carbonici
Rotbackenpillen Pilulae Ferri carbonici, Pilulae aloëticae ferratae
Rotbackenpulver Ferrum oxydatum cum Saccharo
Rotbackentropfen Tinctura Ferri pomati
Rotbeerblätter Folia Fragariae
Rotbeersaft Sirupus Berberidis, Sirupus Rubi Idaei
Rotbeersalbe Unguentum potabile rubrum
Rotbeize Liquor Aluminii acetici crudus
Rotblau Anilinum rubrum
Röte, auch türkische Radix Alcannae
Roteibenblätter Folia Taxi
Roteisenstein Lapis Haematitis

Rötel Lapis Haematitis
Röteli Flores Primulae
Rötelstein Bolus rubra, Lapis Haematitis
Rötelwurz Radix Rubiae
Rotenze Radix Gentianae
Roterde, armenische Bolus rubra
Rotfärberwurzel Radix Alcannae
Rotfußröhrling, Rotfüßchen Boletus chrysenteron
Rotgungel Rhizoma Tormentillae
Rothäubchen Boletus rufus
Rotheilwurzel Rhizoma Tormentillae
Rotholz Lignum Fernambuci
Rotkali Kalium permanganicum
Rotkappe Boletus rufus
Rötke Herba Millefolii
Rotkelchenbeersalbe Unguentum potabile rubrum
Rotkelchenöl Oleum Hyperici
Rotkelchensaft Sirupus Rubi Idaei
Rotlaufkraut Herba Geranii
Rotlaufkugeln Globuli ad Erysipelas
Rotlauföl Oleum Hyperici
Rotlaufpflaster Emplastrum Cerussae
Rotlaufpulver Pulvis ad Erysipelas
Rotlaufsalbe Unguentum Cerussae
Rotlaufschutz Acidum hydrochloricum dilutum
Rotlümpel Bezetta rubra
Rotmachgelb Crocus
Rotmilchherzpulver Pulvis epilepticus ruber

Rotminenpflaster Emplastrum Minii rubrum
Rotocker Terra de Siena
Rotöl Oleum Hyperici
Rotorinkraut Herba Centaurii
Rotpräcipitat Unguentum Hydrargyri rubrum
Rotrindentee Cortex Frangulae
Rotsalz Natrium aceticum crudum
Rotsandelholz Lignum Santali rubrum
Rotscharlakenpulver Gutti pulvis
Rotschlütten Fructus Alkekengi
Rotspan Lignum Fernambuci
Rotstahlpflaster Emplastrum ad Rupturas
Rotstein, armenischer Bolus rubra
Rotwisplichöl Oleum Hyperici
Rotwundwasser Aqua vulneraria rubra
Rotwurz Rhizoma Tormentillae, Radix Alcannae
Rotwurzöl Oleum Hyperici
Rottenwurzel Radix Valerianae
Rotterdamsche Tritum Unguentum Plumbi
Rotzer = Butterpilz: Boletus luteus
Röwe = Rübe
Rozenheul Flores Rhoeados
Rüabstickel Radix Levistici
Rübe, faule Radix Bryoniae
Rübenkraut, wildes Folia Farfarae
Rübenpflaster Emplastrum fuscum camphoratum
Rübenpflaster, schwarzes Emplastrum fuscum
—**, weißes** Emplastrum Cerussae
Rübensaft Succus Dauci inspissatus
Ruberitze = Großer Schirmpilz: Lepiota procera
Rübezahltropfen Tinctura amara, Tinctura Chinioidini
Rubinschwefel Arsenium sulfuratum
Rubkraut Herba Marrubii
Rübliwat Flores Napi
Rüböl Oleum Rapae
Rubricke Minium
Rubrikrot Minium
Rubsalbe Emplastrum fuscum camphoratum
Rübsamen Semen Napi
Ruchblätter Folia Salviae
Ruchelkörn Pulvis contra Pediculos
Ruchfutter Pulvis pro Equis
Ruchgas Herba Anthoxanthi
Ruchhörnli Semen Foenugraeci
Rückebusch Herba Abrotani
Ruckerblüt Flores Bellidis
Rüdbalsam Balsamum peruvianum
Rudbalsam Balsamum peruvianum
Rudsalbe Balsamum peruvianum
Rüdsalbe Unguentum sulfuratum
Rüesling = Rothäubchen: Boletus rufus
Ruffensalbe Unguentum Hydrargyri album
Rufkraut Herba Sideritidis

Ruf, Widerruf und Gegenruf Herba Conyzae, Herba Ptarmicae, Herba Sideritidis aa
Rügeliкümmi Fructus Coriandri
Rugertee Herba Marrubii
Ruh = rauh
Ruhenicht Liquor Ammonii caustici
Ruhepulver für Kinder Pulvis Magnesiae cum Rheo
Ruhesaft Sirupus Papaveris
Ruhewasser Aqua Foeniculi
Ruhhakeln Ononis spinosa
Ruhlatwerge Electuarium Sennae
Ruhpulver Pulvis epilepticus Marchionis, Pulvis carminativus, Pulvis Magnesiae cum Rheo
Ruhralant Herba Conyzae
Ruhrblumen Flores Stoechados
Ruhrkirchen Fructus Corni
Ruhrkraut Herba Mercurialis, Herba Eupatorii
Ruhrkrautblüten Flores Stoechados
Ruhröl Oleum viride
Ruhrrinde Cortex Cascarillae, Cortex Simarubae
Ruhrtropfen Tinctura Cascarillae
Ruhrwurzel Radix Colombo, Rhizoma Tormentillae
Ruhsaft Sirupus Chamomillae, Sirupus Mannae, Sirupus Rhei, Sirupus Papaveris
Ruhtropfen Tinctura Valerianae
Ruhwasser Aqua aromatica, Aqua Foeniculi

Ruku Orleana
Rulands Lebensbalsam oder Schwefeltropfen Oleum Terebinthinae sulfuratum
Rülsblumen Flores Millefolii
Rumesch Herba Teucrii
Rumorpflaster Emplastrum ad Rupturas
Rundallermannsharnisch Bulbus victorialis rotundus
— **Sigmarswurz** Bulbus victorialis rotundus
Rundrie Secale cornutum
Runzerenbeerenkraut Folia Rubi fruticosi
Ruppenmünze Folia Menthae crispae
Ruppimenthen Folia Menthae crispae
Rüpplikraut Herba Millefolii
Rüppsuchtsalbe Unguentum Rosmarini compositum
Ruprechtskraut Herba Geranii
Rüpschpomade Unguentum Hydrargyri cinereum dilutum
Ruschbeerblätter Folia Myrtilli
Ruschbeere Fructus oder Folia Mytilli
Ruscherrinde Cortex Ulmi
Ruskraut Herba Conyzae
Rüsselkraut Herba Plantaginis
Russelrinde Cortex Ulmi
Russenpulver Pulvis inspersorius cum Borace
Russisch. Balsam Tinctura Benzoës composita
— **Bohen** Semen Ricini
— **Kalk** Calcaria viennensis

Russisch. Öl Oleum Rusci
— **Pflaster** Emplastrum fuscum
— **Schoten** Fructus Capsici
— **Stahltropfen** Tinctura Ferri chlorati aetherea
— **Tropfen** Tinctura anticholerica
— **Wasser** Spiritus Melissae compositus
Rußessenz Tinctura Fuliginis
Rußgelb, Rüßgelb Arsenium citrinum nativum
Rußnussenöl Oleum Petrae
Rußöl Kreosotum
Rustelrinde Cortex Ulmi
Rüsterrinde Cortex Ulmi
Rustbaumrinde Cortex Ulmi
Rute Tubera Ari, Herba Rutae
Rutenkraut Herba Rutae
Rutenöl Oleum Jecoris
Rutenwurz Rhizoma Ari
Rütersaft Succus Liquiritiae
Rütersalv Unguentum Hydrargyri cinereum dilutum
Rutheil Folia Rutae
Ruthmachgähl Crocus
Rutschpulver Talcum
Rütte Herba Rutae
Ruuksigge Rhizoma Calami
Rymbesinge Fructus Rhamni catharicae

S

Saafbrot Fructus Ceratoniae
Saarbaumknospen Gemmae Populi
Saarbollenknospen Gemmae Populi
Saat = Samen
Saatgras Rhizoma Graminis
Saatrosen Flores Malvae arboreae
Sabadill Semen Sabadillae
Sabadillsalbe Unguentum Hydrargyri cinereum dilutum
Sabels Acorus calamus
Säbenbaumbeeren Fructus Juniperi (Sabinae)
Säbendeispulver Pulvis pro Equis
Sabikraut Folia Salviae
Sabintinktur Tinctura Arnicae
Sachfriß Herba Millefolii
Sachsenfraß Lignum Sassafras
Sächsischblau Coeruleum berolinense
Sächsische Magentropfen Tinctura Aloës compostia
— **Schwefelsäure** Acidum sulfuricum fumans
Säckchenpulver Pulvis contra Insecta
Säckelkraut Herba Bursae Pastoris
Sackpackdi Pulvis contra Pediculos
Sackuar Herba Scabiosae
Sadebaum Summitates Sabinae
Sadebaumbeeren Fructus Juniperi (eigentlich Fructus Sabinae)
Sadebaumöl Oleum Hyoscyami, Oleum Sabinae
Sadewurzel Lignum Quassiae
Safengeist Spiritus saponatus
Safferblumen Flores Carthami
Safferet Crocus
Safferetblümli Crocus

Safferetstäbli Emplastrum oxycroceum
Saffernt Crocus
Säffer Crocus
Saffian Folia Salviae
Saflat s. Salvolat
Saflor Flores Carthami
Safran Crocus
—, **falscher oder wilder** Flores Carthami
Safranpflaster Emplastrum oxycroceum
Safranspiritus Spiritus camphoratus crocatus
Safranstäbli Emplastrum oxycroceum
Safranwurzel Rhizoma Curcumae
Safran und Blum Crocus et Macis
Safrich Crocus
Saftbraun Catechu
Saftgrünbeeren Fructus Rhamni catharticae
Säftle Sirupus Mannae
Säftpflaster Emplastrum Lithargyri
—, **vermehrtes** Emplastrum Lithargyri compositum
Sagarill Cortex Cascarillae
Sagebaum Summitates Sabinae
Sägkraut Herba Millefolii
Sagradarinde Cortex Cascarae sagradae
Sagstoff Pulvis contra Pediculos
Sahentsöl Oleum Juniperi Ligni
Saidschützer Salz Magnesium sulfuricum
Sainfoin Herba Medicaginis

Saint Germaintee Species laxantes
Saint Germaintinktur Tinctura Sennae
Säkfitee Flores Chamomillae
Sala Cortex Salicis
Salabisessig Acetum Sabadillae
Salat, giftiger Herba Lactucae virosae
Salatöl Oleum Olivarum, Oleum Arachidis
Salbe Folia Salviae
—, **ägyptische** Unguentum Aeruginis, Unguentum ophthalmicum rubrum
—, **alte Schaden** Unguentum Zinci
—, **aromatische** Unguentum nervinum
—, **austrocknende** Unguentum exsiccans
—, **Authenrieths** Unguentum Plumbi tannici
—, **blaue** Unguentum Hydrargyri cinereum dilutum
—, **borsdorfer** Unguentum pomadinum album
—, **durchdringende** Unguentum nervinum
—, **einfache** Unguentum cereum
—, **englische** Unguentum leniens
—, **erweichende** Unguentum flavum, Unguentum Populi, Unguentum Hydrargyri cinereum dilutum
—, **flüchtige** Linimentum ammoniatum
—, **französische** Unguentum Hydrargyri citrinum
—, **gelbe** Unguentum flavum

Salbe, Genfer Unguentum strumale
—, **gewöhnliche** Unguentum cereum
—, **Glogauer** Unguentum Hydrargyri citrinum
—, **Goulardsche** Unguentum Plumbi
—, **graue** Unguentum Hydrargyri cinereum dilutum
—, **grüne** Unguentum nervinum, Unguentum Populi
—, **hebräische** Unguentum diachylon
—, **Hebras** Unguentum diachylon
—, **Königseer** Emplastrum fuscum camphoratum
—, **Lauks** Unguentum Hydrargyri citrinum
—, **Londoner** Unguentum leniens
—, **neapolitanische** Unguentum Hydrargyri cinereum dilutum
—, **neunerlei** Unguentum nervinum
—, **rauhe** Folia Salviae
—, **Reißmanns** Unguentum ophthalmicum
—, **scharfe** Unguentum Cantharidum
—, **schmale** Folia Salviae
—, **schwarze** Unguentum Ichthyoli, Ungeuntum nigrum DRF, Emplastrum fuscum, Unguentum Hydrargyri cinereum dilutum
—, **tolle** Electuarium Sennae, Electuarium theriacale
—, **weiße** Unguentum Cerussae

Salbe, Werthofs Unguentum Hydrargyri album
—, **zerteilende** Unguentum Kalii jodati, Unguentum Elemi
Salbeiöl (Kneipp) Oleum Salviae coctum
Salbenblätter Folia Salviae
Salbine Folia Salviae
Sale Cortex Salicis
Salegrag Tubera Salep
—, **amerikan.** Amylum Marantae
Sal essentiale Tartari Acidum tartaricum
Salep, amerikanisch. Amylum Marantae
Salf = Salbe, auch Salbei
Salfara = Salbei
Salfere Folia Salviae
Salfererbalsam Oleum Lini sulfuratum
Salferertee Folia Salviae
Salfi = Salbei
Salicylstreupulver Pulvis salicylicus cum Talco
Salcylstupp Pulvis salicylicus cum Talco
Saliter Kalium nitricum
Salitergeist Spiritus Aetheris nitrosi
Salmblume Flores Bellidis
Salmensalbe Unguentum Rosmarini compositum
Salmiak Ammonium chloratum
—, **fixer** Calcium chloratum
—, **flüchtiger** Ammonium carbonicum, Liquor Ammonii caustici
—, **martialischer** Ammonium chloratum ferratum

Salmiak zum Backen Ammonium carbonicum
Salmiakblumen Ammonium chloratum
Salmiakgeist Liquor Ammonii caustici
—, **blauer** Spiritus coeruleus
Salmiakgeist, versüßter Liquor Ammonii anisatus, Liquor Ammonii caustici spirituosus
Salmiaklakrizen Pastilli Ammonii chlorati
Salmiakpastillen Pastilli Ammonii chlorati
Salmiaksalz Ammonium carbonicum (zum Backen), Ammonium chloratum (zum Einnehmen), Ammonium chloratum sublimatum (zum Löten)
Salmiakspiritus Liquor Ammonii caustici
Salmiakstein Ammonium chloratum sublimatum (zum Löten)
Salniter Kalium nitricum
Salnitri Kalium nitricum
Salomonssiegel Rhizoma Polygonati
Salomonstiefel Rhizoma Polygonati
Salomontropfen Oleum Terebinthinae sulfuratum
Salpeter Kalium nitricum
—, **kubischer** Natrium nitricum
Salpeteräther Spiritus Aetheris nitrosi
Salpetergeist Acidum nitricum
—, **versüßter** Spiritus Aetheris nitrosi

Salpeternaphtha Spiritus Aetheris nitrosi
Salpeterpapier Charta nitrata
Salpetertafeln Kalium nitricum tabulatum
Salpetertropfen Spiritus Aetheris nitrosi
Salpeterzeltchen Kalium nitricum tabulatum
Salsch Cortex Salicis
Salse eingedickter Saft, Succus
Salsendornbeeren Fructus Berberidis
Saltaltri Kalium carbonicum
Saltartari Kalium carbonicum
Saltling Herba Acetosae
Saltorter Kalium carbonicum
Saltrianbeeren Fructus Alkekengi
Salus et vinus Liquor Ammonii caustici
Salus und Lavendel Spiritus Lavandulae ammoniatus (3+1)
Salusspiritus Acidum hydrochloricum dilutum
Sälv Folia Salviae
Salvatorbalsam Balsamum peruvianum, Tinctura Benzoës composita
Salve, rauhe Folia Salviae
Salverer Folia Salviae
Salvetinktur Tinctura Salviae, Tinctura amara
Sälvli Folia Salviae
Salvolate, aromatische Liquor Ammonii aromaticus
—, **blaue oder grüne** Aqua coerulea
—, **gelbe** Liquor Ammonii anisatus, besonders für die Bienenzucht

Salvolate — 318 —

Salvolate, weiße Liquor Ammonii caustici, Aqua vulneraria spirituosa
— — **zum Einnehmen** Liquor Ammonii anisatus
Salvolatspiritus, innerlich Liquor Ammonii anisatus
Salvolatspiritus, äußerlich Liquor Ammonii caustici
Sal volatile Ammonium carbonicum
Salz, Berliner Natrium bicarbonicum
—, **Berthollets** Kalium chloricum
—, **Braunschweiger** Natrium sulfuricum
—, **Bremer** Natrium sulfuricum
—, **Bullrichs** Natrium bicarbonicum
—, **Egerer** Magnesium sulfuricum
—, **englisches** Magnesium sulfuricum
—, **flüchtig-englisch** Ammonium carbonicum
—, **flüchtiges** Ammonium carbonicum
—, **Frankfurter** Natrium bicarbonicum
—, **Karlsbader** Sal Carolinum
—, **Kreuzburger** Magnesium sulfuricum
—, **Mohrsches** Ammonium sulfuricum ferratum
—, **Rocheller** Tartarus natronatus
—, **Schlippes** Stibio-natrium sulfuricum
—, **Seidlitzer** Magnesium sulfuricum

Salzalkali Natrium carbonicum
Salzäther Spiritus Aetheris chlorati
—, **versüßter** Spiritus Aetheris chlorati
Salzburger Tropfen Elixir Proprietatis, Tinctura Aloës composita
Salzgeist Acidum hydrochloricum
—, **versüßter** Spiritus Aetheris chlorati
Salzglas Fel Vitri
Salzkraut Herba Salsolae
Salzöl Acidum hydrochloricum (Vorsicht!)
Salzschaff Pulvis pro equis
Salzspiritus Acidum hydrochloricum, Spiritus Vini Gallici cum Sale
Salzstein Sal Gemmae (Steinsalz)
Salzunger Tropfen Elixir Proprietatis, Tinctura Aloës composita
Samakt Herba Melissae, Herba Saniculae
Samariterbalsam Oleum rubrum
Samaritergeist Spiritus Melissae compositus
Samariterpflaster Emplastrum fuscum, Emplastrum Cerussae, Emplastrum Lithargyri molle
Samaritersalbe Emplastrum Lithargyri molle
Sämchenöl Oleum Rapae
Sämel Lycopodium
Samen der Brautimhaar oder der Jungferimgrünen Semen Nigellae

Salbe, spanischer Semen Canariense

—, wohlriechender Fructus Amomi

Samenlack Lacca in granis

Samenöl Oleum Sesami

Samensalz Ammonium chloratum

Samenstaub Pulvis contra Pediculos

Sämersamen Fructus Cannabis

Samlottenkraut Herba Oreoselini

Samtblacka Folia Farfarae

Samtblümchen Flores Violae tricoloris, Flores Bellidis

Samtpappelblüten Folia Althaeae

Samtpappeln Flores Malvae arboreae

Samtpappelwurzel Radix Althaeae

Samtschwarz Carbo Ossium, Spodium

Sanamundenwurzel Rhizoma Caryophyllatae

Sandbeerblätter Folia Uvae Ursi

Sandblackte Folia Farfarae

Sandblätter Folia Farfarae

Sandblüemli Flores Farfarae

Sandblumen Flores Farfarae

Sandbrot Fructus Ceratoniae

Sanddistelwurzel Radix Carlinae

Sandedroni Flores Cinae

Sandel, gelber Rhizoma Curcumae

Sandelholz, blaues Lignum nephridicum

—, gelbes Lignum Santali citrinum

Sandelholz, rotes Lignum Santali rubrum

—, weißes Lignum Santali album

Sandelrot Lignum Santali rubrum

Sandgoldblumen Flores Stoechados

Sandimmortellen Flores Stoechados

Sandkraut Arenaria, Folia Farfarae, Herba Ivae moschatae

Sandpilz Boletus variegatus

Sandrach Sandaraca

Sandrainblumen Flores Stoechados

Sandriedwurz Rhizoma Caricis

Sandröhrling Boletus variegatus

Sandruhrblumen Flores Stoechados

Sandsaat Semen Staphisagriae

Sandsegge Rhizoma Caricis

Sandstrohblumen Flores Stoechados

Sandwegtritt Herba Plantaginis

Säneschlotten Folliculi Sennae

Sängerkraut Herba Saturejae, Herba Erysimi

Sängerschiffchen Veilchenpastillen, Pastilles d'orateurs

Sanikel Herba Saniculae, Herba Dentariae

Sanikelöl Oleum viride

Sanikelsalbe Unguentum basilicum, Unguentum nervinum viride

Sanikelstein Lapis Calaminaris

Sanissalbe Unguentum nervinum
Saniter Kalium nitricum
Saniterspiritus Spiritus Aetheris nitrosi
Sanktbernhardskraut Herba Cardui benedicti
Sanktgeorgstropfen Oleum Terebinthinae sulfuratum
Sankt Germain-Tee Species laxantes
Sanktjakobsöl Oleum Hyoscyami, Oleum rubrum
Sanktjakobstropfen Tinctura Aloës composita
Sanktjohanniskraut Herba Hyperici
Sanktjürgenkrautwurzel Radix Valerianae
Sanktkatharinenkraut Herba Geranii
Sanktkatharinenöl Oleum Petrae rubrum
Sanktkatharinensamen Semen Nigellae
Sanktkonradskraut Herba Hyperici
Sanktlorenzwurz Radix Vincetoxici
Sanktluziankraut Herba Arnicae
Sanktorikraut Herba Centaurii
Sanktottilienkrautwurzel Radix Consolidae
Sanktpaulswurzel Rhizoma Imperatoriae
Sanktpeter Kalium nitricum
Sanktpeteröl Oleum Petrae rubrum
Sanktpeterskoken Kalium nitricum tabulatum
Sanktpeterskraut Herba Parietariae
Sanktpeterswurzel Radix Succisae
Sanktpetristab Herba Virgaureae
Sanktumholz Lignum Guajaci
Sankt Yves Augenbalsam Unguentum ophthalmicum compositum
Sansonatebalsam Balsamum peruvianum
Santelholz Lignum Santali
Santredoni Flores Cinae, Trochisci Santonini
Santeywurzel Radix Saniculi
Santorie Herba Centaurii
Saphedentee Folia Salviae
Sappikanten Succus Liquiritiae
Sapsüß Succus Liquiritiae
Sarazenkraut Aristolochia Clematitis
Sarbacheknospen Gemmae Populi
Sarbollenknospen Gemmae Populi
Sardellenwurzel, rote Lignum Santali rubrum
Sareptasenf Semen Erucae
Sarratisalbe Unguentum Plumbi
Sarriette Herba Saturejae
Sarsaparille Radix Sarsaparillae
Sarsaparillian Sirupus Sarsaparillae compositus
—, deutsche Rhizoma Caricis
Sartoriuspflaster Emplastrum Lithargyri simplex
Sassafras Lignum Sassafras
Sassafrasnüsse Semen Pichurim

Saßdaundhatabrillauf Radix Sarsaparillae
Saßundfraß Lignum Sassafras
Satanspilz Boletus satanas. Giftig!
Satermannskraut Herba Saturejae
Satinocker Terra ochrea (Ocker)
Satteldrucksalbe Oxymel Aeruginis
Sattlerspiritus Acidum hydrochloricum dilutum
Satureikraut Herba Saturejae
Saturnbalsam Liquor Plumbi subacetici
Saturnessig und Saturnextrakt Liquor Plumbi subacetici
Saturnicerat Unguentum Plumbi
Saturnsalbe Unguentum Plumbi
Saturnus, umgewandter Unguentum Plumbi
Saturnusöl Acetum Plumbi
Satzmehl Amylum
Saubleaml, Saublöamla, Saublümlein Flores Violae tricoloris, Herba Taraxaci
Saublöamla, Saublümlein Flores Violae tricoloris, Herba Taraxaci
Säublumenkraut Herba Taraxaci
Saubohnenkraut Folia Hyoscyami
Saubrot Rhizoma Cyclaminis
Saudann Herba Ledi
Saudistel Radix Taraxaci cum Herba
Saudrain Flores Stoechados

Sauer Herba Acetosellae
—, Hallers oder Hallersches Mixtura sulfurica acida
Sauerachrinde Cortex Berberidis
Sauerampfer Herba Acetosae
Sauerampfersalz Kalium bioxalicum
Sauerampföl Acidum sulfuricum dilutum
Sauerbalsam Oleum Tamarisci
Sauerbeeren Fructus Berberidis
Sauerbeerensaft Sirupus Berberidis
Sauerbeerkraut Folia Vitis Idaeae
Sauerbittergallenmagendarmwasser Liquor Ammonii pyrooleosi dilutus
Sauerdattel Pulpa Tamarindorum depurata
Sauerdorn Fructus Berberidis
Sauergras Rhizoma Caricis
Sauergugger Herba Acetosae, Herba Acetosellae
Sauerhonig Oxymel simplex
Sauerklee Herba Acetosellae
Sauerkleesalz Kalium bioxalicum
Sauerkleesäure Acidum oxalicum
Sauerkraut Herba Levistici, Herba Majoranae
Sauerlampe Herba Acetosae
Säuerli Herba Acetosae
Säuerling Herba Acetosae
Sauerlump Herba Acetosae
Sauermus Pulpa Tamarindorum depurata
Sauerpulver Tartarus depuratus

Sauerrachbeeren Fructus Berberidis
Sauersaft Sirupus Citri
Sauersalz Acidum tartaricum
Sauersirup Sirupus Citri
Sauertropfen Mixtura sulfurica acida, Tinctura aromatica acida
Säuerungssalbe Unguentum Hydrargyri cinereum dilutum
Sauerwasser Acidum sulfuricum dilutum
Saufenchel Radix Peucedani
Saufris, s. Sulfuris
Saugift Folia Hyoscyami
Saugränze Herba Ledi palustris
Saugras Herba Polygoni
Sauigel Herba Mercurialis, Herba Saniculae
Saukirsche Folia Belladonnae
Saukraut, Säukraut Herba Hyoscyami, Herba Levistici, Herba Polygoni, Folia Belladonnae
Saukrautwurz Radix Taraxaci
Saulausschmiere Unguentum Hydrargyri cinereum dilutum
Saulstropfen Tinctura Chinioidini
Saumehlwurz Radix Peucedani
Saumelke Herba Taraxaci
Saumias, Saumoos Lichen islandicus
Saumwurz Radix Bryoniae
Saunickel Herba Saniculae
Saunuß Datura Stramonium
Saupappel Folia Malvae vulgaris

Saupulver, Säupulver Stibium sulfuratum nigrum
Saur. Elixier Mixtura sulfurica acida
— **Nerventropfen** Aether aceticus, Tinctura aromatica acida
— **Tropfen** Mixtura sulfurica acida, Tinctura aromatica acida
Saur. Zahntropfen Mixtura sulfurica acida
Saurachbeeren Fructus Berberidis
Säure, Hellersche (Hallersche) Mixtura sulfurica acida
—, **preußische** Acidum hydrocyanicum
Saurebe Stipites Dulcamarae
Sauringel Herba Anserinae
Saurüsselkraut Herba Plantaginis
Saurüsselwurz Radix Taraxaci
Säuschnabel Taraxacum officinale
Saustampfer Herba Acetosae
Saustock Herba Taraxaci
Saustupp Schweinepulver
Sautanne Herba Lycopodii, Herba Ledi
Sauwurz Rhizoma Veratri albi
Savenbaum Summitates Sabinae
Savolat = Salvolat
Säwersaat Flores Cinae pulvis
Säwkenpulver Flores Cinae pulvis
Schabab Herba Millefolii, Herba Adonidis
Schababsamen, zahmer Semen Nigellae

Schaback Unguentum contra Scabiem
Schabarisalbe Unguentum sulfuratum griseum
Schabekraut, Schabenkraut Folia Patschuli, Herba Meliloti
Schaben Blatta orientalis
Schabenklee Herba Meliloti
Schabenkraut Herba Meliloti
Schabenkrautblumen Flores Stoechados
Schabenpulver Pulvis contra Insecta, Borax
Schabensalz Naphthalinum
Schabertee Herba Millefolii
Schabijak Unguentum Hydrargyri album
Schablone Unguentum flavum
Schaborblüten Flores Millefolii
Schabrell Cortex Cascarillae
Schabrian, umgewandter Unguentum contra Scabiem
Schabstein Talcum
Schabziegerklee Herba Meliloti
Schachtelhalm, Schachtelhala, Schachtla, Schachtelhä Herba Equiseti
Schachtelpflaster Emplastrum fuscum
Schächterhai Herba Equiseti
Schachtkraut Herba Genistae
Schackerillenbork Cortex Cascarillae
Schadenpflaster Emplastrum Lithargyri molle
Schadensalbe, alte Unguentum exsiccans, Unguentum Zinci
Schadentunpflaster Emplastrum ad Rupturas
Schadenwasser Aqua phagedaenica
Schadheil Radix Consolidae
Schafdistel Herba Cardui benedicti
Schafeminzwurz Rhizoma Veratri
Schafennigwurzel Rhizoma Veratri
Schafentel Flores Lavandulae
Schafentelwurz Radix Bryoniae
Schäferbalsam Liquor Ammonii anisatus
Schäferkern Pulvis contra Pediculos
Schäferkraut Herba Bursae Pastoris
Schäfermädchensalbe Unguentum ophthalmicum
Schäferpflaster Emplastrum fuscum
Schäfersalbe Unguentum basilicum, Unguentum cereum, Unguentum Zinci, Unguentum ophthalmicum
Schäfertee, Schäferltee Folliculi Sennae
Schäfertropfen Tinctura aromatica
Schäferwurzel Rhizoma Galangae
Schafeuter Polyporus ovinus
Schaffkraut Herba Teucrii
Schaffrus Herba Equiseti
Schafgarbe Herba Millefolii
Schafgarbenessenz Tinctura amara, Tinctura Millefolii
Schafheu Herba Equiseti
Schafklee Folia Trifolii albi
Schafkopfkraut Herba Chenopodii

Schafkunz Fungus Sambuci, Fungus Rosarum
Schafminzwurz Radix Hellebori albi, Rhizoma Veratri
Schafmullensaat Fructus Phellandrii, Semen Agni casti
Schafpfennigsaat oder -wurz Radix Hellebori albi, Rhizoma Veratri
Schafporling Polyporus ovinus
Schafrippchen Herba Millefolii
Schafrippelblumen Flores Millefolii
Schafsäckel Tubera Colchici
Schafsalbe Lanolin (Adeps Lanae)
Schafschwanz Flores Verbasci
Schafseckel Tubera (Fructus) Colchici
Schafsnase Gomphidius glutinosus
Schafstroh Herba Equiseti
Schafteken Herba Equiseti
Schaften Herba Equiseti
Schafthalm Herba Equiseti
Schaftheu Herba Equiseti
Schaftreck Radix Bryoniae
Schafzungen Flores Millefolii, Herba Plantaginis
Schaiblers Pulver Pulvis pro Equis
Schakalpulver, indianisches Cortex Chinae pulvis
Schakarillenbork Cortex Cascarillae
Schakorinde Cortex Cascarillae
Schalberrisalbe Unguentum sulfuratum griseum
Schalottenblumen Herba Pulsatillae

Schälpilz Boletus luteus
Schämdich Stincus marinus
Schamkraut Chenopodium vulvaria
Schampanierwurz Rhizoma Veratri
Schampionkraut Herba Scabiosae
Schängraff, Schängräff Herba Linariae
Schanikel Herba Saniculae
Schankersalbe Unguentum Hydrargyri rubrum
Schanzwurz Radix Consolidae
Schapiosenkraut Herba Scabiosae
Schappang Unguentum Hydrargyri album
Schappox Unguentum Hydrargyri album
Schappsalbe Unguentum contra Scabiem
Schapschartee Herba Millefolii
Schapschinken Herba Bursae Pastoris
Schapshose Herba Scabiosae
Scharbe Herba Genistae
Scharbionöl Oleum Hyperici, Oleum Lumbricorum, Oleum Olivarum
Scharbockheil Herba Cochleariae
Scharbockklee Folia Trifolii fibrini
Scharbockkraut Herba Ficariae, Herba Arnicae, Herba Cochleariae
Scharbocksalbe Unguentum contra Scabiem
Scharbocksklee Folia Trifolii fibrini
Scharbockspiritus Spiritus Cochleariae

Scharbocktropfen Tinctura Chinae composita, Tinctura Myrrhae
Scharchkrautblüten Flores Genistae
Scharfe Salbe Unguentum Cantharidum
— **Schmiere** Unguentum acre, Unguentum sulfuratum compositum
— **Spießglanztinktur** Tinctura kalina
Schärfepulver Natrium bicarbonicum, Pulvis Liquiritiae compositus
Schärfkräutig Herba Sideritidis
Scharfkopfsalbe Unguentum basilicum
Scharfkraut Herba Sideritidis
Scharfnessel Herba Urticae
Scharfrichterpflaster Emplastrum fuscum camphoratum
Scharfrichterpulver Rhizoma Tormentillae pulvis
Scharfrichtersalbe Unguentum contra Scabiem, Unguentum Populi
Scharfrichtertropfen Tinctura Chinioidini
Scharfruß Herba Equiseti
Schärläch Herba Sphondylii
Scharlachbeeren Fructus Phytolaccae
Scharlachgrün Grana Kermes
Scharlachkäfer Coccionella
Scharlachkörner Grana Kermes
Scharlachkraut Folia Salviae
Scharlachwurzel Radix Alcannae, Radix Rubiae tinctorum

Scharlakenpulver Tubera Jalapae pulvis
Scharlei Folia Salviae
Schärlez Herba Sphondylii
Scharlottenpulver Tubera Jalapae pulvis
Scharmarkwurzel Radix Consolidae
Scharmetter Radix Consolidae
Scharnikel Herba Saniculae
Scharnokel Herba Hyperici
Scharnpiepen Herba Chaerophylli
Scharpisalbe Unguentum basilicum
Scharte Herba Genistae
Schartenöl Oleum Amygdalarum
Scharwekraut Folia Patschuli
Schascharellenbork Cortex Cascarillae
Schathütlichkraut Herba Alchemillae
Schattenklee Flores Trifolii albi
Schauderbalsam Unguentum Rosmarini compositum, Spiritus Melissae compositus, Spiritus Angelicae compositus
Schäufeln = Plätzchen
Schaumhütchen Trochisci Santonini
Schaumkraut Herba Cardaminis
Schaupen Flores Convallariae
Schedelkraut Herba Bursae Pastoris
Schedelwater Acidum nitricum
Scheefbein Cornu Cervi ustum

Scheefennigsaat Flores Pyretri pulvis, Rhizoma Veratri pulvis, Semen Staphisagriae
Scheelesches Süß Glycerinum
Scheepseeschwede Emplastrum defensivum rubrum
Scheere, feine Herba Chaerophylli
Scheerenkraut Herba Chaerophylli
Scheerkraut Herba Taraxaci
Scheesenträgerpflaster Emplastrum ad Rupturas, Emplastrum oxycroceum
Scheetpulver Pulvis pro Pecore
Scheibelkraut Asarum europaeum
Scheibenwurz Rhizoma Asari
Scheidewasser Acidum nitricum
Scheikgras Rhizoma Caricis
Scheißbeeren Fructus Rhamni catharticae, Fructus Frangulae
Scheißbeerholz Cortex Frangulae
Scheißbeerstengel Stipites Dulcamarae
Scheißblätter Folia Sennae
Scheißholzschalen Cortex Frangulae
Scheißkraut Herba Mercurialis
Scheißlorbeeren Fructus Mezereï
Scheißpillen Pilulae Jalapae
Scheißwurzel Radix Bryoniae
Schelardin Gelatina
Schelkraut Herba Bursae Pastoris
Schellack Lacca in tabulis
Schellkraut Herba Chelidonii

Schelmenkraut Herba Antirrhini
Schenderbeeri Fructus Myrtilli
Schenscheldemenschentee Species laxantes
Scherbelstein Talcum
Scherbenkobalt Arsenium metallicum
Scherenschleifertropfen Tinctura aromatica acida
Scherkraut Herba Sideritidis
Scherlig Herba Sphondylii
Schermöntee Species laxantes St. Germain
Schernekelöl Oleum Hyperici
Schernekeltee Herba Hyperici
Schertlig Herba Sphondylii
Scherzenkraut Herba Sempervivi
Scherzensalbe Unguentum oxygenatum
Schetschken Flores Sambuci
Schetschkensaft Succus Sambuci
Scheuerchenpulver Pulvis pro Infantibus
Scheuergras Herba Equiseti
Scheuerkraut Herba Equiseti
Scheuermannstee Species laxantes Saint Germain
Scheuertee Herba Equiseti
Scheurles Pflaster Emplastrum fuscum
Schibberschaber Pulvis contra Pediculos
Schibchen, Schibken Flores Sambuci oder Fructus Sambuci
Schickerill Cortex Cascarillae
Schiefergrün Viride montanum (Berggrün)

Schieferöl Ichthyol, Benzinum, Oleum Petrae rubrum
Schieferstein Tutia praeparata
Schieferweiß Cerussa
Schielkraut Herba Chelidonii
Schielkrautpflaster Emplastrum aromaticum
Schiemen Rhizoma Calami
Schienenwurz Rhizoma Calami
Schierling Herba Conii
Schierlingswasser Aqua Petroselini
Schierwasser für Kühe Acidum nitricum crudum
Schießbeeren Fructus Rhamni catharticae
Schießlerenwurzel Rhizoma Polypodii
Schießwurz Radix Bryoniae
Schiewecken Flores Sambuci oder Fructus Sambuci
Schifferstein Tutia praeparata
Schiffspech Pix navalis
Schiffsteer Pix liquida
Schiggoree Herba Cichorii
Schikerill Cortex Cascarillae
Schilbken Flores Sambuci
Schildfarn Rhizoma Filicis
Schildkraut Lichen Pulmonariae
Schildmoos Lichen Pulmonariae
Schillardie Gelatina
Schillerkraut Herba Linariae
Schillkrautsalbe Unguentum Linariae
Schiltwort Radix Bryoniae
Schimmelsalz Acidum salicylicum
Schimpfkapseln Capsulae Balsami Copaivae

Schinakelsalbe Emplastrum Lithargyri compositum
Schinderpflaster Emplastrum basilicum
Schindholdersalbe Unguentum oxygenatum
Schindkraut Herba Chelidonii
Schinken Herba Bursae pastoris
Schinkenkraut Herba Bursae Pastoris
Schinkensalz Acidum boricum pulvis
Schinkensteel Herba Bursae Pastoris
Schinnkraut Herba Chelidonii
Schinnpulver Species emollientes
Schirmentee Species laxantes
Schirpklee Flores Trifolii albi
Schischib Pasta Jujubae, Pasta Liquiritiae
Schisgelte Herba Cardaminis
Schismaltere Herba Chenopodii Boni Henrici
Schismartelle Herba Chenopodii
Schismuskörner Semen Tiglii
Schißkraut Herba Mercurialis
Schißmelde Herba Mercurialis
Schiwiken Flores oder Fructus Sambuci
Schlabberpilz Boletus luteus
Schlabeeren Fructus Rhamni catharticae, Atropa Belladonna
Schlafäpfel Fructus Papaveris, Fungus Cynosbati
Schlafbeeren Atropa belladonnae
Schlafkraut Folia Belladonnae, Folia Hyoscyami

Schlafkunzen Fungus Cynosbati
Schlafsaft Sirupus Papaveris, Sirupus Chamomillae
Schlaftee Fructus Papaveris
Schlaftrunk Sirupus Papaveris
Schlagbaumrinde Cortex Frangulae
Schlagbeeren Fructus Rhamni catharticae
Schlagessig Acetum aromaticum
Schlagflußtropfen Tinctura apoplectica
Schlagkraut Herba Chamaepithyos
Schlagpulver Pulvis temperans
Schlagtropfen, rote Tinctura aromatica, Tinctura apoplectica rubra
—, **weiße** Spiritus aethereus
Schlagwasser Aqua aromatica, Aqua vulneraria spirituosa, Spiritus Angelicae compositus, Spiritus Lavandulae compositus
Schlagwasser mit Gold Aqua aromatica cum Auro foliato
— **Weißmanns** Tinctura Arnicae cum Tinctura Kino 10:1
— **zum Aufriechen** Liquor Ammonii caustici aromaticus
— **zum Einnehmen** Aqua Melissae
Schlangechrut Aspidium filix mas
Schlangenbeeren Fructus Belladonnae
Schlangenblume Digitalis purpurea
Schlangenfett Adeps suillus
Schlangengras Rhizoma Graminis
Schlangenhaut Colla Piscium
Schlangenholz Lignum Guajaci
Schlangenknoblauchwurzel Radix victorialis longus
Schlangenkraut Herba Consolidae, Herba Lycopodii, Herba Veronicae, Herba Dracunculi, Caltha palustris
Schlangenmehl Lycopodium,
Schlangenmoos Herba Lycopodii
Schlangenöl Oleum Jecoris
Schlangenpulver Lycopodium, Millepedes pulvis, Radix Serpentariae pulvis
Schlangenrippenpulver Pulvis pro Infantibus
Schlangenschmalz Adeps suillus
Schlangentritt Rhizoma Bistortae
Schlangenwasser Aqua aromatica
Schlangenwundkraut Herba Veronicae
Schlangenwurz Radix Serpentariae, Radix Vincetoxici, Rhizoma Bistortae
Schlaraffenpulver Tubera Jalapae pulvis
Schlawerhaube Aconitum Napellus
Schlechtwurzel Radix Dictamni albi
Schlecksirup Sirupus Althaeae
Schlegelöl Oleum Papaveris
Schlegeltee Species laxantes

Schlehbeeri Fructus Pruni spinosae, Fructus Sorborum
Schlehblüten Flores Acaciae
Schlehdorn Flores Acaciae
Schlehe Prunus spinosa
Schlehenblut Flores Acaciae
Schlehenmus Succus Sorborum
Schlehenöl Oleum viride
Schlehenpech Gummi arabicum
Schlehensaft Sirupus Berberidis
Schlehenwasser Aqua Melissae
Schleichöl Oleum Olivarum
Schleimkörner Semen Cydoniae
Schleimkreim Creta alba
Schleimmoos Carrageen
Schleimpflaster Emplastrum Lithargyri compositum
Schleimpulver Pulvis Liquiritiae compositus
Schleimsaft Sirupus gummosus
Schleimtee Radix Althaeae, Species emollientes, Species pectorales
Schleimundgallenpillen Pilulae laxantes
Schleimwurzel Radix Althaeae
Schlenzkersche Magentropfen Tinctura Chinae composita
Schleppchenpulver Tubera Salep pulvis
Schletterlestee Fructus Papaveris
Schliche, Schliehe = Schlehe
Schlichmoos Carrageen
Schlickspottche Electuarium Sennae

Schliefgras Rhizoma Graminis
Schlieköl Oleum Arachidis
Schliesgras Rhizoma Graminis
Schlimmblut Flores Acaciae
Schlingbohnen Semen Phaseoli
Schlingdornblüte Flores Acaciae
Schlingeblüten Flores Acaciae
Schlingwurzel Radix Ononidis
Schlinkenblüten Flores Acaciae
Schlipfblümli Flores Farfarae
Schlippenwurz Rhizoma Bistortae
Schlirpklee Flores Trifolii repentis
Schloßkraut Herba Eupatorii cannabini
Schloßstein Lapis Belemnites
Schlotfegerkappe Aconitum Napellus
Schlotfegertropfen Tinctura Ferri pomati
Schlotten Fructus Alkekengi
Schlottenkraut Herba Pulsatillae
Schlotterblumen Flores oder Herba Pilsatillae
Schlotterhosenkraut Herba Pulmonariae
Schluche- oder Schluckerwurz Radix Bistortae
Schluckerwurz Rhizoma Bistortae
Schluckpulver Radix Gentianae pulvis
Schluckwehrohr Radix Levistici
Schlupfpulver Talcum

Schlüsselblumen Flores Primulae
—, **blaue** Pulmonaria officinalis
Schlüsselblumenwasser Aqua Amygdalarum amararum diluta
Schlüsseli Flores Primulae
Schlüsselkraut Herba Saponariae
Schlüsselwurz Radix Saponariae
Schlutten Fructus Akekengi
Schluttenkraut Herba Pulsatillae
Schmack Folia Sumach
Schmackblätter Folia Rhois
Schmackeblatt Folia Salviae
Schmacket Folia Salviae
Schmähle Rhizoma Graminis
Schmale Salve Folia Salviae
— **Sophie** Folia Salviae
Schmalzbluema Herba oder Flores Taraxaci, Flores Arnicae
Schmalzblume Flores Calthae, Taraxacum officinale
Schmalzhefen Radix Ononidis
Schmalztee Species nutrientes
Schmalzwurz Radix Consolidae majoris
Schmandsalbe Unguentum leniens
Schmärwurz Radix Bryoniae
Schmeckbirnkerne Semen Cydoniae
Schmecker Folia Menthae piperitae
Schmecke Herba Centaurii
Schmecket Folia Salviae
Schmeckelswasser Spiritus odoratus
Schmeckenicht Pulvis laxans
Schmecker Folia Menthae piperitae
Schmecket Folia Salviae
Schmecketsöl Oleum odoratum
Schmecketswasser Aqua coloniensis
Schmeckwasser Spiritus coloniensis
Schmeerstein Talcum
Schmerblumen Flores Arnicae, Flores Verbasci
Schmergel Herba Chenopodii, Herba Serpylli
Schmerkraut Herba Cannabis
Schmerling Boletus granulatus
Schmersamen Fructus Cannabis
Schmerstein Talcum
Schmerwurz, Schmerwürze Radix Bryoniae, Radix Symphiti majoris
Schmerwurzel Rhizoma Ari, Radix Consolidae
Schmerzstillende Essenz Tinctura carminativa
——**fürs Kind** Sirupus Chamomillae, Sirupus Valerianae
Schmerzstillend. Liquor Spiritus aethereus
— **Opiumtropfen** Acetum Opii, Tinctura anticholerica
— **Saft** Sirupus Papaveris
— **Spiritus** Spiritus aethereus, Spiritus Angelicae compositus, Spiritus Melissae compositus
— **Tee** Flores Chamomillae, Folia Menthae piperitae, Radix Valerianae aa

Schmerzstillend. Wasser Aqua sedativa, Aqua Petroselini
Schmerzwurzel Radix Consolidae majoris
Schmettenschmiere Linimentum ammoniatum
Schmidlipulver Pulvis aromaticus Schmidlii
Schmidts Pflaster Emplastrum Resinae Pini
Schmiere, Schmiern = Salbe
Schmierpflaster Emplastrum fuscum
Schmierpulver, schwarzes Graphites
Schmiersalbe Sapo kalinus venalis (Sapo viridis)
Schmierseife Sapo kalinus venalis (Sapo viridis)
Schminkbohnen Semen Phaseoli
Schminke, rote Carminum rubrum
—, weiße Bismutum subnitricum
Schminkläppchen Bezetta rubra
Schminkpulver, mineralisches oder spanisches Bismutum subnitricum
Schminkweiß Bismutum subnitricum
Schminkwurzel Radix Alkannae
Schmirgel Lapis Smiridis
Schmitze Lignum campechianum
Schmitzerlein Fructus Jujubae
Schmöckwasser Spiritus coloniensis
Schmöhle Rhizoma Graminis
Schmolt Adeps suillus

Schmutzkreide Bolus alba, Creta alba
Schnabelwurz Radix Levistici
Schnackenblume Taraxacum officinale
Schnakenfett Oleum Jecoris
Schnakengeist Liquor Ammonii caustici
Schnakenöl Oleum Arachidis
Schnakenpulver Pulvis contra Insecta
Schnallen Flores Rhoeados
Schnallensaft Sirupus Rhoeados
Schneckenblätter Herba Lappae
Schneckenfett Adeps suillus, Oleum Jecoris, Oleum Lumbricorum
Schneckengeist Liquor Ammonii caustici, Spiritus aromaticus
Schneckengruß Sirupus Althaeae
Schneckenhäuschen Trochisci Santonini
Schneckenhauspulver Conchae praeparatae
Schneckenöl Oleum Lumbricorum, Oleum Jecoris Oleum Lini sulfuratum
Schneckensaft Sirupus Althaeae, Sirupus Aurantii Florum, Sirupus Liquiritiae
Schneckensalbe Unguentum Plumbi
—, schwarze Unguentum basilicum fuscum
Schneckensteine Lapides Cancrorum
Schneckenzähne Conchae pulvis, Semen Paradisi

Schneeballwurzel oder -rinde Cortex Viburni prunifolii
Schneeberger Schnupftabak Pulvis sternutatorius albus
Schneebitterwurz Radix Gentianae
Schneeblumenwurzel Radix Hellebori
Schneeblüten Flores Acaciae
Schneerose Helleborus niger
Schneesalbe Unguentum leniens, Unguentum Plumbi, Unguentum Zinci
Schneesalz Amonium carbonicum
Schneetropfen Flores Convallariae
Schneeweiß Zincum oxydatum
Schneggenblagge Lappa tomentosa
Schneiderbalsam Unguentum contra Scabiem
Schneiderblumen Flores Acaciae
Schneiderkurasche Unguentum contra Scabiem
Schneiderlein Polygala amara
Schneiderleistenspiritus Spiritus Lavandulae compositus, Spiritus saponato-camphoratus
Schneiderliebe Unguentum contra Scabiem
Schneiders Kurzweil oder Vergnügen Unguentum contra Scabiem
Schneischenbeeren Fructus Sorbi
Schnellbleiche Calcaria chlorata
Schnellerblumen Flores Rhoeados

Schnellsalz Ammonium carbonicum
Schnelltropfen Tinctura Jalapae
Schnelzen Flores Rhoeados
Schneppdiwepp Infusum Sennae compositum
Schniderbeeren Fructus Rubi Idaei
Schnitterblumen Flores Stoechados
Schnittgras Rhizoma Caricis
Schnittropfen Sirupus Sennae
Schnitzelrotstein Lapis Haematitis
Schnitzelwitt Unguentum sulfuratum compositum
Schnitzerlein Fructus Jujubae
Schnuderbeeren Fructus Myrtilli
Schnüffelsalbe Unguentum Zinci
Schnupfensalbe Unguentum Majoranae
Schnupfkapseln Capsulae Balsami Copaivae
Schnupfpulver, Schneeberger Pulvis sternutatorius albus
Schnupftabaksblumen Flores Arnicae
Schnur Rhizoma Graminis
Schnürligras Rhizoma Graminis
Schobbijak, weißer Unguentum Hydrargyri album dilutum
Schober Flores Millefolii
Schofbeinöl Oleum Olivarum album
Schoblom Aconitum Napellus
Schofripple Flores Millefolii
Schokoladenpflaster Emplastrum fuscum, Ceratum fus-

cum, Unguentum basilicum fuscum
Schokoladensalbe Ceratum fuscum, Unguentum basilicum fuscum
Schöllkraut Herba Chelidonii
Schöllwurzelpulver Rhizoma Veratri pulvis
Schöllwurzkraut Herba Chelidonii
Scholzenpflaster Emplastrum fuscum
Scholzensalbe Unguentum basilicum fuscum
Schömwurzel Radix Hellebori
Schönefrau Folia Belladonnae
Schönemarie Semen Foenugraeci
Schönhacke Radix Carlinae
Schönheitsmilch Aqua Rosae benzoinata
Schönheitspflaster Emplastrum anglicum nigrum
Schönkraut Herba Chelidonii
Schönliebe Flores Stoechados
Schönmädchen Folia Belladonnae
Schonungspflaster Emplastrum Cantharidum perpetuum
Schop Unguentum contra Scabiem
Schopfsalbe Unguentum sulfuratum
Schöpstalg Sebum ovile
Schorfkopfsalbe Unguentum basilicum
Schorfkraut Herba Scabiosae
Schorflattichwurzel Radix Oxylapathi

Schornsteinfegertropfen Tinctura Ferri pomati
Schoßbeeren Solanum dulcamara
Schoßkraut Herba Abrotani
Schoßmaltenkraut Herba Artemisiae
Schoßwurz Herba Abrotani
Schoten, griechische Fructus Ceratoniae
Schotenklee Herba Meliloti
Schotenpfeffer Fructus Capsici
Schotentee Folliculi Sennae
Schotschen Flores Sambuci
Schottendorn Prunus spinosa
Schottentee Folliculi Sennae
Schottenzucker Saccharum Lactis
Schradel Folia Ilicis
Schraminenstein Lapis Calaminaris
Schrapelsalbe Unguentum contra Scabiem
Schreckbirnen Semen Paeoniae
Schreckblumen Flores Arnicae
Schreckensalbe Unguentum sulfuratum compositum
Schreckkoppen Flores Trifolii albi, Flores Centaureae jaceae
Schreckkörner Semen Paeoniae
Schreckkraut Herba Conyzae, Herba Chenopodii, Herba Sideritidis
Schreckpulver Pulvis epilepticus, Pulvis pro Infantibus ruber, Pulvis temperans ruber

Schrecksteine flachabgeschliffene, durchbohrte, dreieckige Serpentinsteine
Schrecktropfen Mixtura oleoso-balsamica, Tinctura Valerianae
—, rote Aqua aromatica rubra
—, weiße Spiritus aethereus, Spiritus Aetheris nitrosi, Spiritus Melissae compositus
Schreckwasser Aqua aromatica
Schreikraut Herba Sideritidis
Schrindwurz Radix Lapathi
Schrockdistel Datura Stramonium
Schrotschußpulver Pulvis contra Pediculos
Schrundensalbe Unguentum cereum, Sebum ovile
Schrunesalbe Unguentum Terebinthinae
Schrunnöl Glycerinum
Schrunnwasser Glycerinum
Schubijak Unguentum contra Scabiem
Schublak Lacca in tabulis
Schuhblume Aconitum Napellus
Schülerkraut Herba Acmellae
Schumack Herba Sumach
Schumannstropfen Tinctura amara
Schumarkel Herba Asperulae
Schuppenflechte Lichen islandicus
Schuppensalbe Unguentum Zinci
Schuppenwurz Rhizoma Bistortae, Rhizoma Filicis

Schürmannpflyster Emplastrum fuscum
Schürwurz Rhizoma Tormentillae
Schüsserlkraut Folia Hyoscyami
Schüssersalbe Unguentum sulfuratum
Schußblattersalbe Unguentum Zinci
Schußwasser Mixtura vulneraria acida
Schusterkraut Herba Majoranae
Schusterpech Pix nigra
Schusterpilz Boletus erythropus (Miniatoporus)
Schusterpuder Talcum
Schusterpulver Alumen plumosum
Schustersalbe Unguentum sulfuratum
Schustertropfen Tinctura Chinioidini
Schüttelbölli Pilulae laxantes
Schutzpflaster, grünes Emplastrum Meliloti
Schwabel = Schwefel
Schwabenkraut Herba Cheonopodii ambrosioidis
Schwabenöl Oleum Ricini
Schwabenpulver Pulvis contra Insecta
Schwabentod Borax pulvis, Pulvis contra Blattas
Schwabenwurz, Schwabenwurzel Rhizoma Veratri
Schwabenwurzel Rhizoma Veratri
Schwalbenkraut Herba Chelidonii, Herba Fumariae

Schwalbenkrautöl Oleum Amygdalarum, Oleum Hyoscyami
Schwalbenöl Oleum Amygdalarum, Oleum Jecoris fuscum, Oleum Philosophorum
Schwalbenwasser Aqua aromatica, Aqua carminativa, Aqua Tiliae
—, schwarzes Aqua Foeniculi
Schwalbenwurzel Rhizoma Bistortae, Radix Vincetoxici
Schwamm, Schwammerl heißen in Bayern und Hessen Pilze ganz allgemein
Schwammbüchseltropfen Spiritus odoratus
Schwämmchensaft Mel rosatum boraxatum
Schwammerlwasser Solutio Boracis
Schwammkohle Carbo Spongiae
Schwammsaft Sirupus Althaeae, Mel rosatum boraxatum
Schwammsäftchen Mel rosatum boraxatum
Schwammtee Lichen islandicus
Schwammwurz Radix Asparagi
Schwanensalz Tartarus natronatus
Schwanzpfeffer Cubebae
Schwärkraut Herba Scabiosae
Schwärkräuter Species emollientes
Schwärpflaster Emplastrum Lithargyri compositum

Schwarteehr Mumia pulvis
Schwarte Päperkern Semen Nigellae
Schwartenpeterkähm Semen Nigellae
Schwarz. Ahrand Styrax
— Andorn Herba Ballotae
— Beere Fructus Myrtilli
— Besinge Fructus Myrtilli
— Chinaöl Balsamum peruvianum
— Degen Oleum animale foetidum, Oleum Rusci
— Ehr Mumia pulvis
— Essig Acetum pyrolignosum crudum
— Frankfurter Ebur ustum
— Hafer Pulvis contra Pediculos
— Heilpflaster Emplastrum fuscum camphoratum, Emplastrum anglicum nigrum
— Indischer Balsam Balsamum peruvianum
— Königssalbe Unguentum basilicum nigrum
— Koriander Semen Nigellae
— Kümmel Semen Nigellae
— Malven Flores Malvae arboreae
— Muttertropfen Tinctura Ferri pomati
— Nießwurz Radix Hellebori nigri
— Nüsse Mirobalani
— Paperkähm Semen Nigellae
— Pech Pix navalis
— Pfeffer Fructus Piperis immaturi
— Picksalbe Unguentum basilicum nigrum
— Platintropfen Tinctura Aloës

Schwarz. Rhabarber — 336 —

Schwarz. Rhabarber Tubera Jalapae
Schwarze Rosenblätter Flores Malvae arboreae
— **Schneckensalbe** Unguentum basilicum fuscum
— **Seife** Sapo kalinus venalis
— **Senf** Semen Sinapis
— **Steinöl** Oleum animale foetidum, Oleum Rusci
— **Stundentropfen** Tinctura Aloës
— **Tafelsalbe** Emplastrum fuscum camphoratum
— **Tropfen** Elixir Aurantii compositum, Tinctura amara
— **Waschung** Aqua phagedaenica nigra
— **Wasser** Aqua phagedaenica nigra
— **Wundertropfen** Tinctura Aloës composita
— **Zucker** Succus Liquiritiae anisatus (Cachou)
Schwarzbeerblätter Folia Myrtilli
Schwarzbeeren Fructus Myrtilli
Schwarzbeersaft Sirupus Mororum
Schwarzbeize Liquor Ferri acetici crudus
Schwarzbergöl Oleum Rusci
Schwarzblätter Herba Hepaticae
Schwarzblei Graphites, Plumbago
Schwarzbleiweiß Graphites, Plumbago
Schwarzbreitenpflaster Emplastrum fuscum
Schwarzbrühe Liquor Ferri acetici crudus
Schwarzburgerbalsam Oleum Lini sulfuratum
Schwarzburgerpflaster Emplastrum fuscum camphoratum
Schwarzdegenöl Oleum animale foetidum
Schwarzdornblüten Flores Acaciae
Schwarzdornbrei Succus Sambuci
Schwarzdornrinde Cortex Ulmi
Schwarzdornwurzel Radix Ononidis, Rhizoma Tormentillae, Radix Consolidae majoris
Schwarzedelherzpulver Pulvis epilepticus niger
Schwarzenbergsalbe Emplastrum fuscum
Schwarzespenknospen Gemmae Populi
Schwarzfegertropfen Tinctura Ferri pomati, Tinctura Fuliginis
Schwarzgallenmagentropfen Tinctura Aloës composita
Schwarzglaspulver Stibium sulfuratum nigrum
Schwarzheilpflaster Emplastrum fuscum
Schwarzholder Flores Sambuci
Schwarzholz(rinde) Cortex Frangulae
Schwarzkorn Secale cornutum
Schwarzkümmel Semen Nigellae
Schwarzlosenpulver Pulvis pro equis

Schwarzmalven Flores Malvae arboreae
Schwarznessel Herba Scrophulariae, Herba Ballotae
Schwarzpappelbaumspitzen Gemmae Populi
Schwarzpappeln Flores Malvae arboreae
Schwarzpflaster Emplastrum fuscum
Schwarzrabenblut, innerlich Tinctura Asae foetidae
—, **äußerlich** Oleum Rusci
Schwarzrhabarber Tubera Jalapae
Schwarzruschelrinde Cortex Ulmi
Schwarztaffetpflaster Emplastrum Drouoti
Schwarzwäldertropfen Tinctura Aloës composita
Schwarzwaldpulver Pulvis epilepticus niger
Schwarzwaldtee Species laxantes Dresdenenses
Schwarzwaldwurzel Radix Consolidae
Schwarzwidis Cortex Frangulae
Schwarzwurzel Radix Consolidae
Schwarzwurzelöl Oleum viride
Schwarzwurzelpflaster Emplastrum fuscum, Emplastrum ad Rupturas
Schwarzwurzelsaft Sirupus Consolidae
Schwarzwurzelsalbe Unguentum basilicum fuscum, Unguentum flavum
Schwattbaum Rhamnus frangula

Schwebelrinde Cortex Frangulae
Schwede = Pflaster
—, **alter** Species ad longam vitam, Species Hierae picrae, Species amarae, Tinctura Aloës composita
Schwedentee Species ad longam vitam
Schwedentrank Tinctura Aloës composita
Schwedisch. Balsam Tinctura Aloës composita, Tinctura Benzoës composita
— **Elixier** Tinctura Aloës composita, Tinctura Benzoës composita
— **Kräuter** Species amarae
— **Magentropfen** Tinctura Aloës composita
— **Pomade** Unguentum sulfuratum compositum
— **Tinktur** Tinctura Aloës composita, Tinctura Benzoës composita
— **Tropfen** Elixir e Succo Liquiritiae
Schwefel, umgewandter Unguentum sulfuratum
—, **ungenützter** Sulfur citrinum
—, **zugerichteter** Unguentum sulfuratum
Schwefelalkali Kalium sulfuratum
Schwefelalkohol Carboneum sulfuratum
Schwefeläther Aether
Schwefeläthergeist Spiritus aethereus
Schwefelbalsam Oleum Lini sulfuratum

Schwefelbalsamtropfen Oleum Terebinthinae sulfuratum
Schwefelblumen Sulfur sublimatum
Schwefelblüte Sulfur depuratum
Schwefelbraun Kalium sulfuratum
Schwefelerde Sulfur sublimatum
Schwefelgeist Mixtura sulfurica acida, Acidum sulfuricum fumans
—, **flüchtiger** Liquor Ammonii hydrosulfurati
Schwefelkopf, büscheliger Hypholoma fascicularis. Giftig!
Schwefelleber Kalium sulfuratum
—, **flüchtige** Liquor Ammonii hydrosulfurati
Schwefelleinöl Oleum Lini sulfuratum
Schwefelmehl Lycopodium, Sulfur depuratum
Schwefelmilch Sulfur praecipitatum
Schwefelnaphtha Aether
Schwefelöl Acidum sulfuricum crudum, Oleum Terebinthinae sulfuratum
Schwefelpräzipitat Sulfur praecipitatum
Schwefelpulver Sulfur sublimatum
Schwefelrahm Sulfur praecipitatum
Schwefelsäure Acidum sulfuricum
—, **englische** Acidum sulfuricum anglicum

Schwefelsäure, Nordhäuser Acidum sulfuricum fumans
—, **sächsische** Acidum sulfuricum fumans
— **zum Putzen** Acidum sulfuricum dilutum
Schwefelsalbe Unguentum sulfuratum
—, **schwarze** Unguentum sulfuratum compositum
Schwefelspäne Sulfur in filis
Schwefelspießglanz Stibium sulfuratum nigrum
—, **roter** Stibium sulfuratum rubrum
Schwefelspiritus, versüßter Spiritus aethereus
Schwefelstätt Aether
Schwefeltartar Oleum Terebinthinae sulfuratum
Schwefelterpentinöl Oleum Terebinthinae sulfuratum
Schwefeltmodur Oleum Terebinthinae sulfuratum
Schwefelwurzel Bulbus Asphodeli, Radix Peucedani
Schwefelwurzkraut Stipites Dulcamarae
Schweinblagde Herba Lapathi acuti
Schweinebrot Tubera Cyclaminis
Schweinebrunst Boletus cervinus
Schweinefenchel Peucedanum officinale
Schweinefraß Lignum Sassafras
Schweinegras Rhizoma Graminis
Schweinegruse Herba Polygoni

Schweinepulver Stibium sulfuratum nigrum
Schweinerösel Taraxacum officinale
Schweineschneidersalbe Unguentum Hydrargyri rubrum dilutum
Schweinetropfen Arsenicum D 4 homöop., Tinctura Aloës composita
Schweinfurter Grün Viride Schweinfurtense, Cuprum aceticoarsenicosum
Schweingaeder Nervensalbe Unguentum nervinum viride
Schweinigeltropfen Oleum Terebinthinae sulfuratum
Schweinsbeutel Rhizoma Veratri pulvis in sacca (sogen. Niesbeutel)
Schweinsbrechwurzel Rhizoma Veratri
Schweinsbrot Radix Cyclaminis
Schweinsbubenpflaster Emplastrum Lithargyri compositum
Schweinwurz Radix Bryoniae
Schweißkraut Herba Mercurialis
Schweißmelde Mercurialis perennis
Schweißpulver Pulvis salicylicus cum Talco
— **zum Härten** Kalium ferrocyanatum
Schweißtreiber Tinctura bezoardica
Schweißtropfen Liquor Ammonii acetici
Schweißwurzel Rhizoma Chinae

Schweizerkräuter Species amarae
Schweizermädeltee Flores Rhoeados
Schweizerpillen Pilulae laxantes
Schweizertee Herba Abrotani Herba Galeopsidis
Schweizertropfen Elixir Sucini
Schweizerzucker Saccharum Lactis
Schwellkraut Folia Malvae
Schwellstein Cuprum aluminatum
Schwerkraut Herba Scabiosae
Schwernottropfen Tinctura Chinioidini
Schwersaat Flores Cinae
Schwertelwurzel Rhizoma Iridis
—, **wilde** Bulbus Asphodeli, Bulbus victorialis rotundus, Radix Pyrethri, Radix Consolidae, Rhizoma Calami
— **gegen Zahnschmerzen** Rhizoma Galangae
Schwertwurzel Rhizoma Iridis
Schwerwurzelpflaster Emplastrum Lithargyri
Schwestern, die ungleichen Herba Pulmonariae
Schwiblume Herba Taraxaci
Schwidern Fructus Berberidis
Schwiedenbeere Fructus Berberidis
Schwiegerle Flores Violae tricoloris
Schwiegermütterchen Herba Violae tricoloris

Schwiensbütel s. Schweinsbeutel
Schwiensbulenpflaster Emplastrum Lithargyri
Schwienwörtel Rhizoma Veatri
Schwigerli Herba Violae tricoloris
Schwillpflaster Emplastrum Lithargyri
Schwindelbeere Fructus Berberidis, Atropa Belladonna
Schwindelblumen Flores Primulae
Schwindelkörner Fructus Cocculi, Fructus Cubebae, Fructus Coriandri, Semen Sinapis albi
Schwindelkraut Coriandrum sativum
Schwindelöl Oleum Terebinthinae
Schwindelpulver Pulvis temperans
Schwindelriechgeist Liquor Ammonii caustici
Schwindelwurzel Radix Arnicae
Schwindensalbe Unguentum Hydrargyri album dilutum
Schwindsuchtskraut Herba Galeopsidis
Schwindsuchtwurzel Radix Actaeae
Schwineöl Oleum Buechleri
Schwingelkörner Semen Staphisagriae
Schwiniöl Oleum Buechleri
Schwinisalbe Oleum Buechleri
Schwinskraut Herba Anserinae
Schwirzelkörn Semen Staphisagriae

Schwitzerlack Pulvis Vaccarum
Schwitzerlein Fructus Jujubae
Schwitzerpulver Pulvis lactescens
Schwitzpastillen Tablettae Acidi acetylosalicylici
Schwitzsaft, Schwitzsalbe Succus Sambuci inspissatus
Schwitztee Flores Sambuci, Flores Tiliae
Schwitztropfen, grüne Tinctura Menthae piperitae
—, **weiße** Liquor Ammonii acetici, Spiritus Angelicae compositus
Schwögerli Herba Violae tricoloris
Schwollkraut Folia Malvae silvestris
Schwülkenöl Oleum Philosophorum, Oleum viride
Schwülkenwasser Aqua aromatica, Aqua Foeniculi
Schwulstkraut Herba Chelidonii, Herba Senecionis, Folia Digitalis
Schwulstsalbe Unguentum Kalii jodati
Schwundbalsam Liquor Ammonii caustici 1,0, Tinctura Arnicae, Spiritus camphoratus, Spiritus saponatus āā 5,0
Schwundsalbe Unguentum Rosmarini compositum, Unguentum Zinci
Schwundspiritus Spiritus Angelicae compositus
Schwungsalbe Unguentum Populi

Schwungsalz Ammonium carbonicum
Scillabol Bulbus Scillae
Sebarsaat Flores Cinae
Sebast Cortex Mezereï
Sebastiantee Lignum Quassiae
Sebenbaum Summitates Sabinae
Sebenbaumblätter Herba Sabinae
Sebersaat Flores Cinae
Sechserlei Pflaster Emplastrum ad Rupturas
Sechserleischmiere Unguentum nervinum
Sechswöchnerinnentee Herba Violae tricoloris
Seckelkraut Herba Bursae Pastoris
Seckelmeister Radix Caryophyllatae
Sedativhalbsäure Acidum boricum
Sedativsalz Acidum boricum, Natrium bicarbonicum
Sedlitzer Salz Magnesium sulfuricum
Seebbeeren Fructus Myrtilli
Seeblumensamen Semen Paeoniae
Seebohnen Umbilicus marinus
Seechrüseli Flores Nymphaeae albae
Seeeiche Fucus vesiculosus
Seefkesad Tanacetum vulgare
Seegamselspiritus, Seechamselspiritus Spiritus Formicarum
Seegras Herba Equiseti minoris
Seegraswurzel Rhizoma Caricis

Seejungferfett Oleum Jecoris
Seeländerklee Herba Trifolii pratensis
Seelenbalsam Unguentum Elemi
Seelenpolekten Lycopodium
Seelenspeck Cetaceum
Seelnonnenpflaster Unguentum Terebinthinae
Seelotenklee Herba Meliloti
Seemannstreu Herba Eryngii maritimi
Seemoos Carrageen
—, **geperltes** Cetraria islandica
Seeperlen, rote Corallium rubrum
—, **weiße** Conchae praeparatae
Seerosen Flores Nymphaeae albae
Seesalz Sal marinum
Seeschaum Ossa Sepiae pulvis
Seeschwede Emplastrum Cerussae rubrum
Seetang Fucus vesiculosus, Carrageen
Seewebaum Summitates Sabinae
Seewersaat Flores Cinae
Seewurzel Rhizoma Galangae totum
Sefelbaum Summitates Sabinae
Sefenbaum, Sefi, Sefler, Segelbaum, Segenbaum Juniperus Sabina, Herba Ericae
Sefi = Salbei
Segelbaum Summitates Sabinae
Segelstern Succinum raspatum

Segelsterntropfen Tinctura Succini
Segenbaum Summitates Sabinae
Segenkraut Herba Verbenae
Segge Rhizoma Caricis
Seggenwurzel Rhizoma Caricis
Sehnengras Rhizoma Graminis
Sehnenöl Oleum camphoratum, Oleum nervinum
Sehnenrecksalbe Oleum Hyoscyami cum Oleo Terebinthinae, Unguentum Populi, Unguentum nervinum
Sehnentreck Unguentum Hydrargyri album dilutum
Sehnenzieböl Oleum Hyoscyami, Oleum Philosophorum, Linimentum ammoniatum
Sehnsblätter Folia Sennae
Sehnsuchtsblätter Folia Majanthemi bifolii
Seichdiakel Emplastrum Lithargyri compositum
Seicherin Radix Taraxaci cum Herba
Seichkraut, Seichkräutel Herba Taraxaci, Ononis spinosa, Herba Lycopadii
Seidelbast Cortex Mezereï
Seidenbinse Herba Eriophori
Seidenblau Coerulamentum
Seidenrosentee Flores Malvae arboreae
Seidensalbe Unguentum Hydrargyri rubrum dilutum
Seidenspiritus Liquor Ammonii carbonici pyrooleosi
Seidlitzer Salz Magnesium sulfuricum

Seidlitzpulver Pulvis aerophorus laxans
Seidschützer Salz Magnesium sulfuricum
Seife, alikantische, spanische oder venetische Sapo venetus
Seife, chemische Ammonium carbonicum
—, **englische** Sapo oleaceus
—, **grüne oder schwarze** Sapo kalinus venalis
Seifenbalsam Linimentum saponato-camphoratum
Seifengeist Spiritus saponatus
Seifenholz Cortex Quillajae
Seifenkampferspiritus Spiritus saponato-camphoratus
Seifenkraut Herba Saponariae
Seifenpflaster Emplastrum saponatum
Seifenrinde Cortex Quillajae
Seifensiederfluß Kalium chloratum
Seifensiederlauge Liquor Natri caustici
Seifensiedersalbe Unguentum Plumbi
Seifenspiritus Spiritus saponatus
Seifenstein Natrum causticum crudum
Seifenwürze Radix Saponariae
Seifenwurzel Radix Saponariae
—, **weiße** Radix Saponariae albus
Seigamseln = Ameisen
Seigamselspiritus Spiritus Formicarum
Seignettesalz Tartarus natronatus

Seihblumen Herba Taraxaci
Seihdiakel Emplastrum Lithargyri compositum
Seihkrautsamen Lycopodium
Seihwuhlcher = Trüffeln
Seilerschmiere Tinctura Arnicae
Seilkraut Herba Lycopodii
Seilkrautsamen Lycopodium
Seitholt Radix Liquiritiae
Sektenpulver Flores Pyrethri pulvis
Selap Tubera Jalapae
Selbenblätter Folia Salviae
Selbin Folia Salviae
Selbstheil Herba Prunellae
Self, Selfi Folia Salviae
Sellerteöl Oleum Philosophorum
Selleriepomade oder -salbe Unguentum Hydrargyri album dilutum, Unguentum Zinci
Selleriesamen Fructus Apii
Sellerietropfen Spiritus Petroselini
Selleriewurzel Radix Apii, Radix Petroselini, Radix Bardanae
Selotten Flores Meliloti
Selvenblätter Folia Salviae
Selwe = Salbei
Selz = eingedickter Saft, Succus
Semen contra Flores Cinae
Semensblätter Folia Sennae
Semhamundjaphet Folia Sennae, Radix Liquiritiae, Folia Aurantii āā
Semmelgelb Rhizoma Curcumae pulvis
Sempervigensalbe Unguentum Populi

Sendbeeren Fructus Myrtilli
Senden Herba Ericae
Senegalgummi Gummi arabicum
Senf, englischer Semen Erucae
Senf, französischer Semen Sinapis
—, **gelber oder weißer** Semen Erucae
—, **grüner oder schwarzer** Semen Sinapis
—, **holländischer oder russischer** Semen Erucae
—, **roter** Semen Sinapis
Senfblätter Charta sinapisata, Folia Sennae
Senfkraut Herba Saturejae
Senfmehl Semen Sinapis pulvis grossus
Senföl Spiritus Sinapis (eigentlich Oleum Sinapis, das aber unverdünnt zu scharf ist)
Senfpflaster Charta sinapisata
Senfspiritus Spiritus Sinapis
Senftblätter Folia Sennae
Senfteig Semen Sinapis pulvis, Charta sinapisata
Sengenessel Flores Lamii, Herba Ballotae
Sennenblätter Herba Alchemillae
Sennesamdihle Fructus Sabadillae
Sennesbälge, -schärfen oder -schäffle Folliculi Sennae
Sennesblätter Folia Sennae
Sennesmus Electuarium Sennae
Sennessaft Sirupus Sennae
Sennesschoten Folliculi Sennae

Sennesselblüten Flores Lamii albi
Sensenblätter Folia Sennae
Sensentropfen Infusum Sennae compositum
Sentbeeren Fructus Myrtilli
Sentichblätter, Sentischblätter Summitates Sabinae
Sentinellpulver Magnesium carbonicum
Sepedillensaat Pulvis contra Pediculos, Semen Sabadillae
Sepiaschalen Ossa Sepiae
Septemwurzel Rhizoma Zedoariae
Serbesaat Flores Cinae
Sergenkraut Herba Saturejae
Serpentilsamen Semen Sabadillae
Serpentin Rhizoma Bistortae
Sersch Rhamnus cathartica
Servelati Mixtura oleosobalsamica
Sevenbaum Summitates Sabinae
—, **sibirischer** Herba Ballotae lanatae
Sevenkraut Herba Sabinae
Sevi, s. Sefi
Sevikraut Folia Salviae
Seviöl Oleum Sabinae
Sibbeeren Fructus Myrtilli
Sibirisches Salz Magnesium sulfuricum
Sibyllenessig Acetum Sabadillae
Sibyllentropfen Tinctura Chinioidini
viccatif Plumbum oleinicum
Siccatifpulver Manganum boricum

Sichelblumen Flores Cyani, Flores Millefolii
Sichelschnitt Herba Millefolii
Siddensalv Unguentum Plumbi
Sidelbast Cortex Mezereï
Sidenblümli Flores Trifolii fibrini
Sidenhamstropfen Tinctura Opii crocata
Sie Herba Cuscutae
Sieblumenöl Oleum Olivarum album
Siebenbaum Summitates Sabinae
Siebenblatt Rhizoma Tormentillae
Siebenblümchen Menyanthes trifoliata
Siebenerleipflaster Emplastrum oxycroceum
Siebenerleischmiere Unguentum nervinum viride
Siebenerleitee Species laxantes Dresdenenses
Siebenerleitropfen Tinctura Chinioidini
Siebenfarbenblümlein Herba Violae tricoloris
Siebenfrüchtetee Species pectorales cum Fructibus
Siebengezeugsamen, Siebengezeit Semen Foenugraeci
Siebenhämmerleinwurzel Radix victorialis longus
Siebenkraut Herba Meliloti
Siebenmannstrenk oder -tränk Flores Tanaceti
Siebennagelspitzen Herba Marrubii
Siebenstundenkraut Herba Fumariae, Herba Meliloti

Siebenundsiebziger Species aromaticae
Siebenundsiebzigerleiborkpulver Cortex Chinae pulvis
— **tropfen** Tinctura Chinioidini
Siebenwormsertee Species laxantes Dresdenenses
Siebenzeit Herba Meliloti
Siebenzeiten Semen Foenugraeci
Siebolds Pflaster Emplastrum fuscum
Siebziger fürs Vieh Pulvis pro Vaccis
Siedeblümchen Folia Trifolii fibrini
Siedelkraut Herba Sideritidis
Siedenbaum Summitates Sabinae
Sieden-, Langenbecker-, Schulzenpflaster Emplastrum Lithargyri simplex
Siedesudesalzöl Liquor antarthriticus Pottii
Siegelerde Bolus alba oder rubra
—**, weiße** Terra sigillata
Siegelöl Oleum Philosophorum
Siegelwachs, grünes Ceratum Aeruginis
Siegelwurz Rhizoma Polygonati
Siegertsches Pflaster Emplastrum fuscum camphoratum
Siegwurz Bulbus victorialis
Sienämies Herba Lycopodii
Siergwurz Rhizoma Calami
Siewemannstark Flores Tanaceti
Sigge Rhizoma Calami

Sigmars Blumen Flores Malvae arboreae, Flores Alceae
Sigmars Kraut Folia Malvae, Folia Alceae
Sigmars Wurzel Bulbus victorialis, Radix Alceae
Sigmundblumen Flores Malvae arboreae, Flores Alceae
Silberaufdermilch Magnesium carbonicum
Silberbalsam Oleum Lini sulfuratum, Oleum Terebinthinae sulfuratum
Silberblatt Herba Anserinae, Herba Lunariae
Silberdistel Fructus Cardui marianae, Radix Carlinae
Silberfrauenmantel Folia Farfarae, Folia Alchemillae alpinae
Silberglätte Lithargyrum
Silberglätteessig Liquor Plumbi subacetici
Silberglättpflaster Emplastrum Lithargyri
Silberglättsalbe Unguentum Cerussae, Unguentum diachylon, Unguentum Plumbi
Silberglätttropfen Oleum Terebinthinae sulfuratum, Tinctura Chinioidini
Silberglücksalbe Unguentum Plumbi
Silberknopf Herba Ptarmicae
Silberkraut Herba Alchemilla
Silberkraut Herba Alchemillae, Herba Anserinae
Silberkristalle Argentum nitricum
Silbermantel Herba Alchemillae
Silbermänteli Alchemilla alpina

Silbersalbe Unguentum Hydrargyri album dilutum
Silbersalpeter Argentum nitricum cum Kalio nitrico
Silberschaum Argentum foliatum
Silberschön Herba Anserinae
Silberstein Argentum nitricum
Silbertropfen Oleum Terebinthinae sulfuratum
— **gegen Fieber** Tinctura Chinae composita, Tinctura Chinioidini
Silberweiß Cerussa
Silberzuckerln Cachou (versilbert)
Silfiktrin Acidum sulfuricum dilutum
Silgenkraut Herba Oreoselini
Silgenöl Oleum Anethi, Oleum Petroselini
Silgensamen Semen Sabadillae, Pulvis contra Pediculos
Siliensamen Fructus Petroselini
Silksamen Fructus Petroselini
Sillenöl Oleum Anethi, Oleum Petroselini
Sillerkraut Herba Artemisiae
Simeonsblumen Flores Malvae arboreae, Flores Alceae
Simio Herba Serpylli
Simmerling = Mehlpilz: Clitopilus prunulus
Simonsblätter Folia Salviae
Simplexpflaster Emplastrum Lithargyri simplex
Simplexsalbe Unguentum cereum
Simplextinktur Tinctura Arnicae
Simsamdill Semen Sabadillae

Simsonspflaster Emplastrum oxycroceum
—, **braunes** Emplastrum fuscum
—, **weißes** Emplastrum Lithargyri
Sinaäpfelschale Pericarpium Aurantii
Sinaborg Cortex Chinae
Sinau Herba Alchemillae
Sinaukraut Herba Alchemillae
Sindaukraut Herba Droserae (Herba Rorellae)
Sinfersaat Flores Cinae
Singsalbe Unguentum Zinci
Sinnestropfen Spiritus Menthae piperitae
Sinngrün Herba Vincae
Sinntau Herba Droserae (Herba Rorellae)
Sinustee Folliculi Sennae
Sippenbeeren Fructus Sorbi
Sirup, oesterreichischer Sirupus Kalii sulfoguajacolici
Sirenzwurzel Rhizoma Imperatoriae
Siriigehlwater Liquor Ammonii aromaticus
Sisendisenpulver Pulvis Magnesiae cum Rheo
Skabiosenpulver Pulvis Liquiritiae compositus
Skabiosensaft, roter Sirupus Rhoeados
—, **weißer** Sirupus Aurantii Florum
Skabiosenwasser Aqua Foeniculi
Skali Kalium chloricum
Skink Stincus marinus
Skitzelnsamen Semen Colchici
Skorbutkraut Herba Cochleariae

Skorbutsalz Kalium chloricum
Skorbutspiritus Spiritus Cochleariae
Skorbuttee Species Lignorum
Skorbuttinktur Tinctura Myrrhae, Tinctura Lignorum
Skorbutwasser Solutio Kalii chlorici 4,0 : 90,0, Spiritus Cochleariae 10,0
Skordienkraut Herba Scordii
Skorpionöl Oleum Chamomillae, Oleum Hyperici, Oleum Lini, Oleum Lumbricorum, Oleum Rapae
Skorpionwurzel Radix Succisae
Skrofelkraut Herba Scrophulariae, Herba Violae tricoloris
Skuttie Gutti
Slagwater Aqua apoplectica, Aqua aromatica
Slimtee Species emollientes
Slimwörteln Radix Althaeae
Smak Pulvis Sumach
Smalle Sophie Folia Salviae
Smalte Cobaltum silicicum kalinum
Smartpulver Lycopodium
Smeersel, flüchtig Linimentum ammoniatum
Smetpoeder Talcum, Lycopodium
Smetzalf Unguentum Zinci
Smokblumen Flores Rhoeados
Smolt Adeps suillus
Snakenbläder Aspidium filix mas
Snerkpoeder, Senertpoeder Lycopodium
Snotpoeder Semen Foenugraeci pulvis

Soda Natrium carbonicum crudum
—, **kalzinierte** Natrium carbonicum crudum siccatum
—, **kaustische** Natrium causticum
—, **präparierte** Natrium bicarbonicum
Sodakraut Herba Salsolae
Sodalaugensalz Natrium carbonicum
Sodasalz Natrium bicarbonicum
Sodaseife Sapo medicatus
Sodatropfen Liquor Kalii carbonici
Sodbrot Fructus Ceratoniae
Söggel oder Sögli Herba Hyssopi
Sögöl Oleum Foeniculi
Sögpulver Pulvis Magnesiae foeniculatus
Sogpflaster Emplastrum ad Rupturas
Schlakraut Herba Plantaginis
Sohn vor dem Vater Folia Farfarae, Colchicum autumnale
Sohrsäftchen Mel rosatum boraxatum
Söht = süß
Soichbluma Herba Taraxaci
Solarispulver Herba Absinthii pulvis
Soldatenholz Lignum Guajaci
Soldatenknabenkraut Orchis militaris
Soldatenkraut Folia Matico
Soldatenmixtur Mixtura solvens
Soldatenpetersilie Glechoma hederacea

Soldatensalbe Unguentum contra Pediculos
Soldatenton Talcum
Soldatentropfen Tinctura Chinioidini
Solfer Salvia officinalis
Solferbloem Sulfur sublimatum
Solferwurz Radix Peucedani
Solotanzpflaster Emplastrum consolidans
Some = Semen
Sommerbingel Herba Mercurialis
Sommerdorn Herba Taraxaci
Sommergrün Herba Veronicae
Sommerstaub Flores Pyrethri pulvis, Pulvis contra Pediculos
Sommertürle Folia Farfarae
Sommerwurzel Radix Taraxaci
Sommerzwiebel Bulbus Cepae
Sondaukraut Herba Rorellae (= Herba Droserae)
Sonnenauge Herba Matricariae
Sonnenblätter Herba Alchemillae
Sonnenblumen Flores Calendulae, Flores Taraxaci
Sonnenblumenöl Oleum Arachidis
Sonnenbrand Radix Cichorii
Sonnenbraut Flores Calendulae
Sonnendächli Herba Petasitidis
Sonnendistelwurz Radix Carlinae
Sonnendraht Radix Cichorii
Sonnengold Flores Stoechados
Sonnenhirse Semen Milii solis

Sonnenkäfer Coccionella
Sonnenkrautöl Oleum Ricini
Sonnenkrautwurzel Radix Cichorii
Sonnenlöffelkraut Herba Droserae (Herba Rorellae)
Sonnenpulver Pulvis Herbarum
Sonnenröschen Helianthemum
Sonnenrosen Flores Calendulae
Sonnenrosenöl Oleum Arachidis, Oleum Papaveris
Sonnensalz Ammonium chloratum, Sal marinum
Sonnenschiet Herba Scordii
Sonnetau Herba Droserae (Herba Rorellae)
Sonnentauöl Oleum Arachidis
Sonnenwedel Herba Artemisiae, Flores oder Herba Cichorii
Sonnenwende Flores Calendulae, Herba Cichorii
Sonnenwendgürtel Herba Artemisiae
Sonnenwendkraut Herba Hyperici
Sonnenwirbel (-wirtel) Herba Taraxaci
Sonnenwirbelwurz Radix Cichorii, Radix Taraxaci
Sonnenwurzel Radix Taraxaci
Sootbrot Fructus Ceratoniae
Soodschote Fructus Ceratoniae
Sophei = Salbei
Sophie, breite Herba Balsamitae
—, **schmale** Folia Salviae
Sophienblätter Folia Salviae

Sophienmargarethenpulver Semen Foenugraeci pulvis
Sophienpulver Pulvis antiepilepticus
Sophiensaft Mel rosatum boraxatum
Söpli Herba Hyssopi
Söppelkraut Herba Hyssopi
Sorfäftchen Mel rosatum boraxatum
Sötpich Succus Liquiritiae
Sottöl Kreosotum
Sowassalbe Unguentum contra Pediculos, Unguentum sulfuratum compositum
Spalmöl Oleum Pini
Spaltersalbe Unguentum Rosmarini compositum, Unguentum Populi
Spaltgras Rhizoma Caricis
Spaltholzöl Oleum cadinum, Oleum Lauri dilutum
Spandeersalbe Unguentum Rosmarini compositum
Spangrün Aerugo
Spanierpulver Borax pulvis
Spanisch. Erde Catechu
— **Fliedertee** Herba Origani
— **Fliege** Cantharides
— **Fliegenpflaster** Emplastrum Cantharidum
— **Fliegensalbe** Unguentum Cantharidum
— **Flor** Bezetta rubra
— **Glas** Glacies Mariae
— **Hafer** Pulvis contra Pediculos
— **Hafermehl** Pulvis contra Pediculos
— **Heidelbeerblätter** Folia Uvae Ursi
— **Hopfen** Herba Origani cretici

Spanisch. Hopfenöl Oleum Origani cretici
— **Kornpulver** Pulvis contra Pediculos
— **Kreide** Talcum
— **Kreuztee** Herba Galeopsidis, Species pectorales
— **Lappen oder Lumpen** Bezetta rubra
— **Metwurst** Cassia fistula
— **Mücke** Cantharides, Emplastrum Cantharidum
— **Mücken, immerwährende** Emplastrum Cantharidum perpetuum
— **Pfeffer** Fructus Capsici
— **Reitersalbe** Unguentum contra Pediculos
— **Saft** Succus Liquiritiae
— **Samen** Semen Canariense
— **Seife** Sapo venetus
— **Tee** Herba Chenopodii, Herba Galeopsidis, Species laxantes, Species Hispanicae
— **Wasser** Liquor Ammonii caustici
— **Weiß zum Schminken** Bismutum subnitricum
Spannsalbe Unguentum flavum, Unguentum nervinum
Sparadrap Emplastrum adhaesivum extensum
Spargelwurzel Radix Asparagi
Spargensamen Semen Nigellae
Sparlei Folia Salviae
Sparrfadenkraut Herba Marrubii
Sparsach Radix Asparagi
Sparsich Radix Asparagi

Sparz Radix Asparagi
Spathsalbe Unguentum Cantharidum acre
Spatzenwurzel Radix Saponariae
Spechtwurzel Radix Carlinae, Radix Dictamni
Specificum cephalicum Pulvis epilepticus Marchionis, Pulvis temperans ruber
Speckblümchen Flores Lavandulae
Speckgummi Resina elastica
Specklilienwasser Spiritus dilutus
Speckmelde Herba Mercurialis
Specknarresblüten Flores Lavandulae
Specköl Oleum Spicae
Speckstein Talcum
Speckwurzel Radix Consolidae
Speenzalf Unguentum camphoratum, Unguentum Populi
Speerkrautwurzel Rhizoma Iridis, Rhizoma Ari, Radix Valerianae
Speerminze Folia Menthae crispae
Speerwurzel Rhizoma Ari, Rhizoma Iridis
Speichelwurz Radix Pyrethri, Radix Saponariae
Speierlingsbeeren Fructus Sorbi
Speikraut Herba Senecionis
Speikwurzel Radix Valerianae
Speimiezel Herba Trifolii arvensis
Speisekümmel Fructus Carvi
Speisemorchel Morchella esculenta

Speisepulver Natrium bicarbonicum
Speisesoda Natrium bicarbonicum
Speiskraut Herba Linariae
Speispulver Natrium bicarbonicum
Speiswurz Radix Bryoniae
Speitäubling Rassula sardonia (emetica). Giftig!
Speiwurzel Herba Senecionis, Radix Pyrethri
Spektakelpflaster Emplastrum Lithargyri, Emplastrum saponatum
Sperberbaum Sorbus domestica
Sperberbeeren Fructus Berberidis
Sperberkraut Herba Sanguisorbae
Sperenstichwurzel Radix Gentianae cruciatae
Spergelbaumrinde Cortex Frangulae
Sperkelbom Rhamnus frangula
Sperlingskraut Herba Anagallidis
Spermacet Cetaceum
Spermacetpflaster Ceratum Cetacei
Spermacetsalbe Unguentum leniens
Spermacettäfelchen Ceratum Cetacei
Sperrmäuler Fumaria officinalis
Sperwurzel Rhizoma Iridis
Spi Lavandula officinalis
Spiauter Zincum metallicum
Spickatblüte Flores Lavandulae

Spickblumen Flores Lavandulae
Spickblütenöl Oleum spicae
Spicke Lavandula spica
Spickernalienöl Oleum Spicae
Spickeröl Oleum Spicae
Spickerrinde Cortex Frangulae
Spicknarden- oder -nervenöl Oleum Spicae
Spickrohr Radix Angelicae
Spiegelharz Colophonium
Spiegelruß Fuligo
Spiegelsaat Fructus Foeniculi
Spike Flores Lavandulae
Spieknardenöl Oleum Spicae
Spieknervenöl Oleum Spicae
Spieköl Oleum Spicae
Spierblume, Spierkraut Herba Spiraeae
Spierlingssaft Succus Sorborum
Spießglanz Stibium sulfuratum nigrum
Spießglanzbutter Liquor Stibii chlorati
Spießglanzleber Hepar Antimonii
Spießglanzöl Liquor Stibii chlorati, Acidum hydrochloricum fumans
Spießglanzschwefel Stibium sulfuratum aurantiacum
Spießglanztinktur Tinctura kalina, Butyrum Antimonii
Spießglas Stibium sulfuratum nigrum
Spießglasbutter Liquor Stibii chlorati
Spießkraut Herba Plantaginis
Spigä Flores Lavandulae
Spik, Spikat, Spike Lavandula spica

Spikanard Radix Nardi, Flores Lavandulae
Spikanardöl Oleum Spicae
Spikatblüten Flores Lavandulae
Spikblüten Flores Lavandulae
Spikgeist Spiritus Lavandulae
Spiknardblüten Flores Lavandulae
Spiköl Oleum Spicae
Spilettenschmiere Unguentum leniens
Spilfiktrin Acidum sulfuricum dilutum
Spillbaumrinde Cortex Frangulae
Spillingblüten Flores Acaciae
Spiltersalbe Unguentum flavum
Spiltertropfen Oleum Terebinthinae rectificatum
Spinatschbeeren Fructus Berberidis
Spindelbaum Evonymus europaeus
Spindle Colchicum automnale
Spindlers Pflaster Emplastrum fuscum, Emplastrum Lithargyri compositum
Spinellenblüten Flores Acaciae
Spinnblumen Flores Colchici
Spinnenblumenwurzel Tubera Colchici
Spinnendistelkraut Herba Cardui benedicti
Spinnenmüggeli Semen Nigellae
Spinnenklette Radix Bardanae
Spinnerne Colchicum autumnale

Spinnkraut Herba Chelidonii, Herba Senecionis
Spinnlichkraut Herba Equiseti arvensis
Spinnmüggli Semen Nigellae
Spiraltropfen Acidum hydrochloricum dilutum
Spirifiktrin Acidum sulfuricum dilutum
Spiritus ablitus Spiritus Angelicae compositus
— **acomoneceus** Liquor Ammonii caustici
— **adulcius** Spiritus Aetheris nitrosi
— **apoplecticus** Aqua aromatica, Spiritus coloniensis
— **armonacerus** Liquor Ammonii caustici
—, **aromatischer** Spiritus Melissae compositus
— **dulcis** Spiritus Aetheris nitrosi
— — **Dzondii** Liquor Ammonii caustici spirituosus
— **electricus** Oleum Terebinthinae
—, **fliegender** Liquor Ammonii caustici
—, **flüchtiger** Liquor Ammonii caustici
—, **grüner** Spiritus nervinus viridis
— **hussarius** Liquor Ammonii caustici
—, **Laufmanns** Spiritus Formicarum
— **matricarius** Spiritus Mastichis compositus
—, **Minderers** Liquor Ammonii aceticus
— **Nitri** Spiritus Aetheris nitrosi, Acidum nitricum

Spiritus Nitri dulcis Spiritus Aetheris nitrosi
— **politicis** Spiritus odoratus
— **resolvens** Spiritus Rosmarini
— **Salis** Liquor Ammonii caustici
— — **dulcis** Spiritus Aetheris chlorati
— — **fumans** Acidum hydrochloricum crudum
— — **und Lavendel** Spiritus Lavandulae ammoniatus
— **Saturni** Liquor Plumbi subacetici
—, **schmerzstillender** Spiritus aethereus
— **Turnis** Liquor Plumbi subacetici
— **Vitrioli** Acidum sulfuricum dilutum
Spiritusbranse Oleum Terebinthinae
Spiritusfiktri Acidum sulfuricum dilutum
Spiritusflink Liquor Ammonii caustici
Spiritushoch Alcohol
Spiritusniteröl Acidum nitricum crudum
Spiritusrabineröl oder -rebentenöl Oleum Hyoscyami cum Oleo Terebinthinae āā
Spiritusrein Spiritus camphoratus
Spiritussalfolat Liquor Ammonii caustici
Spiritussavile Oleum Rusci
Spiritustinktur Tinctura Arnicae
Spiritusturnus Liquor Plumbi subacetici

Sprätzenrinde

Spiritusverbind Oleum Terebinthinae
Spiritusverteidig Liquor Ammonii caustici
Spiritusvictrinöl Acidum sulfuricum anglicum
Spirling Fructus Sorborum
Spirsäure Acidum salicylicum
Spirvictrin Acidum sulfuricum dilutum
Spitz Oleum Spicae, Spiritus Lavandulae
Spitzampfer Radix Lapathi acuti
Spitzawägeli Herba Plantaginis
Spitzbeeren Fructus Berberidis
Spitzblackenwurzel Radix Lapathi
Spitzblumen Flores Lavandulae
Spitzbubenessig Acetum aromaticum, Acetum Sabadillae
Spitze Leonore Species Lignorum
Spitzentee Summitates Sabinae
Spitzewaederi Herba Plantaginis
Spitzfeder Herba Plantaginis
Spitzfederich Herba Plantaginis
Spitzglas Stibium sulfuratum nigrum
Spitzklette Herba Xanthii
Spitzkugeln Trochisci Santonini
Spitzmorchel Morchella conica
Spitzöl Oleum Spicae

Spitzpulver, englisches Tubera Jalapae pulvis
Spitzspiritus Spiritus Lavandulae
Spitzwegerich Herba Plantaginis
Spitzwegerichsaft Sirupus Plantaginis
Spitzwegerichsalbe Unguentum flavum
Spitzwegramsaft Sirupus Plantaginis, Sirupus Althaeae, Sirupus Liquiritiae
Splietwasser Aqua aromatica
Splintbaum Buxus
Splintbeeren Fructus Rhamni Frangulae
Splittersalbe Unguentum flavum
Splittertropfen Oleum Terebinthinae
Spökk Flores Lavendulae
Spodium Carbo ossium
Spökern- oder **Spörgelbeeren** Fructus Frangulae
Spor Moschus
Sporenstichwurzel Radix Gentianae cruciatae
Sporkel Cortex Frangulae
Sporkerrinde Cortex Frangulae
Spörks Pflaster Emplastrum Cantharidum perpetuum
Spornblumen Flores Calcatrippae
Sporngrünpflaster Ceratum Aeruginis
Spöttlich Herba Euphrasiae
Sprackeln Cortex Frangulae
Sprangers Magentropfen Tinctura Aloës composita
Sprätzenrinde Cortex Frangulae

Sprausalbe Unguentum Zinci mit 5% Balsamum peruvianum
Spreckenrinde Cortex Frangulae
Spreesalbe Unguentum rosatum
Spregelbaumrinde Cortex Frangulae
Spreusaft Mel rosatum boraxatum
Spreuwasser Solutio Boracis 5%
Sprickel Cortex Frangulae
Sprillpulver Borax pulvis
Sprillsalv Mel boraxatum
Springaufblume Flores Convallariae
Springgurke Fructus Elaterii
Springkörner Semen Ricini
Springkörneröl Oleum Ricini
Springkraut Herba Impatientis
Springsalz Ammonium carbonicum
Springwurzel Radix Dictamni
Springwurzelmilch Tinctura Benzoës cum Oleo Cajeputi
Springwurzelöl Oleum Cajeputi
Spritzewurzel Radix Angelicae
Spröhpulver Borax pulvis, Zincum oxydatum
Spröhsaft Mel rosatum boraxatum
Sprokkenhoutblast Cortex Frangulae
Sproßöl Oleum Olivarum, Oleum Lini, Oleum Lumbricorum
Sprötzerrinde Cortex Frangulae

Sprühhonig Mel rosatum boraxatum
Sprüllsaft Mel rosatum boraxatum
Sprungöl Oleum Philosophorum, Oleum Terebinthinae
Sprungpulver Boletus cervinus pulvis
Spulwurz Rhizoma Graminis
Spulwurzblumen Flores Trifolii albi
Spygblümli Flores Lavandulae
Ssigge Rhizoma Calami
Stäblisalbe Emplastrum Plumbi compositum
Stabkraut Herba Abrotani
Stabwurzel Radix Artemisiae, Rhizoma Ari
Stabwurzelbeifuß Herba Abrotani
Stabwürzenkraut Herba Abrotani
Stabwurzmännlein Herba Abrotani
Stachel, finsterer Radix Ononidis
Stachelkraut Herba Cardui benedicti
Stachelkrautwurz Radix Ononidis
Stachelnuß Semen Stramonii
Stachelpulver Ferrum pulvis, Ferrum carbonicum saccharatum
Stachwurzel Radix Taraxaci
Stachyssalbe Unguentum Linariae
Staffadrian Pulvis contra Pediculos
Stahlfeile Ferrum pulveratum
Stahlhärter Kalium ferrocyanatum

Stahlkraut Herba Verbenae, Herba Ononidis
Stahlkrautwurzel Radix Ononidis
Stahlpillen, schwarze Pilulae aloëticae ferratae
—, **weiße** Pilulae Ferri carbonici saccharati
Stahlpulver, braunes Ferrum oxydatum cum Saccharo
—, **gelbes** Ferrum citricum effervescens
—, **graues** Ferrum carbonicum
—, **graues** Ferrum carbonicum saccharatum
—, **schwarzes** Ferrum pulvis, Ferrum reductum
—, **weißes** Ferrum lacticum cum Saccharo
Stahlsalbe Unguentum cereum
Stahlsalz Ferrum sulfuricum
Stahlschwefel Ferrum sulfuricum
Stahltropfen, apfelsaure oder schwarze Tinctura Ferri pomati
Stahltropfen, ätherische oder gelbe Tinctura Ferri chlorati aetherea
—, **braune oder saure** Tinctura Ferri acetici aetherea
Stahlwein Vinum ferratum
Stahlzucker Ferrum oxydatum cum Saccharo
Stahupundgehweg Herba Veronicae
Stäkkorn Fructus Cardui Mariae
Stäkkührn Semen Stramonii
Stallkraut Herba Linariae, Ononis spinosa
Stallwurz Herba Abrotani

Standelbeere Fructus Myrtilli
Standsalbe Unguentum consolidans
Stangenheft Emplastrum adhaesivum
Stangenlack Lacca in ramulis
Stangenpfeffer Piper longum
Stangenpflaster Emplastrum adhaesivum, Emplastrum Lithargyri compositum
Stangenrosen Flores Malvae arboreae
Stangensalbe Emplastrum Lithargyri compositum
Stangenschwefel Sulfur in baculis
Stänker Liquor Ammonii caustici, Oleum Lini sulfuratum
Stänkerbalsam Oleum Lini sulfuratum
Stänkertee Pix liquida, Oleum animale foetidum
Stännes Succus Liquiritiae
Stanzelkraut Herba Heraclei
Stanzmarie Stincus marinus
Staphisander Pulvis contra Pediculos
Stärkeglanz Stearinum, Paraffinum solidum, Borax
Stärkegummi Dextrinum
Stärkeweiß Borax
Stärkezucker Saccharum Uvarum, Saccharum amylaceum
Stärkkraut Herba Linariae, Herba Orontii
Stärkungskugeln Tartarus ferratus in globulis
Stärkungspillen Pilulae Blaudii

Stärkungstropfen Tinctura Chinae omposita, Tinctura Cinnamomi
Starkwurzel Radix Hellebori nigri
Starzelkraut Herba Heraclei
Stätt Aether
Stäubling Bovist
Staubmehl Lycopodium
Staubwurzel Rhizoma Imperatoriae
Staudelbeeren Fructus Myrtilli
Staversaat Pulvis contra Pediculos, Flores Pyrethri pulvis, Semen Sabadillae pulvis
Stearinöl Oleinum (Acidum oleinicum), Acidum elainicum
Stebbwolle Gossypium ferratum
Stebmehl Lycopodium
Stechapfel Folia Stramonii
Stechapfelsamen Semen Stramonii
Stechbeeren Fructus Juniperi, Fructus Frangulae
Stechbeersaft Sirupus Rhamni catharticae
Stechblaka Folia Ilicis
Stechdistel Radix Eryngii
Stechdornblätter Folia Ilicis
Stechdornblüten Flores Acaciae
Stecheiche Folia Ilicis
Stechelbergs Pflaster Emplastrum fuscum
Stechginster Herba Genistae
Stechholz Lignum Juniperi
Stechkörner Fructus Cardui Mariae, Datura Stramonium

Stechkraut Herba Mariveri
Stechlaub Folia Ilicis
Stechöl Oleum Chamomillae
Stechpalme Folia Ilicis
Stechpfriemen Herba Genistae, Radix Ononidis
Stechsaat Fructus Cardui Mariae
Stechwart Herba Mariveri
Stechwasser Spiritus saponato-camphoratus
Stechwindenwurzel Radix Sarsaparillae
Stechwurzel Radix Eryngii
Steckappel Folia Stramonii
Steckbeeren Fructus Juniperi, Fructus Frangulae
Steckelkrautöl Oleum Hyoscyami
Steckflußsaft Sirupus Althaeae cum Liquore Ammonii anisato
Steckflußwasser Aqua antiasthmatica
— **gegen Krämpfe** Aqua aromatica cum Liquore Ammonii anisato
— **gegen Schwämmchen** Mel rosatum boraxatum
Stecknadelsamen Semen Psyllii
Steckrinkenrinde Cortex Ulmi
Stefania Herba Pulmonariae
Steffadrian Semen Staphisagriae
Steffensalbe Unguentum contra Scabiem
Steffenskörn Semen Staphisagriae, Pulvis contra Pediculos
Steftsamen Semen Staphisagriae

Stehaufundgehweg oder Stehaufundwandle Bulbus victorialis longus, Herba Veronicae, Radix Gentianae, Radix Levistici, Unguentum contra Scabiem
Stehkörner Fructus Cardui Mariae
Steibrüchel Herba Senecionis
Steierscher Kräutersaft Sirupus Rhoeados
Steifmehl Amylum Tritici
Steigaufblüten Herba Meliloti
Steiklee Herba Meliloti
Stein, göttlicher Cuprum sulfuricum aluminatum
—, **blauer** Cuprum sulfuricum aluminatum
—, **weißer (auch für die Augen)** Zincum sulfuricum
Steinalaun Alumen
Steinasche Kalium carbonicum crudum
Steinbeerblätter Folia Uvae Ursi, Vaccinium Vitis Idaeae
Steinbibernell Radix Pimpinellae
Steinblumen Flores Stoechados
Steinbrech, weißer Radix Pimpinellae
Steinbrechherz Fructus Alkekengi
Steinbrechkraut Herba Saxifragae, Flores Stoechados, Herba Pirolae
Steinbrechsamen Semen Lithospermi (= Semen Milii solis)
Steinbrechwasser Aqua Petroselini, Aqua Tiliae

Steinbrechwurzel Radix Saxifragae
Steinbruchwasser Aqua foetida
Steindistel Herba Cardui benedicti
Steinessenz Elixir Aurantii compositum
Steinfarn Rhizoma Polypodii
Steinfassel Lichen Pulmonariae, Lichen islandicus
Steinflachs Alumen plumosum
Steinfußeltee Herba Pulmonariae
Steinglöckchen Folia Uvae Ursi
Steinglöckel Herba Meliloti
Steingranten Folia Uvae Ursi
Steingrün Viride montanum (Berggrün)
Steingünsel Herba Ajugae
Steinhägeröl Oleum Juniperi e baccis
Steinhägersalbe Unguentum diachylon
Steinharz Dammar
Steinhirse Semen Milii solis
Steinhocker Herba Sedi
Steinkirsche Fructus Alkekengi
Steinklee Herba Meliloti, Herba Trifolii arvensis
Steinknöterich Herba Polygoni
Steinkohlenbenzin Benzolum
Steinkohlenkampfer Naphthalinum
Steinkohlenkreosot Phenolum (Acidum carbolicum)
Steinkohlenöl Oleum Lithanthracis

Steinkraut Herba Agrimoniae, Herba Asperulae, Herba Sedi, Herba Herniariae, Herba Potentillae
Steinkrautöl Oleum Chamomillae
Steinkresse Herba Cardaminis
Steinlakritzen Rhizoma Polypodii
Steinleckens Rhizoma Polypodii
Steinlecker Radix Taraxaci
Steinleim Minium
Steinlungenmoos Lichen Pulmonariae
Steinmark Bolus alba, Medulla Saxorum
—, **grünes** Unguentum nervinum viride
Steinmarköl Oleum Olivarum
Steinminze Herba Nepetae
Steinnelken Flores Tunicae, Herba Centaurii
Steinnessel Herba Galeopsidis, Herba Nepetae
Steinöl, rotes Oleum Petrae italicum
—, **schwarzes** Oleum animale foetidum
—, **weißes** Oleum Petrae album
Steinpeterlein Radix Pimpinellae
Steinpfeffer Semen Nigellae, Herba Sedi
Steinpflanze Herba Pirolae
Steinpilz Boletus edulis
Steinpilzkugeln Boletus cervinus
Steinpilzöl Oleum Papaveris
Steinpimpinelle Radix Pimpinellae
Steinpolei Herba Acynos

Steinpulver Lycopodium
Steinpuppen Fructus Alkekengi
Steinquendel Herba Serpylli
Steinraute Herba Rutae
Steinrösli Flores Rosae
Steinsalbe Unguentum cereum
Steinsamen Semen Milii solis (Lithospermum officinale)
Steinschlüsseli Flores Primulae Auriculae
Steinsetzertee Herba Pirolae
Steinspiritus Spiritus Vini gallici
Steintee Flores Stoechados
Steintinktur Tinctura Lignorum
Steinveilchen Flores Cheiri
Steinwallseife Sapo venetus
Steinwurz Herba Agrimoniae, Herba Polypodii
Steinwurzel Rhizoma Polypodii
Stekerkrût Semen Stramonii
Stelzmarie Stincus marinus
Stempelienöl Oleum Lini
Stendelbeeren Fructus Myrtilli
Stendelwurz Tubera Salep
Stengelpflaster Emplastrum Lithargyri compositum
Stenker Betonica officinalis
—, Linimentum ammoniatum
Stenzelmarie Stincus marinus
Stenzelpulver Pulvis pro equis
Stenzmarien Stincus marinus
Stenzmarienöl Oleum Lini
Stenzmarientropfen Tinctura aromatica
Stephanientee Herba Pulmonariae

Stephanpulver Pulvis contra Pediculos
Stephanskörner Semen Staphisagriae, Pulvis contra Pediculos
Stephenssalbe Unguentum contra Scabiem
Sterenblumen Flores Arnicae
Sternanis Fructus Anisi stellati
Sternbalsam Linimentum saponato-camphoratum
Sternblümchen, blaue Flores Anchusae, Flores Bellidis
—, **gelbe** Flores Narcissi
Sterndistel Herba Calcatrippae
Sternflockenblumen Flores Calcatrippae, Herba Centaurii
Sternkraut Herba Alchemillae, Herba Asperulae, Herba Galii, Herba Veronicae
Sternkuchen Trochisci bechici nigri
Sternleberkraut Herba Asperulae
Sternmiere: Herba Stellariae
Sternniere Alsine media
Sternöl Oleum Olivarum album
Sternsamen Fructus Anisi stellati
Sternsmarie Stincus marinus
Sternundplanetenbalsam Linimentum saponato-camphoratum
Sternwurzel Radix Anchusae
Stettlertropfen Tinctura antarthritica
Steudelpflaster Emplastrum domesticum
Stichbeeren Folia Ribis nigri
Stichkörner Fructus Cardui Mariae
Stichkraut Herba Cardui benedicti, Herba (Flores) Arnicae
Stichkrautblumen Flores Arnicae
Stichpflaster Emplastrum sticticum, Ceratum Resinae Pini
—, **gelbes** Emplastrum oxycroceum
—, **Hamburger** Emplastrum Lithargyri compositum
—, **rotes** Emplastrum ad Rupturas
—, **schwarzes** Emplastrum Cantharidum perpetuum
Stichsaft Sirupus Althaeae
Stichsalbe Unguentum flavum
Stichtikum Emplastrum sticticum
Stichtropfen Elixir e Succo Liquiritiae
Stichwurz Radix Arnicae, Radix Helenii
Stickdurusöl Oleum Philosophorum
Stickrübe Radix Bryoniae
Sticksaft Sirupus Althaeae
Stickschwede Emplastrum fuscum camphoratum
Stickwurzel Radix Helenii
Stickwurzelstengel Stipites Dulcamarae
Stieckwurz Stipites Dulcamarae
Stiefelknechtstropfen Tinctura Asae foetidae
Stiefkinderkraut Herba Violae tricoloris

Stiefmütterchen Flores Violae tricoloris
Stiefmütterchenbutter Unguentum Populi
Stiefmütterchenkraut Herba Violae tricoloris
Stiefpfeffer Cubebae
Stiefstandwurzel Radix Taraxaci
Stielpfeffer Fructus Cubebae
Stierbolus Boletus cervinus
Stierkörner Semen Paradisi
Stierkraut Herba Euphorbiae
Stierkugeln Boletus cervinus
Stierpulver Pulvis stimulans
Stiersäckel Tubera Colchici
Stievels Amylum
Stiftungspillen Pilulae laxantes
Stiktumpflaster Emplastrum sticticum
Stillpulver Pulvis Magnesiae cum Rheo
Stillsaft Sirupus Papaveris
Stillsalz Acidum boricum
Stillstand Tinctura Cinnamomi
Stilltropfen Sirupus Papaveris, Tinctura Valerianae
Stimmer Succus Liquiritiae
Stimmharz Succus Liquiritiae
Stimmkuchen Succus Liquiritiae
Stimmküchel Pastilli Ammonii chlorati
Stimmwachs Succus Liquiritiae
Stingelkörner Semen Staphisagriae
Stinkasant Asa foetida
Stinkbalsam Oleum Terebinthinae sulfuratum
Stinkbaumrinde, Stinkbom Cortex Frangulae
Stinkdillsamen Fructus Coriandri
Stinkeidechse Stincus marinus
Stinker Rhamnus frangula
Stinkholzblätter Herba Sabinae
Stinkkraut Herba Geranii Robertiani
Stinkmarie Stincus marinus
Stinkmarietropfen Oleum Lini sulfuratum
Stinkmelde Herba Chenopodii
Stinköl Oleum animale foetidum
Stinkrosen Flores Paeoniae, Flores Rhoeados
Stinksalat Lactuca virosa
Stinktropfen Oleum Terebinthinae sulfuratum, Tinctura Asae foetidae
Stinkus Stincus marinus
Stinkwasser Aqua foetida antihyterica
Stinkwide Cortex Frangulae
Stinkwurzel Radix Valerianae
Stinolis Amylum Tritici
Stinzenmarienöl Oleum Spicae
Stipstap Pulvis contra Pediculos, Semen Staphisagriae
Stipstapsalbe Unguentum contra Pediculos
Stiptikum Tinctura haemostyptica, Lycopodium
Stiräseckel Tubera (Fructus) Colchici
Stiwelsch Gelatina alba
Stockdohn- oder Stockdummtropfen Elixir viscerale

Stoughtoni, Tinctura Pini composita, Tinctura Aloës composita, Tinctura Chinae composita
Stockdummtee Flores Stoechados
Stockerlsalbe Emplastrum Lithargyri compositum
Stockfischholz Lignum citrinum
Stockfischkiemen Conchae praeparatae
Stockfischtran Oleum Jecoris
Stockflußwasser Aqua aromatica
Stockkraut Herba Linariae
Stocklack Lacca in ramulis
Stockmalven Flores Malvae arboreae
Stockrosen Flores Malvae arboreae
Stocksalbe Emplastrum fuscum
Stockschwungkraut Herba Virgaureae
Stockwurzel Radix Althaeae
—, **wilde** Stipites Dulcamarae
Stoffsaat, Stoffsack, Stoffschrot Pulvis contra Pediculos
Stoh up un gah weg Erythraea centaurium
Stoh up un goh hen Flores Arnicae
Stoi = Stein
Stoibembernell Radix Pimpinellae
Stolzemarie Stincus marinus
Stolzerheinrich Herba Chenopodii Boni Henrici
—, **gestoßen** Pulvis pro Vaccis
Stomachaltropfen Tinctura amara

Stomachaltropfen, gekrönte Tinctura Chinae composita
Stomeienblumen Flores Chamomillae
Stoogrosen Flores Malvae arboreae
Stoom van Elixier Elixir stomachicum
Stopfbeeren Fructus Myrtilli
Stopfkraut Herba Trifolii arvensis
Stopfzu, Stopparsch, Stoppkeert, Stoppsloch Flores Stoechados, Folia Trifolii fibrini, Herba Solidaginis, Flores Trifolii arvensis, Herba Hyperici
Stoppäsekentee Flores Trifolii arvensis
Stoppmaustee (Stopmouse-tea) Flores Trifolii arvensis
Storaxsalbe Unguentum Styracis
Storbiswurzel Radix Lapathi
Storchensalbe Adeps suillus
Storchfett Adeps suillus, Oleum Jecoris
Storchschnabel Herba Geranii
Storchschnabel Herba Geranii (zum Baden), Herba Droserae (als Tee)
Storchschnabelfett Adeps suillus
Störgruß Cerussa, Zincum oxydatum
Störkenfett Adeps suillus
Storkskörner, Storkskäörn Secale cornutum
Stötten = gestoßen
Stöttenklander Fructus Coriandri
Stremmels Liquor seriparus

Strahlstein Alumen plumosum, Cuprum aluminatum
Strahltinktur Tinctura Aloës
Stranddistel Herba Eryngii
Strandriedgras Rhizoma Caricis
Strängelpulver Pulvis pro Equis
Stränze, Strenze Radix Imperatoriae
—, **schwarze** Radix Astrantii majoris
Straßenräubersalbe Unguentum contra Pediculos
Straublümli Flores Gnaphalii
Strauchdistel Radix Eryngii
Strehmelsch Liquor seriparus
Streichblumen Flores Stoechados
Streichkraut Herba Luteolae
Streichöl, braunes Oleum Philosophorum
—, **grünes** Oleum Hyoscyami
Streichsalbe Unguentum flavum, Unguentum Populi
Streifwurzel Radix Lapathi
Streippert Radix Lapathi
Streite, Strite(n) Herba Vincae
Streitwurzel Radix Lapathi
Strengelpulver Pulvis pro Equis, Semen Foenugraeci
Strenze Astrantia
Strenzwurzel Rhizoma Imperatoriae
Streumehl Lycopodium, Amylum, Pulvis exsiccans
Streupulver Lycopodium, Amylum, Pulvis exsiccans, Pulvis salicylicus cum Talco

Stricksalbe Unguentum Hydrargyri cinereum dilutum
Strieköl, braunes Oleum Philosophorum
—, **grünes** Oleum Hyoscyami
Strigauer Erde, rote Bolus rubra
Strigauer Erde, weiße Bolus alba
Striggertwurzel Radix Oxylapathi
Strit, blauter Herba Vincae
Stritten Herba Vincae
Strizelpflaster Emplastrum Lithargyri
Strohblumen Flores Stoechados
Stroböl Balsamum Copaivae, Kreosotum dilutum
Stroop = Sirup
Strompack Styrax liquidus
Strühmahl Lycopodium
Styrte Herba Vincae
Stüb Lycopodium
Stubenöl Oleum Lini
Stubkraut Herba Agrimoniae, Herba Lycopodii
Stuchablümli Flores Convallariae
Stuck- und Sehnenöl Oleum nervinum
Studentenblumen Flores Calendulae
Studentenpflaster Emplastrum fuscum, Emplastrum Meliloti
Studentenpillen Rotulae Liquiritiae
Studentenpulver Pulvis contra Pediculos
Studentenrösli Flores Parnassiae

Studentensalbe Unguentum contra Pediculos
Stühlkenwurz Rhizoma Caryophyllatae
Stuhlkrautwurzel Radix Ononidis
Stulkenwurzel Rhizoma Caryophyllatae
Stumpenstoff Pulvis contra Pediculos
Stundenkrautsamen Semen Foenugraeci
Stupkraut Herba Bidentis
Stupp Lycopodium, auch ganz allgemein Pulver
Stuppflaster Emplastrum Lithargyri compositum
Stuppstein Talcum
Sturack Styrax calamita
Sturmfederwein Vinum aromaticum
Sturmhut Herba Aconiti
Stute Tubera Ari
Styraxbalsam Styrax liquidus
Sublimat Hydrargyrum bichloratum
—, **milder** Hydrargyrum chloratum
—, **roter** Hydrargyrum oxydatum rubrum
—, **süßer** Hydrargyrum chloratum
Subsidientropfen Tinctura Chinioidini
Suchtenpulver Rhizoma Curcumae pulvis
Suchtkraut Herba Pilosellae
Suckade Confectio Citri (Zitronat)
Suckeltee Flores Lamii albi
Suckotrina Aloë

Suckpflaster Emplastrum fuscum, Emplastrum Lithargyri compositum
Suckulizsch Succus Liquiritiae
Sudensalbe, graue Unguentum contra Scabiem griseum, Unguentum Hydrargyri cinereum dilutum
Südweh Aloë
Sueröl Acidum sulfuricum anglicum
Suerwater Acidum sulfuricum crudum dilutum
Sufkesaat Flores Cinae pulvis
Sügede Flores Lamii albi
Sugeratee Flores Lamii albi
Sugerletee Flores Lamii albi
Sühkesalbe Unguentum sulfuratum compositum
Sukade Confectio Citri (Zitronat)
Sulfaurat Stibium sulfuratum aurantiacum
Sülfür Oleum Lini sulfuratum
Sulfuris Oleum animale foetidum, Oleum Lini sulfuratum
Sulfurtropfen Oleum Terebinthinae sulfuratum
Sulfurwurzel Radix Peucedani
Sultansalbe Unguentum ophthalmicum rubrum
Sulz = eingedickter Saft, Succus
Sulzbacher Tropfen Tinctura Aloës composita
Sulzbergers Flußtinktur Tinctura Aloës composita
Sulzsalbe Linimentum saponato-camphoratum

Sülzsalbe — 364 —

Sülzsalbe Linimentum saponato-camphoratum
Sumach Folia Rhois toxicodendri
Summerteren Tussilago Farfara
Sumpfbeeren Fructus Oxycoccos
Sumpfbenedikte Rhizoma Caryophyllatae
Sumpfdotterblume Caltha palustris
Sumpfeinblatt Parnassia palustris
Sumpfeppich Apium graveolens
Sumpffingerkraut Radix Comari
Sumpfgarbe Herba Ptarmicae
Sumpfglesli Folia Trifolii fibrini
Sumpfiriswurzel Rhizoma Iridis
Sumpfklee Folia Trifolii fibrini
Sumpfmäuseohr Herba Myosotis palustris
Sumpfporst Herba Ledi
Sunneblum Taraxacum officinale
Sünnenstoff Pulvis contra Pediculos
Sünnentau Herba Droserae (Herba Rorellae)
Sünnentauöl Oleum Arachidis
Sünt = Sankt
Süntkathrinenöl Oleum Petrae
Süntpeter Kalium nitricum
Süntpeteröl Oleum Petrae italicum
Superintendententropfen Tinctura Pimpinellae

Suppenfarbe Tinctura Sacchari tosti
Supulver Pulvis aerophorus
Surampfele Herba Acetosae
Surbalsam Acidum sulfuricum dilutum
Surbeeri Fructus Vitis Idaeae
Surbeertropfen Mixtura sulfurica acida
Surbeli Kalium ferrocyanatum
Surchlee Herba Acetosellae
Surchrut, Surkrut Herba Acetosae
Süreli Herba Acetosellae
Suren Herba Acetosellae
Sureni Herba Acetosae
Süring Herba Acetosellae
Sürrachtäfele Rotulae Acidi citrici
Süß, Scheelesches Glycerinum
Süßbitterholz Stipites Dulcamarae
Süßbastrinde Cortex Mezereï
Süß-Chieriwasser Aqua Amygdalarum amararum diluta 1:20
Süßer Kümmel Fructus Anisi
Süßerle Flores Lamii
Süßholz Radix Liquiritiae
—, gebackenes oder gekochtes Succus Liquiritiae
Süßholzpasta Pasta Liquiritiae
Süßholzpulver, zusammengesetztes Pulvis Liquiritiae compositus
Süßholzsaft Succus Liquiritiae
Süßholzstengel Radix Liquiritiae
Süßling = Speisetäubling: Russula vesca

Süßnachtschatten Stipites Dulcamarae
Süßöl Glycerinum
Süßpech Succus Liquiritiae
Süßsauersaft Sirupus Citri
Süßundsauertee Radix Liquiritiae et Herba Centaurii a͞a
Süßwurzel Rhizoma Polypodii
Süttsapp Succus Liquiritiae
Süwersaat Flores Cinae
Süwkenpulver Flores Cinae pulvis
Swarten Däg Hyoscyamus niger
Swattentogpflaster Emplastrum fuscum
Swattentogsalbe Unguentum basilicum fuscum
Swattenverweken Emplastrum basilicum
Sweetsalber Succus Liquiritiae
Swinegras Herba Polygoni avicularis
Sylvesterblumen Herba Veronicae
Sylvisches Digestivsalz Kalium chloratum
Sympathiebalsam Tinctura Benzoës composita
Sympathiepulver Pulvis Herbarum
Sympathiestein Cuprum aluminatum
Sympathietropfen Tinctura Pimpinellae
Syriigehlwater Liquor Ammonii aromaticus
Syrischgartengummi Galbanum

Syrup, holländischer Sirupus communis
—, weißer Sirupus simplex

T

(siehe auch D)

Tabak, asiatischer, brasilianischer, mexikanischer, türkischer, ungarischer, virginischer Folia Nicotianae
—, indischer Herba Lobeliae
Tabaksblumen Flores Arnicae, Flores Lavandulae
Tabaksbohnen Fabae Tonco
Tabaksholz oder -rinde Cortex Cascarillae
Tabakswasser Aqua Nicotinae Rademacher, Aqua Kreosoti
Tabakpfeffer Fructus Amomi
Tachtak Tacamahaca
Tackenkraut Herba Linariae, Herba Malvae
Tackenöl Oleum Hyoscyami
Tackensalbe Unguentum Linariae, Unguentum Populi, Unguentum Rosmarini compositum
Tackmack Tacamahaca
Tafelbalsam, gelber Unguentum Hydrargyri citrinum
Täfelchen Ceratum Resinae Pini
Tafellack Lacca in tabulis
Tafelöl Oleum Olivarum, Oleum Arachidis
Tafelsalbe, braune Emplastrum fuscum
— gegen Krätze Unguentum Hydrargyri citrinum
—, gelbe Ceratum Resinae Pini

Tafelsalbe, schwarze Emplastrum fuscum
—, **weiße** Ceratum Cetacei album
Tafelverweichen Emplastrum basilicum
Taferlpflaster Ceratum Cetacei album oder rubrum
Taffetpflaster Emplastrum anglicum, Emplastrum Cantharidum perpetuum
Taffia = Rum
Taftan Spiritus aethereus
Tagebruchkraut Herba Euphrasiae
Tagesschlaf Herba Pulsatillae
Taggenkraut Folia Malvae, Herba Linariae
Taggensalbe Unguentum Linariae, Unguentum Plumbi, Unguentum Rosmarini compositum
Täghüffli Fructus Cynosbati
Tagleuchte Herba Euphrasiae
Tagrödelwasser Aqua aromatica
Tagundnachtblumen Flores Violae tricoloris
Tagundnachtblümli Flores Violae tricoloris
Tagundnachterli Viola tricolor
Tagundnachtharz Tacamahaca
Tagundnachtkraut Herba Parietariae, Herba Succisae
Tagundnachtveilchen Viola tricolor
Tählzäpfli Turiones Pini
Takamahak Tacamahaca
Takinöl Oleum Juniperi empyreumaticum

Taksalbe Unguentum Plumbi
Talblumen Flores Convallariae
Talerkraut Herba Nummulariae
Talg Sebum ovilae
Talgsäure Acidum stearinicum
Talk Talcum
Talkerde Magnesia carbonica
—, **gebrannte** Magnesia usta
Talkstein Talcum
Talkstoff Stearinum
Tamargwurz Radix Valerianae
Tamarinden Pulpa Tamarindorum
Tamarindenlatwerge Electuarium Sennae
Tamariskenessenz Tinctura Myrrhae, Tinctura Pini composita
Tamariskenöl Acetum pyrolignosum rectificatum
Tamariskensalz Tartarus depuratus
Tamariskenwurzel Radix Taraxaci
Tammarg Radix Valerianae
Tandwurzel Rhizoma Iridis pro Infantibus, Radix Althaeae
Tang Fucus vesiculosus
Tankarellen Fructus Tamarindorum
Tannapfelöl Oleum Terebinthinae, Oleum Pini
Tännegras Herba Polygoni
Tannemarkwurz Radix Valerianae
Tannenmyrthe Herba Ericae
Tannenrindenmark Pulpa Tamarindorum depurata

Tannenspitzen Turiones Pini
Tannenspitzenöl Oleum Pini, Oleum Terebinthinae
Tannharz Resina Pini
Tannknospen Turiones Pini
Tannkraut Herba Tanaceti
Tannlengert Terebinthina communis
Tannmarg Radix Valerianae
Tannessel Herba Galeopsidis
Tannpech Resina Pini
Tannporst Herba Ledi
Tannsprossen (-spitzen) Turiones Pini
Tannzapfenöl Oleum Pini, Oleum Terebinthinae
Tannzapfensalbe Unguentum nervinum
Tantenwurzel Rhizoma Iridis pro Infantibus, Radix Althaeae
Tanzbodenpulver Talcum
Tanzpulver Talcum
Tapferundgeschwind Liquor Ammonii caustici
Tapioka Amylum Marantae
Tappedi Terebinthina communis
Tapta Ceratum fuscum
Tarant = Dorant
—, blauer Herba Pneumonanthes
Tarpentillwurzel Rhizoma Tormentillae
Tartschenflechte Lichen islandicus
Tartzentingpflaster Ceratum Resinae Pini
Täschelkraut Herba Bursae Pastoris
Taschenblumentee Herba Bursae Pastoris
Taschendieb Herba Bursae Pastoris
Taschenkraut Herba Bursae Pastoris
Taschenpfeffer Fructus Capsici
Taschenwachs Cera nigra
Tasjeskruid Herba Bursae Pastoris
Taternkraut Herba Stramonii
Taternöl Oleum animale foetidum
Tatersalbe Unguentum flavum
Tätschi Herba Plantaginis
Tattenwurzel Radix Bryoniae
Taubehalt Herba Alchemillae
Tauben Aconitum napellus
Taubenanis Fructus Anisi
Taubenlume Aconitum Napellus
Taubenfuß Herba Fumariae, Herba Geranii
Taubenköpfe Flores Primulae
Taubenkörbel Herba Fumariae
Taubenkraut Herba Verbenae, Radix Liquiritiae
Taubenkropf Herba Fumariae, Herba Equiseti
Taubenkropfwurz Rhizoma Tormentillae
Taubenöl Oleum Anisi
Taubenwasser Aqua Valerianae
Taubenweißkraut, Taubenweizen Herba Sedi
Tauberl im Nest Aconitum napellus

Taubkorn Secale cornutum
Taublätter Herba Alchemillae
Täublinge sind betäubend wirkende, also giftige oder ungenießbare Pilze, besonders Russula-Arten
Taubnessel Flores Lamii
—, **schwarze** Herba Ballotae
Taudenbloma Flores Rhoeados
Taufstein Lycopodium, Talcum
Taugenichtssalbe Unguentum sulfuratum compositum
Taumantelkraut Herba Alchemillae
Taumänteli Herba Alchemillae
Taunessel Flores Lamii
Taunesselblüten Flores Lamii
Taurosen Herba Alchemillae
Taurosenkraut Herba Alchemillae
Tauschüsseli Herba Alchemillae
Tausendblatt Herba Millefolii
Tausenderlei Pulvis pro Vaccis
Tausendfüße Millepedes
Tausendgüldenkraut Herba Centaurii
Tausendknöterich Herba Polygoni
Tausendkorn Herba Herniariae
Tausendloch Herba Hyperici
Tausendnessel Herba Urticae
Tausendschön Flores Bellidis, Herba Violae tricoloris

Tausendstern Flores Bellidis
Tauteöl Oleum Hyoscyami
Taxbaum Summitates Taxi
Tazubensamen Fructus Anisi
Teaterling = Diachylon
Tee, abführender Species laxantes
—, **alter** Radix Althaeae
—, **augsburger** Species pectorales
—, **berliner** Species laxantes
—, **Blankenheimer** Herba Galeopsidis
—, **chinesischer** Thea nigra
—, **dresdner** Species laxantes
—, **Emanuels** Species laxantes
—, **europäischer** Herba Veronicae
—, **französischer** Species laxantes
—, **griechischer** Folia Salviae
—, **hamburger** Species laxantes
—, **kanadischer** Folia Gaultheriae
—, **Königsrieder** Stipites Dulcamarae
—, **Liebers** Herba Galeopsidis
—, **mexikanischer** Herba Chenopodii ambrosioidis
—, **Müschs** Folia Uvae Ursi
—, **Rivers** Herba Galeopsidis
—, **römischer** Herba Chenopodii
—, **roter** Flores Rhoeados
—, **russischer** Thea nigra, Radix Liquiritiae
—, **schwarzer** Thea nigra
—, **schweizer** Herba Galeopsidis
—, **spanischer** Herba Chenopodii

Tee, ungarischer Herba Chenopodii
Teebadenga Flores Primulae
Teebolom Flores Chamomillae
Teeblatt Herba Betonicae
Teeblom Flores Chamomillae
Teeblumen Flores Primulae, Flores Farfarae
Teebu Thea nigra
Teegelsteenöl Oleum Philosophorum
Teekraut Herba Asperulae, Herba Chenopodii, Herba Fragariae, Herba Millefolii
Tere Pix liquida
Teerbandpflaster Emplastrum oxycroceum, Emplastrum ad Rupturas
Teerjacke Electuarium theriacale
Teeröl Oleum Fagi, Oleum Rusci, Oleum Lithantracis
Teerpflaster Emplastrum Picis
Teersalbe Unguentum Picis, Unguentum Wilkinsonii
Teerschwefelsalbe Unguentum compositum
Teerwachspflaster Emplastrum fuscum
Teerwasser Aqua Picis
Teetropfen Aqua aromatica
Teewurzel Radix Althaeae, Rhizoma Iridis
Teichlilie Rhizoma Pseudacori
Teighäuflein Fructus Cynosbati
Teilöl Oleum Hyoscyami
Telegreman Semen Foenugraeci
Tempelöl Oleum Petrae rubrum
Temperierpulver Pulvis temperans
Templinöl Oleum Pini Pumilionis, Oleum Terebinthinae rectificatum
Tenakelpflaster Emplastrum Lithargyri compositum
Tennants Bleichpulver Calcaria chlorata
— **Säure** Aqua chlorata
Tepelbalsam, Tepelzalf Brustwarzenbalsam
Terich Talcum
Terpantpflaster Emplastrum oxycroceum, Oleum animale foetidum
Terpentillwurzel Rhizoma Tormentillae
Terpentin, dicker, gemeiner, weißer Terebinthina communis
Terpentin, umgewandter Unguentum Terebinthinae
—, **venetianischer** Terebinthina laricina
Terpentingeist Oleum Terebinthinae
Terpentinliniment Linimentum terebinthinatum
Terpentinöl Oleum Terebinthinae
Terpentinpflaster Ceratum Resinae Pini, Terebinthina communis, Unguentum Terebinthinae compositum
Terpentinsalbe Terebinthina communis, Unguentum Terebinthinae, Unguentum basilicum
Terpentinschwefelbalsam Oleum Terebinthinae sulfuratum

Terpentinseife Sapo terebinthinatus
Terpentinspiritus Oleum Terebinthinae
Tesachten Fructus Vanillae
Tester Ceratum fuscum
Teufelchen Rotulae Menthae piperitae
Teufelsabbiß Radix Succisae, Herba Scabiosae, Radix Taraxaci
Teufelsabwärtspulver Rhizoma Tormentillae pulvis
Teufelsäpfel Fructus Colocynthidis, Datura Stramonium
Teufelsauge Herba Adonidis, Folia Hyoscyami
Teufelsbart Pulsatilla alpina
Teufelsbeerblätter Folia Belladonnae
Teufelsbeeren Fructus Belladonnae, Actaea spicata, Paris quadrifolia
Teufelsbirnen Flores Taraxaci
Teufelsbißwurzel Radix Succisae
Teufelsblumen Herba Euphrasiae, Herba Saniculae
Teufelsblut Sanguis Draconis
Teufelsbrot Tubera (Fructus) Colchici
Teufelsdreck Asa foetida
Teufelsflucht Herba Hyperici
Teufelshändchen Tubera Salep
Teufelshütchen Herba Plantaginis
Teufelskirschblätter Folia Belladonnae
Teufelskirschen Fructus Alkekengi, Atropa Belladonna, Rhamnus frangula

Teufelsklaten Stipites Dulcamarae
Teufelsklauden Stipites Dulcamarae
Teufelsklaue Herba Lycopodii
Teufelsklauenwurz Rhizoma Filicis
Teufelskot Asa foetida
Teufelskrallen Phyteuma spicatum, Tubera Salep
Teufelskrallenmehl Lycopodium
Teufelskratzer Emplastrum fuscum camphoratum
Teufelskraut Herba Scabiosae, Herba Linariae
Teufelsleiter Aspidium filix mas
Teufelsöl Oleum Philosophorum
Teufelspeterlein Herba Conii
Teufelspeterling Herba Conii
Teufelspuppen Fructus Alkekengi
Teufelsraub Herba Hyperici
Teufelsrippen Herba Taraxaci
Teufelssalbe Unguentum nervinum
Teufelsschutt Herba Lycopodii
Teufelsstein Argentum nitricum
Teufelswurzel Tubera Aconiti
Teufelszwirn Herba Cuscutae, Penghawar Djambi
Teveken Rhizoma Graminis
Thalblumen Flores Convallariae
Thamillen Flores Chamomillae
Thea amara Folia Trifolii fibrini

Thebau Thea nigra
Thebetpfeffer Fructus Amomi
Thebu Thea nigra
Thedens Pulver Pulvis Liquiritiae compositus
—, **Umschlag- oder Wundwasser** Mixtura vulneraria acida
Theimiänche Herba Thymi
Theklasalbe Unguentum diachylon
Therant Herba Ptarmicae, Herba Mari veri
Theriak Electuarium theriacale
Theriakgeist Spiritus Angelicae compositus
Theriakkraut Herba Mari veri
Theriakwurzel Radix Angelicae, Radix Pimpinellae, Radix Valerianae
Thomasbalsam Balsamum tolutanum
Thomaszucker Brauner Kandis
Thorand Herba Origani, Herba Orontii
Thomienich Unguentum contra Scabiem
Thumantel Herba Alchemillae
Thymchen Herba Thymi
Thymian Herba Thymi
—, **römischer** Flores Lavandulae
—, **wilder** Herba Serpylli
Thymianwurzel Radix Serpentariae, Radix Bardanae
Thymseide Herba Epithymi
Thyrmann Herba Thymi
Tick-tack Tacamahaca
Tickewitiki Species amarae
Tiedemannstropfen Tinctura anticholerica

Tiefenkraut Folia Trifolii fibrini
Tiefstandwurzel Radix Taraxaci
Tiefundtiefsalbe Unguentum digestivum
Tierkohle Carbo animalis, Ebur ustum
Tierlaugensalz Ammonium carbonicum
Tierlisalbe, Unguentum contra Pediculos
Tieröl, Dippels Oleum animale aethereum
—, **stinkendes** Oleum animale foetidum
Tigerlikraut Herba Chaerophylli
Tigerritterling Tricholoma tigrinum. Giftig!
Tijloos Colchicum autumnale
Tikmehl Amylum Marantae
Till Fructus Anethi
Tillyöl Oleum Terebinthinae sulfuratum
Tillytropfen Oleum Terebinthinae sulfuratum
Timotheus, grauer Stibium sulfuratum nigrum
Tinkal Borax
Tinktur Tinctura Benzoës, Tinctura Cinnamomi
—, **balsamische** Tinctura Benzoës composita
—, **gehörige** Oleum (Olivarum) rubrum
Tinktura solaris Tinctura Lignorum
Tinkturtropfen Mixtura sulfurica acida
Tintussalbe Unguentum Kalii jodati

Tinte, sympathetische Cobaltum chloratum solutum
Tintenbeeren Fructus Rhamni, Fructus Ligustri
Tintenblumen Flores Rhoeados
Tintenfischbein Ossia Sepiae
Tintenflecksalz Acidum tartaricum, Kalium bioxalicum
Tintengummi Gummi arabicum
Tintenholz Lignum Campechianum
Tintenpulver Species ad Atramentum
Tiptap Radix Dictamni
Tirmenöl Oleum Tamarisci
Tirmensalbe Unguentum Aeruginis
Tirolerpflaster Emplastrum Cantharidum perpetuum
Tirolerweiß Cerussa
Tisanewasser Aqua vulneraria spirituosa
Titan Herba Pulmonariae
Tizianwasser Mixtura vulneraria acida
Tobkraut Folia Stramonii
Tochpflaster Emplastrum Lithargyri compositum
Tockenkraut Herba Linariae
Tockensalbe Unguentum Linariae
Togemakt = zur Salbe angerieben
Togemaktklöckelchen, -quecksilber, -stafadrian, -stiptap, -stoffsaat Unguentum Hydrargyri cinereum
Togemaktschwefel Unguentum sulfuratum
Togemakttrippmadam Unguentum Hydrargyri oxydati rubrum
Togemakttripptrapp Unguentum Plumbi
Togemakttutian Unguentum Zinci
Toggensalbe Unguentum Linariae, Unguentum Rosmarini compositum
Togplaster gegen Zahnweh Emplastrum Cantharidum perpetuum
—, gelbes Emplastrum Lithargyri compositum
—, schwarzes Emplastrum Picis
Togrödelsalv Unguentum Rosmarini compositum
Togrödelwater Aqua aromatica
Togroisalv Unguentum Rosmarini compositum
Toiletteessig Acetum cosmeticum
Toilettewasser Spiritus coloniensis, Aqua Kummerfeldi
Toilettesalbe Unguentum Glycerini, Unguentum leniens
Tolle Salbe Electuarium Theriaca
Tollerjahn Radix Valerianae
Tollkirsche Folia Belladonnae, Rhamnus frangula
Tollkörbel Herpa Conii
Tollkörner Fructus Cocculi, Semen Stramonii
Tollkraut Folia Belladonnae, Folia Stramonii, Folia Hyoscyami
Tollrübe Radix Bryoniae

Tollwurzel Radix Belladonnae, Radix Hyoscyami
Tölpelsamen Semen Rapae
Tolubalsam Balsamum tolutanum
Thomasbalsam Balsamum tolutanum
Thomasöl Rubramentum
Ton, roter Bolus rubra
—, weißer Bolus alba
Töni, Töneni Flores Trollii
Tonkabohnen Fabae Tonco
Tonkakraut Herba Asperulae
Tonkarellenmus Pulpa Tamarindorum
Tonnenzaad Semen Lini
Toortsbloemen Flores Verbasci
Tootsaft Mel rosatum boraxatum
Töpferblau Cobaltum oxydatum
Töpferblei Graphites
Töppelblätter Folia Malvae
Torand Herba Origani vulgaris, Herba Orontii
Torfriet Rhizoma Caricis
Torkenkraut Herba Linariae
Tormentill Rhizoma Tormentillae
Tormentillkraut Herba Anserinae
Tornamiras-Salbe Unguentum Cerussae
Tornes Tinctura Aloës composita
Torksaft Mel rosatum boraxatum
Torsköl Mel rosatum boraxatum
Torwartspflaster Emplastrum oxycroceum

Totenbein Conchae praeparatae, Radix Dictamni albi
Totenbeinstropfen Kreosotum dilutum, Tinctura Spilanthis composita
Totenblätter Herba Vincae
Totenblumen Flores Calendulae
Totenblumenkraut Herba Hyoscyami
Totenblumensalbe Unguentum flavum
Totengräberwasser Kreosotum dilutum
Totengrün Herba Vincae
Totenkopf Ferrum oxydatum rubrum, Secale cornutum
—, weißer Ossa Sepiae
Totenkopfblüten Herba Linariae
Totenkopfpflaster Emplastrum Lithargyri compositum, Emplastrum ad Rupturas
Totenkraut Folia Rutae, Folia Vitis Idaeae
Totenmucker Liquor Ammonii caustici
Totenmyrthe Herba Vincae
Totennessel Flores Lamii
Totenöl Kreosotum dilutum, Oleum Petrae
Totenstille Unguentum contra Pediculos
Totentrompete Cantarellus cornucopiodes
Totenveilchen Herba Vincae
Totenwecker Liquor Ammonii caustici, Kreosotum dilutum
Totenweckeröl Oleum Papaveris

Totenzahnöl Kreosotum dilutum
Tournesol Bezetta rubra
—, **blauer** Bezetta coerulea
Tournesolläppchen Bezetta rubra oder coerulea
Trabantentropfen Oleum Terebinthinae rectificatum
Traben Herba Dracunculi
Trackenwurz Rhizoma Bistortae
Trädeli Cornu Cervi raspatum
Tragantensalbe Unguentum flavum
Tragant Tragacantha (pulvis)
Tragantpulver, zusammengesetztes Pulvis gummosus
Tragemete Baccae Dactyli
Tramilben Flores Chamomillae romanae
Tranikel Herba Saniculae
Trank, Wiener Infusum Sennae compositum
—, **Zittmanns** Decoctum Sarsaparillae compositum
Traubencerat Ceratum Cetacei
Traubenkirschrinde Cortex Pruni Padi
Traubenkraut Herba Chenopodii ambrosioidis, Herba Teucrii
Traubenpfeffer Piper longum
Traubenpomade, rote Ceratum Cetacei rubrum
Traubensalbe fürs Haar Unguentum pomadinum
—, **weiße** Unguentum rosatum
Trauelschlägel Herba Scabiosae
Trauerweidenblätter Folia Uvae ursi
Traufkraut Herba Parietariae

Trauungskraut Herba Sideritidis
Treber Semen Foenugraeci
Treckploster Emplastrum Cantharidum
Treiax Theriaca
Treibaus Semen Plantaginis
Treiber Ammonium carbonicum
Treibkörner Semen Ricini, Semen Cataputiae minoris
Treibkraut Herba Trifolii arvensis
Treiböl Oleum Ricini
Treibsalz Ammonium carbonicum
Treibwurzel Radix Turpethi
Treipekreitchen Herba Thymi
Tremsen Flores Cyani
Tremsenblumenwasser Aqua Tiliae
Trenzenblumen Flores Cyani
Triachels Electuarium Theriaca
Triakelsalbe Emplastrum Lithargyri compositum
Triaks Electuarium Theriaca
Triantensalbe Unguentum flavum
Trib Ammonium carbonicum
Triebesöl Oleum Hyperici
Trieblepomade, rote Ceratum Cetacei rubrum
Trieblepomade, weiße Unguentum leniens
Triebpulver Natrium bicarbonicum
Triebsalz Ammonium carbonicum
Trinitatis Tartarus depuratus
Trinitrin Nitroglycerinum
Trinjäockdi Unguentum Zinci
Trinkpulver Pulvis temperans

Tripel Terra tripolitana
Tripmadam Herba Sedi reflexi
Tripp Ammonium carbonicum
Trippelerde Terra tripolitana
Trippelton Terra tripolitana
Tripperbalsam Balsamum Copaivae
Tripperpillen Capsulae Balsami Copaivae
Tripperpulver Cubebae pulvis
Triptrap Tacamahaca, Rotulae Menthae piperitae
Triptraptrull Unguentum Hydrargyri rubrum
Trisonettpulver Pulvis aromaticus cum Saccharo
Tritrumtratrum Moschus
Trittau Unguentum Plumbi
Tritteinundtrittaus Unguentum Plumbi
Trittvortritt Unguentum Plumbi
Tritum Unguentum Plumbi
—, **umgewandt** Unguentum Plumbi
Triweln = Trauben
Triwelpomade, rote Ceratum Cetacei rubrum
—, **weiße** Unguentum leniens
Tröchnepulver Lycopodium
Trockensalbe Unguentum exsiccans
Trockenstein Lapis Calamitis praeparatus
Troddelmehl Lycopodium
Trögewehtatspflaster Emplastrum oxycroceum
Trogschmiere, flüssige Linimentum ammoniato-camphoratum
—, **gelbe** Unguentum flavum
—, **grüne** Unguentum nervinum viride

Trolla Pulsatilla vulgaris
Trollblumen Flores Trollii
Trollidistelwurz Rhizoma Polypodii
Trommelschlägel Herba Scabiosae
Trompetenmoos Lichen Pyxidatus
Trompetenpfifferling Cantharellus tubaeformis
Trompetenpulver Conchae praeparatae
Trompeterpulver Cubebae pulvis
Trooß, Troß Folia Betulae
Tropfen, aromatische Tinctura aromatica
— —, **saure** Tinctura aromatica acida
—, **Augsburger** Tinctura Aloës composita
—, **Baumanns** Tinctura aromatica
—, **Bergmanns** Tinctura aromatica
—, **bittere** Tinctura amara
—, **Dänische** Elixir e Succo Liquiritiae
—, **Danziger** Tinctura aromatica
—, **Englische** Liquor Ammonii carbonici pyrooleosus
—, **Erlauer** Spiritus Melissae compositus
—, **Feldheimer** Tinctura Valerianae
—, **Flecks** Elixir e Succo Liquiritiae
—, **gelbe Prinzens** Liquor Ammonii succinici
—, **Hallersche** Mixtura sulfurica acida

Tropfen, Hoffmanns Spiritus aethereus
—, **Jenaer** Tinctura Aloës composita
—, **Klapproths** Tinctura Ferri acetici aetherea
—, **Kollmanns** Tinctura carminativa
—, **Lamottes** Tinctura Ferri chlorati aetherea
—, **Mainzer** Tinctura Aloës Spiritus aethereus $\overline{aa}$
—, **Mariazeller** Tinctura Aloës composita
—, **Petermanns** Tinctura Chinioidini
—, **Prinzens** Liquor Ammonii succinici
—, **Rockows** Tinctura Chinioidini
—, **rote** Tinctura aromatica
—, **Salzburger** Tinctura Aloës composita
—, **saure** Tinctura aromatica acida
—, **saure** Mixtura sulfurica acida
—, **schwarze** Tinctura amara
—, **Schwarzwälder** Tinctura Aloës composita
—, **schwedische** Tinctura Aloës composita
—, **siebenundsiebzigerlei** Tinctura Chinioidini
—, **Sulzberger** Tinctura Aloës composita
—, **ungarische** Spiritus Rosmarini
—, **Wads** Tinctura Benzoës composita
—, **Wedels** Tinctura carminativa

Tropfen, Whytts Tinctura Chinae composita
—, **zerteilende** Tinctura strumalis
Tropfkraut Herba Parietariae
Tropfsteinwasser Aqua Petroselini
Tropfwurzel Rhizoma Filicis, Rhizoma Polypodii
Tropp Succus Liquiritiae
Tropschmiere Unguentum flavum et Unguentum Populi $\overline{aa}$
Trossis Brustpulver Lichen islandicus saccharatus
Trostderkrätzigen Herba Fumariae
Trottenmehl Lycopodium
Trubachschelleli Flores Primulae
Trubaknöpfli Flores Primulae
Trubentaknöpfli Flores Primulae
Truddemälch Herba Chelidonii, Herba Esulae
Trudelmehl Lycopodium
Trüdingerpflaster Emplastrum Lithargyri compositum
Trüffeln Tuber-Choiromycesarten
Trumpetenpulver Conchae praeparatae
Trumpeterpulver Cubebae pulvis
Truttenmehl Lycopodium
Tschemer Veratrum album
Tschickan Herba Chaerophylli
Tschöggliwurz Radix Carlinae
Tückertück Species amarae
Tucktuk, weißer Radix Dictamni albi

Tüfelsbeeri Atropa belladonna
Tüfelsmarge Secale cornutum
Tüfelsmilch Herba Euphorbii
Tüfelschläuele Secale cornutum
Tugendblumenkraut Herba Eupatoriae, Herba Hyperici
Tugendsalbe Folia Salviae
Tümchen Herba Thymi, Herba Serpylli
Tumerik Rhizoma Curcumae
Tumirnichtssalbe Unguentum sulfuratum griseum
Tumirnichtspulver Pulvis contra Pediculos, Stibium sulfuratum nigrum
Tümmelthymian Herba Thymi
Tungenrübe Radix Bryoniae
Tunkpulver Tutia praeparata
Tunröw Radix Bryoniae
Tupfstein Cuprum aluminatum
Turanken Radix Bryoniae
Türbandpflaster Emplastrum oxycroceum
Turbenried Rhizoma Caricis
Turbithwurzel Radix Turpethi, Tubera Jalapae
Türkenblut Resina Draconis, Sanguis Hirci
Türkenbund Flores Lilii
Türkenkopfkerne Semen Cucurbitae
Türkenpulver Sanguis Draconis
Türkisch, Beifuß Herba Botryos
— **Gras** Rhizoma Graminis
— **Hanföl** Oleum Ricini
— **Kümmel** Fructus Cumini

Türkisch Mohrstein Conchae praeparatae
— **Pfeffer** Fructus Capsici
— **Röte** Radix Alcannae
Türlestrich Sebum ovile
Turmerik Rhizoma Curcumae pulvis
Turnips Brassica Rapa
Turpethwurzel Radix Turpethi, Tubera Jalapae
Turpith Radix Turpethi, Tubera Jalapae
Tusigguldenkraut Herba Centaurii
Tutiansalbe, graue Unguentum ophthalmicum griseum
—, **weiße** Unguentum Zinci
Tutz Tutia praeparata, Zincum oxydatum crudum
Tutztee Herba Cardui benedicti
Thymchen Herba Thymi
Tymelärrinde Cortex Mezereï
Tyrolerpflaster Emplastrum Cantharidum perpetuum
Tyrschenöl Ichthyolum

U

Uberich Folia Heraclei
Uberrüthesalbe Emplastrum fuscum, Unguentum Plumbi
Überwachsöl Oleum viride
Überwachstropfen Tinctura bezoardica
Überwurzel Radix Carlinae
Ubrike Minium
Uchtblumensamen Semen Colchici
Udram Herba Hederae terrestris

Uferblumen Flores Farfarae
Ulanenholz Radix Saponariae
Ulanenrinde Cortex Quillayae
Ulmenpotzensalbe Unguentum Populi
Ulmenrinde Cortex Ulmi
Ulmensprossensalbe Unguentum Populi
Ulmspierkraut Herba Ulmariae
Ulrichspflaster Emplastrum Cerussae
— **Pulver** Natrium bicarbonicum
— **Zahntropfen** Tinctura Guajaci ammoniata
Ultram Herba Hederae terrestris
Ultramarin, gelber Barium chromicum (Chromgelb)
—, **Wiener** Cobaltum aluminatum
Ultramincastoriumöl Tinctura Arnicae
Ultramkraut Herba Hederae terrestris
Umber Terra umbrica (Umbra)
Umbraun Terra umbrica (Umbra)
Umbreits Tee Species amarae
Umgewandt. Boneta Unguentum contra Pediculos
— **Degenstiefel** Unguentum digestivum
— **Dickentief** Unguentum digestivum
Umgewandt. Merkurius Unguentum Hydrargyri cinereum dilutum
— **Muskus** Unguentum contra Scabiem
Umgewandt. Napoleon Unguentum Hydrargyri cinereum dilutum (Unguentum neapolitanum Unguentum Populi
— **Nervum** Unguentum nervinum
— **Nutritum** Unguentum Plumbi
— **Papolium** Unguentum Populi
— **Plumbikum** Unguentum Plumbi
— **Prinzdeputat, rot** Unguentum Hydrargyri rubrum
— —, **weiß** Unguentum Hydrargyri album
— **Schabrian** Unguentum contra Scabiem
— **Trittum** Unguentum Plumbi
Umschlag, Authenrieths Unguentum diachylon, Unguentum Plumbi tannici
—, **blauer** Unguentum Hydrargyri cinereum dilutum
—, **Burows** Liquor Aluminii acetici
—, **Thedens** Aqua vulneraria acida
Umschlagkräuter Species emollientes
Umschlagtee Species resolventes
Umundumarsenikum Unguentum basilicum flavum
Umwand, blauer Unguentum Hydrargyri cinereum dilutum
—, **gelber** Unguentum flavum
Umwand, grüner Unguentum Populi
—, **weißer** Unguentum Zinci

Unbekannt Emplastrum Lithargyri compositum
Uneet Herba Equiseti arvensis
Unflatpulver Pulvis contra Pediculos
Unflatsalbe Unguentum contra Pediculos
Ungarisch. Balsam Aqua aromatica, Mixtura oleosobalsamica, Terebinthina veneta
— **Essenz** Oleum Lini sulfuratum
— **Hafer** Pulvis contra Pediculos
— **Salbe** Unguentum flavum cum Oleo Lauri
— **Steinlacköl** Oleum Jecoris
— **Tee** Herba Chenopodii
— **Tropfen** Spiritus Rosmarini
— **Wasser** Aqua aromatica, Spiritus Lavandulae, Spiritus Rosmarini compositus
Ungelswater Spiritus odoratus
Ungenannt. Kräuter Species resolventes
— **Pflaster** Ceratum Resinae Pini
— **Politant** Unguentum Hydrargyri cinereum dilutum
Ungerblumen Flores Malvae arboreae
Ungers Augensalbe Unguentum Hydrargyri rubrum
Ungezieferöl Oleum Anisi
Ungeziefersalbe Unguentum contra Pediculos
Ungsenöl Oleum phenolatum (Oleum carbolisatum)
Ungsensaft Sirupus Sarsaparillae compositus
Ungsensalbe Unguentum Zinci
Unheilspulver Pulvis pro Equis
Unholdkerzen Flores Verbasci
Unholdkraut Herba Verbasci
Unholdwurz Bulbus victorialis longus, Radix Mandragorae
Unjerkruid Herba Equiseti arvensis
Universalbalsam Tinctura Aloës composita, Tinctura Benzoës composita, Oleum Lini sulfuratum, Oleum Terebinthinae sulfuratum
Universalkinderbalsam Aqua aromatica spirituosa
Universallebensöl Mixtura oleoso-balsamica, Tinctura Aloës composita
Universalpflaster Emplastrum fuscum, Emplastrum Lithargyri compositum
Universalpillen Pilulae laxantes
Universalpulver Natrium bicarbonicum, Pulvis carminativus Wedel
Universalreinigungssalz Natrium bicarbonicum
Universalsalbe Unguentum exsiccans, Unguentum Plumbi
Universalsalz Natrium bicarbonicum
Universalspiritus, gelber Mixtura oleoso-balsamica
Universitätssalbe, elektrische Unguentum Hydrargyri album

Unkengries Unguentum contra Pediculos
Unkraut Herba Equiseti
—, heidnisch Herba Eupatorii
Unkrautpulver Pulvis Magnesiae cum Rheo
Unksenöl Oleum animale foetidum
Unksensaft Sirupus Sarsaparillae compositus
Ulenkwurz Radix Helenii
Unnützesorgen Herba Violae tricoloris
Unreinkot Asa foetida
Unreinpomade Unguentum contra Pediculos
Unruhe Lycopodium
Unruhpulver Lycopodium
Unruhwasser Spiritus Anhaltinus
Unruhwurzel Radix Eryngii
Unschlitt Sebum ovile
Unsegenkraut Herba Virgaureae
Unsererliebenfrauenhandschuh Herba Aquilegiae, Folia Digitalis
Unsererliebenfrauenmantel Herba Alchemillae
Unserliebenfrauenbettstroh Herba Galii, Herba Hyperici, Herba Serpylli
Unserliebenfrauendistel Herba Cardui Mariae
Unserliebenfrauenmilchkraut Herba Pulmonariae
Unstätpulver Pulvis Liquiritiae compositus
Untergütterlikraut Herba Grossulariae
Unterhaltungssalbe Unguentum epispasticum, Unguentum Hydrargyri cinereum

Untermast Boletus cervinus
Untermladentisch Spiritus Angelicae compositus cum Oleo Terebinthinae et Liquore Ammonii caustico mixtus
Untertumunter Unguentum Plumbi
Unterwachssalbe Unguentum flavum
Unverleid Herba Polygoni avicularis
Unvertritt Herba Polygoni avicularis
Uptochsöl Oleum viride
Uralholz Radix Saponariae
Uralsches Pulver Pulvis Liquiritiae compositus
Urament Unguentum potabile rubrum
Uran, schwarzer Styrax Calamitidis
—, weißer Olibanum
Urantpulver Herba Origani pulvis
Urbsele Fructus Berberidis
Urian Orleana
—, gebrannter Alumen ustum
Uriaöl Oleum rubrum
Urin s. Aurin
Urinblumen Flores Lamii albi, Flores Stoechados
Urinkraut Herba Herniariae
Urinspiritus Liquor Ammonii caustici
Uruku Orleana
Uschak Ammoniacum
Utechsöl Oleum viride
Utram Herba Hederae terrestris
Ützenpulver Sanguis Hirci

V

Vahrenkraut Folia Belladonnae
Valander Flores Lavandulae
Vallerln Flores Violae odoratae
Valmnesaft Sirupus Papaveris
Vanille Fructus Vanillae
Vanillenöl Balsamum peruvianum
Vaselwurz Radix Bryoniae
Vaterkorn Secale cornutum
Vaterunserwasser Aqua Petroselini
Vegetabilisch. Äther Aether aceticus
— **Kalomel** Podophyllinum
— **Laugensalz** Kalium carbonicum
— **Mohr** Carbo pulvis
— **Pulver** Pulvis Liquiritiae compositus, Tubera Jalapae pulvis
Vehdriakel Electuarium Theriaca
Vehedistel Fructus Cardui Mariae
Veilotenblau Flores Violae odoratae
Veilotenkraut Herba Violae tricoloris
Veielotesaft Sirupus Violarum
Veielotewurzel Rhizoma Iridis
Veigeln Flores Violae odoratae
Veigeln, gelbe Flores Cheiri
Veigelwurz Rhizoma Iridis
Veilchenkraut Herba Violae tricoloris
Veilchensaft Sirupus Violarum
Veilchensalbe Unguentum pomadinum rubrum
Veilchenschwamm Fungus suaveolens
Veilchenwasser Aqua Sambuci
Veilchenwurzel Rhizoma Iridis
— „**Kneipp**" Radix Violae odoratae
Veilchenzucker Pulvis Iridis saccharatus
Veilchenwurzelzucker Pulvis Iridis saccharatus
Veitsalbe Unguentum Hydrargyri album
Veitsblumenkraut Herba Prunellae
Veitstanzpulver Conchae praeparatae
Veld = Feld
Veldrijs Herba Taraxaci
Venusblätter Folia Sennae
Venusblut Herba Verbenae
Venusdistel Silybum marianum
Venusfinger Herba Cynoglossi
Venushaar Herba Adianti aurei
Venuskörner Semen Foenugraeci
Venusmilch Aqua Rosae cum Tinctura Benzoës 20:1
Venustinktur Tinctura Benzoës
Venuswaage, Venuswägelchen Aconitum Napellus
Verbandöl Oleum phenolatum (Oleum carbolisatum)
Verbandsalbe Unguentum cereum
—, **weiße** Unguentum Acidi borici, Unguentum Zinci

Verbindspiritus Oleum Terebinthinae
Verborgenharz Pix burgundica, Terebinthina veneta
Verborgenwiederkunft Herba Beccabungae, Herba Veronicae
Verdauungsessenz Vinum Pepsini
Verdauungspastillen Tablettae Natrii bicarbonici
Verdauungspulver Pulvis carminativus
Verdauungssalz Natrium bicarbonicum
Verdauungstee Species laxantes
Verdauungstropfen Tinctura Chinae composita, Tinctura Rhei vinosa āā
Verdauungswein Vinum Pepsini
Verdauungszeltchen Trochisci Natrii bicarbonici
Verdeulungsöl Oleum viride
Verdigries Cuprum subaceticum
Verdrehtkörn Fructus Carduae Mariae
Verdwijnzalv Unguentum Hydrargyri cinereum
Verfangkraut Herba Arnicae
Verfangpulver Boletus cervinus pulvis
Verfluchte Jungfer Herba oder Radix Cichorii
Vergängnispulver Pulvis temperans
Vergehkraut Herba Plantaginis
Vergehundkommnichtwieder Herba Violae tricoloris

Vergiftet Ameisenpulver Semen Nigellae pulvis
Vergißmeinnicht Flores Jaceae (Myosotis)
Vergüldungssalbe Unguentum basilicum
Verhaltungstropfen Tinctura antispastica
Verlachwurzel Radix Gentianae
Vermächtnispflaster Emplastrum fuscum
Vermächtniszucker Saccharum rubrum
Vermen Amygdalae
Vermillon Cinnabaris
Verneds Drejakel Electuarium theriacale
Vernedsch = venetianisch
Vernunftkraut Herba Anagallidis
Vernunftundverstand Herba Anagallidis
Veronikanwurz Rhizoma Ari
Verrufkraut Herba Conyzae
Versichbeeren Fructus Berberidis
Versuchbeeren Fructus Berberidis
Verteilungskräuter Species resolventes
Verteilungsöl Oleum viride
Verteilungspflaster Emplastrum fuscum, Emplastrum Hydrargyri, Emplastrum saponatum
Verteilungssalbe Unguentum flavum, Unguentum Kalii jodati, Unguentum nervinum, Unguentum Rosmarini compositum
Vertiverwurzel(samen) Semen Cardui Mariae

Vertreibungstropfen Tinctura Croci
Verusdistelkörner Fructus Cardui Mariae
Verwachsundverufungskraut Herba Conyzae
Verweckensalbe Unguentum basilicum fuscum
Verzehrungspflaster Emplastrum saponatum rubrum
Verziehungsspiritus Spiritus Angelicae compositus
Vesicatoressenz Tinctura Cantharidum
Visicatorpflaster Emplastrum Cantharidum
Vesperkraut Herba Sideritidis
Vetiverwurzel Radix Ivarancusae
Vexierkastanienrinde Cortex Hippocastani
Vichypastillen Trochisci Natrii bicarbonici
Vichypulver Natrium bicarbonicum, Pulvis Liquiritiae compositus
Viefasalbe Unguentum Hydrargyri album
Viedistel Herba Cardui benedicti
Viehkalk Calcium phosphoricum crudum
Viehkraut Herba Veronicae, Herba Beccabungae
Viehkrautwurzel Radix Valerianae
Viehmirakel Electuarium Theriaca
Viehpulver Pulvis pro Vaccis
Vielackerpulver Pulvis Liquiritiae compositus
Vielenmargarethenpulver Semen Foenugraeci pulvis

Vielfraß Pulvis pro Vaccis griseus, Stibium sulfuratum nigrum
Vielgut Herba Oreoselini
Vielwuchs Herba Oreoselini
Viereckiger Zug Ceratum Resinae Pini
Viererlei Geister Spiritus camphoratus, Spiritus saponatus, Spiritus Rosmarini, Liquor Ammonii caustici $\overline{aa}$
— **Pflaster** Emplastrum oxycroceum
— **Ruhpulver** Pulvis pro Infantibus
— **Salbe** Unguentum nervinum
— **Tee** Species pectorales cum Fructibus
Vierjahreszeitentee Species laxantes
Vierräuberessig Acetum aromaticum
Vierspitzbubenessig Acetum aromaticum
Vierwasser für Pferde Aqua Melissae cum Aqua Foeniculi
Vierzigerlei Kräuter Species amarae
Vigacke Electuarium theriacale
Vigeli = Veilchen
Viktoriaviolett Anilinviolett
Viktrill, blauer Cuprum sulfuricum
—, **grüner** Ferrum sulfuricum
—, **weißer** Zincum sulfuricum
Viktusbalsam Mixtura oleosobalsamica, Balsamum Vitae
Villumfallum Flores Convallariae

Vinum cretum Semen Foenugraeci
Violen Flores Violae odoratae
Violenöl Oleum Hyperici
Violenpulver Rhizoma Iridis pulvis
Violenramor Electuarium Theriaca
Violensaft Sirupus Violarum
Violentinctur Tinctura Lignorum
Violenwasser, gelbes Aqua Chamomillae cum Tinctura Croci
Violenwurzel Rhizoma Iridis
Violkraut, Vioolkruid Herba Violae tricoloris
Viönli, Viöndli Flores Violae odoratae
Vipernöl Oleum Jecoris
Vipernspiritus Liquor Ammonii carbonici pyrooleosus
Virginie Vaselinum flavum
Virginenhohlwurz Radix Serpentariae
Virginisch. Klapperschlangenwurzel Radix Serpentariae, Radix Senegae
— **Tabak** Folia Nicotianae
— **Viperwurz** Radix Senegae, Radix Serpentariae
Visceralelixier Elixir Aurantii compositum
Visetholz Lignum citrinum
Visitatorwachs Ceratum Aeruginis, Ceratum Resinae Pini
Visselzalf Unguentum Mezereï
Vitriol, blauer Cuprum sulfuricum
—, **cyprischer** Cuprum sulfuricum

Vitriol, englischer Ferrum sulfuricum
—, **gemeiner** Ferrum sulfuricum
—, **Goslarer** Zincum sulfuricum
—, **grüner** Ferrum sulfuricum
—, **roter** Cobaltum sulfuricum
—, **weißer** Zincum sulfuricum
Vitriolelixier Tinctura aromatica acida
Vitriolgeist Acidum sulfuricum dilutum
—, **versüßter** Spiritus aethereus
Vitriolnaphtha Aether
Vitriolöl Acidum sulfuricum fumans
Vitriolsalz, flüchtiges, narkotisches Acidum boricum
Vitriolsäure Acidum sulfuricum anglicum
Vitriolspiritus Acidum sulfuricum dilutum
Vitriolvateressenztropfen Tinctura aromatica acida
Vitriolwasseressenz Tinctura aromatica acida
Vitriolweinstein Kalium sulfuricum
Vitschenblumen Flores Genistae
Virat, gelber Unguentum contra Scabiem
—, **grauer** Unguentum Hydrargyri cinereum dilutum
Virat, weißer Unguentum Hydrargyri album
Vizedreiägele Electuarium theriacale
Vlas = Flachs
Vlier = Flieder

Vlies, weißes Zincum sulfuricum
Vlugsmeer Linimentum ammoniatum
Vogelasch Fructus Sorbi
Vogelbeeren Fructus Sorbi
Vogelbeersaft Succus Sorbi inspissatus
Vogelbräune Herba Plantaginis
Vogelbrot Ossa Sepiae
Vogelgarbe Herba Plantaginis
Vogelgras Herba Polygoni avicularis
Vogelherzlein Anacardia
Vogelhirse Semen Lithospermi (Semen Milii solis)
Vogelholz Viscum album
Vögelikraut Herba Bursae Pastoris, Herba Senecionis
Vogelkräuterfichtentee Herba Polygoni
Vogelknötrich Herba Polygoni avicularis
Vogelkraut Herba Anagallidis Herba Plantaginis, Herba Senecionis, Viscum album, Stellaria media
Vogelkreuzkraut Herba Senecionis
Vogelleim Viscum album
Vogelleimholz-Kraut Viscum album
Vogelmeirichtee Herba Millefolii
Vogelmiere Stellaria media, Herba Anagallidis
Vogelnestsamen Fructus Dauci
Vogelsbrot Ossa Sepiae
Vogelsporn Secale cornutum

Vogeltod Herba Conii
Vogelwürtschen Herba Plantaginis
Vogelzucker Saccharum album pulvis
Vogelzungen Alsine media, Semen Fraxini
Vögerlsalbe Unguentum flavum
Vögleinimnest Fructus Dauci
Vogt = Flüssigkeit
Völkersalbe Unguentum Zinci
Völkertropfen Tinctura Valerianae aetherea
Volle Schübel Herba Lycopodii
Vollerde Bolus alba
Vollkommene Salzsäure Aqua chlorata
Vomitivsalz Zincum sulfuricum
Von A bis Z Species amarae
Vorgang, Vorlauf Spiritus Frumenti
Vorhofgeist Spiritus Vini gallici
Vorsprung Liquor Ammonii caustici, Spiritus dilutus
Vorwitzchen Herba Hepaticae
Vossische Wundsalbe Balsamum universale
Vosskraut Herba Linariae
Vosslungensaft Sirupus Liquiritiae
Vosssaft Mel rosatum boraxatum, Sirupus Liquiritiae
Vosssalv, witte Unguentum Plumbi
Vossteert Herba Epilobii
Vospomade Ceratum Cetacei
Vrämte Herba Absinthii
Vyeli Flores Violae odoratae

W

Wachandelbeeren Fructus Juniperi
Wachenbeeren Fructus Rhamni
Wachhulder Juniperus communis
Wachkraut Herba Cannabis
Wacholder, stinkender Summitates Sabinae
Wacholdersalbe, -gebälz, -honig, -latwerge, -mus, -saft, salze Succus Juniperi inspissatus
Wacholderbeeren Fructus Juniperi
Wachhholdergeist Spiritus Juniperi
Wacholderharz Sandaraca
Wacholderholz Lignum Juniperi
Wacholderkerne Fructus Juniperi pulvis grossus
Wacholderkernöl Oleum Juniperi baccarum
Wacholderpilz Lactarius deliciosus
Wacholdersalbe Unguentum Rosmarini compositum
Wacholderschwamm Fungus Sambuci
Wacholderspitzen Summitates Juniperi
Wacholderschwämmchen Fungus Sambuci
Wacholdertee Fructus Juniperi, Lignum Juniperi, Summitates Juniperi
Wacholderteeröl Oleum cadinum
Wachs, blaues Cera coerulea
—, **gelbes** Cera flava
Wachs, grünes Ceratum Aeruginis
—, **japanisches** Cera Japonica
Wachs, mineralisches Paraffinum durum
—, **rotes** Ceratum rubrum
—, **weißes** Cera alba
Wachsbeere Marica Gale
Wachskerzensalbe Emplastrum Lythargyri compositum, Unguentum cereum
Wachskrautwurzel Radix Saponariae
Wachsöl Oleum Cerae
Wachspflaster, gelbes Ceratum Resinae Pini
Wachssalbe Unguentum cereum
Wachsschwamm Spongium ceratum
Wachsundöl Unguentum cereum
Wachsundschweinefett Unguentum cereum
Wachteln Fructus Juniperi
Wachtelweizen Melampyrum
Wadsche Tropfen Tinctura Benzoës composita
Waffensalbe Unguentum cereum
Wagenblumen Flores Calendulae
Wagenholzrinde Cortex Ulmi
Wagenschmierer = Schusterpilz: Boletus luridus
Wagenteer Pix liquida
Wägisse Herba Plantaginis
Wägluege (luegere) Herba Plantaginis, Herba Cichorii
— —, **wilde** Herba Taraxaci
Wäglungere Herba Plantaginis, Radix Cichorii
Wähle Fructus Myrtilli

Wahlers Pflaster Emplastrum fuscum
Wahlwurz Radix Consolidae
Wähnertspiritus Liquor Ammonii caustici
Waid Herba Isatis tinctoriae
Waidasche Kalium carbonicum depuratum
Waisenhauspflaster Emplastrum fuscum
Walbaum Herba Belladonnae
Waldandorn Herba Stachydis
Waldbart Herba Ulmariae
Waldbeeren Fructus Myrtilli
Waldbeerstrauchblätter Folia Myrtilli, Folia Uvae Ursi
Waldbingel Herba Mercurialis
Waldchriesi Folia Belladonnae
Walddistelkraut Folia Ilicis
Walddosten Herba Origani
Waldesche Fructus Sorbi
Waldfarnwurzel Rhizoma Filicis
Waldflachs Herba Linariae
Waldfräulein Herba Achilleae moschatae
Waldfriede Herba Matricariae
Waldglocken Folia Digitalis
Waldhengstengeist Spiritus Formicarum
Waldhirse Semen Lithospermi = Semen Milii solis
Waldhopfen Herba Hyperici
Waldklee Herba Acetosellae
Waldklette Herba Circaeae
Waldklettenwurzel Radix Bardanae
Waldmalven Folia Malvae silvestris
Waldmangold Herba Pirolae
Waldmännlein Herba Asperulae

Waldmeister Herba Asperulae (Herba Matrisylviae)
Waldnachtschatten Folia Belladonnae, Stipites Dulcamarae
Waldnelken Flores Primulae
Waldochsenzunge Herba Pulmonariae
Waldquendel Herba Calaminthae
Waldrausch Folia Uvae Ursi
Waldrebe Herba Clematidis
Waldrebenwurzel Radix Bardanae
Waldrübe Tubera Cyclaminis
Waldsalbei Herba Scorodoniae
Waldschellenkraut Folia Digitalis
Waldspeickwurzel Radix Valerianae
Waldstaub Lycopodium
Waldstein Lac Lunae pulvis
Waldstroh Herba Galii
Wald- und Feldhopfen Herba Majoranae, Herba Origani
Waldwollextrakt Extractum Pini
Waldwollöl Oleum Pini silvestris
Waldwollspiritus Aether Pini silvestris
Waldwurz Radix Consolidae, Radix Symphyti
Walfischdreck Ambra
Walfischöl Oleum Jecoris
Walfischsalz Sal Jecoris. Das Salz, in dem die Dorsche konserviert werden (enthält Trimethylamin)
Walfischschuppen Ossa Sepiae

Walkenbaum Atropa belladonna
Walkererde Bolus alba, Talcum
Wallbaum Atropa Belladonna
Wallblumen Flores Verbasci
Walldistel Eryngium campestre
Wallhengste Formicae
Wallwurz, Wallwurzel Radix Consolidae, Radix Paeoniae, Radix Symphyti
Wallwurzelkraut, kleines Herba Pulmonariae
Wallwurzelgeist Spiritus Consolidae
Walnußblätter Folia Juglandis
Walnußöl Oleum Juglandis
Walnußschalen Cortex Juglandis
Walpurgiskraut Herba Hyperici
Walpurgisöl Oleum Petrae
Walpurgiswurzel Radix Aristolochiae cavae
Walrat Cetaceum
—, präparierter Cetaceum saccharatum
Walratpflaster Ceratum Cetacei
Walratpulver Cetaceum saccharatum
Walratsalbe Unguentum cereum, Unguentum leniens
Walratzucker Cetaceum saccharatum
Walschot Cetaceum
Wälschstein Alumen plumosum
Walstroh Herba Galii
Waltersalbe Emplastrum Lithargyri molle

Walwürze Symphytum officinale
Wamperlschmier Unguentum carminativum
Wandelpulver Pulvis contra Insecta
Wändelepulver Pulvis contra Insecta
Wandkraut Herba Parietariae
Wandlauspulver Pulvis contra Insecta
Wandraute Herba Rutae murariae
Wannebobbele Herba Centaureae jaceae
Wäntelebrut Herba Geranii
Wäntelenkraut Herba Geranii
Wanzenbeerblätter Folia Ribium nigrorum
Wanzendillsamen Fructus Coriandri
Wanzenkraut Folia Melissae, Herba Ledi palustris, Folia Patschuli, Aspidium filix mas
Wanzenöl Oleum Terebinthinae
Wanzenpulver Flores Pyrethri pulvis
Wanzensalbe Unguentum Hydrargyri cinereum dilutum
Wanzentinktur Tinctura Colocynthidis
Wanzenwurz Rhizoma Filicis
Wärnde Herba Absinthii
Wärndt Herba Absinthii
Warmke = Wermut
Wärmkensalz Kalium carbonicum
Wärmkraut Herba Absinthii
Warmüde Herba Absinthii
Warz Herba Acetosellae

Warzenbalsam Balsamum peruvianum, Emulsio mammalis
Warzenblumen Flores Calendulae
Warzenkraut Herba Geranii, Herba Euphorbiae, Herba Chelidonii
Warzenpulver Gummi arabicum pulvis
Warzensalbe Unguentum leniens
Warzentupp Argentum nitricum, Acidum nitricum
Wärzlikraut Herba Sedi
Was = Wachs
Waschblau, flüssiges Solutio Indici
Waschblaupulver Ultramarinum
Wäschelauge Mucilago Gummi arabici cum Natrio carbonico
Waschessig Acetum aromaticum
Waschholz Cortex Quillayae
Waschkalk Calcaria chlorata
Waschkraut, Waschkrautwurzel Herba (Rad.) Saponariae
Waschpulver Natrium carbonicum siccatum, Borax pulvis
Waschrinde Cortex Quillayae
Waschspäne Cortex Quillayae
Waschtinktur Oleum Terebinthinae cum Liquore Ammonii caustici 1 + 2
Waschwurzel Radix Saponariae
Wasmachtmich Unguentum contra Scabiem

Wasser, abgezogenes Aqua destillata
—, **Blähung treibendes** Aqua carminativa, Aqua Chamomillae
—, **blaues** Liquor Aeruginis
—, **Burowsches** Liquor Aluminii acetici
Wasser gegen Reißen Aqua carminativa
—, **Javellesches** Liquor Natrii hypochlorosi
—, **Mandragora** Aqua aromatica
—, **Prager** Aqua foetida antihysterica
—, **Ravels** Mixtura sulfurica acida
—, **schwarzes** Aqua phagedaenica nigra
—, **spanisches** Liquor Ammonii caustici
Wasseraster Herba Bidentis
Wasserandorn Herba Lycopi
Wasserangelik Radix Angelicae
Wasserbaldrian Radix Valerianae majoris
Wasserbathengel Herba Scordii
Wasserblau Coeruleum berolinense
Wasserblei Plumbago
Wasserblumen Flores Lamii albi
Wasserbohne Herba Beccabungae
Wasserbungen Herba Beccabungae
Wasserdorn Herba Marrubii
Wasserdost Herba Eupatorii, auch Bidens tripartitus (Herba Bidentis)

Wasserdreiblatt Folia Trifolii fibrini
Wasserfenchel Fructus Phellandrii
Wasserfieberkraut Folia Trifolii fibrini
Wassergauchheil Herba Beccabungae
Wasserglas Liquor Natrii silicici
Wasserhähnchen Anemone nemorosa
Wasserhanf Herba Eupatorii
Wasserheil Herba Beccabungae
Wasserkerbel Fructus Phellandrii
Wasserkies Ferrum sulfuratum nativum
Wasserklee Folia Trifolii fibrini
Wasserkletten Folia Petasitidis
Wasserknoblauch Herba Scordii
Wasserkörbel Fructus Phellandrii
Wasserkrautwurzel Rhizoma Hydrastis
Wasserkresse Herba Nasturtii
Wasserkunigunde Herba Eupatoriae
Wasserlatwari Succus Juniperi
Wasserlauch Herba Nasturtii
Wasserlilien Flores Nymphaeae albae
Wassermandrachora Aqua aromatica
Wassermännchenwurzel Rhizoma Nymphaeae
Wassermarksamen Fructus Apii
Wasserminze Folia Menthae crispae
Wasseroxyd Hydrogenium peroxydatum
Wasserpech Resina Pini
Wasserpeersaat Fructus Phellandrii
Wasserpeterlein Apium graveolens
Wasserpfeffer Herba Persicariae, Herba Nasturtii
Wasserpflaster Emplastrum Lithargyri
Wasserpfunde Herba Beccabungae
Wasserpoley Herba Pulegii
Wasserpursaat Fructus Phellandrii
Wasserranken Stipites Dulcamarae
Wasserraute Herba Nasturtii
Wasserrottigkraut Herba Eupatorii
Wassersalat Herba Beccabungae
Wassersalze Succus Juniperi
Wasserschierling Herba Cicutae virosae
Wasserschwertel Rhizoma Iridis
Wasserseide Herba Herniariae
Wassersenf Herba Nasturtii
Wassersilber Hydrargyrum
Wassersuchtlatwerge Succus Juniperi
Wassersuchtsalbe Unguentum Juniperi
Wassersuchttee Species diureticae
Wassersulz Succus Juniperi inspissatus

Wassertee Species diureticae
Wassertritt Herba Polygoni
Wasserwartwurzel Radix Cichorii
Wasserwendel Fructus Phellandrii
Wasserwurz Herba Menthae crispae
Watscherling Herba Cicutae
Watvonschwarten Asa foetida
Watzwurzel Radix Lapathi acuti
Wau Herba Luteolae
Waude Herba Luteolae
Waukraut Herba Luteolae
Webers Brustpflaster Emplastrum saponatum
Wecheln Rhizoma Calami
Wechockel Emplastrum Lithargyri molle
Weckbröseln Flores Calendulae
Weckelderbeeren Fructus Juniperi
Wedels Brustpulver Pulvis pectoralis Wedel, Pulvis Liquiritiae compositus
— **Pulver** Pulvis carminativus Wedel
— **Windtropfen** Tinctura carminativa
Wederrimpe Rhizoma Ari
Weechogel Emplastrum Lithargyri molle
Weedasche Kalium carbonicum crudum
Wegbaumbeeren Fructus Juniperi
Wegblätter Herba Plantaginis
Wegbreit Herba Plantaginis
Wegbreitborstchen Semen Psyllii
Wegbreitöl Oleum Papaveris

Wegbreitsaft Sirupus Plantaginis
Wegbreitsalbe Unguentum Linariae
Wegbreitsamen Semen Psyllii
Wegbreitwasser Aqua Tiliae
Wegbreitwurzel Radix Consolidae
Weg damit Unguentum Hydrargyri album dilutum, Unguentum contra Pediculos
Wegdistelsamen Semen Cardui Mariae
Wegdornbeeren Fructus Rhamni
Wegdornrinde Cortex Frangulae
Wegebaumöl Oleum Juniperi
Wegeblatt Herba Plantaginis
Wegeleuchte Cichorium Intybus
Wegerich Herba Plantaginis
Wegetritt, kleiner Herba Herniariae
— **„Kneipp"** Herba Polygoni avicularis
Weggras Herba Polygoni avicularis
Weghalder Juniperus communis
Weghanf Herba Erysimi
Wegholder, Weghalder Juniperus communis
Wegkümeich Fructus Carvi
Weglattich Radix Taraxaci cum Herba
Weglauf Herba Polygoni avicularis
Wegleuchte Herba Euphrasiae
Wegluege Radix Cichorii

Wegmalve Folia Malvae vulgaris
Wegrich Herga Plantaginis
Wegröslein Flores Calendulae
Wegstroh, Wägstroh Herba Galii
Wegtrette Herba Polygoni avicularis
Wegtritt Herba Polygoni avicularis
Wegsenf Sisymbrium officinale
Wegwart Herba Plantaginis, Flores (Radix) Cichorii
Wegwarttinktur „Kneipp" Tinctura Cichorii e Herba recente
Wegwartwurzel Radix Cichorii
Wegweiß Herba Cichorii
Wegwurzwasser Aqua destillata
Wehdornbeeren Fructus Rhamni catharticae
Wehdornpflaster Ceratum Aeruginis
Wehdornrinde Cortex Frangulae
Wehdriakel Electuarium Theriaca
Wehedistel Herba Cardui Mariae
Weheldornbeeren Fructus Juniperi
Wehenpulver Secale cornutum pulvis
Wehetropfen Tinctura Cinnamomi
Wehlen Fructus Myrtilli
Wehmutspulver Pulvis temperans
Wehnertspiritus Liquor Ammonii caustici

Wehrtropfen Tinctura Cinnamomi
Wehtatpflaster Emplastrum oxycroceum
Wehtropfenpflaster Emplastrum adhaesivum
Wehwinnen (Wehwinden) Flores Convolvuli
Wei Flores Malvae arboreae
Weiberaquavit Aqua aromatica spirituosa, Spiritus Melissae compositus
Weibergelle Castoreum
Weiberklatsch Radix Ononidis
Weiberkraut Herba Artemisiae
Weiberkrieg Radix Ononidis
Weibernessel Flores Lamii albi
Weiberschmögge Herba Abrotani
Weiberstrauß Herba Hepaticae
Weiberzorn Radix Ononidis
Weichdosten Herba Chenopodii
Weichselsaft Sirupus Cerasorum
Weichselstein Zincum sulfuricum
Weichselstengel Stipites Cerasorum
Weidablätter Herba Epilobii
Weideallerweide Tartarus crudus pulvis
Weidenblätter Folia Ligustri
Weidenkraut Herba Lysimachiae
Weidenrinde Cortex Salicis
Weidenröschen Epilobium
Weidenschwamm Boletus suaveolens, Fungus Chirurgorum

Weiderich Herba Salicariae
Weidkraut Herba Isatis
Weidmannssalbe Unguentum Zinci
Weidsamenpulver Cortex Salicis pulvis
Weiherfenchel Fructus Phellandrii
Weiherrosen Flores Nymphaeae albae
Weihnachtsrose Helleborus niger
Weihnachtswurzel Radix Hellebori
Weihrauch Olibanum
—, **wilder** Fichtenharz von dem Weihrauch ähnlicher Farbe
Weihrauchkraut Folia Rosmarini, Asarum europaeum
Weihrauchwurzel Rhizoma Asari
Weihrauchwurzelblätter Folia Rosmarini
Weiwedelwurzel Radix Meü
Weilaischbeeren Fructus Sorbi
Weinäther Aether, Aether oenanthicus
Weinäuglein Fructus Berberidis
Weinbeerblätter Folia Uvae Ursi
Weinbeeröl Aether oenanthicus
Weinbeersalbe Ceratum Cetacei rubrum, Unguentum potabile rubrum
Weinblätter, englische Herba Rutae
Weinblättertinktur Tinctura Violae odoratae

Weinblumen Flores Spiraeae (Filipendulae)
Weinblumenwurz Radix Filipendulae
Weinespe Herba Hyssopi
Weinessigsalbe Unguentum Plumbi
Weinfarnblumen Flores Tanaceti
Weingartenkraut Herba Mercurialis
Weingeist Spiritus
Weingeistsäure Acidum acetum glaciale
Weingrün Herba Vincae, Herba Lycopodii
Weingrünsamen Lycopodium
Weinige Rhabarbertinktur Tinctura Rhei vinosa
Weinigtspulver Radix Helenii pulvis
Weinkläre Ichthyocolla (Colla Piscium)
Weinkläre Ichthyocolla
Weinköpfelkraut Herba Adianti aurei
Weinkraut Folia Rutae, Folia Vitis viniferae, Herba Pulsatillae
Weinkrautsamen Lycopodium
Weinlaubtee Herba Hederae
Weinlingbeeren Fructus Berberidis
Weinnägelein Fructus Berberidis
Weinöl Aetheroleum d. amer. Pharmakopoe, Liquor Kalii carbonici, Aether oenanthicus
Weinperlsalbe Ceratum Cetacei rubrum
Weinraute Herba Rutae

Weinrebe Herba Rutae
Weinrosen Flores Malvae arboreae
Weinsalz Tartarus depuratus
—, **neutrales** Kalium tartaricum
Weinsalz, saures Acidum tartaricum
Weinsäure Acidum tartaricum
—, **flüchtige** Acidum aceticum dilutum
Weinschadl Fructus Berberidis
Weinschärl Fructus Berberidis
Weinschöne Ichthycolla (Colla Piscium)
Weinsprit Cognac, Spiritus Vini gallici
Weinstein Tartarus depuratus
—, **abführender** Tartarus natronatus
—, **alkalischer** Kalium tartaricum
—, **martialischer** Ferro-Kalium tartaricum
—, **präparierter** Kalium bitartaricum
Weinsteincreme Tartarus depuratus
Weinsteinerde Kalium carbonicum
—, **blättrige** Kalium aceticum
Weinsteingeist Liquor Kalii pyrotartarici
Weinsteinkristalle Tartarus depuratus
Weinsteinöl Liquor Kalii carbonici
—, **dickes** Oleum Rusci
Weinsteinrahm Tartarus depuratus

Weinsteinsalz Kalium carbonicum
Weinsteinsäure Acidum tartaricum
Weinsteintinktur Tinctura kalina
Weintraubenpomade Ceratum Cetacei
Weintraubensalbe Unguentum potabile rubrum
— **für die Augen** Unguentum ophthalmicum compositum
Weinwermut Herba Tanaceti
Weinwurzel Rhizoma Caryophyllatae, Radix Paeoniae
Weipenwurzel Radix Ononidis
Weipenzäpfchen Fructus Berberidis
Weiraute Folia Rutae
Weiroasa Flores Malvae arboreae
Weischdorn Radix Ononidis
Weischta Radix Ononidis
Weiselklee Herba Meliloti
Weisenmangold Folia Trifolii fibrini
Weisheitssalz Hydrargyrum bichloratum cum Ammonio chlorato (Alembrothsalz)
Weistai, Weiste Radix Ononidis
Weiß. abgezogene Blutreinigungstropfen Tinctura Lignorum
— **Ahrand** Olibanum
— **Andorn** Herba Marrubii
— **Anhaltspulver** Pulvis temperans
— **Anton** Herba Marrubii
— **Apfelblüte** Flores Acaciae

Weiß. Apfelbutter oder -salbe Unguentum rosatum
— **Atzstein** Kali causticum
— **Augenbalsam** Unguentum Zinci
— **Augenstein** Zincum sulfuricum
— **Augentrost** Herba Euphrasiae
— **Aurin** Herba Gratiolae
— **Balsam** Spiritus aethereus
— **Bergöl** Oleum Terebinthinae
— **Baumöl** Oleum Olivarum album
— **Bienensaug** Flores Lamii albi
— **Blutreinigungstropfen** Tinctura Lignorum
— **Brustleder** Pasta gummosa
— **Chambon** Unguentum Hydrargyri album
— **Diptam** Radix Dictamni
— **Dorant** Herba Marrubii, Herba Ptarmicae
— **Drache** Kalium nitricum
— **Edelherzpulver** Pulvis epilepticus albus
— **Edelsteinpulver** Pulvis epilepticus albus
— **Elektrische Salbe** Unguentum Hydrargyri album
— **Enzian** Conchae praeparatae
— **Erdbeersalbe** Unguentum Plumbi
— **Ernst** Conchae praeparatae
— **Fischbein** Ossa Sepiae
— **flüchtiges Öl** Linimentum ammoniatum
— **Flußtropfen** Mixtura sulfurica acida

Weiß. Galizienstein Zincumsulfuricum
— **Ganzert** Flores Lamii albi
— **Gliedergrindsalbe** Unguentum Hydrargyri album
— **Hamburger** Cerussa
— **Hamburgertropfen** Spiritus Aetheris nitrosi
— **Haukstein** Zincum sulfuricum
— **Himmelstein** Zincum sulfuricum
— **Immer** Rhizoma Zingiberis
— **Judenpech** Alumen plumosum
— **Kanehl** Cortex Canellae albae
— **Kapuzinersalbe** Unguentum Hydrargyri album dilutum
— **Katharinenpflaster** Emplastrum Lithargyri
— **Kinderbalsam** Aqua aromatica
— **Klewer** Flores Trifolii albi
— **Kohlsaft** Sirupus Aurantii Florum
— **Kramptropfen** Spiritus aethereus
— **Krätzsalbe** Unguentum Hydrargyri album
— **Kremser** Cerussa
— **Krimmsalbe** Unguentum Hydrargyri album
— **Kuckuck** Flores Lamii albi
— **Kümmel** Fructus Cumini, Fructus Carvi
— **Kupferrot** Zincum sulfuricum
— **Lebensbalsam fürs Vieh** Oleum Terebinthinae
— **Lehm** Bolus alba
— **Leuchte** Herba Marrubii

Weiß. Liebespulver Saccharum Lactis
— **Lilienöl** Oleum Olivarum album
— **Luchs** Sirupus Althaeae
— **Lungenfuhl** Sirupus Althaeae
— **Magentropfen** Spiritus aethereus
— **Magnesia** Magnesia carbonica
— **Matratze** Bolus alba
— **Mutterkrampftropfen** Spiritus aethereus
— **Mutterpflaster** Emplastrum Lithargyri molle
— **Muttertropfen** Mixtura sulfurica acida
— **Nachtschattenschwede** Emplastrum Cerussae
— **Naphtha** Aether, Spiritus aethereus, Acidum sulfuricum
— **Nesselblüte** Flores Lamii albi
— **Nichts** Zincum oxydatum, Cichorium Intybus
— **Nichtssalbe** Unguentum Zinci
— **Nießpulver** Pulvis sternutatorius albus
— **Nieswurz** Helleborus albus
— **Öl** Oleum Ricini, Oleum Olivarum album
— **Orant** Herba Marrubii, Herba Matricariae
— **Palmsalbe** Unguentum Plumbi
— **Pappel** Radix Althaeae
— **Pariser** Geschlämmter Kalkspat
— **Pech** Resina Pini

Weiß. Pechöl Oleum Therebinthinae
— **Pfeffer** Fructus Piperis albi
— **Präcipitat** Unguentum Hydrargyri album
— **Präcipitatsalbe** Unguentum Hydrargyri album
— **Puder** Amylum Oryzae
— **Rhainfarm** Herba Ptarmicae
— **Rauch** Zincum sulfuricum
— **Rauschpulver** Zincum oxydatum
— **Reglise** Pasta gummosa
— **Rittersalbe** Unguentum Hydrargyri album dilutum
— **Rosenblumen** Flores Lamii albi
— **Rosinentropfen** Solutio Chinini sulfurici
— **Roßwurz** Radix Carlinae
— **Salbe** Unguentum Cerussae, Unguentum Zinci
— **Sauertropfen** Acidum hydrochloricum dilutum, Mixtura sulfurica acida
— **Schabbijak** Unguentum Hydrargyri album
— **Schappang** Unguentum Hydrargyri album
— **Schappox** Unguentum Hydrargyri album
— **Schlagtropfen** Spiritus aethereus
— **Schmiere** Linimentum ammoniatum
— **Schminke** Bismutum subnitricum
— **Schwede** Emplastrum Cerussae
— **Schwiztropfen** Spiritus aethereus
— **Senf** Semen Erucae

Weiß. Sirup Sirupus simplex
—, **spanisches** Bismutum subnitricum
— **Sprungöl** Oleum Terebinthinae
— **Stein** Zincum sulfuricum
— **Steinöl** Oleum Petrae
— **Sügete** Flores Lamii albi
— **Terpentin** Terebinthina communis
—, **Tiroler** Cerussa
— **Totenkopf** Ossa Sepiae
— **Tropfen** Spiritus aethereus
— **Tuck-tuck** Radix Dictamni
— **Uran** Olibanum
— **Vitriol** Zincum sulfuricum
— **Vlies** Zincum sulfuricum
— **Weidmannssalbe** Unguentum Zinci
Weiß. Widerton Herba Ptarmicae
— **Widertonwurzel** Radix Bryoniae
—, **Wiener** Creta alba pulvis
— **Wiesenwurzel** Rhizoma Graminis
— **Winde** Spiritus Menthae piperitae
— **Wirk** Olibanum
— **Wolkensalbe** Unguentum Zinci
— **Wundbalsam** Aqua vulneraria spirituosa
— **Zahntropfen** Spiritus aethereus
— **Zimt** Cortex Canellae albae
— **Zinkfederjoll** Zincum sulfuricum
Weißbaum Populus alba
Weißbensenöl Oleum Rosmarini
Weißdistel Semen Cardui Mariae

Weißdornbeeren Fructus Sorborum
Weißdornblüte Flores Acaciae
Weißdornöl Oleum Terebinthinae
Weißenzen Radix Gentianae
Weißfelberrinde Cortex Salicis
Weißfreßpulver Ossa Sepiae pulvis
Weißfünf Herba Anserinae
Weißgrüner Gliederbalsam Linimentum ammoniatu et Oleum Hyoscyami $\overline{aa}$
Weißharz Resina Pini
Weißholz Lignum Guajaci
Weißkupferrot Zincum sulfuricum
Weißlabeschen Folia Farfarae
Weißleuterkraut Herba Marrubii
Weißlich, geistlich Hirschhorntropfen Mixtura pyrotartarica, Liquor Ammonii carbonici pyrooleosi
Weißlilienöl Oleum Olivarum album
Weißmutteramarandiöl Spiritus aethereus
Weißnichts Zincum oxydatum, Zincum sulfuricum, Unguentum Zinci
Weißöl Oleum Rapae
— **innerlich** Oleum Ricini
Weißpech Resina Pini
Weißpulver Kalium carbonicum
Weißrauch Herba Absinthii
Weißvitriol Zincum sulfuricum
Weißwasser Aqua Plumbi Goulardi

Weißwollöl Oleum Olivarum
Weißwurz Rhizoma Graminis
Weißwurzel Radix Althaeae, Radix Dictamni, Rhizoma Polygonati
Weiwekraut Folia Melissae
Weizenwurz Rhizoma Graminis
Weiuenbastrinde Cortex Mezereï
Weizenstärke Amylum Tritici
Weizenvitriol Cuprum sulfuricum
Welge Cortex Salicis
Weikblumen Flores Verbasci
Wellblumen Flores Verbasci
Wellerwurz Radix Consolidae
Wellstein, (äußerlich) Cuprum aluminatum
Wellstein, innerlich Glacies Mariae
Wellwurz Radix Sumphyti
Welsche Bibernelle Radix Sanguisorbae
Welsches Eichenlaub Herba Botryos
Welschkorn Semen Cardui Mariae, Zea Mays
Welters Bitter Acidum picrinicum
Wende Herba Isatis tinctoriae
Wendedocker Veratrum album
Wendel Radix Cichorii
Wendelblüten Flores Lavandulae
Wendelkraut Chrysanthemum Parthenium
Wendelpulver Flores Pyrethri pulvis

Wedewurz Rhizoma Veratri
Wendkraut Parietaria erecta
Wendwurzel Radix Hellebori, Radix Valerianae
Wenzelpilz = Hallimasch Armillaria mellea
Werchsamen Fructus Cannabis
Wergenkrut Herba Conyzae
Werlachwurzel Radix Gentianae
Werlhofs Salbe Unguentum Hydrargyri album
Wermde Herba Absinthii
Wermet, Wermert Herba Absinthii
Wermut Herba Absinthii
Wermut, edler, italienischer, pontischer, römischer, welscher Herba Absinthii pontici
—, spanischer Tanacetum
Wermutbranntwein Tinctura Absinthii 1,0 Spiritus dilutus, Aqua destillata $\overline{aa}$ 4,5
Wermutelixier Tinctura Absinthii composita
Wermutöl Oleum Absinthii, Oleum viride
Wermutsalz Kalium carbonicum
Wermuttropfen Tinctura Absinthii, Tinctura amara
Werners Lebenselixier Tinctura Aloës composita
Wersenbeeren Fructus Rhamni catharticae
Wersenrinde Cortex Rhamni catharticae
Werz Herba Acetosellae
Wesentliches Benzoesalz Acidum benzoicum
Weßmuth Wismut

Westendorfs Essig Acidum aceticum glaciale
Westfälische Augensalbe Unguentum Hydraryri album
Westindischer Pfeffer Fructus Amomi
Wetterblumen Flores Verbasci, Herba Anagallidis
Wetterbusch Viscum album
Wetterdistel Radix Carlinae
Wetterhahn Herba Acetosellae
Wetterkerze Flores Verbasci
Wetterklee Herba Eupatoriae
Wetterkraut Herba Eupatoriae
Wetterrosen Flores Malvae arboreae
Wewinne Flores Convolvuli, Flores Malvae vulgaris
Whigste Radix Ononidis
Wibbelken Crataegus oxyacantha
Wiberbächle Ononis spinosa
Wickeblumen Flores Verbasci
Wicken, türkische Semen Lupini
Wickenkerne Semen Paeoniae
Widdertod Herba Rorellae (= Herba Droserae)
Widergift Radix Contrajervae
Widerruf Herba Sideritidis, Herba Hepaticae, Glechoma hederacea
Widerstand Pulvis pro Vaccis
Widerstockwurzel Radix Sapponariae
Widerton, goldener oder roter Herba Adianti aurei
— **weißer** Herba Marrubii, Herba Lysimachiae
Wiedukommstsogehstdu Liquor Ammonii caustici

Wie, Wiede, Wieden Weide (Salix)
Wiede Herba Luteolae
Wiederhellerleuchttüg Oleum Olivarum
Wiederkehr Pulvis pro Vaccis
Wiederkehrwurzel Bulbus victorialis longus
Wiederkomm Pulvis pro Vaccis, Herba Adianti aurei
Wiedertod Herba Adianti aurei, Herba Droserae
Wiedertodwurzel Bulbus victorialis
Wiedornbeeren Fructus Rhamni catharticae
Wiegandsamen Lycopodium
Wiegenkraut Herba Absinthii
Wiegenwolle Herba Taraxaci
Wiekerinde Cortex Ulmi
Wieleschenbeeren Fructus Sorbi
Wielistee Herba Violae tricoloris
Wieliswurz Rhizoma Iridis
Wien = Wein (äußerlich)
Wiener Balsam (innerlich) Oleum Lini sulfuratum
Wiener Balsam (äußerlich) Tinctura Benzoes composita, Mixtura oleoso-balsamica
— **Blätter** Folliculi Sennae
— **Brusttee** Species pectorales cum Fructibus
— **Flachwerk** Electuarium Sennae
— **Kalk** Calcium carbonicum nativum (gepulverte Kreide)
— **Öl** Acidum oleinicum (Olein)
— **Pflaster** Emplastrum fuscum

Wiener Salbe Unguentum diachylon
— **Tränkchen** Infusum Sennae compositum
— **weiß** Calcium carbonicum
— **Zeltchen** Pasta Liquiritiae
— **Zucker** Pasta Liquiritiae
Wienrute Folia Rutae
Wiensche Tropfen Mixtura oleoso-balsamica rubra
Wienschwanz Folia Taraxaci
Wierauch Olibanum
Wieselblut Herba Verbenae
Wiesenabbiß Herba Succisae
Wiesenampfer Herba Rumicis
Wiesenannemone Herba Pulsatillae
Wiesenbertram Herba Ptarmicae
Wiesendragun Herba Ptarmicae
Wiesenestragon Herba Ptarmicae
Wiesenflachs Herba Lini cathartici
Wiesengeisbart Herba Ulmariae
Wiesengeld, Wiesengold Herba Nummulariae
Wiesengünsel Herba Ajugae
Wiesenhohlwurz Rhizoma Bistortae
Wiesenkas, -käse Radix Carlinae
Wiesenklee Flores Trifolii albi
Wiesenknopf Radix Sanguisorbae
Wiesenknöterich Rizoma Bistortae
Wiesenkönigin Flores Spiraeae
Wiesenkresse Herba Nasturtii, Herba Cardaminis
Wiesenkümmel Fructus Carvi
Wiesenlattich Herba Taraxaci
Wiesenmangold Folia Trifolii fibrini, Herba Pulegii
Wiesennelken Flores Dianthi
Wiesensafran Semen Colchici
Wiesenschaumkraut Herba Cardaminis
Wiesensinau Herba Alchemillae
Wiesensirde Herba Adianti aurei
Wiesenwedel Herba Ulmariae
Wiesenwolle Flores Gnaphalii, Flores Trifolii arvensis
Wiestein Tartarus depuratus
Wigandsamen Lycopodium
Wilche = Weide (Salix)
Wild. Aurin Herba Gratiolae
— **Baunen** Folia Trifolii fibrini
— **Hanf** Herba Mercurialis
— **Kümmel** Semen Nigellae
— **Löwenmaul** Herba Antirrhini
—, **Pfefferkraut** Herba Serpylli
—, **Masero** Herba Serpylli
— **Repen** Fructus Cynosbati
— **Rübenkraut** Folia Farfarae
Wild. Safran Flores Carthami
— **Taurantj** Herba Marrubii, Herba Ptarmicae
— **Teesamen** Semen Lithospermi = Semen Milii solis
— **Wurmkraut** Herba Ptarmicae
Wilde Eh Unguentum Althaeae
Wilde Mannwurzel Bulbus victorialis longus

Wildfarnwurzel Rhizoma Filicis
Wildfleischtupp Alumen ustum
Wildfräulein Herba Ivae moschatae
Wildgartheil Herba Hyperici
Wildgramwurzel Radix Filipendulae
Wildholzblüten Flores Genistae
Wildmannskraut Herba Pulsatillae
Wildniskraut Herba Ivae moschatae
Wildschweinzahnpulver Conchae praeparatae
Wilge = Weide
Wilhelmmachtrapp Unguentum contra Scabiem
Wilhelmsdorfer Wasser Spiritus coloniensis
Wilhelmstropfen Tinctura Rhei aquosa
— **gegen Zahnweh** Tinctura odontalgica
Wille, letzter Kreosotum dilutum
Willeblumen Flores Verbasci
Willemlopop Unguentum contra Scabiem
Wimmelem = Johannisbeeren
Windäpfel Agaricus albus, Fructus Colocynthidis
Windbeeren Atropa Belladonna
Windblumen Flores Hepaticae, Herba Pulsatillae
Windbruchöl Oleum Papaveris
Windbruchsaft, purgierender Scammonium
Windbruchsalbe Unguentum flavum
Winde, blaue Flores Malvae vulgaris
—, **weiße** Spiritus Menthae piperitae
Windensaft Scammonium
Windentee Flores Convolvuli Flores Malvae vulgaris
Windenwurzel Radix Ononidis
Windfarn Rhizoma Polypodii
Windfett Unguentum Rosmarini compositum
Windgeist Aqua carminativa
Windharnkraut Herba Herniariae
Windkirsche Atropa Belladonna
Windkoliktropfen Tinctura carminativa
Windkörner Fructus Cubebae
Windkraut Herba Herniariae
Windküchel Rotulae Menthae piperitae
Windkümmel Semen Cumini
Windla Herba Convolvulae
Windmamsellen Rotulae Menthae piperitae
Windmohn Flores Rhoeados
Windpfeffer Fructus Cubebae
Windpolieziäpfel Fructus Colocynthidis
Windpulver Elaeosaccharum Menthae crispae, Pulvis carminativus Wedel, Pulvis digestivus, Pulvis Liquiritiae compositus
— **für Kinder** Elaeosaccharum Foeniculi, Pulvis Magnesiae cum Rheo

Windpulver fürs Vieh Pulvis pro Equis, Radix Valerianae pulvis
Windröschen Anemone nemorosa
Windrosen Herba Hepaticae
Windrubensalv Ceratum Cetacei rubrum
Windsaft Sirupus Foeniculi, Sirupus Menthae piperitae, Sirupus Rhei, Sirupus Sennae
Winssalbe Unguentum carminativum, Unguentum nervinum, Unguentum Rosmarini compositum, Unguentum Zinci
Windschwefel Sulfur caballinum
Windtee Radix Valerianae
Windtropfen Spiritus Menthae piperitae, Tinctura carminativa
Windunruhpulver Pulvis Magnesiae cum Rheo
Windundruhwasser Aqua Foeniculi
Windwasser Aqua aromatica spirituosa, Aqua carminativa, Aqua Foeniculi, Aqua Menthae piperitae
Windwasser, königlich Aqua aromatica rubra
—, rotes Aqua aromatica rubra
Windworg Sanguis Hirci
Windwundwurzel Radix Valerianae
Windwurzel Radix Dentariae
Windzelteln Rotulae Menthae piperitae
Winkelmannschmiere Liquor Ammonii caustici

Winklerbaumblüten Flores Acaciae
Winklers Pflaster Emplastrum fuscum camphoratum
Windruh Herba Rutae
Winsergrün Herba Pirolae, Herba Vincae
Winterbeeren Fructus Oxycoccos
Winterblumen Flores Stoechados, Flores Verbasci, Colchicum autumnale
Wintergreenöl Methylium salicylicum, Oleum Gaultheriae
Wintergrünholz Viscum album
Wintergrüntee Herba Pirolae, Herba Vincae
Wintergrünwasser Aqua Petroselini
Winterhaube, Winterhauch Colchicum autumnale
Winterhaube Colchicum autumnale
Winterisches Lungenpulver Pulvis Liquiritiae compositus
Winterkirschen Fructus Alkekengi
Winterkrinchen Flores Bellidis
Winterkümmel Flores Stoechados
Winterlieb Herba Pirolae
Wintermistel Viscum album
Winterpflanze Herba Pirolae
Winterrosen Helleborus niger, Flores Malvae arboreae
Winzerfett Adeps suillus
Wirbeldosten Herba Chenopodii

Wirbelöl Oleum Hyperici, Oleum Spicae, Oleum viride
Wirk, weißer Olibanum
Wirkundmasch Mastix
Wirtschaftssalbe Ceratum fuscum
Wisch Herba Artemisiae
Wismutbutter Bismutum chloratum
Wismutschminke Bismutum oxychloratum, Bismutum subnitricum
Wismutweiß Bismutum oxychloratum, Bismutum subnitricum
Wispelsaat Semen Hyoscyami
Wispen Viscum album
Wisselnkraut Herba Virgaureae
Wissesügetee Flores Lamii
Wißkornblümelsaft Sirupus Papaveris
Wißmannstropfen Spiritus aethereus, Tinctura anticholerica
Wißnix Zincum sulfuricum
Witherit Barium carbonicum crudum
Witschenblumen Flores Genistae
Witschge Radix Ononidis
Witt = weiß
Witteblumen Flores Verbasci
Wittehonigsugen Flores Lamii
Wittenbergersalbe Unguentum contra Perniones
Wittenklever-Klee Flores Trifolii albi
Wittenstoffensieda Unguentum Hydrargyri album dilutum
Wittenblätter Herba Scabiosae
Witterkümen Herba Adianti aurei
Witterluchs Sirupus Althaeae
Witterschwede Emplastrum Cerussae
Witterng Oleum Anisi, Oleum Succini, Tinctura Moschi, Zibethum arteficiale
Witterviktril Zincum sulfuricum
Witterwirk Olibanum
Wittes Tropfen Tinctura Chinae composita
Wittevossalv Unguentum Plumbi
Wittkopperrot Zincum sulfuricum
Wittlebenpflaster Emplastrum Cantharidum perpetuum
Wittlewerpulver Rhizoma Veratri
Wittseeschum Ossa Sepiae
Witwenblume Flores Scabiosae
Wizapfe(Weinzapfen!) Rhamnus frangula
Wochenmus Electuarium Sennae
Wöchnerinpillen Pilulae laxantes
Wöchnerintee Herba Violae tricoloris, Species laxantes
Woerthaak Herba oder Radix Ononidis
Wogenhäusersche Tropfen Tinctura Benzoës composita
Wögeratkraut Herba Plantaginis
Wohlfahrtspflaster Ceratum Cetacei

Wohlgemut Folia Menthae crispae, Herba Majoranae, Herba Borraginis, Herba Origani
Wohlgemutöl Oleum Menthae crispae
Wohlriechender Essig Acetum aromaticum
— Samen Fructus Amomi
Wohlstandswurzel Rhizoma Imperatoriae
Wohlverleih Flores Arnicae
Wohlverleihtinktur Tinctura Arnicae
Wohlwurzel Rhizoma Tormentillae
Woober Fructus Myrtilli
Wolf Secale cornutum
Wolfbeerblätter Folia Uvae Ursi
Wolfbeeren Fructus Belladonnae
Wolfbeerenöl Oleum viride
Wolfblumen Flores Arnicae, Herba Pulsatillae
Wolfblut Sanguis Hirci
Wolfblüten Flores Verbasci
Wolfdistelöl Oleum Hyoscyami
Wolfenfürz Lycoperdon bovista
Wolferstropfen Tinctura Arnicae
Wolffuß Herba Lycopodii, Lycopus europaeus, Flores Graminis
Wolfgerste Herba Adianti aurei
Wolfkirsche Folia Belladonnae
Wolfklauen Herba Lycopodii

Wolfkraut Herba Aristolochiae, Herba Hyperici, Herba Verbasci
Wolfkrautsamen Semen Staphisagriae
Wolfleber Ebur ustum
Wolflunge Sanguis Hirci
Wolföl Oleum Rusci
Wolframblumen Flores Arnicae
Wolfratspflaster Ceratum Cetacei
Wolfratspulver Cetaceum saccharatum
Wolfsbastrinde Cortex Mezereï
Wolfsbeere Paris quadrifolia, Atropa belladonna
Wolfsbeerblätter Folia Uvae Ursi
Wolfsbeersamen Semen Belladonnae
Wolfsblumen Flores Arnicae, Herba Pulsatillae
Wolfschote Herba Meliloti
Wolfsfuß Lycopus europaeus, Flores Graminis
Wolfsgelena od. -gehle Flores Arnicae
Wolfskirsche Atropa Belladonna
Wolfsklauen Herba Lycopodii
Wolfsklee Herba Meliloti
Wolfsmilch Herba Euphorbiae
Wolfspoot Lycopodium
Wolfsvrees Bovista
Wolfstrapp Lycopus europaeus, Herba Ballotae
Wolfwurzel Radix Carlinae, Tubera Aconiti
Wolfszahn Secale cornutum
Wolfzähne Semen Paeoniae

Wolfzahnkorn Secale cornutum
Wolfzottenblumen Flores Verbasci
Wolgemut Folia Menthae crispae, Herba Beccabungae, Herba Borraginis, Herba Origani
Wolgemutessenz Tinctura Cardui benedicti
Wolgemutkraut, kretisches Herba Origani cretici
Wolgemutwasser Aqua Menthae crispae
Wolkensalbe, blaue Unguentum Hydrargyri cinereum dilutum
Wollblumen Flores Verbasci
Wollblumenöl Oleum Papaveris
Wolldistelsamen Semen Cardui Mariae
Wollenbergsöl Oleum nervinum
Wollenkraut Herba Bursae Pastoris
Wollenöl Oleum Olivarum
Wollfett Adeps Lanae
Wollkraut Folia Farfarae, Herba Verbasci, Herba Marrubii, Herba Ballotae
Wollkrautblumen -blüten Flores Farfarae
Wollkrautwurzel Radix Althaeae, Radix Gentianae
Wollstangen Flores Verbasci
Wollwurz Rhizoma Tormentillae
Wollwurzwasser Aqua Melissae
Wollzottenblumen Flores Verbasci

Wolram Cetaceum
Wolrat Cetaceum
Wolsblöm Flores Arnicae
Wolstandwurz Rhizoma Imperatoriae
Wolters Pflaster Emplastrum fuscum
Wolverlei Flores Arnicae
Wolwurz Radix Consolidae, Rhizoma Tormentillae
Wör = Wermut
Worbelen Fructus Myrtilli
Wörken Herba Absinthii
Wörmansheiligerübe Radix Helenii
Wormet, Wörmd Herba Absinthii
Wormke, Wörmke, Wormken Herba Absinthii
Wörmkensaat Flores Cinae
Wörmkensolt Kalium carbonicum
Wörmkenzucker Confectio Cinae
Wörmöl Oleum Absinthii mixtum
Wostkrût Herba Thymi
Wörteln und Körn Radix et Semen Paeoniae
Woudbezie Fructus Myrtilli
Wrämte Herba Absinthii
Wrangenwörtel, Wrangenwurzel Radix Angelicae, Rhizoma Polypodii, Rhizoma Hellebori
Wrangkraut Helleborus niger et viride
Wreeten Rhizoma Graminis
Wricksalv Unguentum flavum
Wrinelken Herba Centaurii
Wrömbk, Wrömp Herba Absinthii

Wröpenkraut Herba Plantaginis
Wucherblumen Flores Chrysanthemi
Wulferling Herba Arnicae
Wulheistergeist Spiritus Formicarum
Wulfskoppen Flores Verbasci
Wullblümli Flores Farfarae
Wullenblumen Flores Verbasci
Wullenöl Oleum viride
Wüllichblumen Flores Verbasci
Wullvorley Flores Arnicae
Wulwesblaume Flores Arnicae
Wundbalsam Aqua vulneraria spirituosa, Balsamum peruvianum, Tinctura Benzoës composita
—, fester Unguentum Elemi, Unguentum Acidi borici
Wundelixier Tinctura Benzoës composita
Wundenkörner Fructus Cardui Mariae
Wunderapfel Datura Stramonium, Momordica balsamum
Wunderbalsam Aqua vulneraria spirituosa, Balsamum peruvianum, Mixtura oleoso-balsamica, Tinctura Benzoës composita, Unguentum Elemi
—, englischer Tinctura Benzoës composita
Wunderbaumköen Semen Ricini
Wunderbaumöl Oleum Ricini
Wunderbaumrinde Cortex Fraxini

Wunderblumen Flores Verbasci
Wundereier Ricinusölkapseln
Wunderessenz Mixtura oleoso-balsamica
Wunderkraut Herba Hyperici, Herba Virgaureae
Wundermennig Herba Agrimoniae
Wunderöl Oleum Ricini, Oleum Terebinthinae sulfuratum
Wunderpfeffer Fructus Amomi
Wunderpflaster Emplastrum fuscum
Wundersalz Ammonium chloratum
— Glaubers Natrium sulfuricum
Wundertropfen Tinctura Aloës composita, Tinctura Chinioidini
—, saure Tinctura aromatica acida
—, schwarze Tinctura Ferri pomati, Elixir Aurantii compositum
Wunderwurz Radix Consolidae
Wunderessig Acetum carbolisatum, Mixtura vulneraria acida
Wundfarn Penghawar Djambi
Wundheil Herba Veronicae
Wundholzrinde Cortex Fraxini
Wundklee Herba Anthyllidis
Wundkörner Fructus Cardui Mariae
Wundkraut Herba Virgaureae, Herba Hyperici, Her-

ba Veronicae, Flores Arnicae
Wundkraut, Christi Herba Hyperici
—, **heidnisches** Herba Virgaureae, Herba Senecionis
—, **heiliges** Folia Nicotianae
—, **indianisches** Folia Nicotianae
—, **peruvianisches** Folia Nicotianae
Wundmoos Helminthochorton
Wundodermennig Herba Agrimoniae
Wundöl Oleum phenolatum (carbolisatum), Oleum Hyperici
Wundram, Wundran Herba Hederae
Wundsalbe Unguentum Acidi borici, Unguentum Zinci, Unguentum Liquoris Aluminii acetici
—, **braune** Adeps Lanae crudus
—, **gelbe** Unguentum basilicum, Unguentum cereum, Lanolinum
Wundsanikel Herba Saniculae
Wundschwamm Fungus Chirurgorum
Wundstein Cuprum aluminatum
Wundtee Herba Absinthii, Herba Veronicae
Wundtropfen, schwarze Balsamum peruvianum
Wundwasser Aqua vulneraria spirituosa
—, **saures, scharfes, Thedensches, tödliches** Mixtura vulneraria acida

Wundwasser, weiniges Aqua vulneraria spirituosa
Wundwurz Radix Consolidae, Radix Valerianae
Wunner = Wunder
Wunnerappel Datura Stramonium
Würfelkörner Cubebae
Würfelsalpeter Natrium nitricum
Würgling Herba Conii, Tubera Aconiti
Würmblüte Flores Koso, Flores Cinae
Wurmdettle Trochisci Santonini
Wurmdoggn Confectio Cinae
Wurmei Herba Absinthii
Wurmeier Confectio Cinae
Wurmet Herba Absinthii
Wurmfarn Rhizoma Filicis
Wurmfarnblumen Flores Tanaceti
Wurmfarnkraut Herba Tanaceti
Wurmgeist Tinctura Benzoës composita, Tinctura Cinae
Wurmgras Rhizoma Graminis
Wurmhäusel, -konfekt, -kreisel, -luft, -kuchen, -Makronen Trochisci Santonini
Würmk, Würmken Herba Absinthi
Wurmkraut Herba Scrophulariae, Herba Tanaceti, Herba Ulmariae, Polygonum Bistorta
—, **wildes** Herba Ptarmicae, Herba Artemisiae
Wurmkuchen Trochisci Santonini
Wurmmehl Flores Cinae pulvis, Lycopodium

Wurmmoos Helminthochorton
Wurmnessel Flores Lamii
Wurmnüsse Trochisci Santonini
Wurmöl Oleum Absinthii mixtum, Oleum Lini
Wurmpasserln Trochisci Santonini
Wurmpulver Flores Cinae pulvis
Wurmrinde Cortex Geoffroyae
Wurmrübchen Trochisci Santonini
Wurmsamen Flores Cinae
—, **flascher** Flores Tanaceti
—, **überzuckerter** Confectio Cinae
Wurmschnecken Trochisci Santonini
Wurmschümli Trochisci Santonini
Wurmstaub Lycopodium
Wurmstupp Flores Cinae pulvis
Wurmtang Helminthochorton
Wurmtanzknöpfe Trochisci Santonini
Wurmtod Flores Cinae, Flores Tanaceti, Herba Absinthii, Herba Artemisiae
Wurmtropfen Tinctura Absinthii
Wurmwermut Herba Tanaceti
Wurmwürze Rhizoma Polypodii
Wurmwurzel Rhizoma Bistortae, Rhizoma Filicis, Sanguisorba officinalis

Wurmzelteln Trochisci Santonini
Wurmzucker Confectio Cinae
Wurstkraut, Wurschtkraut Herba Majoranae et Herba Thymi āā, Herba Serpylli, Herba Basilici, Herba Saturejae
Wurstpulver Herba Saturejae pulvis
Wurströhrlein Cassia fistula
Würzblumen Herba Taraxaci
Würze, deutsche Semen Nigellae
—, **neue** Fructus Amomi
Wurzel Daucus carota
—, **rote** Radix Alcannae
Wurzelsaft Succus Dauci inspissatus
Würzenholz Radix Ononidis
Würzerling Fructus Phellandrii
Würzkraut Herba Senecionis
Würznägelein Flores Caryophylli
Wurzpflaster Emplastrum fuscum, Emplastrum Meliloti
Wüste Radix Ononidis
Wüstenköniginnentee Flores Verbasci
Wutbeere Atropa Belladonna
Wüterrich Herba Conii, Herba Cicutae
Wutkirsche Folia Belladonnae
Wutkraut Herba Anagallidis
Wütscherlingbeeren Fructus Berberidis
Wutscherling Herba Conii

X

Xirkast Manna
Xortkam Semen Nigellae
Xylaloe Lignum Aloës
Xyland Cortex Mezereï
Xylokassie Cortex Cinnamomi Cassiae

Y

Ybe = Eibe
Ybenblätter Folia Taxi
Yper Ulmus campestris
Ysenbaumrinde Cortex Ulmi
Ysop Herba Hyssopi
Ysopsaft Sirupus Chamomillae
Ysopwasser Aqua Tiliae
Yspenrinde Cortex Ulmi
Yvesbalsam Unguentum ophthalmicum compositum

Z

Zachariasblumen Flores Cyani
Zachariaspflaster Ceratum Cetacei rubrum
Zachariastropfen Tinctura Cinnamomi, Tinctura Chinae composita, Tinctura Chinioidini
Zacherlin Pulvis contra Insecta
Zacherls Pulver Pulvis contra Insecta
Zackensalbe Unguentum flavum, Unguentum Linariae, Unguentum Plumbi
Zaffe Folia Salviae
Zahlkraut Herba Nummulariae
Zahdroascht Herba Euphrasiae

Zahnbalsam Tinctura odontalgica
—, **Knapps** Tinctura Caryophylli, Tinctura Catechu āā
Zahnbein Cornu Cervi ustum
Zahnbohnen Semen Paeoniae
Zahnerbsen Semen Paeoniae
Zahnerde Catechu
Zahnessig Acetum Pyrethri
Zahnfeigen (für Kinder) Rhizoma Iridis
Zahnfeigen (gegen Zahngeschwür) Caricae
Zahnfrucht Semen Paeoniae
Zahnhustenpulver Tartarus depuratus
Zahnkitt Guttapercha alba
—, **flüssiger** Solutio Mastichis
Zahnkörner Semen Paeoniae
Zahnkorallen Semen Paeoniae
Zahnkrallerlen Semen Paeoniae
Zahnkraut Herba Betonicae, Herba Dentariae, Herba Hyoscyami
Zahnkügerl Pilulae odontalgicae
Zahnlosenkraut Herba Ballotae
Zahnöl Oleum Caryophylli
Zahnpatterlen Semen Paeoniae
Zahnperlen Semen Paeoniae
Zahnpetterlein Semen Paeoniae
Zahnpflästerchen Emplastrum Cantharidum Drouoti
Zahnpillen Pilulae odontalgicae

Zahnplaeckerlestee Herba Violae tricoloris
Zahnräuchergummi Mastix, Olibanum
Zahnschmerzessig Acetum Pyrethri
Zahnschmerzöl Oleum Cajeputi
Zahnschmerzpapier Charta antirheumatica
Zahnschmerzpflaster Emplastrum Drouoti
Zahnschmerzwurzel Radix Pyrethri
Zahnschwamm Fungus Chirurgorum
Zahntropfen, grüne Tinctura Spilanthis composita
—, **saure** Mixtura sulfurica acida
—, **weiße** Spiritus aethereus
Zahntrost Herba Euphrasiae, Tinctura Myrrhae, Tinctura odontalgica
Zahnwehholz Cortex Xanthoxyli
Zahnwurzel Radix Pyrethri Rhizoma Calami, Rhizoma Iridis, Rhizoma Galangae
Zährwasser Aqua Menthae crispae
Zamarintensalbe Unguentum flavum
Zamdill Pulvis contra Pediculos
Zankkraut Folia Hyoscyami
Zankteufel Folia Hyoscyami
Zapfe(n)holz Cortex Frangulae
Zapfenkorn Secale cornutum
Zapfenkraut Herba Uvulariae
Zapfenrinde Cortex Frangulae

Zäpflimehl Lycopodium
Zäpflipulver Lycopodium
Zärtikern Semen Melonis
Zaserkraut Herba Mesemberyanthemi
Zäu = Zähne
Zäubchen Flores Convallariae
Zauberbalsam Balsamum peruvianum, Oleum Terebinthinae sulfuratum, Tinctura Benzoës composita,
Zauberöl Oleum Terebinthinae sulfuratum
Zauberpulver Pulvis pro Equis
Zaubertropfen Oleum Therebinthinae sulfuratum
Zauberkraut Herba Alchemillae
Zaubermäntelchen Herba Alchemillae
Zauberwurzel Radix Mandragorae
Zauken Flores Convallariae
Zaukenessig Acetum Convallariae
Zaukenöl Oleum crinale odoratum
Zaukenwurzel Rhizoma Convallariae
—, **weiße** Rhizoma Polygonati
Zaunglocken Herba Convolvuli
Zaunhopfen Strobuli Lupuli
Zaunkönigspulver Carbo pulvis
Zaunlattich Herba Lactucae
Zaunraute Herba Hederae terrestris
Zaunreben Stipites Dulcamarae
Zaunriegel Folia Ligustri

Zaunikel Sanicula europaea
Zaunrosen Flores Rosae
Zaunrübe Radix Bryoniae
Zaunweide Folia Ligustri
Zaunwinde Flores Caprifolii
Zaupenblüten Flores Convallariae
Zautschen Flores Convallariae
Zäuwih Flores Chamomillae
Zäwersaat Flores Cinae
Zebastrinde Cortex Mezereï
Zechkraut Folia Scolopendrii
Zeckenkörner Semen Ricini
Zeckenkörneröl Oleum Ricini
Zeckensalbe Unguentum Populi
Zeckensamen Semen Ricini
Zederbaum Summites Sabinae
Zederessenz Oleum Citri
Zederwurzel Rhizoma Zedoariae
Zedernholz Lignum Juniperi
Zedernholzöl Oleum Juniperi Ligni, Oleum Cedri
Zedroöl Oleum Citri
Zeep = Seife
Zehnerlei Tee Species hispanicae
Zehrgras Herba Polygoni avicularis
Zehrkraut Herba Betonicae, Herba Senecionis
Zehrpflaster Emplastrum fuscum, Emplastrum Litargyri compositum, Emplastrum oxycroceum, Emplastrum saponatum
Zehrsalbe Ceratum Cetacei
Zehrtropfen Tinctura amara, Tinctura Cinnamomi,
—, **rote** Tinctura apoplectica, Tinctura aromatica

Zehrtropfen, Weiße Spiritus aethereus
Zehrwasser Aqua Menthae crispae
Zehrwurz Rhizoma Ari, Rhizoma Calami
Zeiakraut Herba Clematidis
Zeibchen Flores Convallariae
Zeichenessig Acetum Convallariae, Acetum aromaticum
Zeigkrautwurz Rhizoma Ari
Zeiland Daphne Mezerëum
Zeilandrinde Cortex Mezereï
Zeisigkraut Herba Anagallidis
Zeiskraut Herba Millefolii
Zeispen Herba Sideritidis
Zeißchenkraut Herba Sideritidis
Zeit, österliche Radix Aristolochiae
Zeitbeerblätter Folia Ribis nigri
Zeithaide Herba Chamaedryos
Zeitheil Herba Ledi
Zeitkrautsamen Semen Foenugraeci
Zeitlöslen Folia Farfarae
Zeitrösli Folia Farfarae
Zeitschenkraut Herba Sideritidis
Zeitungsblätter Folia Sennae
Zella, Zellerer = Sellerie
Zellers, Zellerich - oder Zelleripomade Unguentum Hydrargyri album
Zeltbeerblätter Folia Ribis nigri
Zeltchen Pastilli, Tablettae, Trochisci
—, **Wiener** Pasta Liquiritiae
Zemelbladen Folia Sennae
Zementtropfen Tinctura Cinnamomi

Zenger Emplastrum Cantharidum perpetuum
Zenghi Fructus Anisi stellati
Zentgras Potentilla directa
Zentifolienblatter Flores Rosae
Zeptersamen Flores Cinae
Zepterspiritus Spiritus nervinus
Zepterwurzel Rhizoma Zedoariae
Zerflossenes Kali Liquor Kalii carbonici
Zerrgras Herba Polygoni avicularis
Zerteilende Kräuter Species resolventes
— **Öl** Oleum Hyoscyami
Zerteilungspflaster Emplastrum Meliloti, Emplastrum saponatum
Zerteilungssalbe Unguentum digestivum, Unguentum flavum, Unguentum nervinum, Unguentum Populi
Zervelatspiritus Liquor Ammonii caustici
Zeschwitzsche Zahntinktur Tinctura odontalgica nigra
Zetsalbe Unguentum Elemi
Zetschgenblumen Flores Sambuci
Zetterlosa, Zitterlosa Flores Primulae
Zeugniskraut Herba Pulegii
Zeunling Herba Caprifolii, Herba Asperulae
Zeussalbe Unguentum Hydrargyri rubrum
Zewersaat Flores Cinae
Zeilonmoos Agar-Agar
Zeilon Timt Cortex Cinnamomi Ceylanici

Ziaderer Veronica Beccabunga
Zibbensaat Flores Cinae
Zibeben Passulae majores
Zibellentropfen Tinctura Chinioidini
Zibetbalsam Balsamum Nucistae
Zibiliarkreis Spiritus Melissae compositus
Zible Bulbus Allii
Zickenblumen Flores Sambuci
Zichoria Radix Cichorii
Zidrichsalbe Unguentum Hydrargyri album dilutum, Unguentum Plumbi
Zidriwurz Sempervivum tectorum
Ziebele Bulbus Allii
Zieferwasser Aqua Foeniculi, Aqua Menthae piperitae $\overline{aa}$
Ziegelbart Flores Ulmariae, Herba Abrotani
Ziegelbeere Daphne Mezerëum
Ziegelblumen Flores Calendulae
Ziegelmehl Bolus rubra
Ziegelnsalbe Ceratum fuscum
Ziegelöl oder -steinöl Oleum Hyperici, Oleum Petrae rubrum, Oleum Philosophorum, Oleum Succini
Ziegelstein Lapis Lyncis
Ziegenbartpulver Lycopodium
Ziegenbein Flores Cyani
Zeigenblumen Flores Cyani, Herba Adonidis
Ziegenbock Flores Cyani
Ziegenbutter Unguentum flavum

Ziegendill Herba Conii
Ziegenhörnli Semen Foenugraeci
Ziegenkraut Herba Conii, Herba Euphrasiae
Ziegenlippe Boletus subtomentosus
Ziegenöl Oleum Philosophorum
Ziegenraut Herba Galegae
Ziegensamen Semen Foenugraeci
Ziegenschwutze Radix Valerianae
Ziegentod Herba Aconiti
Ziegentropfen Tinctura amara
Ziegerklee Herba Meliloti, Semen Foenugraeci
Ziegerkraut Herba Meliloti
Ziegerli Herba Malvae vulgaris
Zieglers Magentropfen Tinctura Chinae composita
Zieglig- oder Zieglingrinde Cortex Mezereï
Ziehgemsen Spiritus Spiritus Formicarum
Ziehhonig Mel crudum
Ziehsalbe Unguentum Cantharidum, Unguentum Elemi
Zeihlkenkraut Herba Sideritidis
Zieratsalbe Ceratum Cetacei, Unguentum cereum, Unguentum Plumbi
Ziergras Herba Polygalae
Zieselbart Cortex Mezereï
Zieserlein Fructus Jujubae
Zieskenkraut Herba Sideritidis
Ziest Herba Stachydis

Zifferwasser Aqua Menthae piperitae
Zigerli Folia Malvae silvestris
Zigeunerblume Cichorium Intybus
Zigeunerkorn Folia Hyoscyami
Zigeunerkraut Folia Hyoscyami, Herba Stramonii
Zigeunerkrautsamen Lycopodium, Semen Hyoscyami
Zigeunerlauch Bulbus Allii ursini
Zigeunerpulver Pulvis aromaticus, Flores Pyrethri pulvis
Zilander Cortex Mezereï
Ziletti Cortex Mezereï
Zilinder Cortex Mezereï
Zilksaft Mel rosatum boraxatum
Zilkstein Cuprum sulfuricum ammoniatum
Zimbelstein Lapis Lyncis
Zimchen Herba Equiseti
Zimeslein Herba Thymi
Zimmermannsäpfel Gallae
Zimmermannskraut Herba Millefolii
Zimmermannsöl Tinctura Aloës, Tinctura Myrrhae ā ā
Zimmermannstropfen Tinctura Chinioidini
Zimmerrauch Species fumales
Zimmet = Zimt
Zimpelkraut Herba Ficariae
Zimt Cortex Cinnamomi Cassiae
—, feiner Cortex Cinnamomi Ceylanici
—, weißer Cortex Canellae albae

Zimt

Zimt, wilder Herba Serpylli
Zimtblüten Flores Cassiae
Zimtessenz Tinctura Cinnamomi
Zimtkassie Cortex Cinnamomi Cassiae
Zimtkelche Flores Cassiae
Zimtnagelchen Flores Cassiae
Zimtpflaster Emplastrum saponatum rubrum
Zimtpomade Unguentum pomadinum fuscum
Zimtsalbe, rote Balsamum Locatelli
Zimtsamen Flores Cassiae
Zimtschinden Cortex Cinnamomi
Zimtsorte Cortex Cinnamomi Cassiae
Zimttee Cortex Cinnamomi
Zimttinctur Tinctura Cinnamomi
Zimttropfen Tinctura Cinnamomi
Zinasent Asa foetida
Zingalwurzel Radix Gentianae
Ziegerkraut Herba Chaerophylli
Zinkasche Zincum oxydatum
Zinkblumen Zincum oxydatum
Zinkbutter Zincum chloratum
Zinkelpflaster Emplastrum saponatum rubrum
Zinkgelb Zincum chromicum
Zinkgrau Tutia
Zinkheilpflaster Emplastrum Lithargyri
Zinkkalk Zincum oxydatum
Zinkli, wilde Orchis Morio
Zinkmehl Zincum oxydatum
Zinkpaste Pasta Zinci
Zinksalbe Unguentum Zinci

Zinkspath Lapis Calaminaris
Zinkvitriol Zincum sulfuricum
Zinkweiß Zincum oxydatum
Zinnasche Stannum oxydatum
Zinnbeize Stannum chloratum
Zinnessenz Tinctura Cinnamomi
Zinnfolie Stanniol
Zinngras Herba Equiseti
Zinnkraut Herba Equiseti
Zinnheu Herba Equiseti
Zinnober Cinnabaris
Zinnsalz Stannum chloratum
Zinnweiß Stannum oxydatum
Zinsalwurz Radix Gentianae
Zinsenminztee Species laxantes
Zinserlein Fructus Jujubae
Zinsundzins Tinctura aromatica
Zinzikum Zincum oxydatum
Zipflein Semen Lini
Zipollen Bulbus Allii
Zippel = Zwiebel
Zippenbeeren Fructus Sorbi
Zipperlessamen Flores Cinae
Zipperlikraut Herba Aegopodii
Ziptersamen Flores Cinae, Tanacetum vulgare
Zirkelpfeffer Piper longum
Zickelskraut Herba Hederae terrestris
Zisserlein Fructus Corni
Zitli Herba Veronicae
Zitdrachsalbe, weiße Unguentum Hydrargyri album dilutum
Zitronat Confectio Citri
Zitronenchrut Folia Melissae
Zitronelle Folia Melissae

Zitronellwasser Aqua Melissae
Zitronenbasilie Herba Basilici
Zitronenblüte Herba Melissae
Zitronenbrausepulver Magnesium citricum effervescens, Pulvis aerophorus cum Elaeosaccharo Citri
Zitronengelb Plumbum chromicum
Zitronenkraut Herba Melissae, Herba Abrotani
Zitronenmelisse Herba Melissae
Zitronenpflaster Ceratum Resinae Pini
Zitronenpulver Elaeosaccharum Citri
Zitronenquendel Herba Serpylli
Zitronensalbe Ceratum Cetacei flavum, Unguentum flavum, Unguentum Hydrargyri citrinum
Zitronensalz Acidum citricum
Zitronentäfele Unguentum Hydrargyri citrinum
Zitronenterpentin Terebinthina laricina
Zitronentropfen Spiritus Melissae compositus
Zitronenzucker Elaeosaccharum Citri
Zitrongelb Plumbum chromicum
Zitrösli Flores Farfarae
Zittauer Pflaster Emplastrum fuscum camphoratum
Zittelbast Cortex Mezereï
Zitterassalbe Unguentum Plumbi
Zittererkraut Herba Chrysosplenii

Zitterichkraut Herba Sedi
Zitterrösle Flores Bellidis, Flores Farfarae
Zittersalbe Unguentum Hydrargyri citrinum
Zitterwasser Aqua Menthae piperitae
Zitterwurz Radix Lapathi
Zittwer Rhizoma Zedoariae
—, **deutscher** Rhizoma Calami
—, **langer** Rhizoma Galangae, Rhizoma Zedoariae
Zittweringwer Rhizoma Zedoariae
Zittwerkraut Herba Dracunculi
Zittwersamen Flores Cinae
Zittwersamen, überzogener Confectio Cinae
Zittwerwurzel Rhizoma Zedoariae
Zitwer = Zittwer
Zitzerin Fructus Berberidis
Zitzerritz Succus Liquiritiae
Ziweken Flores Sambuci
Zoch Emplastrum Lithargyri
Zoet = Süß
Zofinger Pflaster Emplastrum Matris album
Zofninntee Folia Salviae
Zöhr = Zehr
Zöilligblumen Flores Verbasci
Zoniköl Oleum viride
Zopfballen Herba Plantaginis
Zöpfli Flores Lavandulae
Zoppenblumen Flores Verbasci
Zottenblätter Folia Trifolii fibrini
Zottenblumen Flores Trifolii albi, Flores Trifolii fibrini
Zout = Salz

Zschochersche Parade Linimentum ammoniatum, Oleum Terebinthinae āā
Zucker, gebrannt Saccharum tostum
—, **schwarzer** Succus Liquiritiae
Zuckeräther Aether formicicus
Zuckerbatengenblumen Flores Primulae
Zuckerbrot Plantago lanceolata, Trifolium pratense
Zuckerbrötli Herba Trifolii pratensis
Zuckercouleur Tinctura Sacchari tosti
Zuckerei Radix Cichorii
Zuckerfarbe Tinctura Sacchari tosti
Zuckerholz Radix Liquiritiae, Succus Liquiritiae in baculis
Zuckerkand Saccharum cristallisatum
Zuckerkraut Folia Malvae, Folia Farfarae
Zuckerluchtsam Sirupus Althaeae
Zuckermeß Zincum sulfuricum
Zuckerpenith Sirupus Rubi Idaei
Zuckerplätzchenkraut Folia Malvae
Zuckerpulver für Säuglinge Magnesia usta cum Elaeosaccharo Foeniculi āā
Zuckreretchen oder -Ritschen Succus Liquiritiae
Zuckerrosen Flores Rosae

Zuckerrosör Conserva Rosarum
Zuckerrot Seef Confectio Cinae
Zuckersäure Acidum oxalicum
Zuckersaft Sirupus simplex
Zuckersalz Acidum oxalicum
Zuckersüsl Acidum oxalicum
Zuckerweiß (zu Augenwasser) Zincum sulfuricum
Zucköl Oleum Petrae album
Zug, brauner Emplastrum fuscum, Emplastrum Lithargyri compositum
—, **gelber** Ceratum Resinae Pini, Emplastrum Lithargyri compositum
—, **venetianischer** Ceratum Resinae Pini, Emplastrum oxycroceum, Terebinthina laricina
—, **viereckiger** Ceratum Resinae Pini, Emplastrum oxycroceum
—, **weißer** Emplastrum Lithargyri simplex
Zugdiakel Emplastrum Lithargyri compositum
Zugebrochenes Gliederöl Oleum Papaveris
Zugerichtet. Bleiweiß Unguentum Cerussae
— **Kupfer** Unguentum Hydrargyri album dilutum, Unguentum Zinci
— **Quecksilber** Unguentum Hydrargyri cinereum dilutum
Zugpflaster auf Wunden Ceratum Resinae Pini, Emplastrum Lithargyri compositum

Zugpflasterer gegen Zahnweh Emplastrum Drouoti
Zugsalbe auf Wunden Emplastrum Lithargyri compositum, Unguentum basilicum
—, **braune** Ceratum fuscum
— **mit Spanischen Fliegen** Unguentum Cantharidum
Zug- und Heilpflaster Emplastrum Lithargyri compositum
Zu Hause ist er nicht Herba Veronicae
Zuhnikel = Sanikel
Zülichhauer Pflaster Emplastrum fuscum
Züllo Adeps suillus
Zumpenkraut Herba Sedi Telephii
Zunder Fungus igniarius
Zündschwamm Fungus igniarius
Zunehmkraut Herba Taraxaci
Zunenwirvel Flores Calendulae
Zungenkraut Herba Ledi
Zungenwurzel Radix Alcannae
Zungwurz Rhizoma Ari
Zurampfer Herba Acetosae
Zure Herba Acetosae
Zurke Linaria vulgaris
Zurkensalbe Unguentum Linariae
Zurnak Herba Saniculae
Zutat Kalium carbonicum
Züwersaat Flores Cinae
Zwackholzrinde Cortex Berberidis
Zwangkraut Herba Sideritidis
Zwebchen Flores Sambuci
Zwebstbeeren Fructus Sambuci
Zwebste Flores Sambuci
Zweckenbaumrinde Cortex Frangulae
Zweckenwurzel Rhizoma Graminis
Zweierlei Kräuter Species resolventes
Zweigblatt Flores Convallariae
Zweiharz Cera arborea
Zweimalgrün Unguentum mixtum viride
Zweiwachs Cera arborea
Zwergeberwurzel Radix Carlinae
Zwergheide Herba Ericae
Zwergholunderwurzel Radix Consolidae, Radix Ebuli
Zwergwurzel Radix Carlinae
Zwetschegesälz Electuarium Sennae
Zwetschemus Electuarium Sennae
Zwetschenpflaster Emplastrum fuscum, Emplastrum Lithargyri compositum
Zwetschensteinöl Oleum Amygdalarum
Zwickholzblüten Flores Caprifolii
Zwiebelerdrauch Radix Aristolochiae
Zwiebelessig Acetum Scillae
Zwiebelhonig Oxymel Scillae
Zwiebelöl Spiritus Sinapis
Zwiebelpflaster Emplastrum saponatum album
Zwiebelsaft Sirupus Scillae
Zwiebelspiritus Spiritus Sinapis

Zwiebeltropfen Tinctura Asae
foetidae
Zwiebelysop Herba Saturejae
Zwieselbeeren Fructus Pruni
spinosae, Fructus Sorbi
Zwieseldorn Folia Ilicis
Zwischenkraut Herba Malvae
Zwitschen Flores Sambuci

Zwöbbesten, Zwöbbsten Sambucus nigra
Zylander, Zylang, Zylanz Cortex Mezereï
Zymis Herba Serpylli
Zyperwurzel Rhizoma Graminis
Zytenrösli Flores Farfarae

MIX
Papier aus verantwortungsvollen Quellen
Paper from responsible sources
FSC® C105338

If you have any concerns about our products,
you can contact us on
ProductSafety@springernature.com

In case Publisher is established outside the EU,
the EU authorized representative is:
**Springer Nature Customer Service Center GmbH
Europaplatz 3, 69115 Heidelberg, Germany**

Printed by Libri Plureos GmbH
in Hamburg, Germany